技能型紧缺人才培养培训教材
全国医药高等学校规划教材

供高专、高职护理、涉外护理、助产等相关专业使用

外科护理学

（第二版）

主　编　范保兴　田玉凤
副主编　海宇修　张学桐　钟　琪
编　者　（按姓氏汉语拼音排序）
　　　　范保兴　（聊城职业技术学院）
　　　　海宇修　（曲靖医学高等专科学校）
　　　　李　慧　（新疆医科大学护理学院）
　　　　吕　亮　（承德护理职业学院）
　　　　田玉凤　（三峡大学第一临床医学院）
　　　　王海英　（滨州职业学院）
　　　　闫婷婷　（聊城职业技术学院）
　　　　张万玲　（三峡大学第一临床医学院）
　　　　张学桐　（贵阳护理职业学院）
　　　　钟　琪　（遵义医药高等专科学校）
　　　　祝健红　（江西医学院上饶分院）

科学出版社
北京

内 容 简 介

本教材是"技能型紧缺人才培养培训教材、全国医药高等学校规划教材"之一,在第一版的基础上,根据外科护理学发展情况,针对护理、助产等医学相关专业的岗位需求,结合最新国家护士执业资格考试的要求,进行了修订。

本教材主要讲述了外科护理学的基本知识、基本理论和基本技能,介绍了外科常见疾病的病因、发病机制、临床表现、诊断和治疗的基本原则,讲述了常见外科疾病的护理问题和护理措施。本教材包括两大部分内容:外科护理学总论、外科常见疾病病人的护理。

本教材内容生动,版式新颖,每章均有学习目标、小结和目标检测题。目标检测题按照国家护士执业资格考试题型编写,以便学习者掌握考试方法和难易度。

本教材可供高专、高职护理、涉外护理、助产等相关专业使用,并可供卫生行业在职人员学习参考。

图书在版编目(CIP)数据

外科护理学 / 范保兴,田玉凤主编 . —2 版 . —北京:科学出版社,2012.1

技能型紧缺人才培养培训教材·全国医药高等学校规划教材

ISBN 978-7-03-033107-6

Ⅰ. 外… Ⅱ.①范… ②田… Ⅲ. 外科学:护理学-高等职业教育-教材
Ⅳ. R473.6

中国版本图书馆 CIP 数据核字(2011)第 269220 号

责任编辑:张 茵 / 责任校对:张凤琴
责任印制:刘士平 / 封面设计:范璧合

科 学 出 版 社 出版
北京东黄城根北街 16 号
邮政编码:100717
http://www.sciencep.com

新科印刷有限公司 印刷
科学出版社发行 各地新华书店经销
*
2009年2月第 一 版 开本:850×1168 1/16
2012年1月第 二 版 印张:18 1/2
2014年1月第六次印刷 字数:596 000

定价: 39.80 元
(如有印装质量问题,我社负责调换)

前　言

外科护理学是护理学的重要组成部分,外科护理学课程是护理学专业的必修课之一。

本教材自 2008 年出版以来,受到高专、高职院校护理、涉外护理、助产等专业师生的欢迎。为适应学科发展和实际教学的需要,按照护士执业资格考试大纲的要求,我们在第一版的基础上进行了修订,新增了多器官功能障碍综合征患者的护理、心肺脑复苏患者的护理和外科护理学实训指导等内容,并对原来章节的内容做了修改。课后目标检测题按照护士执业资格考试的题型重新进行了编写。

本教材的编写是从学生的视角出发,采用正文与非正文相结合的系统编写方案,结合具体内容设计了“案例”、“链接”等内容。“案例”选自临床护理中实际的病例,引导同学们在学习时进行讨论;“链接”部分的内容较表浅,主要目的是开阔同学们的视野,提高学习兴趣,激活思维,这部分内容供学生阅读。

教材力求体现以目标教学为主的教学模式,融入知识、技能、态度三项目标。在每节之前列出学习目标,以便学生明确目标;课后有目标检测题,供学生自测。教材中案例分析等材料希望同学们能参考其他资料,相互之间积极讨论,培养自己良好的表达能力。

本教材是在《外科护理学》第一版的基础上修订的,在此向参与第一版编写工作的李观华、李靖年、张萍、范治璐、戈华平、葛虹、罗永军、钱本俄、张殿龙编者表示衷心的感谢。

本教材的编写工作得到科学出版社的大力支持和帮助,得到了各位编者所在单位的大力支持,在此深表谢意!

因编者水平有限,编写时间较短,本教材会有不少欠缺之处,恳请广大师生批评指正。

编　者

2011 年 8 月

目　　录

第1章 绪 论

第1节 外科护理学的范畴及其发展

一、外科护理学的范畴

护理学是一门独立的、综合性的、为人类健康服务的应用性学科,外科护理学则是护理学的一个重要分支。外科护理学是研究如何对外科患者进行整体护理的临床护理学科,包含了基础医学理论、护理学基础理论和技能以及外科学理论及技能等。外科护理学以创伤、感染、肿瘤、畸形、梗阻、结石、功能障碍等外科患者的整体护理为研究对象。

外科护士的工作范畴包括:①协助患者接受各种诊断性检查;②向患者提供有关疾病的预防、治疗、护理和康复的咨询、健康教育;③协助各项手术和非手术治疗;④评估并满足患者的基本需要;⑤评估并协助预防并发症;⑥协助康复锻炼;⑦预防残障等。

二、外科护理学的发展

(一)现代外科护理学的发展

虽然早在远古时代人们已认识并建立了外科学,但由于社会生产力等因素的限制,仅限于浅表疮、疡和外伤的诊治,几乎未认识到"护理"一词。随着社会生产力和科学技术的进步,医学科学得以快速发展。相关基础学科,如人体解剖学、病理解剖学以及实验外科学等的建立,为外科学的发展奠定了基础。在早期的外科实践中,手术疼痛、伤口感染等曾是妨碍外科学发展的主要因素。直到19世纪中叶,无菌术、止血输血、麻醉止痛技术的问世,才使外科学得到飞跃发展。与之同期,弗洛伦斯·南丁格尔和她的同事们在克里米亚战争中成功地应用清洁、消毒、换药、包扎伤口、改善休养环境等护理手段,使战伤死亡率从50%降至2.2%,以极有说服力的数据和惊人的业绩说明了护理工作在外科治疗中的重要作用,并由此创

建了护理学。

链接

外科手术的三大问题

疼痛、出血、切口感染是外科手术面临的三大问题。疼痛曾是妨碍外科发展的重要因素,以前手术时须将患者牢牢地捆在或按在床上,衡量外科医生水平的高低,主要看手术的速度。为了使患者减轻疼痛,外科医生试过各种各样的方法,如手术前首先给患者放血,直到其晕厥过去。在100多年前手术感染是一大难题,当时截肢手术的死亡率高达40%~50%;在医院中生产的产妇死亡率达10%,而在家中生产比在医院更安全。Simpson曾强调在厨房桌上动手术可减少发生感染的机会。英国的Lister是公认的抗菌外科创始人,他的主要抗菌剂是苯酚,应用抗菌法后,他在1867~1870年期间施行的截肢术患者的死亡率降至15%。我们现在看起来是理所当然的事,但当时的外科界对抗菌法的接受却很缓慢,因为那时还不知道伤口感染是由细菌引起的,直到德国的Kock于1878年发现了伤口感染的病原菌后,消毒和灭菌法才得到迅速发展。1929年Fleming发现了青霉素,此后各国研制出一系列抗菌药物。1872年Wells介绍了止血钳,1901年才发现ABO血型,而最早的人体输血试验是在1667年,结果可想而知。

外科护理学的发展与现代护理学和外科学的发展密切相关,现代护理学和外科学的研究、实践成果不断地引导外科护理学进入新的领域,促进了外科护理学的发展。现代护理学的发展经历了以疾病护理为中心、以患者护理为中心以及以人的健康护理为中心的三个发展阶段。在不同的发展阶段,护理人员对人、健康、环境和护理的概念及其相互联系的认识不断深入,使护理实践和理论不断向前发展。

☞考点:现代护理的发展阶段

17世纪以后,随着人类对自然现象认识的不断深入,医学科学逐渐摆脱了宗教和神学的影响,认识到疾病是外来因素作用于人体所致,所以一切医疗行为都围绕着疾病,从而形成了以疾病为中心的医学指导思想,也成为指导护理实践的基本理论。此期的特点是护理对象为患者,护理场所是医院,护理方式是执行医嘱并完成护理操作。

20 世纪 50 年代至 70 年代,基于"人和环境的相互关系学说"和世界卫生组织(WHO)提出的健康新定义"健康不仅是没有身体上的疾病和缺陷,还要有完整的心理状态和良好的社会适应能力",人们对健康的认识发生了根本性改变,由此,护理工作的重点从疾病护理转向以患者为中心的护理。此期的主要特征是护理除重视各项技能性操作以外,更充实了对"人"的研究,护士承担着护理者、教育者、研究者和管理者等多重角色,护理从医疗的从属地位转为合作关系。

☞考点:健康的概念

20 世纪 70 年代后期,基于疾病谱和健康观的改变,WHO 提出的"2000 年人人享有卫生保健"的战略目标极大地推动了护理事业的发展。以人的健康为中心的护理观念使护理对象从患者扩展到对健康者的预防保健,工作场所从医院延伸至社区和家庭,护理方式是以护理程序为框架的整体护理,护士的职能更为多样化。

现代护理理念的逐步改变、时代的进步、人类对新生事物认识的不断加深和各学科间的交叉,极大地丰富了外科护理学的内涵,对从事外科护理人员的要求越来越高,不仅要求其掌握本专业特有的知识、技能,还要求其熟悉社会伦理学、社会经济法规、护理心理、人际关系等学科的知识。外科护士要在现代护理观的指导下,"以人为本",对外科患者进行系统的评估,提供身心整体的护理和个体化的健康教育,真正实现"人性化服务"的宗旨。

(二)我国外科护理学的发展

外科护理学在我国的发展历史较短,尽管在 1958 年首例大面积烧伤患者的抢救和 1963 年世界首例断肢再植在我国获得成功,体现了我国外科护理工作者对外科护理学所做出的卓越贡献,但随着外科领域相关生命科学新技术的不断引入,计算机的广泛应用,医学分子生物学和基因研究的不断深入,在为我国外科学和外科护理学的发展提供了新的施展舞台的同时,也提出了新的挑战。外科护理工作者应不断认清形势,认清自身的不足之处以及与世界发达国家之间的差距,加强与各国外科护理人员的交流,汲取国外先进的理念,推出自己成功的经验,承担起时代赋予的历史重任,为外科护理学的发展做出应有的贡献。

第 2 节 学习外科护理学的方法和要求

一、树立为人民解除疾苦的思想

必须明确学习外科护理学的根本目的是为人民群众的健康服务。我们只有具备良好的医德医风,时为患者着想,才能最大限度地发挥护理学的作用。外科护士是一个具有风险的职业,如果思想不端正、工作疏忽大意、技术不精,就会给患者带来痛苦,甚至严重损害患者的健康,也会使自己陷入困扰之中。

二、贯彻理论联系实际的学习方法

外科护理是一门实践性很强的工作,外科护理学的知识和技能必须亲自参加临床工作才能学到。外科患者急症多、抢救多、病情重,变化复杂,伴随着身体的整体反应,微小的病情变化也不能忽视。因此,外科护士必须要掌握好理论知识,能透过细微之处看到本质,用心观察,早发现,早处理。

三、用现代护理观指导学习

现代护理学把患者这一服务对象即人,看成生理、心理和社会、精神、文化等多方面因素构成的统一体,护理的宗旨就是帮助患者适应和改造内外环境的压力,达到最佳的健康状态。新的医学模式和护理模式要求护士有爱心、诚心、同情心,有积极奉献的价值观,有灵活的沟通技巧,能建立良好的护患关系。要运用所学的外科学知识和护理学理论,随时对患者实施健康教育,鼓励患者从被动接受护理到主动参与护理。帮助即将出院的患者做好出院准备,使其学会健康自护,回归家庭和社会。

四、不断更新知识

外科护理学仍处在不断创新、提升的阶段。随着外科护理学的快速发展和新技术、新诊疗手段的不断引入,对护士的要求也越来越高。外科护士除重视基础知识、基础理论和基础技能外,还必须不断更新知识,才能适应时代发展的步伐和满足现代外科护理学发展的需求。外科护理学的发展要求护士除不断学习先进理论、先进技术外,还必须具有一定的教学和科研能力,积极促进外科护理学的发展。

第 3 节 外科护士应具备的职业素质

外科急症多、抢救任务多、工作强度大,外科疾病复杂多变,麻醉和手术又有潜在并发症的危险,外科疾病的突发性和病情演变的急、危、重常使患者承受巨大的痛苦和精神压力,必须予以紧急或尽快处理。外科工作的上述特点,对外科护士的综合素质提出了更高的要求。

一、具有高度的责任心

护理人员的职责是治病救人,维护生命,促进健康。如果护士在工作中疏忽大意,掉以轻心,就会增加患者的痛苦,甚至丧失抢救治疗患者的时机。人的生命是宝贵的,每个护士都应认识到护理工作的重要性,树立爱岗敬业的精神,具备高度的责任心,视患者为亲人,全心全意地为患者服务。

二、具备扎实的业务素质

必须刻苦学习外科护理学知识,具备丰富的理论知识、娴熟的操作技能、细致的观察能力和敏锐的判断能力,学会应用护理程序提供整体护理。通过临床实践,使理论知识不断得到提升。通过对患者的正确评估,能发现患者现有的或潜在的生理、病理和心理问题,并协助医师进行有效的处理。

三、具备良好的身体素质

节奏快、突击性强是外科工作的特点之一。当发生工伤、交通事故或特发事件时,短时间内可能有大批伤员送达并须立即治疗和护理。此种情况下,工作负荷骤然加大,护士若不具备健全的体魄、开朗的性格和饱满的精神状态,就不能保证有效、及时地参与抢救工作。

"三分治疗,七分护理"点出了护理工作在外科患者治疗和康复过程中的重要作用。外科护理学的发展也期待着涌现出一批具有良好的专业素质、具备护理教学和护理科研能力、具有不断开拓创新和勇于探索精神的专科护士成为人类健康的治疗者、传播者和管理者。

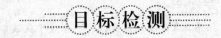

一、名词解释

外科护理学

二、填空题

1. 现代护理学发展经历了_____、_____、_____的三个发展阶段。

2. 19世纪主要解决了外科手术的三大问题_____、_____、_____。

三、简答题

1. 外科护士的工作范畴包括哪些?

2. 怎样学好外科护理学?

(范保兴)

第2章　体液平衡失调患者的护理

学习目标

1. 熟悉正常体液的组成、分布、体液平衡及酸碱平衡的调节机制。

2. 掌握缺水程度的判断并提出其护理诊断，拟定护理措施。

3. 掌握常见电解质平衡失调患者的临床特点及护理措施。

4. 掌握常见酸碱平衡失调患者的临床特点及护理措施。

体液平衡失调可表现为容量失衡、浓度失衡和成分失衡。容量失衡是指等渗性体液的减少或增加，只引起细胞外液量的变化，而细胞内液量无明显改变。浓度失衡是指细胞外液中的水分有增加或减少，以致离子浓度发生改变，即渗透压发生改变，由于 Na^+ 是细胞外液中的主要离子，此时发生的浓度失衡就表现为低钠血症或高钠血症。细胞外液中其他离子浓度的改变虽然能影响人体的各种生理功能，但因其离子的浓度较低，不会造成细胞外液渗透压的明显改变，仅造成成分失衡，如低钾血症、高钾血症、低钙血症等。

第1节　正常体液平衡

一、体液的组成和分布

体液主要由水和电解质组成。体液总量因性别、年龄和胖瘦而有差异，成年男性体液量占体重60%；女性因脂肪组织较多，体液量约占体重55%；婴幼儿可高达70%~80%，随着年龄和体内脂肪组织的增多，体液量所占的比重将有所下降，14岁以后，儿童体液量占体重的比例接近成人，而老年人约占50%。

☞考点：体液量占体重的比例

体液的组成分为细胞内液和细胞外液两部分。细胞内液大部分位于骨骼肌内，成年男性因肌肉较女性发达，细胞内液可达体重40%；而女性细胞内液约占体重35%。细胞外液主要由组织间液和血浆组成，组织间液约占体重15%，血浆约占体重5%，组织间液除不含红细胞和仅含少量蛋白质外，基本上和血浆相同，并与血浆和细胞内液经常进行物质交换而达到

平衡，在维持机体水、电解质和酸碱平衡方面起着重要的作用，称为功能性细胞外液。另有一小部分组织间液仅有缓慢地交换和取得平衡的能力，虽然有各自的生理功能，但在维持机体水、电解质和酸碱平衡方面所起的作用甚小，占体重1%~2%，故又称为无功能性细胞外液（如消化液、脑脊液、关节液、滑膜液、前房水等）。但是有些无功能性细胞外液在产量和丢失量显著增多时，也可发生明显的水、电解质和酸碱平衡失调，例如在外科患者中很常见的大量消化液的丢失造成体液量及成分的明显变化。

细胞外液中最主要的阳离子是 Na^+（142mmol/L），主要的阴离子是 Cl^-（103mmol/L）、HCO_3^-（24mmol/L）和蛋白质。细胞内液中的主要阳离子为 K^+（150mmol/L）和 Mg^{2+}（20mmol/L），主要阴离子为 HPO_4^{2-} 和蛋白质。细胞内、外液的渗透压相似，正常为290~310mmol/L。

二、体液平衡及调节

1. 水平衡　人体内环境的稳定有赖于体内水分的恒定，人体每日摄入一定量的水，同时也排出相应量的水，达到每日出入水量的相对恒定（表2-1）。

表2-1　正常人体每日进出水的平衡

摄入量(ml)		排出量(ml)	
固态食物	700	尿	1500
饮水	1500	呼吸道蒸发	300
物质代谢内生水	300	皮肤蒸发	600
		粪便	100
总计	2500	总计	2500

2. 电解质平衡　正常情况下，人体每天随饮食摄入一定量的电解质，经消化道吸收后参与体内代谢，并维持体内电解质的平衡，主要的电解质为 Na^+ 和 K^+。

人体日需要钠、钾分别为6~8g和3~4g，过剩的钠和钾大部分经尿液排出，少部分经汗液排出体外，以维持正常血清 Na^+（135~150mmol/L）和 K^+（3.5~5.5mmol/L）。当钠和钾摄入不足时，从尿中排出的钠量即可减少，但钾不能随之减少，故临床上缺钾更常见。

　　3. 体液平衡的调节　主要通过神经-内分泌系统和肾脏进行调节。当人体内的水发生变化时,细胞外液渗透压也发生变化,刺激下丘脑-神经垂体-血管升压素系统调节血管升压素(ADH)的分泌。当细胞外液渗透压增加,细胞外液量减少,肾入球小动脉压力下降,ADH 分泌增加,使肾脏对水的重吸收增加;当细胞外液渗透压下降时,ADH 分泌减少,使较多的水分排出体外。ADH 对体内水分的变化及渗透压的变化十分敏感,当血浆渗透压较正常值增减约 2% 时,就可导致 ADH 分泌的变化,这对维持人体水分的动态平衡十分有利。

　　此外,肾素和醛固酮也参与体液平衡的调节。当细胞外液减少,特别是血容量减少时,引起肾小球旁细胞分泌肾素增加;同时肾小球滤过率也相应下降,使流经远曲肾小管的 Na^+ 量减少,刺激位于远曲小管致密斑的钠感受器,引起肾素的分泌增加。肾素能催化血浆中的血管紧张素原,使其转变为血管紧张素Ⅰ和Ⅱ,后者刺激肾上腺皮质分泌醛固酮,促进肾远曲小管和集合管对 Na^+ 的重吸收和 K^+、H^+ 的排泌,使肾小管对水的重吸收增加,引起尿量减少,细胞外液量增加;血容量回升和血压逐步回升后,反过来可抑制肾素的释放,醛固酮的分泌减少,Na^+ 的重吸收减少,结果使细胞外液量不再增加,保持内环境的稳定。

三、酸碱平衡及调节

　　人体在新陈代谢过程中不断产生酸性和碱性物质,但人体血浆的 pH 始终维持在 7.35～7.45,主要是因为人体能够依靠体液的缓冲系统、肺和肾来调节,使血浆的 H^+ 浓度仅在小范围内波动。

　　血浆中最重要的缓冲对是 HCO_3^-/H_2CO_3。HCO_3^- 的正常值平均为 24mmol/L,H_2CO_3 的正常值平均为 1.2mmol/L,两者的比值约为 20/1,只要这个比值保持稳定,血浆的 pH 就能保持在 7.35～7.45。缓冲对的作用在于使进入血液中的强酸和强碱迅速转化为弱酸和弱碱,同时形成中性盐,最后经肺和肾将过剩的酸和碱排出。

　　肺主要通过 CO_2 的排出量来调节酸碱平衡,在缺氧状态下,延髓的中央化学感受器受到抑制,而位于颈动脉体和主动脉体的周围化学感受器兴奋,通过加快呼吸,促进肺内 CO_2 的排出,从而使动脉血二氧化碳分压($PaCO_2$)下降,即调节了血浆中 H_2CO_3 的

浓度。

　　肾在酸碱平衡的调节中起着重要的作用,主要通过 Na^+-H^+ 交换、HCO_3^- 的重吸收、分泌 NH_4^+ 和排泌有机酸四种方式来调节酸碱平衡。

第2节　水和钠平衡失调患者的护理

　　水和钠的关系非常密切,故缺水和失钠常同时存在。引起水和钠代谢紊乱的原因不同,在缺水和失钠的程度上也不同。水和钠既可成比例丧失,也可缺水多于缺钠,或缺水少于缺钠,因而引起的病理生理变化以及临床表现也不同。

一、分　类

　　临床上按水和钠丧失的比例的不同,将缺水(也叫脱水)分为等渗性缺水、高渗性缺水和低渗性缺水三种类型。体内水过多时称为水中毒。

　　1. 等渗性缺水　又称急性缺水或混合性缺水,水和钠成比例丧失,血清钠和细胞外液渗透压仍保持在正常范围。

　　2. 高渗性缺水　又称原发性缺水,水和钠同时丧失,但失水多于失钠,血清钠超过正常范围,细胞外液成高渗状态。

　　3. 低渗性缺水　又称慢性缺水或继发性缺水,水和钠同时丧失,但失钠多于失水,血清钠低于正常范围,细胞外液成低渗状态。

　　4. 水中毒　又称稀释性低钠血症或水潴留性低钠血症,是由于机体摄入水总量超过了排出水量,以致水分在体内潴留,引起血浆渗透压降低和循环血量增多。

二、病　因

　　1. 等渗性缺水　是外科患者中最常见的类型,常见的原因有:

　　(1) 消化液急剧丧失:如大量呕吐、腹泻、肠瘘等。

　　(2) 体液积聚在第三腔隙、感染区或软组织内:如肠梗阻、腹腔内感染、大面积烧伤等。

　　2. 高渗性缺水　常见的原因有:

　　(1) 水分摄入不足:如过分控制入水量,危重患者给水不足,有吞咽困难的患者,鼻饲高浓度、含钠低的肠内营养液或者静脉注射大量高渗液体等。

　　(2) 水分丧失过多:如大面积烧伤暴露疗法、高温环境劳动大量出汗、糖尿病患者血糖过高产生的高渗性利尿等。

　　3. 低渗性缺水　常见的原因有:

（1）消化液持续慢性丧失致使大量钠盐丢失：如慢性肠瘘、长期胃肠减压、反复呕吐及腹泻等。

（2）大面积的创面慢性渗液：如大面积烧伤创面感染等。

（3）排钠过多：如排钠利尿剂的使用等。

（4）钠补充不足：如治疗缺水时只补充水分而忽视钠盐的补充。

4. 水中毒　临床上少见，常见的原因有：

（1）急性肾衰竭：肾小球滤过率下降，不能有效排出多余水分。

（2）ADH 分泌过多：多由休克、心功能不全等引起。

（3）摄入水分过多：多由大量摄入不含盐的液体或静脉补充水分过多引起。

三、病理生理

水、钠代谢紊乱的类型不同，其病理生理变化和代偿机制亦不同。

1. 等渗性缺水　可造成细胞外液量的迅速减少，由于水和钠是成比例丢失，细胞内外的渗透压无明显改变，细胞内、外无代偿性的体液转移，故细胞内液量不会发生明显变化，但若此类液体丧失时间长，细胞内液逐渐外移，随细胞外液共同丧失而引起细胞内缺水。当细胞外液量减少时，引起肾素-醛固酮系统激活，促进醛固酮分泌以增加肾远曲小管对钠和水的重吸收，从而代偿性增加细胞外液量。

2. 高渗性缺水　由于失水量大于失钠量，细胞外液渗透压高于细胞内液，细胞内液向细胞外液转移，导致以细胞内液减少为主的体液量变化，严重时，脑细胞可因缺水而发生功能障碍。同时，细胞外液的高渗状态可以刺激口渴中枢，引起患者出现口渴感而主动饮水，以增加体内水分和降低渗透压；细胞外液的高渗状态还可以刺激 ADH 分泌增加，使肾小管对水分的重吸收增加，尿量减少，使细胞外液量和渗透压得以恢复。若缺水进一步加重致使循环血容量显著减少时，可刺激醛固酮分泌，而加强肾小管对水钠的重吸收，维持循环血容量。

3. 低渗性缺水　失钠多于失水，细胞外液呈低渗状态，机体通过减少 ADH 的分泌，使尿量排出增多，从而提高细胞外液的渗透压，但这会使细胞外液的量更进一步减少，为避免循环血量进一步减少，机体将不再顾及渗透压，优先保持和恢复血容量，主要通过兴奋肾素-醛固酮系统和刺激 ADH 的分泌增加两种方式来恢复血容量。若循环血量进一步减少，超过机体的代偿能力无法维持血容量时，将出现休克。如果缺钠严重时，细胞外液可向渗透压高的细胞内液转移，导致细胞内水分增加而成低渗状态和细胞肿胀，脑组织对此种改变最为敏感，可出现脑功能障碍。

4. 水中毒　细胞外液量明显增加，血清钠浓度降低，渗透压下降，水分由细胞外向渗透压高的细胞内转移，结果使细胞内、外渗透压均降低。同时，细胞外液量的增加抑制了醛固酮的分泌，使肾远曲小管对 Na^+ 的重吸收减少，尿 Na^+ 排出增多，血清 Na^+ 更进一步降低。

☞考点：低渗性缺水容易出现休克的原因

四、临床表现

1. 等渗性缺水　患者出现恶心、呕吐、厌食、乏力、尿少等，皮肤弹性降低，口唇干燥，眼窝凹陷，但不口渴。当短期内体液丧失达体重的 5% 时，可表现为心率加快、脉搏减弱、血压不稳或降低、肢端湿冷和组织灌注不良等有效血容量不足的症状。当体液继续丧失达体重的 6%～7% 时，则可出现明显的休克表现。休克时会有大量的酸性代谢物的产生和堆积，因此常伴代谢性酸中毒的表现，若是因大量胃液丧失所致的等渗性缺水，可并发代谢性碱中毒。

2. 高渗性缺水　一般依缺水程度和症状的不同，分为三度。轻度：缺水量占体重的 2%～4%，除口渴外，无其他临床症状；中度：缺水量占体重的 4%～6%，有极度口渴、乏力、皮肤弹性降低、眼窝凹陷、尿少和尿比重增高，常伴有烦躁不安；重度：缺水量大于体重的 6%，除上述症状外，可出现躁狂、幻觉、谵妄甚至昏迷等脑功能障碍的表现。

3. 低渗性缺水　临床表现与缺钠的程度有关。一般均无口渴症状，主要以周围循环衰竭为主要表现，出现恶心、呕吐、头晕、视物模糊、四肢软弱无力、起立时容易晕倒等。当循环血量明显下降时，可因代谢产物的堆积而引起神志淡漠、肌痉挛性疼痛、腱反射减弱甚至昏迷。根据缺钠的程度，可以将低渗性脱水分为三度。轻度：血清 Na^+ 为 135mmol/L 以下或每千克体重缺氯化钠 0.5g，患者感疲乏、头晕、手足麻木，尿中 Na^+ 减少；中度：血清 Na^+ 为 130mmol/L 以下或每千克体重缺氯化钠 0.5～0.75g，除上述症状之外，尚可出现恶心、呕吐、视物模糊、浅静脉塌陷、直立性晕倒和休克的表现，尿量减少，尿中几乎无 Na^+ 和 Cl^-；重度：血清 Na^+ 为 120mmol/L 以下或每千克体重缺氯化钠 0.75～1.25g，多伴有休克，患者神志不清、四肢发凉、肌肉痉挛性疼痛、腱反射减弱或消失，出现木僵甚至昏迷。

4. 水中毒　临床上根据其病的急、缓程度分为两类：

（1）急性水中毒：起病急，可因脑细胞肿胀和脑组织水肿造成颅内压增高，并引起神经、精神症状，严重者可导致脑疝。

（2）慢性水中毒：起病缓慢，往往在原发病的基础上出现进行性体重增加、四肢软弱无力、嗜睡、泪液分泌增多的表现，一般无凹陷性水肿。

五、辅 助 检 查

1. 等渗性缺水　红细胞计数、血红蛋白和红细胞比容均明显增高；血清 Na^+、Cl^- 无明显变化；尿比重增高。

2. 高渗性缺水　尿比重降低，红细胞计数、血红蛋白和红细胞比容轻度升高，血清 Na^+ $>$150mmol/L。

3. 低渗性缺水　尿比重降低，红细胞计数、血红蛋白和红细胞比容增高，尿比重 $<$1.010，尿 Na^+、Cl^- 明显降低，血清 Na^+ $<$135mmol/L。

4. 水中毒　尿比重增高，红细胞计数、血红蛋白、血细胞比容、血浆蛋白及渗透压降低，红细胞平均容积和平均血红蛋白浓度降低。

六、诊 断 要 点

存在引起缺水的病因，有口渴、尿少、肌无力等缺水或水过多的表现，结合辅助检查即可明确诊断。

七、处 理 原 则

积极治疗引起缺水的各种原发病；先补充血容量，再调整水、钠平衡。

八、护 理 问 题

1. 体液不足　与高热、腹泻、呕吐、肠梗阻、大面积烧伤等引起的大量体液丢失有关。

2. 体液过多　与排出量低于摄入量有关。

3. 营养失调　与禁食、呕吐、腹泻、高热等有关。

4. 有皮肤完整性受损的危险　与微循环灌注不足和水肿有关。

5. 有意外受伤的危险　与低血压及感觉、意识障碍有关。

九、护 理 措 施

1. 去除病因　配合医疗措施，积极处理原发病，这是防治体液失衡的根本措施。

2. 实施液体疗法，维持充足的体液量　补液方案应根据病史、临床表现及必要的实验室检查结果，综合分析水和电解质紊乱的程度、性质而定。首先确定补液的总量、组成、步骤和速度。补液总量包括补充累积损失量、继续损失量及供给生理需要量3个方面。

（1）总量：包括累积损失量、生理需要量和继续丧失量。

1）累积损失量：也称已丧失量，指发病后至补液时所累积损失的水和电解质的总量，其量的大小根据缺水严重程度而定。原则上轻度缺水按体重的2%～4%补充，中度缺水按体重 4%～6%补充，重度缺水为6%以上。实际应用时一般先按上述量的 2/3 量给予。

2）生理需要量：即正常每日需要量，一般成人每日需要水分 2000～2500ml。

3）继续丧失量：又称额外丧失量，指补液开始后，因呕吐、腹泻等继续损失的液体量，应按实际损失量补充。此外，体温每升高 1℃，将自皮肤额外丧失水分 3～5ml/kg，成人体温达 40℃ 时需多补充 600～1000ml 液体，出汗湿透一套衬衣裤时约丧失体液1000ml，气管切开者从呼吸道丢失的水分为正常 2～3 倍，故每日经呼吸道蒸发的水分为 800～1200ml。

（2）补液种类：根据缺水性质而定。一般而言，低渗性缺水补充高渗溶液，等渗性缺水补充等渗溶液，高渗性缺水补充低渗溶液，若临床判断缺水性质有困难，可先按等渗性缺水处理。有条件者最好做血钠测定，以确定缺水性质。

🐾考点：高渗性缺水首选液体是什么

（3）步骤：先补充血容量，然后调节渗透压，酌情调整重要离子浓度。

（4）速度：累积损失量应在开始输液的 8～12 小时内补足，重度脱水或有循环衰竭者，应首先快速静脉滴注以扩充血容量，改善血液循环及肾功能。补液速度取决于体液丧失量的大小、速度和各个器官的功能状况。如果器官功能良好，按照先快后慢的原则进行分配，但在补充钾时要控制速度。

（5）疗效观察：观察精神状态、脱水征象、生命体征和辅助检查是否好转。要观察并及时处理输液反应，输液开始或中途突然寒战、高热、恶心等，可能是输液反应，应立即减慢输液速度或暂停输液，并遵医嘱给予苯巴比妥钠 0.1g 或地塞米松 5mg，必要时送检剩余液体或输液用具。

3. 纠正体液过多

（1）去除可能会增加体液的各种病因和治疗措施。

（2）严密观察病情变化，及早发现脑水肿和肺水肿的发生。

（3）记录 24 小时的出入量，严格控制水的摄入量，每日限制水分量在 700～1000ml 以下。

（4）重症水中毒者，遵医嘱给予高渗溶液或脱水利尿剂。

（5）已有肾衰竭者，及时使用透析疗法排出体内过多的水分。

4. 保持皮肤和黏膜的完整性 加强生活护理，保持皮肤清洁、干燥和床面整洁、干净，避免局部皮肤受压，定时翻身、按摩骨突处，防止压疮发生。指导患者养成良好的口腔卫生习惯，防止口腔炎。

5. 减少意外受伤的危险 对于意识不清，定向力丧失的患者，应采取适当的保护措施，如加床旁护栏、安排专人护理等；对血压偏低或不稳定者，在改变体位时动作宜慢，以防因直立性低血压造成眩晕而意外受伤。

☞考点：水钠代谢失调患者的护理措施

第 3 节　电解质平衡失调患者的护理

一、低 钾 血 症

正常血清钾浓度为 $3.5\sim5.5$ mmol/L。血清钾浓度低于 3.5mmol/L 为低钾血症，临床上比较多见。

1. 病因 低钾血症外科上常见原因有：

(1) 钾的摄入不足：如长期禁食、少食或静脉补充钾盐不足。

(2) 钾的丢失过多：如胃肠减压、呕吐、腹泻、小肠瘘等；应用促使排钾的利尿剂、肾小管性酸中毒、长期应用皮质激素等。

(3) 钾的分布异常：K^+ 向细胞内转移，如合成代谢增加或代谢性碱中毒等。

2. 临床表现

(1) 肌无力：为最早出现的症状，常伴腱反射减弱或消失，严重者可出现松弛性瘫痪。一般先出现四肢肌软弱无力，后延及呼吸肌和躯干肌，可出现呼吸困难甚至窒息。

(2) 消化系统症状：可表现出吞咽困难、口苦、恶心、呕吐、腹胀和肠麻痹等。

(3) 循环系统：主要为心脏传导阻滞和节律异常，主要表现为心悸、心动过速、心律不齐和血压下降。

(4) 代谢性碱中毒：血清钾过低时，K^+ 从细胞内移出，与 Na^+ 和 H^+ 交换增加（每移出 3 个 K^+，即有 2 个 Na^+ 和 1 个 H^+ 移入细胞内），使细胞外液的 H^+ 浓度下降，发生碱中毒。同时，远曲肾小管排 K^+ 减少，排 H^+ 增多，使尿液呈酸性，称为反常性酸性尿。

☞考点：低钾血症的表现

3. 辅助检查

(1) 血清钾测定：血清钾<3.5mmol/L。

(2) 心电图检查：典型心电图改变为早期 T 波降低、变平或倒置，随后出现 ST 段降低、Q—T 延长和 U 波。

4. 诊断要点

(1) 存在低钾血症的病史和临床表现。

(2) 血清钾<3.5mmol/L。

(3) 典型心电图改变有助于诊断，但并不是所有低钾血症都有心电图改变。

☞考点：低钾血症心电图的改变

5. 处理原则

(1) 积极治疗原发病，减少和中止钾的继续丢失。

(2) 及时补充钾盐。

6. 护理问题

(1) 活动无耐力 与钾代谢紊乱和肌无力有关。

(2) 有受伤的危险 与软弱无力和意识不清有关。

(3) 潜在并发症：心律失常、心搏骤停。

7. 护理措施

(1) 积极治疗原发病：尽量减少和中止钾的丢失。

(2) 防止并发症：去除环境中可能存在的危险因素，加强看护，避免意外伤害，严密观察生命体征，及时做心电图和血钾测定，尤其注意心搏骤停的发生。

(3) 及时补钾：补钾最安全的途径是口服，常用 10％氯化钾溶液，若不能口服者，可静脉滴注。为防止高钾血症的发生，静脉补钾时要注意：

1) 见尿补钾：要求尿量 40ml/h 以上，方可补钾。

2) 剂量不宜过多：视血钾浓度而定，一般每天补充氯化钾 $3\sim6$g。

3) 浓度不过高：钾盐浓度不可超过 0.3％，即每 1000ml 液体中氯化钾不超过 3g。

4) 速度不可过快：一般成人滴注速度不超过 60 滴/分，否则容易导致高钾血症引起生命危险。

5) 切记勿将 10％氯化钾溶液直接静脉注射。

☞考点：静脉补钾的注意事项

二、高 钾 血 症

血清钾超过 5.5mmol/L 称为高钾血症。

1. 病因

(1) 钾的摄入过多：如大量输入库存血、静脉补钾过多等。

(2) 排钾障碍：如急性肾衰竭、间质性肾炎和应用留钾利尿剂等。

(3) 钾的分布异常：如分解代谢增强，代谢性酸中毒、洋地黄类药物中毒、溶血、严重挤压伤、大面积烧伤所致的大量细胞内 K^+ 转移至细胞外。

2. 临床表现 缺乏特异性表现，可因神经肌肉应激性改变而出现肌肉抽搐，患者很快由兴奋转入抑制状态,表现为神志淡漠、感觉异常、乏力、四肢松弛性瘫痪、腹胀和腹泻等。严重者有微循环障碍的表现,如皮肤苍白、发冷、青紫、低血压等,也可有心动过缓、心律不齐的表现,最危险的是可导致心搏骤停。

3. 辅助检查

(1) 血清钾测定:血清钾>5.5mmol/L。

(2) 心电图:血清钾大于7mmol/L者,都有异常心电图的表现,即早期 T 波高而尖和 Q—T 间期延长,随后出现 QRS 波增宽和 P—R 间期延长。

4. 诊断要点

(1) 存在低钾血症的病史和临床表现。

(2) 血清钾>5.5mmol/L。

(3) 典型心电图改变。

5. 处理原则 积极治疗原发病,停止一切含钾的食物和药物,降低血钾浓度,保护肾功能和心功能。

6. 护理诊断

(1) 疼痛 与肌肉抽搐有关。

(2) 腹泻 与肌肉应激性增强有关。

(3) 有受伤的危险 与意识模糊和肌肉无力有关。

(4) 潜在的并发症:心室纤颤、心搏骤停。

7. 护理措施

(1) 预防高钾血症的发生:遵医嘱积极处理原发疾病,改善和保护肾功能。保证患者足够的热量摄入,避免蛋白质和糖原的大量分解而释放钾离子。避免输入过多的库存血,遵守静脉补钾的原则,停用含钾的药物与食物。

(2) 降低血钾浓度:遵医嘱采取各种措施降低血清钾离子的浓度,常用的方法包括。

1) 促使 K$^+$ 转入细胞内:常用的方法包括:①25%葡萄糖溶液 100～200ml,按照每 5g 葡萄糖加入胰岛素 1U 静脉滴注,促使糖原合成,使 K$^+$ 转入细胞内;②静脉滴注 5%碳酸氢钠溶液 100～200ml 或者 11.2%乳酸钠 60～80ml 稀释后滴注,碱化细胞外液,使 K$^+$ 转入细胞内或从尿液中排出;③给予高糖、高维生素、高植物油饮食,促使蛋白质合成,也可肌注苯丙酸诺龙或丙酸睾酮。

2) 阳离子交换树脂应用:口服,每日 4 次,每次 15g,可从消化道带走较多的 K$^+$,同时适当口服导泻剂,防止便秘。

3) 透析疗法:有腹膜透析和血液透析两种,常用血液透析。

(3) 防治心律失常:钙有拮抗 K$^+$ 对心肌的毒性作用,一旦出现心律失常,立即静脉注射 10%葡萄糖酸钙溶液 20ml,但要注意钙剂不能与碱剂同时使用。

(4) 其他:遵医嘱使用止痛剂,提供其他不同止痛和促进舒适的方法;避免高纤维素饮食和刺激性食

物,以免加重腹泻;协助生活自理,注意安全,防止受伤。

三、钙的代谢异常

体内钙99%都以碳酸钙和磷酸钙的形式存在于骨骼中,细胞外液中钙含量很少。血钙几乎全部存在于血浆中,正常人血钙波动甚小,保持于 2.25～2.75mmol/L,血浆总钙的 40%与蛋白质(主要是白蛋白)结合;血浆总钙的 15%与阴离子结合形成碳酸盐、磷酸盐和枸橼酸盐等;发挥血钙生理作用的部分是离子钙,占血浆总钙的 45%,对维持神经、肌肉兴奋性和凝血过程有重要的作用,但结合钙与离子钙之间可以互相转化。临床上钙的代谢异常分为低钙血症和高钙血症,常见的是低钙血症。

1. 病因

(1) 低钙血症:血清钙浓度低于 2.25mmol/L 称为低钙血症,临床上常见。其原因主要有急性重症胰腺炎、坏死性筋膜炎、甲状旁腺受损、肠瘘、维生素 D 缺乏等。

(2) 高钙血症:血清钙浓度超过 2.75mmol/L 称为高钙血症,多见于甲状旁腺功能亢进,其次为恶性肿瘤骨转移、过量服用维生素 D、肾上腺功能不全等。

2. 临床表现

(1) 低钙血症:主要表现为神经肌肉兴奋性增高,如易激动、口周及指(趾)尖麻木和针刺感、背和下肢肌肉疼挛、手足抽搐、腱反射亢进、Chvotek 征和 Trousseau 征阳性。长期的低钙血症可引起白内障。

(2) 高钙血症:临床表现包括便秘、厌食、恶心、呕吐、腹痛和肠梗阻。损害肾浓缩功能导致多尿,夜尿和烦渴,血浆钙增高>3mmol/L 时,伴有情绪不稳定、意识模糊、谵妄甚至昏迷,神经肌肉受累可引起明显骨骼肌无力。严重高钙血症可出现室性期前收缩和自发性室性节律,高钙血症超过 4.5mmol/L 时,可导致休克、肾衰竭和死亡。

3. 辅助检查

(1) 低钙血症:血清钙测定低于 2.25mmol/L 时可确定诊断,少数患者可有血清甲状旁腺素降低。

(2) 高钙血症:多次测定血清钙超过 2.75mmol/L,血清甲状旁腺素明显升高。

4. 处理原则

(1) 低钙血症:针对病因积极治疗,同时用 10%葡萄糖酸钙溶液 20ml 加等量 25%葡萄糖溶液缓慢静脉注射,必要时可重复,同时注意纠正碱中毒。抽搐发作时可同时使用地西泮 10mg 静脉或肌内注射,中止抽搐发作。需要长期治疗者,可口服钙剂和维生素 D。

(2) 高钙血症:治疗甲状旁腺功能亢进是主要的治疗方法,对于有恶性肿瘤骨转移的,可通过低钙饮

食、补液等措施降低血钙。

5. 护理问题

(1) 有受伤的危险 与低钙血症引起手足抽搐有关。

(2) 便秘 与高钙血症有关。

6. 护理措施

(1) 提高血钙水平,防止受伤:严密观察血清钙的变化,一旦发现血清钙低于正常,及时报告医师,并遵医嘱给予钙剂治疗,必要时可重复给药。加强生活护理,防止跌倒等意外伤害。

(2) 降低血清钙水平,防止便秘:严密观察,遵医嘱给予对症治疗和护理,嘱患者多喝水和多食富含纤维素丰富的食物,防止便秘,严重便秘者,可用导泻或灌肠缓解。

四、镁的代谢异常

Mg^{2+} 是体内含量较多的阳离子(居第 4 位)。体内 57％的镁存在于骨骼中,约 40％存在于软组织中,1％～3％存在于细胞外液和结缔组织中。血清 Mg^{2+} 与血清 Ca^{2+} 在生理作用上有相互拮抗的关系,血清 Mg^{2+} 对维持肌肉收缩和神经活动、体内酶的激活,能量的储存、转运和利用都有重要的作用。正常值为 0.75～1.25mmol/L,临床上分为低镁血症和高镁血症两种。

1. 病因

(1) 低镁血症:血清镁浓度低于 0.75mmol/L 时称为低镁血症。低镁血症的发病原因较多,且常伴有其他电解质的紊乱。多见于长期禁食、吸收障碍、慢性腹泻、摄入不足、应用利尿剂、甲状旁腺功能亢进等的患者。

(2) 高镁血症:血清镁浓度高于 1.25mmol/L 时称为高镁血症。主要见于肾功能不全者,偶可见于使用硫酸镁治疗的患者。

2. 临床表现

(1) 低镁血症:表现为厌食、恶心、呕吐、嗜睡、性格改变和抽搐,Trousseau 征和 Chvostek 征阳性,自发性腕足阵挛、眼球震颤、血压升高等症状,尤其抽搐与同时存在低钙血症和低钾血症有关,故在排除和纠正低钙血症和低钾血症后,症状未改善者应怀疑有低镁血症的存在。

(2) 高镁血症:主要表现为中枢和周围神经传导障碍、腱反射减弱、反应迟钝、肌肉软弱无力、血压降低等,严重者可出现呼吸肌麻痹和心搏骤停。

3. 辅助检查

(1) 低镁血症:血清镁测定低于 0.75mmol/L,可同时伴有血清钙和钾的降低,心电图示 Q—T 间期延长。

(2) 高镁血症:血清镁测定高于 1.25mmol/L,可同时伴有血清钾升高,心电图示 P—R 间期延长,QRS 波群增宽,T 波宽大。

4. 处理原则

(1) 低镁血症:轻者口服镁剂,重者静脉或者肌内注射,但要避免过量和过快,以免急性镁中毒和心搏骤停。治疗低镁血症同时兼顾补钙和钾。

(2) 高镁血症:停止使用含镁制剂,静脉注射 10％葡萄糖酸钙溶液 10～20ml 拮抗镁对心肌的抑制作用,如果肾功能正常和容量充足,静脉注射呋塞米可以增加镁的肾脏排泄,严重高镁血症可透析治疗。

5. 护理问题

(1) 舒适性的改变 与镁代谢异常有关。

(2) 有受伤的危险 与定向力障碍有关。

6. 护理措施

(1) 严密观察病情:一旦发现血清镁的异常,及时报告医师,遵医嘱给予相应治疗,但要注意低镁血症常常伴有低钙和低钾血症。

(2) 补镁治疗时要注意:①肌内注射硫酸镁时要深部注射,经常更换注射部位,以防局部出现硬结;②注射过程中要注意观察呼吸和循环,以便及早发现镁中毒。

(3) 高镁血症:要停止一切含镁的食物和药物,注意观察呼吸和循环,遵医嘱给予对症治疗,防止心搏骤停。

第 4 节　酸碱平衡失调患者的护理

适宜的体液酸碱度是机体组织、细胞进行正常生命活动的重要保证。正常情况下,人体产生酸性物质和碱性物质,通过体内的缓冲系统、肺的调节和肾脏的调节使体液的 pH 始终保持在 7.35～7.45。若体内产生的酸性、碱性物质过多,超过机体的代偿调节能力或者调节功能障碍,体液的 pH 发生改变,将出现各种不同类型的酸碱平衡失调。原发性酸碱平衡失调有代谢性酸中毒、代谢性碱中毒、呼吸性酸中毒和呼吸性碱中毒四种。临床上如果两种或两种以上的原发性酸碱平衡失调同时存在的情况,称为混合型酸碱平衡失调。

一、代谢性酸中毒

代谢性酸中毒是临床上最常见的酸碱平衡失调,由于酸性物质排出障碍或产生过多,或者 HCO_3^- (HCO_3^- 的正常值平均为 24mmol/L)丢失过多引起。

1. 病因

(1) 代谢性酸性物质产生过多:见于休克及各种

原因引起的缺氧患者,因机体缺氧,糖酵解增强,乳酸生成过多,超过了肝处理利用能力而发生乳酸性酸中毒,这是外科最常见的原因。其他如糖尿病或长期进食不足,服用药物水杨酸、稀盐酸或氯化铵等。此外,肌肉抽搐、心脏停搏等同样引起体内有机酸形成过多,也是引起代谢性酸中毒的原因。

(2) 碱性物质丢失过多:见于腹泻、肠瘘、胆瘘和胰瘘等导致大量碱性液体丢失。

(3) 排酸障碍:肾功能不全,内生性 H^+ 不能排出体外而引起。

2. 病理生理　代谢性酸中毒时,体内 HCO_3^- 减少,血浆中 H_2CO_3 相应增多,H^+ 升高,刺激呼吸中枢,产生呼吸代偿反应,表现出呼吸加深加快,使 CO_2 的排出加速,使 $PaCO_2$ 下降,HCO_3^-/H_2CO_3 的比值重新接近 20/1,从而保持血 pH 在正常范围。同时,肾小管上皮细胞中的碳酸酐酶和谷氨酰胺酶活性开始增高,增加 H^+ 和 NH_3 的生成,H^+ 与 NH_3 形成 NH_4^+,使 H^+ 的排出增加,H^+ 与 Na^+ 交换,$NaHCO_3$ 的再吸收增加。代偿是有限的,当超过了机体的代偿能力,则发展成为失代偿性代谢性酸中毒。

3. 临床表现　轻者可无明显的表现,常被原发疾病掩盖,最突出的症状是呼吸深而快,呼气中有时带有酮味(或烂苹果气味)。患者面颊潮红,心率加快,血压常偏低,可有疲乏、眩晕、嗜睡,可有感觉迟钝或烦躁不安;严重者可出现意识障碍、对称性肌张力减退、腱反射减弱或消失。患者常伴有缺水症状。代谢性酸中毒可影响心肌收缩力和周围血管对儿茶酚胺的敏感性,故易产生不易纠正的心律不齐、急性肾功能不全和休克。

☞考点:代谢性酸中毒的表现

4. 辅助检查

(1) 血气分析:血 pH 低于 7.35,代偿期 pH 可在正常范围内,血 HCO_3^- 值下降;CO_2 CP、BE 值亦低于正常;因呼吸的代偿作用,$PaCO_2$ 略下降或正常。

(2) 其他:血钾升高,尿呈强酸性。

5. 诊断要点　有腹泻、消化道瘘等病史,有深而快的呼吸及呼气中有带有酮味的典型症状。根据血气分析的结果即可作出明确诊断。

6. 处理原则　针对引起代谢性酸中毒的病因进行治疗是首要措施,由于机体可以通过肺脏和肾脏进行一定的调节,只要消除病因,补充液体,纠正缺水,一般 HCO_3^- 在 16mmol/L 以上的,可自行纠正,不必应用碱剂治疗,否则可能会造成代谢性碱中毒。

对于血浆 HCO_3^- 在 10mmol/L 以下的严重的酸中毒患者,则须立即应用碱剂治疗。常用的是 5% $NaHCO_3$ 溶液,所需用药量可根据公式计算:HCO_3^- 的量(mmol)=[HCO_3^- 正常值(mmol/L)－HCO_3^- 的测得值(mmol/L)]×体重(kg)×0.4。按 1ml 5% $NaHCO_3$ 含有 HCO_3^- 0.6mmol 计算,可计算出 5% $NaHCO_3$ 需要的体积量。一般将计算量的半量在 2～4 小时内输入,但公式计算在临床上意义不大,往往根据中毒的严重程度,先补给 5% $NaHCO_3$ 100～250ml,然后 2～4 小时再根据血气分析的结果,决定是否继续输入和输入量。边观察边治疗,逐渐纠正酸中毒是治疗的基本原则。

在补充 5% $NaHCO_3$ 要注意:酸中毒纠正后,大量 K^+ 转入细胞内,容易引起低钾血症;离子化的 Ca^{2+} 减少,会发生手足抽搐,应注意补充钙剂;5% $NaHCO_3$ 属于高渗溶液,输注过快,容易引起高钠血症,同时还会导致离子化的 Ca^{2+} 减少而发生抽搐。

7. 护理问题

(1) 心排血量减少　与 H^+ 增高,抑制心肌收缩力有关。

(2) 意识障碍　与酸中毒抑制脑代谢活动有关。

(3) 潜在并发症:高钾血症、心律失常等。

8. 护理措施

(1) 病情观察:记录 24 小时出入量;观察水电解质、酸碱失衡的动态变化;观察并记录生命体征;及时做血气分析。

(2) 消除或控制导致代谢性酸中毒的危险因素:如纠正高热、腹泻、缺水、休克,积极改善肾功能;保证足够热量供应,减少脂肪分解而生成过多酮体。

(3) 防止意外损伤:注意观察意识的变化,若有意识障碍,应加强生活护理,防止坠床等意外伤害。

(4) 预防并发症:代谢性酸中毒时常合并高钾血症,要注意观察由于血钾升高引起的心律失常;酸中毒纠正后,又容易发生低钾血症,要注意观察;要注意补碱的速度和量,否则容易出现代谢性碱中毒。

☞考点:代谢性酸中毒与呼吸性酸中毒的区别

二、代谢性碱中毒

代谢性碱中毒是由于体内 H^+ 丢失或 HCO_3^- 增多所致。

1. 病因

(1) 酸性胃液丧失过多:如严重呕吐、长期的胃肠减压致使大量的 H^+ 和 Cl^- 丢失,肠道内 HCO_3^- 缺乏胃液中的 H^+ 中和,HCO_3^- 被肠道重新吸收入血,使血浆 HCO_3^- 增高;同时 Cl^- 丢失,血 Cl^- 降低,肾近曲小管 Cl^- 降低,使肾小管对 HCO_3^- 的重吸收增加,血浆 HCO_3^- 也增高。大量胃液丧失,Na^+ 也随着丢失,在代偿过程中 K^+ 和 Na^+ 的交换及 H^+ 和 Na^+ 的交换增加,引起 H^+ 和 K^+ 丧失过多,造成碱中毒和低钾血症。胃液丢失过多是外科患者中发生代谢性碱中毒最常见的原因。

(2) 碱性物质摄入过多：几乎都是长期服用碱性药物中和胃液中的 HCl 所引起。现已很少应用碳酸氢钠治疗溃疡病，此种原因所致的碱中毒已不多见。

(3) 缺钾：钾的摄入不足或丢失过多时，每 3 个 K^+ 从细胞内移出，即有 2 个 Na^+ 和 1 个 H^+ 进入细胞内，引起细胞内酸中毒和细胞外碱中毒。如果同时存在血容量不足，则远曲肾小管细胞向尿液中排出过多的 H^+，HCO_3^- 的重吸收增加，细胞外液发生碱中毒。此时可出现反常性酸性尿。

(4) 利尿药物的作用：如呋塞米和依他尼酸能抑制近曲肾小管对 Na^+ 和 Cl^- 的重吸收，而并不影响远曲肾小管内 Na^+ 和 H^+ 交换。因此，随尿排出的 Cl^- 比 Na^+ 多，回入血液的 Na^+ 和 HCO_3^- 增多，可发生低氯性碱中毒。

2. 病理生理　代谢性碱中毒时，HCO_3^- 增高，血浆 H^+ 浓度下降，呼吸中枢受抑制，呼吸变浅变慢，通过呼吸道排出 CO_2 减少，致使 $PaCO_2$ 升高，使 HCO_3^-/H_2CO_3 的比值接近 20/1，从而维持血 pH 在正常范围。同时，肾小管上皮细胞中的碳酸酐酶和谷氨酰胺酶活性降低，使 H^+ 排泌和 NH_4^+ 生成减少，同时 HCO_3^- 重吸收亦减少，经尿排出增多，从而使血浆 HCO_3^- 减少。代谢性碱中毒时，氧合血红蛋白解离曲线左移，使氧不易从氧合血红蛋白中释放，因此，尽管患者的血氧含量和氧饱和度属正常，但组织仍处于缺氧状态。

3. 临床表现　代谢性碱中毒最多见的临床表现是神经肌肉兴奋性增高，腱反射亢进，其主要原因是由于氧合血红蛋白解离曲线左移引起缺氧所致；有时可有呼吸变浅变慢、嗜睡、精神错乱等。严重时，可因脑和其他器官的代谢障碍而发生昏迷；可引起游离 Ca^{2+} 下降，诱发抽搐；可有低钾血症和缺水的临床表现。

4. 辅助检查

(1) 血气分析：代偿期 pH>7.45 或接近正常，HCO_3^- 增高，$PaCO_2$ 增高；失代偿期 pH 和 HCO_3^- 均明显增高，$PaCO_2$ 正常，CO_2CP、BB、BE 亦升高。

(2) 其他：血 K^+、Cl^- 可减少。

5. 诊断要点　根据存在有引起代谢性碱中毒的病史、有神经肌肉兴奋性增高的症状和血气分析的结果可明确诊断。

6. 处理原则

(1) 积极治疗原发疾病：对由于胃液丢失所引起的代谢性碱中毒可补充等渗盐水治疗，既可恢复细胞外液量，又可补充 Cl^-；代谢性碱中毒时几乎都伴有低钾血症，故须考虑同时补给氯化钾，有利于加速碱

中毒的纠正，但要注意要求尿量超过 40ml/h 方可补充。

(2) 中和细胞外液中的 HCO_3^-：对于严重的碱中毒（血浆 HCO_3^- 达到 40~50mmol/L，pH>7.65），常需用 0.1mol/L 的盐酸溶液治疗，可安全、迅速中和细胞外液中的 HCO_3^-。

7. 护理问题

(1) 体液不足　与长期呕吐有关。

(2) 意识障碍　与碱中毒抑制脑功能有关。

(3) 潜在并发症：低钾血症、低钙血症等。

8. 护理措施

(1) 病情观察：观察神经及精神方面的异常表现；动态监测血气分析及血清电解质浓度变化；配合医疗方案，积极控制致病危险因素。

(2) 遵医嘱及时采取纠正碱中毒措施：补充稀盐酸时不宜过快。

(3) 遵医嘱补充氯化钾：补钾时要注意尿量要超过 40ml/h。

(4) 纠正碱中毒时的注意事项：不宜过于迅速，碱中毒纠正后，如有手足抽搐，及时给予钙剂治疗。

三、呼吸性酸中毒

呼吸性酸中毒是指肺泡通气及换气功能减弱，不能充分排出体内的 CO_2，致使 CO_2 在体内蓄积引起的高碳酸血症。

1. 病因

(1) 呼吸中枢抑制：由于药物、麻醉、神经疾病等造成。

(2) 胸廓活动异常：如多发性脊髓炎、重症肌无力、Guillain-Barré 综合征、胸部挤压性损伤等。

(3) 肺泡气体交换面积严重减少：如慢性阻塞性肺疾病（COPD）、严重肺炎、肺水肿、哮喘或气胸等引起通气-灌流不平衡。

(4) 喉或气管阻塞：以上原因都可通过影响呼吸、通气不足、换气功能障碍和通气-灌流不平衡而造成 CO_2 在体内潴留。外科患者如果合并有这些情况，在手术后更容易发生呼吸性酸中毒。

2. 病理生理　人体对呼吸性酸中毒的代偿能力有限，可以通过血液中的缓冲系统进行，血液中的 H_2CO_3 与 Na_2HPO_4 结合，形成 Na_2HCO_3 和 NaH_2PO_4，后者从尿中排出，结果导致 H_2CO_3 减少，HCO_3^- 增高，这种代偿作用很弱。另外还可以通过肾脏进行代偿，使 H^+ 排出增加，$NaHCO_3$ 重吸收增加，但这种代偿过程很慢。

3. 临床表现　表现主要有呼吸困难、胸闷、气促、发绀、乏力、头痛。随着酸中毒进一步加重，可出现神志变化，有嗜睡、神志不清、谵妄、昏迷和血压下

降。CO_2在体内蓄积过多后,引起脑缺氧致脑水肿、脑疝,甚至呼吸骤停。

4. 辅助检查 血气分析显示 pH 下降,$PaCO_2$ 增高,血浆 HCO_3^- 可正常。

5. 诊断要点 患者存在呼吸功能受影响的病史,又出现呼吸困难、胸闷和脑缺氧等症状,再根据血气分析的结果即可作出诊断。

6. 处理原则 尽快治疗原发疾病,积极采取措施改善患者的通气功能,及早行气管插管或气管切开并使用呼吸机辅助呼吸。

7. 护理问题

(1) 低效性呼吸型态 与呼吸道梗阻引起的呼吸困难有关。

(2) 意识障碍 与脑缺氧引起脑水肿有关。

(3) 潜在并发症:心律不齐、低血压等。

8. 护理措施

(1) 病情观察:观察并记录生命体征,遵医嘱及时做血气分析,了解治疗效果。

(2) 改善通气功能:鼓励患者采取高斜坡卧位,以利于呼吸;鼓励患者深呼吸,有效咳嗽,痰液黏稠时给予雾化吸入或吸痰。积极做好气管插管和气管切开前的护理和术后护理。

(3) 保证足够有效的通气量:协助患者吸氧,一般将氧浓度调节在 0.6~0.7 之间,可供给足够的氧气,且长时间吸入也不会发生氧中毒,既可将体内潴留的 CO_2 迅速排出,又可纠正缺氧状态。

(4) 防止意外损伤:如有意识障碍者,应采取保护性措施,避免意外损伤。

四、呼吸性碱中毒

呼吸性碱中毒是由于肺泡通气过度,体内 CO_2 过多排出,$PaCO_2$ 降低而引起低碳酸血症。

链接 »»

呼吸性碱中毒多见于以自我为中心、好强任性、具有很强的暗示性和显示性、情绪不稳的青少年,特别是学习、工作紧张者最容易出现。由于病人快速呼吸,将体内酸性的二氧化碳过度呼出,使机体内环境呈现碱性,引起呼吸性碱中毒。最多见的临床表现是激动、神经肌肉兴奋性增高。尽管总血钙未变,可碱血症导致蛋白与离子钙结合增加,严重碱血症还可以引起离子钙下降,激发抽搐。有时口干舌燥或控制不住地憨笑;耳鸣、眼花、肢体刺痛或麻木、肌肉僵硬、手足痉挛等均可发生,并可在任何时候、任何地方发作,持续时间长短不一。

1. 病因 凡是可以引起过度换气,使体内 CO_2 丢失过多的因素均可导致呼吸性碱中毒,如精神性过度换气,这是呼吸性碱中毒的常见原因,但一般均不严

重,严重者可以有头晕、感觉异常,偶尔有抽搐,常见于癔症发作患者。其他原因如代谢性过程异常、乏氧性缺氧、中枢神经系统疾病、水杨酸中毒、革兰阴性杆菌败血症、人工呼吸过度、妊娠等。

2. 病理生理 呼吸性碱中毒后,$PaCO_2$ 降低,CO_2 排出增加,可抑制呼吸中枢,使呼吸变慢变浅,CO_2 排出减少,血中 H_2CO_3 代偿性增高,但这种代偿不能长期维持,可以导致机体缺氧;缺氧后又可刺激呼吸中枢,使呼吸变浅变快。肾的代偿调节主要通过肾小管上皮细胞减少分泌 H^+ 和 HCO_3^- 的重吸收减少,使血中 HCO_3^- 降低,HCO_3^-/H_2CO_3 值接近20:1,保持血 pH 在正常范围内。

3. 临床表现 呼吸性碱中毒无典型表现,早期一般多无明显症状,患者可出现呼吸急促、心率加快的表现。严重者可出现间断叹息样呼吸,常提示预后不良。由于组织缺氧,患者有头痛、头晕及精神症状。由于血清游离钙降低引起感觉异常,如口周和四肢麻木及针刺感,甚至抽搐、痉挛,Trousseau 征阳性。

4. 辅助检查 血气分析提示:pH 升高,$PaCO_2$、HCO_3^-、CO_2CP 降低,SB、BE、BB 可下降或正常。

5. 诊断要点 有过度换气、CO_2 排出过多的病史,有手足麻木、抽搐的表现,结合血气分析的结果可作出诊断。

6. 处理原则 积极治疗原发病,去除造成呼吸异常的原因,同时对症治疗。可采用面罩罩住口鼻,以增加呼吸道无效腔;吸入含 5% CO_2 的氧气,提高 $PaCO_2$;如果是呼吸机引起者,及时调整。手足抽搐者可用 10% 葡萄糖酸钙溶液静脉注射。

7. 护理问题

(1) 低效性呼吸型态 与过度换气有关。

(2) 意识障碍 与碱中毒有关。

8. 护理措施 积极防治原发病,对使用呼吸机辅助呼吸者,注意调整呼吸频率和潮气量。注意观察临床表现,若出现严重的呼吸性碱中毒要遵医嘱及时处理,对出现抽搐者及时给予钙剂治疗,有意识障碍者要防止意外损伤。

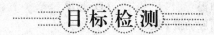
目标检测

选择题

A_1 型题

1. 幽门梗阻患者的持续性呕吐容易引起( )

   A. 低氯高钾性碱中毒   B. 低氯高钾性酸中毒

   C. 低氯低钾性酸中毒   D. 高氯低钾性碱中毒

   E. 低氯低钾性碱中毒

2. 代谢性酸中毒最突出的症状( )

   A. 呼吸深快,呼气时可有酮味

B. 唇干舌燥,眼窝凹陷

C. 呼吸浅慢,呼气时有烂苹果气味

D. 心率加快,血压下降

E. 全身乏力,眩晕

3. 术后禁食的成年患者(无其他体液平衡失调),每日静脉输液总量是( )
   A. 1500ml   B. 2500ml
   C. 3500ml   D. 4000ml
   E. 4500ml

4. 对高渗性缺水患者进行输液治疗时,应首先输入( )
   A. 等渗盐溶液   B. 5%葡萄糖溶液
   C. 平衡溶液   D. 葡聚糖溶液
   E. 林格液

5. 等渗性缺水伴酸中毒患者,在补充碱性溶液纠正酸中毒后可能会发生( )
   A. 低钠   B. 低氯
   C. 低钾   D. 低镁
   E. 低碳酸氢根

6. 细胞外液中最主要的阳离子为( )
   A. K^+ B. Ca^{2+}
   C. Mg^{2+} D. Na^+
   E. Fe^{2+}

7. 高钾血症时,静脉注射 10%葡萄糖酸钙溶液的作用是( )
   A. 降低血钾
   B. 使钾离子从细胞外向细胞内转
   C. 纠正酸中毒
   D. 降低神经肌肉的应激性
   E. 对抗钾离子对心肌的抑制作用

8. 体液中维持酸碱代谢平衡的主要缓冲对是( )
   A. HCO_3^-/H_2CO_3 B. $HPO_4^{2-}/H_2PO_4^-$
   C. 磷酸盐/磷酸   D. 血红蛋白/氧合血红蛋白
   E. Pr^-/HPr

9. 碱中毒时易发生手足抽搐的原因为( )
   A. 低钾   B. 高钠
   C. 低氯   D. 低钙
   E. 高镁

10. 下列哪项为高渗性缺水的最早临床表现?( )
    A. 皮肤弹性降低   B. 乏力
    C. 口渴   D. 烦躁
    E. 口腔黏膜干燥

11. 急性水中毒时,受损最重的器官是( )
    A. 心   B. 肝
    C. 肺   D. 肾
    E. 脑

12. 低渗性缺水的症状可有( )
    A. 口渴、尿少,尿比重低   B. 口渴、尿少,尿比重高

C. 口不渴、尿少,尿比重低   D. 口不渴、尿少,尿比重高

E. 皮肤弹性差,尿量增加

13. 下列哪项是高渗性缺水的病因?( )
    A. 剧烈呕吐   B. 糖尿病酮症酸中毒
    C. 肠梗阻   D. 大面积烧伤干燥疗法
    E. 消化道瘘

14. 静脉补充钾盐前,要特别注意患者的( )
    A. 血压   B. 呼吸
    C. 尿量   D. 神志
    E. 脉率

15. 代谢性酸中毒时,呼吸的代偿表现是( )
    A. 呼吸浅而快   B. 呼吸浅而慢
    C. 呼吸不规则   D. 呼吸深而快
    E. 呼吸深而慢

16. 等渗性缺水时体液的主要改变为( )
    A. 细胞内液急剧减少   B. 细胞外液急剧减少
    C. 细胞内液高渗   D. 细胞内液低渗
    E. 细胞内液和细胞外液同时急剧减少

17. 低渗性缺水时容易引起血压下降的原因为( )
    A. 低血钠导致血管张力降低
    B. 细胞外液同时有大量丢失
    C. 细胞外液量急剧减少导致循环血量降低
    D. 低钠和低钾导致心肌收缩力减弱
    E. 以上都不是

A_2 型题

18. 患者,男,40 岁,因急性肠梗阻入院。主诉口渴、尿少。体检示:眼球下陷、脉速,BP 100/70mmHg,尿少。估计其脱水的性质和程度为( )
    A. 中度等渗性脱水   B. 中度高渗性脱水
    C. 中度低渗性脱水   D. 重度高渗性脱水
    E. 重度低渗性脱水

19. 某女,35 岁,因腹痛、呕吐 1 天入院。主诉:乏力。体检示:脱水征,脉稍快,血压在正常范围,尿量减少。根据上述情况,该患者最主要的护理诊断为( )
    A. 营养失调:低于机体需要量
    B. 体液不足
    C. 心排血量
    D. 排尿异常
    E. 活动无耐力

20. 患者,男,27 岁,体重 60kg,体温持续 39℃,晚间用退热药后大汗淋漓,湿透一身衬衣裤。估计该患者额外失水量为( )
    A. 500ml   B. 800ml
    C. 1000ml   D. 1500ml
    E. 2000ml

(海宇修)

第3章 外科营养支持患者的护理

📖 学习目标

    1. 熟悉人体基本营养代谢情况及每天营养物质需求。

    2. 了解肠内营养的适应证、禁忌证及实施方案、护理措施。

    3. 了解肠外营养的适应证、禁忌证及实施方案、并发症、护理措施。

第1节 概 述

良好的营养状态及正常代谢是维持生命活动的重要保证。常见的外科疾病,如感染、创伤、肿瘤等,常可导致患者出现不同程度的营养障碍,降低患者对手术的耐受力,影响术后恢复。20世纪以来外科营养支持治疗的研究有了很大的发展,成为治疗危重患者不可缺少的重要部分。对长期禁食、严重创伤及大型手术的患者,及时提供合理的营养支持,是促进患者顺利康复的基本保证。目前营养支持的方式可以分为肠内营养和肠外营养两种。

一、人体基本营养代谢

(一)蛋白质代谢

氨基酸是蛋白质的基本单位。可分为必需氨基酸(essential amino acids,EAA)与非必需氨基酸(non-essential amino acids,NEAA)。NEAA在体内合成率较低,当机体需要时须由体外补充。机体患病时EAA来源不足,NEAA合成会受到影响。因此,进行营养支持时应将NEAA和EAA放在同等重要的位置上。

正常人体的蛋白质(氨基酸)需要量为0.8~1.0g/(kg·d),相当于氮量0.15g/(kg·d)。应激、创伤时蛋白质需要量则增加,可达1.2~1.5g/(kg·d)[氮0.2~0.25g/(kg·d)]。

(二)能量储备及需要

机体的能量物质主要有糖原、蛋白质及脂肪。糖原含量有限,占一天需要能量的1/2,仅能提供约3765.6kJ(900kcal)。蛋白质是各器官、组织的组成成分,若蛋白质作为能源被消耗,将导致器官结构与功能受损。脂肪是体内最大的能量储备。饥饿时消耗脂肪供能,对组织器官的功能影响不大,但是在脂肪被消耗供能时,也有一部分蛋白质被氧化供能。

基础能量消耗(BEE)可用 Harris-Benedict 公式计算出:

男性 $BEE(kcal)=66.5+13.7 \times W+5.0 \times H-6.8 \times A$

女性 $BEE(kcal)=655.1+9.56 \times W+1.85 \times H-4.68 \times A$

W:体重(kg);H:身高(cm);A:年龄(岁)。

能量消耗的简易估算:一般为25~40kcal/(kg·d),15%的能量来源于氨基酸,85%来源于糖类及脂肪。

考点:机体每天营养物质需求

二、饥饿时的代谢变化

饥饿时,由于糖原耗竭,脂肪代谢氧化活跃,蛋白质分解异生,引起一系列的代谢变化。

(一)内分泌变化

血糖下降,胰岛素分泌减少,胰升糖素、儿茶酚胺分泌增加,加速糖原分解。长时间饥饿脂肪动员进一步加强,肝生成酮体增加,组织对酮体的利用超过葡萄糖。肌蛋白分解减少,乳酸与丙酮酸成为糖异生的主要来源,负氮平衡有所代偿。

(二)机体组织的改变

大量脂肪分解,使组织、器官重量减轻,功能下降,如肾浓缩能力降低,肝蛋白质丢失,胃肠排空运动延迟,消化酶分泌减少,肠上皮细胞萎缩等。

三、创伤、感染后的代谢

创伤、感染后机体能量消耗增加,呈高分解代谢状态,增加程度与创伤、感染应激程度有关。

(一)神经、内分泌反应

交感神经系统兴奋,胰岛素分泌减少,胰升糖素、肾上腺素、去甲肾上腺素、血管升压素分泌增加。与饥饿状态不同的是:糖异生增加,利用下降,出现胰岛素抵抗,血糖升高;蛋白质分解增加,补充外源性葡萄糖不能有效减少和抑制蛋白质的分解。

(二)机体代谢变化

在血管升压素及醛固酮的作用下,水钠潴留,电解质及酸碱平衡紊乱。

第 2 节　肠内营养支持患者的护理

肠内营养(enteral nutrition,EN)是指经口或营养管将营养物质通过胃肠道途径供给患者营养的方法。凡胃肠功能正常或存在部分功能者,营养支持应首选肠内营养。食物经肠道吸收有利于预防肠黏膜萎缩,维护屏障功能。食物中的某些营养成分(谷氨酰胺)可直接被黏膜利用,有利于其代谢,肠内营养整个过程符合正常生理功能。同时,肠内营养的并发症较少,价格低廉。

一、适 应 证

1. 胃肠功能正常,营养物质不能摄入或摄入不足者,如大面积烧伤、昏迷患者、大手术后等。

2. 胃肠道功能不良者,如短肠综合征、消化道瘘等。

3. 胃肠功能基本正常但伴其他脏器功能不良者,如糖尿病或肝肾衰竭者。

二、禁 忌 证

1. 顽固性呕吐或严重腹泻。

2. 完全性肠梗阻或肠道缺血。

3. 失血性休克或胃肠道出血。

4. 引流量大于 500ml/d 的肠外瘘或严重腹腔感染。

三、实 施

(一)制剂

肠内营养制剂的成分很丰富,包括糖类、蛋白质、脂肪或其分解产物,也含有电解质、微量元素与维生素等。大致可以分为两类:

1. 以整蛋白为主的制剂,溶液渗透压较低,适用于胃肠道功能正常者。

2. 以蛋白水解产物为主的制剂,溶液渗透压较高,适用于胃肠道功能障碍者。

(二)途径

最常用的是鼻胃管,也有鼻空肠管、鼻十二指肠管、胃造瘘、空肠造瘘。选择管饲的途径应根据每个患者疾病的特点而定。咽反射减弱和神志不清的患者,因其有误吸可能,应选择经十二指肠或空肠管饲,不宜选用鼻胃管。如患者需要营养支持的时间超过 4 周,应选用胃造瘘或空肠造瘘。

(三)速度

输入应匀速、缓慢,可用输液泵控制。初期用12%浓度50ml/h 速度,8～12 小时后逐渐增加浓度和速度,3～4 天后达到全量,即 24%浓度100ml/h,全天总量约为 2000ml。营养液适当加温至接近体温。

(四)输注方式

1. 间歇性注入法　用注射器或漏斗在 10～20 分钟内缓慢注入,每次 200～400ml,每日 4～6 次。适用于经鼻胃管或胃造瘘管行胃内营养者。操作方便,费用低廉,但易引起误吸以及恶心、呕吐、腹胀、腹泻等胃肠道症状。

2. 持续性注入法　利用重力或肠内营养输液泵连续 24 小时滴注,以后者为佳。适用于经空肠喂养的危重患者,或对间歇性注入法不能耐受者。可减少误吸危险性,降低胃肠道症状的发生。但患者活动受限,费用较高。

3. 循环间歇注入法　介于以上两者之间,利用重力或肠内营养输液泵滴注,但每日仅持续十余小时。

(五)并发症

1. 误吸　多见于年老体弱、昏迷或存在胃潴留患者。

2. 胃肠道反应　多见于速度过快、浓度过高、温度过低等,可引起恶心、呕吐、腹痛、腹胀、腹泻。

3. 代谢性并发症　可发生水电解质紊乱,老年人或胰腺疾病患者可发生高血糖症。

四、护 理 评 估

(一)健康史及相关因素

了解患者的年龄、既往史,近期有无大面积烧伤、昏迷、复杂大手术、短肠综合征、消化道瘘等。

(二)身体状况

1. 体重　低于标准体重的 15%,提示营养不良。体重变化可以反映营养状态,但应排除脱水或水肿等影响因素。

2. 贫血　皮肤黏膜苍白,全身疲乏无力,严重时可出现心力衰竭。

3. 其他　上臂周径(男性为 22.8～27.8cm,女性为 20.9～25.5cm)可以反映全身脂肪及肌肉的状况,三头肌皮皱厚度(男>10mm,女>13mm)可以反映体内脂肪的储备情况,上述测定值低于标准值的 10%,提示存在营养不良。

4. 辅助检查

(1)内脏蛋白质测定:包括白蛋白、转铁蛋白及前白蛋白浓度的测定,是营养不良的重要指标。营养不良时,该测定值将有不同程度的下降(表 3-1)。

(2)免疫状态的测试:周围血淋巴细胞计数可以反映免疫功能。计数小于 1.5×10^9/L 提示营养不良。

(3)氮平衡试验:机体蛋白质分解后主要是以尿

素形式排出,测定24小时尿中尿素氮含量,加非尿素氮及经皮肤、粪便排出的氮(2～3g)可计算出出氮量。然后,与入氮量进行对比,可确定患者是否处于负氮平衡状态。

表3-1 内脏蛋白正常值及营养不良程度指标

项目	正常值	营养不良		
		轻	中	重
白蛋白(g/L)	>35	28～34	21～27	<21
转铁蛋白(g/L)	2.5～2.0	1.8～2.0	1.6～1.8	<1.6
前白蛋白(g/L)	0.18～0.45	0.14～0.16	0.10～0.14	<0.10

（三）心理、社会状况

评估患者因营养不良及留置营养管产生的焦虑、恐惧感;评估患者的应对能力、家庭经济状况及社会保障系统等。

五、护 理 问 题

1. 营养失调:低于机体需要量 与营养物质摄入不足和(或)体内分解代谢增强有关。

2. 有感染的危险 与胃肠造口有关。

3. 知识缺乏 缺乏肠内营养护理的相关知识。

4. 潜在并发症:腹痛、腹胀、腹泻等胃肠道反应,误吸,电解质紊乱及血糖紊乱等代谢性并发症。

六、护 理 措 施

（一）一般护理

1. 心理护理 关心患者,做好安慰工作,减轻患者的焦虑、恐惧。向患者及家属说明留置肠内营养管的重要性和必要性及注意事项。

2. 口腔护理 留置营养管的患者,唾液分泌减少,所以应定时帮助患者用水或漱口液漱口,昏迷患者进行口腔护理,每天2～3次。

3. 饮食配置 要素饮食每日在无菌环境下配制,放于4℃以下的环境中暂存,并于24小时用完。

4. 观察病情 观察患者有无口渴、皮肤黏膜弹性及尿量的变化。

5. 记录24小时出入水量。

（二）导管护理

1. 管饲喂养期间 应定期冲洗管道,预防管道堵塞。通常每次至少用25～50ml 0.9%氯化钠溶液冲洗管道。间断输注时,冲洗时间可选在每次开始前和结束后。持续输注时,应每2～4小时冲洗导管一次。如须经导管给药,必须先将药物研成粉末,给药时,先停止管饲,将药物加水冲入,然后再用水冲洗,重新开始管饲。导管堵塞时,应先查明原因,排除导管本身因素后,用注射器试行向外负压抽取内容物。

2. 妥善固定导管,防止滑脱、移动、折叠及扭曲。

（三）并发症的预防及护理

1. 误吸 应用鼻胃管管饲者,灌注营养液时及灌注后1小时内抬高床头30°～45°,喂食前回抽胃液,确定导管在胃内方可注入食物。

2. 腹泻 肠内营养液的渗透压高是多数患者发生腹泻的原因。高渗的营养液进入小肠后,会影响水分的吸收而引起腹泻。可将营养液稀释至等渗,并以低速注入,逐渐增加营养液的浓度和灌注速度。营养液温度过低也可以引起腹泻。营养液应加温至25～30℃输入。细菌污染也是引起腹泻的原因,护理人员在配液和喂养前应注意无菌操作。

3. 便秘 常见原因为脱水、长期卧床、肠蠕动减慢。脱水常因液体入量不足所致,故在营养支持时应使入量略大于出量。如伴有呕吐、腹胀、肠鸣音亢进,考虑为肠梗阻,应停止喂养,告知医生。

七、健 康 教 育

1. 对于健康知识缺乏的患者及家属,实施肠内营养之前,应详细解释肠内营养的必要性、重要性及实施方法,说明置管是实施早期肠内营养的重要保证,告知患者配合要点,使其更好地配合治疗及护理。

2. 告知患者及家属肠内营养支持应注意的事项、常见并发症的预防及处理。

第3节 肠外营养支持患者的护理

肠外营养(parenteral nutrition,PN)是指经静脉滴注等胃肠外途径供给患者营养素的营养支持方法。如患者所需要的全部营养物质全都经静脉供给时,称为完全胃肠外营养(total parenteral nutrition,TPN)。

一、适 应 证

1. 不能经口摄食超过5天者。

2. 营养不良者的术前准备。

3. 各种严重疾病,如肠瘘、急性胰腺炎、短肠综合征、大面积烧伤等。

4. 各种复杂手术后(尤其是腹部手术)。

5. 肠道炎性疾病,如溃疡性结肠炎、克罗恩病。

6. 恶性肿瘤化疗、放疗期间。

二、禁 忌 证

1. 失血性休克。

2. 肝肾功能严重障碍。

3. 脂肪代谢障碍。

4. 电解质、酸碱性代谢严重紊乱。

三、实　施

（一）制剂

1. 葡萄糖　是肠外营养的主要能源物质，来源丰富、价格低廉是其优点。通过血糖、尿糖的监测能了解其利用情况，相当方便。但葡萄糖的应用也有不少缺点。首先是用于 PN 的葡萄糖溶液往往是高浓度的，25％及 50％葡萄糖溶液的渗透压很高，对静脉壁的刺激很大，不可能经周围静脉输注；其次是机体利用葡萄糖的能力有限，为 5mg/(kg · min)，应激后普遍存在胰岛素抵抗，糖的利用率更差，过量或过快输入可能导致高血糖、糖尿，甚至高渗性非酮性昏迷。另外，多余的糖将转化为脂肪而沉积在器官内，如肝脂肪浸润，损害其功能。因此，目前 PN 时已基本不用单一的葡萄糖能源。

2. 脂肪乳剂　PN 的另一种重要能源，能量密度大，10％溶液含热量 4.18kJ(1 kcal)/ml。应激时其氧化率不变甚至加快，安全无毒，在使用时需控制输注速度，输注太快可致胸闷、心悸或发热等反应。脂肪乳剂的最大用量为 2g/(kg · d)。临床上常用的是含有长链三酰甘油的脂肪乳剂。

3. 复方氨基酸溶液　其配方符合人体合成代谢的需要，是肠外营养的唯一氮源，复方氨基酸有平衡型及特殊型两类。平衡氨基酸溶液含 EAA 8 种，NEAA 8～12 种，其组成符合正常机体代谢的需要，适用于大多数患者。特殊氨基酸溶液专用于不同疾病，例如用于肝病的制剂中含支链氨基酸(BCAA)较多，用于肾病的制剂主要是含 8 种必需氨基酸，用于严重创伤或危重患者的制剂含更多的 BCAA 或含谷氨酰胺二肽等。

4. 电解质　肠外营养时需补充钾、钠、氯、钙、镁及磷。临床常用 10％氯化钾溶液、10％氯化钠溶液、10％葡萄糖酸钙溶液及 25％硫酸镁溶液等来补充相应的电解质。

5. 维生素　用于肠外营养的维生素制剂有水溶性及脂溶性两种，均为复方制剂。每支注射液包含正常人各种维生素的每日基本需要量。

6. 微量元素　每支复方注射液含锌、铜、锰、铁、铬、碘等微量元素的每天需要量。

（二）输入途径

1. 周围静脉　适于用量小、营养支持不超过 2 周者。

2. 中心静脉　适于营养支持超过 2 周者。

（三）速度

一般滴速为 60 滴/分。输入速度太快不仅不利于营养物质的吸收，而且会引起心悸、畏寒、胸闷或发热等不适。

（四）输注方法

1. 全营养混合液法(total nutrients administration,TNA)法　是指将每天所需的营养物质，在无菌条件下将各种营养素在体外混合后输注。优点是节氮效果好，简化输液过程，节省护理时间，降低代谢性并发症的发生率，减少污染机会。

2. 单瓶输注法　在无条件行全营养混合液时，可以应用单瓶方式输注。由于各营养素非同步输入，易造成某些营养素的浪费；单瓶输注葡萄糖或脂肪乳剂时，由于单位时间内进入体内的葡萄糖或脂肪酸量过多，增加代谢负荷甚至发生代谢并发症。因此，单瓶输注时，氨基酸与非蛋白质能量溶液应合理间隔输注。

（五）并发症

1. 技术性并发症　可发生气胸、血胸、纵隔及皮下血肿、神经及胸导管损伤、空气栓塞等。

2. 代谢性并发症　可发生电解质紊乱、微量元素缺乏(锌、铜)、必需脂肪酸缺乏、糖代谢紊乱、肝功能损害，易产生胆囊结石、胆汁淤积、肠屏障功能减退导致肠道菌群失调。

3. 感染性并发症　导管性脓毒症，其发生与无菌操作不严格有关。

☞考点：静脉营养并发症

四、护理问题

1. 营养失调：低于机体需要量　与营养物质摄入不足和(或)体内分解代谢增强有关。

2. 有感染的危险　与中心静脉插管及长期禁食肠黏膜屏障功能减退有关。

3. 潜在并发症：气胸、血胸、脓胸等损伤性并发症，电解质紊乱、微量元素不足等代谢性并发症。

4. 知识缺乏　缺乏肠内营养护理的相关知识。

五、护理措施

（一）一般护理

1. 心理护理　向患者及家属耐心解释肠外营养支持的必要性、安全性和临床意义，同时告知肠外营养所需费用及可能产生的临床效果和并发症，以得到患者及家属的理解、配合和支持。

2. 营养液配置　营养液应在无菌环境下配置，储存于 4℃冰箱内备用。保存时间不宜超过 24 小时。每日可取 3ml 作细菌学检查。

（二）静脉导管的护理

1. 妥善固定　输液装置应连接牢固，消毒后用无菌纱布包裹。

2. 严格无菌操作　每 12～24 小时在无菌操作下更换与静脉导管相连的输液管及输液瓶 1 次。每天更换穿刺部位敷料,保持无菌敷料完整、清洁,观察记录穿刺部位有无红、肿、热、痛等感染征象。

3. 保持导管通畅　避免扭曲、折叠。每日以 0.01％肝素氯化钠溶液 20ml 冲洗,以保持管道通畅。

4. 必须专管专用　静脉营养导管严禁输入其他液体、药物及输血,也不可在此处采血。

5. 稳定输液速度　每日的营养液在 24 小时内均匀滴入,每 30 分钟观察 1 次滴速。速度太快会引起高渗透性利尿,太慢则易引起低血糖。不可突然换滴无糖溶液。

（三）胃肠外营养的监测

1. 每日记录出入水量。

2. 每 6 小时监测生命体征,注意有无红肿、黄疸、脱水等情况。

3. 每 1～2 周测 1 次肾功能。

4. 先每天监测电解质,3 天后情况稳定每周测 1～2 次。

5. 每 1～2 周检查 1 次营养指标的变化。

（四）并发症的预防及护理

1. 气胸、血胸和大血管损伤　与静脉穿刺有关,导致气胸、血胸、胸腔积液者,应立即报告医生组织抢救。

2. 导管性脓毒症　主要的预防措施为留置导管期间应注意感染的发生,穿刺后注意呼吸循环功能的改变,护理时应注意无菌操作。

3. 低血糖及高血糖　低血糖主要由于胰岛素用量过大或突然停用高浓度的葡萄糖溶液所致,高血糖主要与输注速度过快及胰岛素剂量相对不足有关,应避免上述情况发生。低血糖发生时,适当输入高浓度葡萄糖溶液,减少胰岛素的用量;高血糖发生时,应停用含糖溶液,应用低渗盐水(0.45％)以 250ml/h 的速度滴注,同时补充胰岛素。

4. 胆汁淤积和肝功能损害　长时间胃肠外营养,因缺乏食物刺激,使缩胆囊素分泌减少、肝脏血流和胆汁分泌量减少、肝肠循环破坏等,都可能发生胆汁淤积和肝功能损害。护理措施是降低葡萄糖的用量,以脂肪替代部分葡萄糖,鼓励患者胃肠道进食,以利于肝功能恢复及减轻黄疸。

六、健康教育

1. 告知患者及家属营养不良对机体的危害性、肠外营养支持的必要性,使之更好地配合治疗及护理。

2. 告知患者及家属肠外营养支持应注意的事项、常见并发症的预防及处理。

3. 病情改善后,应鼓励患者经口进食,以维持肠黏膜结构的完整性和屏障功能,避免肠源性感染。

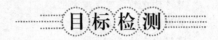

选择题

A₁ 型题

1. 下列有关营养支持的叙述正确的是(　　)
   A. 营养支持仅提供能量
   B. 营养支持仅提供蛋白质
   C. 营养支持仅提供能量和蛋白质
   D. 营养支持仅涉及营养素的代谢调理、药理和免疫作用
   E. 营养支持不仅满足和提供患者能量及蛋白质的需要,还涉及代谢支持、营养素的代谢调理、药理和免疫作用

2. 下列关于创伤后营养素代谢特点的描述正确的是(　　)
   A. 糖原是饥饿状态下的主要能量来源
   B. 创伤后氮的大量丢失与患者原先的营养状况无关
   C. 脂肪是饥饿时主要的能量来源
   D. 创伤后提供外源性脂肪可以完全抑制体内脂肪分解
   E. 蛋白质是饥饿状态下的主要能量来源

3. 下列适宜选用肠内营养支持的患者是(　　)
   A. 麻痹性肠梗阻
   B. 食管静脉曲张出血期
   C. 克罗恩病,腹泻>10 次/日
   D. 大面积烧伤休克期
   E. 短肠综合征术后稳定期

（海宇修）

第4章 外科休克患者的护理

第1节 概　述

案例 4-1

于某，男，32岁，5小时前因车祸急诊入院。患者神志清，烦躁不安，面色苍白，皮肤湿冷，受伤后尿液为红色。查体：T 36.5℃，P 128 次/分，R 32 次/分，BP 75/52.5mmHg，CVP 0.35kPa，伤后尿量为 50ml，右侧腰部肿胀，局部饱满且叩痛明显。

问题：

初步诊断为何病？需如何处理？

休克（shock）是机体受到各种强烈致病因素侵袭，以最终共同引起有效循环血量锐减为特征，以致组织灌注不足、细胞缺氧、组织代谢及器官功能严重障碍的一种全身性的危急综合征。休克起病急、进展快，若不能及时发现和治疗，则可发展至不可逆阶段而引起死亡。护理人员应充分认识休克不同阶段的病理生理特点，积极配合医生救治。

链接 ▶▶

有效循环血量的调节

有效循环血量是指单位时间内通过心血管系统进行循环的血量。有效循环血量依赖于充足的血容量、有效的心排血量和适度的周围血管张力 3 个因素。当其中一个或多个因素的功能障碍超出人体的代偿能力时，即会出现有效循环血量锐减。

一、病因与分类

休克的分类方法很多，现多根据病因分为以下 5 类。

1. 低血容量性休克　包括失血性休克和创伤性休克两类。前类常见于上消化道出血、肝脾破裂、各种原因导致的大血管破裂等，后者见于严重损伤如骨折、挤压伤等。

2. 感染性休克　主要由于细菌、毒素作用引起，常见于绞窄性肠梗阻、败血症等。

3. 心源性休克　常由于大面积急性心肌梗死、心包填塞等导致原发性心排血量急剧下降引起。

4. 神经源性休克　常由于强烈疼痛刺激、高位脊髓麻醉等神经、精神因素引起。

5. 过敏性休克　常由于接触、注射某些致敏物质如药物（青霉素）、血清制剂等，诱发机体发生变态反应引起。

在外科，以低血容量性休克、感染性休克最为常见。

☞考点：休克的分类

二、病理生理

各类休克共同的病理生理基础是有效循环血量锐减，以及由此导致的微循环变化、代谢障碍和内脏器官的继发性损害。

（一）微循环变化

1. 微循环收缩期　循环血量锐减时，血压下降反射性引起心血管运动中枢及交感神经-肾上腺轴兴奋，大量儿茶酚胺释放及肾素-血管紧张素作用，使心跳加快、心排血量增加；同时，末梢血管持续收缩，尤以微动脉和毛细血管前括约肌的收缩最为明显，致微循环灌流量急剧减少以满足重要器官需要；此外，动静脉短路和直捷通路的开放，也可减少微循环灌注，增加回心血量，此期也称休克代偿期。

2. 微循环扩张期　若病因未除，休克继续发展，微循环持续缺血，组织细胞因严重缺氧导致无氧酵解增加，大量乳酸等酸性代谢产物堆积，组胺等活性物质释放，这些物质使微动脉和毛细血管前括约肌丧失反应性而扩张，而后括约肌则由于耐受性较大仍处于收缩状态，导致毛细血管网开放，大量血液淤积其中，回心血量急剧减少；同时，毛细血管网的淤血使静水压升高，组胺类物质又使其通透性增加，血浆渗至组织间隙，引起血液浓缩，黏稠度增加，回心血量进一步减少，血压下降，重要器官供血不足，休克进入抑制期。

3. 微循环衰竭期　若休克病程进一步发展，微循环内血液浓缩、黏稠度增加及酸性环境中血液的高凝状态,红细胞和血小板易于聚集成微血栓,出现弥散性血管内凝血(disseminated intravascular coagulation, DIC)。弥散性血管内凝血的发生消耗了各种凝血因子,激活了纤维蛋白溶解系统,出现严重的出血倾向。休克发展至此期,回心血量进一步减少,血压持续下降甚至测不到,全身微循环灌流严重不足,缺氧和酸中毒也更严重,细胞发生不可逆性损害,从而造成各器官严重的功能损害,此期又称休克失代偿期。

☞考点:休克时微循环的变化

(二)体液代谢改变

休克时血容量减少,血压降低,机体分泌醛固酮和血管升压素增多,通过保钠和减少尿量来缓解血容量的不足。

休克时蛋白质分解代谢增强后,血尿素氮、肌酐、尿酸产生增多;由于儿茶酚胺促进胰升糖素的生产,抑制胰岛素的分泌,使血糖水平升高;体内葡萄糖以无氧酵解供能,产生的三磷腺苷(ATP)减少,丙酮酸和乳酸生成过多而导致酸中毒。

能量生成不足和酸中毒可影响细胞各种膜的结构和功能,使细胞膜 Na^+-K^+ 泵功能失常,细胞外 K^+ 不能进入细胞内,细胞外液随 Na^+ 大量进入细胞内,导致细胞肿胀甚至坏死;线粒体膜、溶酶体膜等破坏释放出多种水解酶,造成细胞自溶以及组织损伤。

(三)内脏器官继发性损伤

休克持续时间10小时以上,易继发内脏器官损害,导致脏器功能障碍甚至衰竭,其中以心、肺、肾的损害最多见,是导致休克患者死亡的主要原因。

1. 肺 低灌注和缺氧可致肺泡上皮细胞和毛细血管内皮细胞受损。前者损伤可引起肺泡表面活性物质减少,肺泡表面张力升高,导致肺不张;后者损伤可引起血管壁通透性增加,造成肺间质水肿;肺血管内微血栓形成及肺间质水肿对血管的压迫,都造成肺泡通气不能被利用,形成无效腔样通气;以上改变可使肺泡正常通气量/血流量比例失调,临床上表现为进行性呼吸困难,称为急性呼吸窘迫综合征(acute respiratory distress syndrome, ARDS)。

2. 肾 在正常生理状况下,流经肾85%的血量用来供应肾皮质的肾单位。休克时,有效循环血量锐减以及肾血管的收缩,使肾小球滤过率降低,水钠潴留,尿量减少。此时,肾内血流重新分布,主要流向肾髓质而导致肾皮质血流锐减,肾小管上皮细胞大量坏死,引起急性肾衰竭(acute renal failure, ARF)。

3. 心 休克早期,儿茶酚胺使心收缩力增强、心率加快,功能处于代偿性增强的状态;随着休克的发展,血压下降,冠状动脉灌流不足,使心脏因缺血、缺

氧而受损。另外,休克时代谢性酸中毒,高血钾等均能损害心肌细胞,造成心功能不全。

4. 脑 休克早期,因机体代偿作用,脑供血基本能得到满足;随着休克的发展,血压进行性降低,脑循环中微血栓形成,脑缺血、缺氧使毛细血管通透性增加,继发脑水肿和颅内压增高。

5. 肝 灌注不足使其解毒及代谢功能降低,加重了机体的代谢紊乱和酸中毒;肝脏缺血、缺氧,肝血管内微血栓形成,可使肝小叶中心区发生坏死导致肝功能损害,严重时可出现肝性脑病。

6. 胃肠道 在缺血、缺氧情况下,胃肠道正常的黏膜上皮细胞屏障功能受损,可出现黏膜的糜烂、坏死或"应激性溃疡";肠道屏障功能受损,肠道内细菌、毒素易被吸收入血,引起肠源性感染或毒血症。

三、临床表现

(一)症状、体征

根据休克的病理演变过程,将休克的临床表现分为休克代偿期及休克抑制期。

1. 休克代偿期 相当于微循环收缩期。当失血量低于20%时,机体发挥代偿作用,中枢神经系统兴奋性增高。临床表现为神志清醒,精神紧张、兴奋或烦躁不安;面色苍白、四肢湿冷;心跳及呼吸加快;舒张压可升高,脉压缩小(<30mmHg);尿量正常或减少。如果在此期能够及时诊断和治疗,休克很快就会纠正。

2. 休克抑制期 相当于微循坏扩张期至微循环衰竭期。休克没有得到及时治疗,失血量超过机体代偿能力而进入此期。表现为神经系统由兴奋转为抑制,出现表情淡漠、反应迟钝,甚至意识模糊、昏迷;皮肤黏膜发绀、四肢冰冷;脉搏细速;呼吸浅促;血压进行性下降;表浅静脉塌陷、毛细血管充盈时间延长。严重时血压测不到,脉搏扪不清,呼吸微弱或不规则,无尿。出现消化道出血或皮肤黏膜出现瘀点、瘀斑时,提示病情已经发展至弥散性血管内凝血的阶段。患者易因多系统器官功能衰竭而死亡。

☞考点:休克的临床表现

(二)辅助检查

1. 血常规检查 红细胞计数、血红蛋白值及红细胞比容的测定,可反映失血情况及血液浓缩程度,白细胞计数及中性粒细胞比例增高提示感染的存在。

2. 动脉血气分析 动脉血正常值为55~56mmHg,动脉氧分压(PaO_2)正常值为75~100mmHg,二氧化碳分压($PaCO_2$)正常值为40mmHg。休克早期,过度换气可导致轻度的呼吸性碱中毒,$PaCO_2$正常或降低;随病情发展,$PaCO_2$超过50mmHg时,提示肺泡通

气障碍;若 $PaCO_2$ 高于 60mmHg,吸入纯氧不能改善时,提示发生急性呼吸窘迫综合征。

3. 动脉血乳酸盐测定 可反映细胞缺氧程度,正常值为 1.0～1.5mmol/L。休克持续时间越长,组织血液灌流越差,动脉血乳酸盐水平就越高,提示病情严重。

4. 中心静脉压 (central venous pressure,CVP) 正常值为 0.49～1.18kPa(5～12cmH$_2$O)。在低血压的情况下,中心静脉压<0.49kPa(5cmH$_2$O)时,表示血容量不足;高于 1.49kPa(15cmH$_2$O)则表示心功能不全;>1.96kPa(20cmH$_2$O)时,提示充血性心力衰竭。

5. 肺毛细血管楔压(pulmonary capillary wedge pressure,PCWP) 可反映肺静脉、左心房和左心室的功能状态,正常值为 0.8～2kPa(6～15mmHg),低于正常值提示血容量不足,增高提示肺循环阻力增加,大于 30 mmHg 提示有肺水肿。

6. 心排血量(cardiac output,CO)**和心脏指数**(cardiac index,CI) 成人 CO 正常值为 4～6L/min,CI 正常值为 2.5～3.5L/(min·m^2)。休克时,CO 值可降低,感染性休克时可见增高。

7. 其他 尿常规、血尿素氮等可反映肾脏功能;心电图监测能及时发现心率和心律变化;另外,还可做血清电解质等检查。

案例 4-1 分析

患者于 5 小时前因车祸急诊入院,右侧腰部肿胀,局部饱满且叩痛明显,受伤后尿液为红色,提示肾脏损伤。患者神志清,烦躁不安,面色苍白,皮肤湿冷,查体:T 36.5℃,P 128 次/分,R 32 次/分,BP 75/52.5mmHg,CVP 0.35kPa,伤后尿量为 50ml,提示患者可能因肾脏破裂致有效循环血量降低导致休克。应立即有效抗休克,同时采取措施止血,抢救生命。

四、处理原则

临床上,根据出血、损伤等病因,结合观察患者的神志、生命体征、尿量等表现,可判断是否发生休克及休克的严重程度。无论哪种原因引起的休克,都存在着有效循环血量锐减、微循环障碍等病变。因此,治疗休克的关键是尽早去除病因,尽快恢复有效循环血量,纠正微循环障碍,促进脏器功能和机体正常代谢的恢复。

(一)一般紧急措施

1. 保持呼吸道通畅是缓解组织缺氧状态的有效措施,早期可经鼻导管及面罩间歇性给氧,呼吸严重困难者可作气管插管或气管切开。

2. 采取休克体位,将患者头和躯干抬高 20°～30°,下肢抬高 15°～20°,以利于增加回心血量及减轻呼吸困难。

3. 注意保暖,减少搬动,对骨折者可给予适当固定。

(二)补充血容量,恢复有效循环血量

补充血容量是抗休克的最基本、首要措施。应迅速建立 1～2 条静脉通道,依据监测指标估计输液量及和判断补液效果。输液的种类有两种:晶体液和胶体液。一般先输入扩容作用迅速的晶体液,如生理盐水、平衡盐溶液等,再输入全血、血浆、右旋糖酐等扩容作用持久的胶体液。近年来发现 3.0%～7.5% 的高张盐溶液对扩容和减少组织细胞肿胀具有良好的效果。

(三)积极处理原发疾病

积极处理原发疾病是抗休克的根本措施,应根据病因给予针对性处理。对创伤导致的大出血者立即采取有效的止血,如扎止血带、加压包扎、上止血钳等,必要时可使用抗休克裤;过敏性休克者,给予抗过敏药物治疗;心源性休克者遵医嘱给予强心、利尿药物;由消化道穿孔、急性梗阻性化脓性胆管炎等外科疾病引起的休克,应在恢复有效循环血量后及时手术治疗,如是腹腔实质性器官损伤引起的活动性出血则须在抗休克的同时施行手术。

链接

抗休克裤的使用方法

使用时将其打开,从伤病员的侧身垫入身后,将腹部片及双下肢片分别包裹腹部和双下肢。上缘必须达到剑突水平,以便充气发挥其作用,下缘可连踝部。充气方法可用口吹,或用打气筒、氧气瓶充气,囊内压力一般在 5.33kPa,可显示明显效果。

(四)纠正酸碱平衡失调

休克时由于机体组织缺氧,常有不同程度的酸中毒。轻度酸中毒经补充血容量,改善组织灌流得到缓解;休克严重、酸中毒明显、经扩容治疗效果不明显时,则需应用碱性药物纠正,常用药物为 5% 碳酸氢钠溶液。

(五)应用血管活性药物

目的是改善微循环和升高血压,主要包括血管收缩剂、血管扩张剂及强心药物。

1. 血管收缩剂 常用的有去甲肾上腺素和间羟胺等。由于休克时组织器官处于缺血、缺氧状态,该类药物虽能暂时升压,但会加重组织缺氧,因此应谨慎选用。

2. 血管扩张剂 常用的有酚妥拉明、酚苄明、阿托品和山莨菪碱等。该类药物能改善微循环,增加组织灌流量,但必须在有效循环血量补足的前提下使用,以防血容量相对增加导致血压下降。

3. 强心药物　常用多巴胺、多巴酚丁胺和毛花苷 C,当患者有心功能不全时,应用该类药物可增强心肌收缩力,减慢心率。

（六）治疗 DIC

当休克发展至弥散性血管内凝血（DIC）阶段时,可用肝素抗凝治疗;继发出血时可用抗纤维蛋白溶解药物。

（七）应用皮质激素

皮质激素应用于严重休克及感染性休克患者。主要作用是扩张血管,改善微循环;稳定溶酶体膜,防止细胞破坏;增强心肌收缩力等。临床主张遵循早期、大剂量、短时间用药原则,以避免应激性溃疡和免疫抑制等并发症的发生。

☞考点:休克的治疗原则

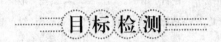

选择题

A₁ 型题

1. 休克的主要致死原因是（　　）
   A. DIC
   B. MSOF
   C. 心力衰竭
   D. 肺间质水肿
   E. 肾小管坏死

2. 各种类型的休克共同的病理生理改变是（　　）
   A. 心排血量下降
   B. 有效循环血量减少
   C. 外周血管阻力升高
   D. 组织细胞坏死
   E. 体液失衡

3. 休克时应用血管扩张药必须（　　）
   A. 与血管收缩药交替使用
   B. 舒张压不低于 60mmHg
   C. 心功能正常
   D. 血容量补足
   E. 收缩压 90mmHg 以下

A₂ 型题

4. 一胃溃疡穿孔患者,处于感染性休克状态,最佳处理措施是（　　）
   A. 纠正体液失衡
   B. 抗休克同时及早行穿孔修补术
   C. 应用抗生素
   D. 应用血管活性药物
   E. 立即胃大部切除术

A₃ 型题

（5、6 题共用题干）

某男,外伤后 12 小时,神志不清,无脉搏,无血压,无尿,体温不升,全身广泛出血倾向,可见大片皮下瘀斑,并有呕血、便血,心跳和呼吸微弱。

5. 该患者并发了（　　）
   A. 呼吸衰竭
   B. 急性肾衰竭
   C. 肝功能衰竭
   D. 血液系统功能衰竭
   E. 多系统器官功能衰竭

6. 对该患者最主要的抢救措施应是（　　）
   A. 吸氧
   B. 强心
   C. 扩容
   D. 抗凝疗法
   E. 降温

（7～9 题共用题干）

李某,男,27 岁。腹部撞伤后出现烦躁不安、面色苍白、皮肤湿冷,脉搏细速,BP 70/50mmHg,无尿。

7. 该患者首先应考虑为（　　）
   A. 过敏性休克
   B. 低血容量性休克
   C. 心源性休克
   D. 感染性休克
   E. 神经源性休克

8. 治疗时重点是（　　）
   A. 预防急性肾衰竭的发生
   B. 及时扩充血容量
   C. 及时使用甘露醇
   D. 避免使用血管收缩药
   E. 药物对各内脏器官的毒性

9. 为了增加血浆渗透压和循环血量,应选用的溶液是（　　）
   A. 5％葡萄糖溶液
   B. 0.9％氯化钠溶液
   C. 低分子右旋糖酐
   D. 10％葡萄糖溶液
   E. 5％碳酸氢钠溶液

第 2 节　失血性休克患者的护理

📖 **学习目标**

1. 了解失血性休克的病因、病理。
2. 掌握失血性休克的临床表现。
3. 熟悉失血性休克的治疗原则。
4. 掌握失血性休克患者的护理问题。
5. 掌握失血性休克患者的护理措施。

案例 4-2

患者,男,17 岁。8 小时前,患者不慎从 3m 高处跌下,左侧身体着地于硬物上,伤后左侧季肋部疼痛,呈持续性隐痛,呕吐一次,为胃内容物,无咖啡色液体。检查:T 36.8℃,P 120 次/分,BP 75/45mmHg,神志清,表情淡漠,检查合作,口唇、甲床苍白,腹平坦,左上腹有一约 5cm×3cm 瘀斑,压痛明显,移动性浊音阳性,肠鸣音减弱。血常规:RBC 3.65×10^{12}/L, Hb 110g/L,WBC 7.5×10^9/L,腹穿抽出不凝血 2ml。腹部无明显伤口。

问题:

可能的医疗诊断是什么？患者存在哪些护理问题？如何实施护理？

失血性休克（hemorrhagic shock）属于低血容量性休克,是由于各种原因引起的短时间内大量出血,使有效循环血量锐减所引起的休克,在外科休克中很常见。

一、病　　因

失血性休克多见于大血管破裂、肝脾破裂、上消化道大出血、宫外孕出血等。当出血量超过全身总血量的 20% 时,即可发生休克。

二、临床表现

失血性休克的症状和体征取决于循环血量丢失的程度。当出血量小于 20% 时,可完全代偿,患者可无明显休克表现,可能仅有脉压缩小;当出血量超过 30% 时即超出机体代偿能力,表现为进行性意识改变、心动过速、低血压、尿量减少等;当出血量超过 40% 不能尽快纠正时,则会威胁患者生命。

同时,严重创伤出血导致休克时,还会刺激神经系统,引起疼痛和神经反应,影响心血管功能;损伤组织坏死和分解产生毒素,加之抵抗力低下,患者易并发感染。

三、处理原则

(一)补充血容量

根据血压和脉率变化估计失血量,快速补充血容量。一般可先经静脉在 45 分钟内快速输入平衡盐溶液或等渗氯化钠溶液 1000～2000ml,观察血压回升情况。再根据血压、脉率、中心静脉压和血细胞比容等监测指标情况,决定是否补充新鲜血或浓缩红细胞。

(二)止血

在补充血容量的同时,对有活动性出血的患者应尽快止血,可先采用止血带、三腔两囊管压迫、纤维内镜等非手术方法止血。若出血迅速、量大,难以用非手术方法止血时,应积极做好术前准备,尽快实施手术止血。

四、护理问题

1. 体液不足　与大量失血有关。
2. 组织灌注量改变　与大量失血引起循环血量不足,导致组织、脏器血流减少有关。
3. 心排血量减少　与体液不足、回心血量减少或心功能不全有关。
4. 气体交换受损　与心排血量减少、呼吸型态改变、组织缺氧有关。
5. 有感染的危险　与免疫力低下有关。
6. 有受伤的危险　与烦躁不安、意识模糊有关。

五、护理措施

(一)补充血容量,恢复有效循环血量

1. 建立有效静脉通路　迅速开放两条静脉通道,一般选用一条静脉用作快速大量补液,同时监测中心静脉压,另一条则可及时输入各种抢救药物。

2. 合理补液　一般先快速输入晶体液,如 0.9% 氯化钠溶液、葡萄糖溶液以增加回心血量,再输入一定比例的胶体溶液以维持渗透压,如全血、血浆、白蛋白等;伴有代谢性酸中毒者应尽快输入碱性液体;注意输入含相当热量液体,以补充物质代谢增强所造成的能量消耗。

3. 补液护理　观察患者意识、皮肤温度和色泽、尿量等,判断补液效果;准确记录输入液体的种类、数量、时间和速度,并详细记录 24 小时出入液量;及时根据血压和血流动力学监测情况调整输液速度(表 4-1)。

表 4-1　中心静脉压与补液的关系

CVP	BP	原因	处理原则
低	低	血容量严重不足	充分补液
低	正常	血容量不足	适当补液
高	低	心功能不全/血容量相对过多	强心药、纠正酸中毒、舒张血管
高	正常	容量血管过度收缩	舒张血管
正常	低	血容量不足/心功能不全	*补液试验

* 补液试验:于 5～10 分钟经静脉输入等渗氯化钠溶液 250ml,若血压升高而 CVP 不变,提示血容量不足;若血压不变而 CVP 升高 0.29～0.49kPa,则提示心功能不全。

(二)改善组织灌注

1. 体位　协助患者采取休克卧位,以增加回心血量,并有利于呼吸。告知家属安置合理体位的重要性,避免过多搬动患者或改变体位。

2. 应用血管活性药物的护理　①严格掌握用药适应证;②使用时从小剂量、慢滴速开始;③准确记录给药种类、时间、剂量、速度、浓度;④监测病情,每 15 分钟测量血压、脉搏、呼吸 1 次并记录,根据效果适当调节滴速;⑤防止药物外渗,以免引起局部组织坏死,一旦发生,可用 0.25% 盐酸普鲁卡因溶液局部封闭。

(三)增强心肌功能

心功能不全的患者,应遵医嘱给予增强心肌功能的药物。常用毛花苷 C 0.2～0.4mg 加入 25% 葡萄糖溶液 20ml 中,缓慢静脉推注,以迅速达到洋地黄化,有效时可给予维持量。用药过程中,注意观察心律变化及药物不良反应。

(四)严密监测病情

链接 >>>

休克监测方法

"一看":神志及表情;唇颊肤色;毛细胞血管充盈时间。

"二摸":脉搏;肢端温度、湿度。

"三测":动脉收缩压、脉压。

"四量":尿量(ml/h)。

专人护理,严密监测病情,为判断治疗效果、采取治疗措施提供依据。

(1) 意识与表情:意识的变化能反映脑部血液灌流及缺氧情况。休克早期,患者神志清楚,烦躁不安;休克加重后,表情淡漠、意识模糊、对疼痛刺激反应差;如患者经过治疗后从烦躁、淡漠转为平静、合作,提示脑血液灌流改善。

(2) 皮肤、黏膜色泽与温度:皮肤黏膜苍白、湿冷或发绀,表明外周灌注差;经治疗转为温暖、干燥,表明灌注得到改善。

(3) 血压:是监测的重要指标,应每 15～30 分钟测量一次并作好记录,直至血压稳定后。休克早期,血压可正常或稍高,但舒张压可升高,导致脉压变小。当机体失代偿时,血压和脉压均下降,进入临床休克期。

(4) 脉搏:休克初期,心率代偿性加快,随着病情的进展,脉率可达 110 次/分以上,脉搏细弱,甚至测不到;如经治疗脉搏转为清楚有力,提示病情好转。

(5) 呼吸:大部分休克早期患者均伴有呼吸频率代偿增快;合并代谢性酸中毒时呼吸深而大;休克好转但呼吸困难,PaO_2 下降,$PaCO_2$ 升高,经吸氧不改善,应考虑急性呼吸窘迫综合征;呼吸困难并咳粉红色泡沫样痰,肺底有水泡音,应考虑肺水肿。

(6) 体温:由于微循环血管收缩,患者体温一般偏低。如患者突然体温升高表示有其他感染,要及时报告医生。

(7) 尿量:是反映机体有效循环血量状况的一项敏感指标。应观察每小时尿量,定期监测尿比重、血肌酐及尿素氮水平,应考虑有效循环血量减少或肾衰竭的发生。

(五) 呼吸道护理

1. 保持呼吸道通畅　及时清除口腔及呼吸道中的异物,如病情允许,定时翻身、拍背、雾化吸入,以利排痰;昏迷患者,应头偏向一侧或置入通气管,以免后坠或呕吐物、气道分泌物等误吸导致窒息;气管插管或气管切开者,应及时吸痰。

2. 吸氧　不论何种原因所致的休克,均应遵医嘱给予氧气吸入,以纠正组织缺氧,一般氧流量为 6～8L/min;严重呼吸困难者,应及早使用呼吸机辅助呼吸。

3. 血压平稳者,可给予半卧位,指导患者做深呼吸,增加肺泡通气量。

(六) 体温护理

1. 保暖　由于外周组织灌流减少,多数患者体温低,因此应注意保暖,可通过调节室温或给患者增加盖被的方法来进行。室温一般控制在 20℃ 左右为宜,禁止热水袋、电热毯等形式的体表加温,以防使局部毛细血管扩张,内脏器官血流减少,同时,避免加热

促进代谢增加局部组织耗氧量。

2. 降温　对高热者应给予物理降温,必要时遵医嘱应用药物降温;注意补充营养,调节水电解质的平衡;加强口腔护理;做好皮肤护理。

3. 避免低温刺激　失血性休克患者快速输入低温保存的库存血时,可导致体温降低及心律失常,因此,应复温后再输入。

(七) 防止感染

休克时机体免疫力减退,抵抗力较弱,应注意预防感染。①严格按无菌原则进行护理技术操作;②做好管道护理,如静脉留置导管、导尿管等;③做好呼吸道护理,预防肺部感染;④遵医嘱合理应用抗生素。

(八) 预防意外损伤

对于烦躁不安或意识不清者,应加床旁护栏防止坠床,必要时应用约束带固定四肢;加强皮肤护理,保持床单平整、清洁,定时翻身、按摩,预防压疮的发生。

(九) 心理护理

严重的病情以及紧张的抢救场面易使患者及家属产生焦虑、紧张或恐惧情绪,护理人员应忙而不乱,积极主动地配合抢救和治疗,及时做好家属和患者的解释、安慰工作,使其充满信心、安心治疗。

(十) 健康指导

1. 指导患者及家属加强自身防护,减少意外的发生。

2. 积极治疗消化性溃疡、门静脉高压等原发疾病。

3. 进行康复宣教,指导患者劳逸结合、合理饮食,出现异常及时就诊。

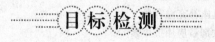 考点:失血性休克患者的护理

---目标检测---

选择题

A_1 型题

1. 观察休克患者尿量,表示组织灌流合适的最低限度是 (　　)

A. 10ml/h　　　　　　B. 20ml/h

C. 30ml/h　　　　　　D. 40ml/h

E. 50ml/h

2. 失血性休克补充血容量应首选 (　　)

A. 全血　　　　　　　B. 平衡盐液

C. 低分子右旋糖酐　　D. 10% 葡萄糖溶液

E. 5% 碳酸氢钠溶液

3. 失血性休克代偿期,估计失血量为 (　　)

A. 400ml 以下　　　　B. 600ml 以下

C. 800ml 以下　　　　D. 1000ml 以下

E. 1200ml 以下

A_2 型题

4. 某休克患者进行液体疗法,快速输液时,测中心静脉压 1.47kPa(15cmH$_2$O),BP 80/60mmHg,应采取的措施是（　　）
    A. 大量加速输液　　　　B. 控制速度,减慢输液
    C. 减慢输液,加用强心剂　D. 暂停输液
    E. 用升压药

A_3 型题

(5、6题共用题干)

某男,42 岁,外伤后出血急诊入院。查体:意识模糊,T 36.0℃,P 132 次/分且细弱,BP 75/41.3mmHg,尿量 17ml/h。诊断为失血性休克。

5. 该患者当前最主要的护理问题是（　　）
    A. 排尿异常　　　　　　B. 有感染的危险
    C. 知识缺乏　　　　　　D. 组织灌注量改变
    E. 恐惧

6. 该患者应采取的体位是（　　）
    A. 头低足高位　　　　　B. 头高足低位
    C. 侧卧位　　　　　　　D. 斜坡卧位
    E. 头和躯干抬高 20°～30°,下肢抬高 15°～20°

A_4 型题

(7～9题共用题干)

某女,35 岁,汽车撞伤左季肋区。入院时意识模糊,T 36.0℃,皮肤青紫,肢端冰冷,脉搏细弱,BP 67.5/37.5mmHg,全腹轻压痛,反跳痛,无尿。

7. 该患者首先应考虑为（　　）
    A. 过敏性休克　　　　　B. 低血容量性休克
    C. 感染性休克　　　　　D. 神经源性休克
    E. 心源性休克

8. 首先考虑的治疗措施是（　　）
    A. 静脉输注血管收缩药物
    B. 立即剖腹探查
    C. 迅速补充血容量
    D. 大剂量应用抗生素
    E. 滴注利尿剂改善肾功能

9. 该患者的护理措施中错误的是（　　）
    A. 仰卧中凹位　　　　　B. 常规吸氧
    C. 给予热水袋保暖　　　D. 监测尿量
    E. 记录出入液量

第 3 节　感染性休克患者的护理

学习目标

1. 了解感染休克的病因、病理。
2. 掌握感染休克的临床表现。
3. 熟悉感染休克的治疗原则。
4. 掌握感染休克患者的护理问题。
5. 掌握感染休克患者的护理措施。

案例 4-3

某男,29 岁,3 天前淋雨后体温 39.5℃、咳嗽、咳痰,诊断为肺炎,家中服药治疗。1 天前因体温突然降低、烦躁不安、嗜睡急诊入院。查体:T 35℃,P 120 次/分,BP 80/50mmHg,神志不清,烦躁不安,面色苍白,四肢冰冷,腹部平坦,全腹压痛、反跳痛,肝脾未扪及。尿量 20ml/h。辅助检查:WBC 19.6×10^9/L,中性粒细胞 0.96。

问题:

可能的医疗诊断是什么?该患者存在哪些护理问题?应如何护理?

感染性休克(septic shock)是由脓毒血症引起的机体低血压状态,也称内毒素性休克、中毒性休克。脓毒血症是机体对严重感染的全身反应。

一、病因和发病机制

各种致病微生物如细菌、病毒、真菌都可导致感染性休克的发生。在外科,感染性休克常见于革兰阴性杆菌为主的感染,如绞窄性肠梗阻、大面积烧伤、急性化脓性腹膜炎、败血症等。

感染性休克是微生物因子和机体防御机制相互作用的结果。严重感染时,感染灶中的微生物及其毒素、细胞壁产物等侵入血循环,可使心肌损害,影响心排血量;可使血管扩张、血压下降;毛细血管通透性增强,血浆渗出,使血容量减少;同时,内毒素可促使体内多种炎症介质的释放,引起全身炎症反应综合征(systemic inflammatory response syndrome,SIRS),最终导致微循环障碍、代谢改变及器官功能衰竭。

链接 »»

全身炎症反应综合征(SIRS)的表现

①T>38℃ 或 <36℃；②P>90 次/分；③R>20 次/分或过度通气,PaCO$_2$ < 4.3kPa (32mmHg)；④WBC>12×10^9/L 或未成熟白细胞 >10%。

感染性休克的血流动力学有低动力型(低排高阻型)和高动力型(高排低阻型)两种,低动力型多由革兰阴性菌感染引起,可使外周血管收缩,阻力增高,微循环淤滞,大量毛细血管渗出,使血容量和心排血量降低;高动力型较少见,发生于革兰阳性菌感染引起的早期休克,可使外周血管扩张,阻力降低,心排血量正常或稍高。

二、临床表现

感染性休克临床表现有原发感染病灶、全身炎症反应及休克或器官功能不全。

患者通常存在与原发感染病灶相关的症状和体征,如腹膜炎者存在腹部疼痛、压痛、反跳痛和腹肌紧

张;急性化脓性胆管炎者存在腹痛、寒战、高热和黄疸等。

低动力型休克表现为冷休克,患者出现体温突然降低,烦躁不安或神志淡漠,面色苍白,皮肤湿冷,脉搏细速,血压下降,尿量少于 25ml/h;高动力型休克表现为暖休克,患者神志清醒,面色潮红,手足温暖,脉搏慢而清晰,血压下降,在后期也会转为冷休克。

案例 4-3 分析

某男,29 岁,因淋雨导致肺炎。1 天前体温突然 35℃,P 120 次/分,BP 80/50mmHg,神志不清,烦躁不安,面色苍白,四肢冰冷,腹部平坦,全腹压痛、反跳痛,肝脾未扪及。尿量 20ml/h。辅助检查:WBC 19.6×10⁹/L,中性粒细胞 0.96。提示患者可能因肺炎未得到有效治疗病情加重出现冷休克。一旦发生休克,应尽快纠正休克,控制感染。

三、处 理 原 则

一般在休克未纠正前,以治疗休克为上,同时抗感染;体克纠正后,以治疗感染为主。

（一）补充血容量

迅速开放静脉通道,先后快速输入晶体和胶体溶液,以扩充血容量。补液期间做好相应护理。

（二）控制感染

1. 抗休克措施完成后,应尽量采用简捷、有效的措施,尽早处理原发病灶。

2. 合理使用抗生素。尽早做血、脓、伤口渗出物的培养,未确定病原菌时,先根据临床判断应用广谱抗生素,然后再根据药敏试验结果使用敏感的窄谱抗生素。

3. 改善患者的机体状况,提高抵抗力。

（三）纠正酸碱失衡

患者常出现程度不同的酸中毒,轻度酸中毒可在补充血容量后缓解,重度者多选用 5‰碳酸氢钠溶液纠正。

（四）应用血管活性药物

根据病情适当选用。心功能受损表现为心功能不全时,可选用强心药物如多巴酚丁胺和毛花苷 C;在补足血容量休克未见好转时,可适当应用酚妥拉明、酚苄明等血管扩张剂。

（五）应用皮质激素药物

该类药物能抑制体内多种炎性介质的释放、减轻细胞损害、缓解全身炎症反应。临床常应用氢化可的松、地塞米松等药物。

（六）其他

包括给予营养支持、对重要器官功能不全的处理、预防意外损伤等。

四、护 理 问 题

1. 体液不足　与严重感染有关。

2. 心排血量减少　与感染、外周血管收缩、回心血量减少有关。

3. 有受伤的危险　与烦躁不安、神志不清、疲乏无力有关。

4. 体温过高　与细菌感染有关。

五、护 理 措 施

休克发病共同基础是有效循环血量下降,因此护理措施基本同失血性休克。注意的是感染性休克患者体温升高时应引起重视,应采取调节室温、物理降温、冰盐水灌肠及药物降温等措施给予相应护理。

☞考点:感染性休克患者的护理

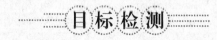

──目标检测──

选择题

A₁ 型题

1. 急性肠梗阻易引起的休克是（　　）
   A. 失血性休克　　　　　B. 心源性休克
   C. 低血容量性休克　　　D. 神经性休克
   E. 过敏性休克

2. 感染性休克患者下列处理措施错误的是（　　）
   A. 监测生命体征
   B. 积极处理原发病灶
   C. 合理应用抗生素
   D. 避免血管扩张药物渗漏
   E. 长期、大量应用糖皮质激素类药物

A₂ 型题

3. 孙某,男,40 岁,急性梗阻性化脓性胆管炎、感染性休克。补充血容量时首选的是（　　）
   A. 全血　　　　　　　　B. 血浆
   C. 平衡盐溶液　　　　　D. 10％葡萄糖溶液
   E. 0.9％氯化钠溶液

A₃ 型题

（4,5 题共用题干）

某男,46 岁,因腹部疼痛急诊入院,消化道溃疡 12 年。查体:神志淡漠,面色苍白,血压降低,尿量无。辅助检查:WBC 13×10⁹/L,X 线片可见膈下有游离气体。诊断为消化道溃疡穿孔,感染性休克。

4. 为保证抢救工作顺利进行,应立即采取的护理措施是（　　）
   A. 稳定患者情绪　　　　B. 准备抢救用物
   C. 开放两条静脉通道　　D. 收集病史
   E. 监测病情变化

5. 反映该患者组织灌流最可靠的指标是（　　）

A. 脉搏　　　　　　　　B. 呼吸

C. 尿量　　　　　　　　D. 神志

E. 肢端温度

A₄ 型题

（6、7 题共用题干）

患者，男，67 岁，阑尾炎并发急性化脓性腹膜炎，T 35℃，P 120 次/分，BP 80/50mmHg，神志不清，烦躁不安，全腹压痛，反跳痛，四肢冰冷，青紫呈花斑发绀，尿量小于 25ml/h。

6. 首先考虑患者为（　　）

A. 心源性休克　　　　　B. 冷休克

C. 暖休克　　　　　　　D. 低血容量性休克（中度）

E. 低血容量性休克（重度）

7. 治疗原则是（　　）

A. 不宜手术

B. 立即手术

C. 休克纠正同时及早手术

D. 抗生素控制感染后择期手术

E. 应用升压药待血压正常后再手术

（王海英）

第5章 多器官功能障碍综合征患者的护理

第1节 概 述

案例5-1

韩某,男性,30岁。一天前因剑突下突发刀割样剧痛迅速波及全腹,伴恶心、呕吐胃内容物数次,患者烦躁不安,呼吸困难,在当地医院面罩吸氧未见缓解。既往间断上腹痛8年,饥饿时明显,未经系统诊治。查体:T 38.6℃,P 124次/分,R 30次/分,BP 70/45mmHg,急性痛苦病容,烦躁不安,面色苍白,呼吸费力,口唇、甲床发绀,腹平坦,未见胃肠型及蠕动波,广泛腹肌紧张,全腹压痛,反跳痛明显,肝、脾未及,Murphy征(一),移动性浊音(十),肠鸣音消失。辅助检查:血 WBC 11×10⁹/L,Hb 130g/L;腹部透视可见膈下游离气体,尿量10ml/h。

问题:

诊断何病? 应如何处理?

多器官功能障碍综合征(multiple organ dysfunction syndrome, MODS)是指急性疾病过程中同时或序贯发生两个或两个以上重要器官的功能障碍或衰竭。此概念首先由 Tilney 于1973年报道,当时命名为"序贯性系统器官衰竭"和"多系统器官衰竭"(multiple system organ failure, MSOF)。随着临床和基础医学的进展,目前认为,MODS 更能真实反映患者机体的病理状况,现统一改称 MODS。

☞考点:多器官功能障碍的概念

一、病 因

1. 严重创伤 如严重的多发性创伤、大面积烧伤、多发性骨折等。
2. 严重感染 如急性梗阻性化脓性胆管炎、腹腔脓肿等。
3. 各种原因引起的。
4. 心脏、呼吸骤停复苏后。

5. 不恰当的输血、输液、药物或应用机械通气失误。
6. 某些慢性疾病患者如心、肝、肾的慢性疾病及免疫功能低于者。

二、发病机制

至今尚未完全清楚 MODS 的确切发病机制。目前认为 MODS 的发病基础是全身炎症反应综合征(SIRS),与炎症细胞激活和炎症介质的异常释放、组织缺氧和自由基、肠道屏障功能破坏和细菌和(或)毒素移位有关。

正常情况下,感染和组织损伤时,局部炎症反应对细菌清除和损伤组织修复具有保护性作用,当炎症反应异常放大或失控时,炎症反应对机体的作用从保护性转变为损害性。机体受细菌毒素、损伤刺激后,不仅释放炎症介质引起 SIRS,同时释放大量内源性抗炎介质,后者可能是导致机体免疫功能损害的主要原因。

全身感染情况下,单核细胞受细菌毒素攻击可释放促炎症性介质肿瘤坏死因子(TNF-α),加上其他介质如白介素-1(IL-1)、许多细胞因子、补体片段、氧化亚氮及某些花生四烯酸衍生物等的过度释放,诱发大量微血栓,可造成广泛的组织破坏,最终导致 MODS 发生。

肠道作为机体细菌的贮存库,当肠道因为缺血-再灌注(如休克的纠正)损伤而引起肠壁屏障功能受损时,细菌或细菌产生内毒素可经血液及淋巴系统进入血液循环,导致全身性内皮细胞活化、炎症介质和细胞因子释放,启动 SIRS 继而引起 MODS。

三、临床表现

(一)临床分型

临床上 MODS 有速发型和迟发型两种类型。

1. 速发型 是指原发急性疾病在发病24小时后出现两个或更多的器官或系统发生功能障碍,如 ARDS+ARF,ARDS+ARF+急性肝衰竭(acute hepatic failure,AHF),DIC+ARDS+ARF,该型常发生于原发急性疾病特别严重者。发病24小时内因器官衰竭死亡者,一般归于复苏失败,未列入 MODS。

2. 迟发型 是先发生一个重要系统或器官的功

能障碍,常为心血管、肾、肺的功能障碍,经过一段较稳定的维持时间,再发生其他器官、系统功能障碍。继发感染是此型的始动因素。

━━ 链 接 »»»

MODS 的特点

①原发致病因素是急性的,继发受损器官远离原发伤;②致病因素与发生 MODS 间隔一定时间(>24 小时);③器官受累常呈序贯性和进行性;④受累器官的功能损害可逆。

(二)辅助检查

各器官、系统功能障碍的临床表现有较大差异。临床表现明显的较易诊断,如肺、肾等器官和呼吸、循环系统的功能障碍,而肝、胃肠道和血液凝血功能障碍只有在较重时才出现明显临床表现,不易早期诊断,需要对病史、临床表现、实验室和其他辅助检查结果综合分析才能作出。应用实验室检查、心电图、影像学和介入性监测等检查方法可以帮助早期诊断器官功能障碍。如动脉血气分析可以反映肺换气功能;尿比重、血肌酐和血尿素氮可以了解肾功能;心电图和中心静脉压、平均动脉压监测可以反映心血管功能等。

案例 5-1 分析

根据患者腹部间断上腹痛 8 年、饥饿时明显的病史,结合腹肌紧张、压痛、反跳痛及血 WBC $11×10^9$/L、腹部立位平片见膈下游离气体、BP 70/45mmHg、烦躁不安、面色苍白等,诊断为消化性溃疡急性穿孔、急性化脓性腹膜炎、感染性休克。由于延误治疗,发病过程中出现尿量减少、呼吸困难,判定出现 ARF、ARDS。应及时采取抗休克、抗感染、维护脏器功能等措施,给予相应护理。

四、处理原则

救治原则是祛除病因,控制感染,抗休克,改善营养状况,增强免疫力,严密监测病情,防治并发症。

(一)病因治疗

针对病因是治疗 MODS 的根本,应尽快进行有效的抢救、清创,控制肺部、腹腔等原发疾病,以有效防治 MODS。积极纠正休克可维持器官灌注、减少再灌注损伤,因此,早期、快速、足量的扩容是纠正休克、防治 MODS 的重要措施之一。

(二)维持有效的呼吸和循环

积极支持有效的呼吸和循环,尽快改善各器官功能,如保持气道通畅;吸氧;快速补液,及时纠正循环血量不足;降低心脏前、后负荷,增强心肌收缩力,消除肺水肿,支持有效心脏功能等。

(三)防治感染

MODS 患者免疫功能降低,感染机会增大,重点是控制院内感染和加强营养支持。

1. 合理应用抗生素,最好根据血培养和药敏试验结果选用。

2. 严格无菌操作。

3. 尽量减少有创诊疗操作。

4. 对明确的感染病灶,应使其局限化,如对急性重症胆管炎患者应充分行胆管引流。

5. 维持各种导管的通畅,加强对静脉导管的护理,有助于防止感染的发生。

(四)营养和代谢支持

由于 MODS 患者在应激状态下体内激素环境改变,机体常处于全身炎症反应的高代谢状态,糖原分解,糖异生增强,蛋白分解加速,易出营养不良,急症患者易出现水、电解质紊乱和酸碱平衡失调等。因此,治疗中加强营养支持非常重要,应增加能量供给,适当提高蛋白质和脂肪供给量,尽早使用胃肠道营养,避免肠源性感染。

(五)应激性溃疡的防治

在 MODS 监护的重症患者中,既往无消化道病史而突发呕血或便血,或在胃肠减压管中出现血性或咖啡样胃液时,应首先怀疑应激性溃疡。对胃肠应激性溃疡治疗在于纠正休克和酸碱失衡,补充营养,胃肠减压等。

(六)及早治疗首发功能障碍的器官

MODS 多从一个器官功能障碍开始,继而导致其他器官的功能障碍。治疗单个器官功能障碍的效果胜过治疗 MODS。因此,应早期诊断,早期干预,采取有效措施,可减缓或阻断病程发展,提高抢救成功率。

☞考点:多器官功能障碍的处理原则

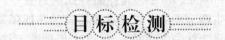

目标检测

选择题

A_1 型题

1. 预防 MODS 的基本要点中,错误的是(　　)

　A. 重视诊治急重症时的整体观念

　B. 重视患者循环、呼吸

　C. 积极改善全身状态

　D. 防治感染

　E. 及早治疗序贯继发的多个重要器官的功能障碍

2. 关于 MODS 以下叙述哪个是不正确的?(　　)

　A. 当患者出现严重创伤、休克、严重感染时,应警惕并发 MODS

　B. 救治中必须有整体观念

　C. 死亡率高

　D. 急性创伤时,只要出现呼吸困难,就可以诊断为 ARDS

E. MODS 常指急性疾病过程中发生的两个或两个以上主要器官功能不全

A₂ 型题

3. 患者，女性，70 岁。因急腹症入院。急救过程中先后出现少尿、肺水肿、呼吸困难、嗜睡、意识障碍、消化道出血等症状，应诊断为（　　）

A. DIC
B. ARF
C. ARDS
D. Curling 溃疡
E. MODS

第 2 节　急性呼吸窘迫综合征患者的护理

📖 学习目标

1. 了解急性呼吸窘迫综合征的病因、发病机制。
2. 掌握急性呼吸窘迫综合征的临床表现。
3. 熟悉急性呼吸窘迫综合征的治疗原则。
4. 掌握急性呼吸窘迫综合征患者的护理问题。
5. 掌握急性呼吸窘迫综合征患者的护理措施。

⫸ 案例 5-2

某男，28 岁，因畏寒、发热伴胸痛、咳嗽入院，诊断为重症肺炎。一天前出现呼吸加快、进行性加重的呼吸窘迫，伴有咳嗽、咳痰，给予面罩高流量（10L/min）吸氧，呼吸困难不缓解。查体：T 39.6℃，P 124 次/分，R 30 次/分，BP 90/70mmHg。神志清，烦躁不安，口唇、甲床发绀，双肺可闻及水泡音。辅助检查：X 线胸片有广泛点、片状阴影，动脉血气分析示 PaO_2 55mmHg，$PaCO_2$ 48mmHg。

问题：

诊断为何病？该患者存在哪些护理问题？应如何护理？

急性呼吸窘迫综合征（ARDS）是指心源性以外的各种肺内、外致病因素导致肺实质发生急性弥漫性损伤，引起的急性缺氧性呼吸衰竭，临床表现以进行性呼吸困难和顽固性低氧血症为特征。目前认为，急性肺损伤（acute lung injury，ALI）和 ARDS 是这种综合征的两个不同发展阶段，ALI 代表早期和病情相对较轻的阶段，ARDS 则代表后期病情较严重的阶段。

一、病　因

1. **直接原因**　包括误吸、吸入毒气、溺水、胸部创伤及重症肺炎等。

2. **间接原因**　包括休克、大面积烧伤、重症胆管炎、急性胰腺炎、过量输液或输血等。

二、发病机制

多种炎症细胞及其释放的炎性介质间接介导的肺炎症反应，导致肺部发生肺泡膜损伤、通透性增加和微血栓形成，体液和血浆蛋白渗出血管外至肺间质和肺泡腔内，发生非心源性肺水肿；炎性反应、肺泡血液灌注不足、肺泡水肿及机械通气等可使肺表面活性物质减少和活性降低，导致肺泡早期关闭，肺顺应性下降；同时，也促使通气/血流比例失调和肺内分流量增加，引起顽固性低氧血症。

三、临床表现

（一）症状

ARDS 起病急剧或隐匿，首发症状多不明显，早期除原发病如外伤、感染、中毒等相应症状和体征外，表现为胸闷、气促、呼吸浅快，呈进行性加重的呼吸困难，心跳增快，唇指发绀，烦躁不安；随着病情进展，上述症状加重，患者出现进行性加重的呼吸窘迫，呼吸频率一般 30 次/分以上，不能用原发疾病解释，通常的氧疗方法难以改善症状。

（二）体征

早期除原发病体征外可无异常发现，有时可闻及少量啰音或哮鸣音；病情进展后可见呼吸浅速，吸气困难，唇指发绀并逐渐加重；后期出现肺实质性变化体征，双肺呼吸音减低，并可闻及水泡音和管状呼吸音。

（三）辅助检查

1. **X 线胸片**　早期可无异常，或呈轻度间质改变，肺纹理增多；进而出现斑片状并逐渐融合成大片状浸润阴影；后期可出现肺间质纤维化的改变。

2. **动脉血气分析（ABG）**　对 ARDS 的诊断和病情判断有重要意义。呼吸空气条件下吸入氧浓度（FiO_2 正常值为 0.21）。

(1) $PaO_2 \leqslant 60mmHg$，$PaCO_2 < 35mmHg$。

(2) 氧合指数（PaO_2/FiO_2）降低是 ARDS 诊断的必要条件，正常值为 400～500mmHg，ALI 时 ≤300mmHg，ARDS 时 ≤200mmHg。

(3) 肺泡气与动脉血氧分压差（$P_{A-a}DO_2$）>100mmHg（正常值为 10～20mmHg）。

3. **血动力学监测**　置入四腔导管监测肺动脉楔压（PAWP），ARDS 患者肺动脉楔压（PAWP）正常或降低，若 PAWP>18mmHg，说明存在左心衰竭。

4. **肺功能监测**　ARDS 患者肺顺应性降低，肺活量尤其是功能残气量（FRC）降低。

📖 考点：急性呼吸窘迫综合征的临床表现

案例5-2分析

患者,男,28岁,因重症肺炎入院。治疗过程中出现呼吸加快、进行性加重的呼吸窘迫,R 30次/分,给予面罩高流量(10L/min)吸氧,呼吸困难不缓解;双肺可闻及水泡音;动脉血气分析示 PaO_2 55mmHg, $PaCO_2$ 48 mmHg,可诊断因严重感染导致 ARDS。应积极治疗原发疾病,及早应用机械通气,调节体液平衡,并给予相应护理。

四、处理原则

处理原则包括呼吸支持治疗,维护循环,治疗感染,短期应用激素类药物。低分子右旋糖苷改善微循环,川芎嗪减轻肺水肿并兼顾 MODS 的肾、肝功能障碍治疗。

五、护理问题

1. 低效性呼吸型态　与肺顺应性降低有关。
2. 组织灌注量改变　与肺泡-毛细血管膜的损伤有关。
3. 有受伤的危险　与呼吸困难、烦躁不安有关。

六、护理措施

（一）维持有效呼吸,改善换气功能

1. 氧疗　给予高浓度吸氧,维持 $PaO_2 \geq$ 60mmHg 或 $SaO_2 \geq 90\%$。鼻塞或面罩吸氧一般难以纠正缺氧状态,应及早给予机械通气。

2. 机械通气的护理　早期机械通气是纠正和改善顽固性低氧血症的关键手段,使用中应做好护理。

链 接 >>>

正压通气的作用

①维持必要的肺泡通气量,纠正缺氧和 CO_2 潴留;②改善肺的气体交换效能;③使呼吸肌得以休息,有利于恢复呼吸肌的功能;④为治疗原发病赢得时间。

（1）呼吸机的使用:严密监测机器的工作状况,保持各部件衔接紧密,及时排除故障;观察患者自主呼吸频率、节律与通气是否同步;机械通气后通气量是否恰当;如患者烦躁不安,应考虑是自主呼吸与机器不同步、通气量不足,还是痰液堵塞,及时调整通气量或清除痰液。

（2）呼气末正压(PEEP)的护理:在 $FIO_2 \leq 0.6$ 的条件下,若 PaO_2 不能维持在 60mmHg,则需加用PEEP。适当的 PEEP 可达到改善氧合功能和肺顺应性的目的,过高可是心排血量降低。应用时应加强护理:①应从低水平开始,先用 $5cmH_2O$,逐渐增加至合适水平;②注意观察并每1至4小时记录血压、心率、肺动脉压、中心静脉压和心排血量,以及早发现心排血量的异常;③每小时记录一次尿量,尿量少于

30ml/h 应考虑是心排血量降低的可能;④至少每4小时观察一次意识状态,以尽早发现脑缺氧;⑤血容量不足时应及时补充,但输液速度不能过快,以免加重肺水肿;⑥定期听诊心音和肺部呼吸音。

（二）维持有效循环

及时纠正可能存在的低血容量和贫血;应根据血压、中心静脉压、尿量等监测指标指导输液,避免肺间质和肺泡水肿;在保证足够血容量和稳定血压的前提下,出入液量宜轻度负平衡;适当应用利尿剂,可加速水肿液的排除,或一旦出现血容量过度负荷,可改善心肺功能;随时纠正电解质紊乱;一般 ARDS 早期不宜输注胶体液,必须输血时,最好输注新鲜血,并控制输血量和滴速,可加用微过滤器;避免库存血导致微栓塞而加重病情。

（三）治疗原发疾病

原发疾病是 ARDS 发生、发展的重要原因,应积极治疗,防止进一步损伤。如积极配合纠正休克、给予骨折固定、控制感染等。

（四）补充营养

ARDS 患者处于高代谢状态,应给予充足的营养支持。一般成人热量供给为 $83.7 \sim 167.4$ kJ/(kg·d),其中蛋白质每天应在 $1 \sim 3$ g/kg 以上,脂肪占摄入营养的 $20\% \sim 30\%$。可通过鼻饲或全胃肠外营养给予补充,需静脉营养时,应注意预防感染等并发症。

（五）健康指导

1. 做好宣传教育,使患者及家属了解疾病相关知识,增强治疗的信心。
2. 增加营养,适当锻炼,保持生活规律,心情愉快,提高机体抵抗力。
3. 避免诱因。
4. 加强劳动保护,避免受伤等意外发生。

☞考点:急性呼吸窘迫综合证患者的护理

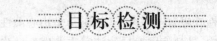
======目 标 检 测======

选择题

A_1 型题

1. ARDS 共同性病理变化有（　　）
   A. 气道阻塞
   B. 肺部感染
   C. 肺不张
   D. 急性心力衰竭
   E. 肺血管内皮和肺泡损害,肺间质水肿
2. 有关 ARDS 的诊断以下哪项是错的?（　　）
   A. 有诱发 ARDS 的基础病因,如严重创伤、脓毒血症等
   B. 急性呼吸困难节律频速
   C. 胸片示双肺有弥漫性浸润病灶

D. 一般的氧疗其低氧难以纠正

E. 动脉血气分析是正常的

A₂ 型题

3. 孙某，男，因大面积烧伤入院，近日出现进行性加重的呼吸困难，伴有发绀、烦躁，诊断：大面积烧伤、ARDS。遵医嘱给予气管插管、机械辅助呼吸。护理不当的是（　）

A. 监测自主呼吸是否与机械通气同步

B. 及时清除痰液

C. 保持管道密闭

D. 加用 PEEP 时从高水平开始

E. 熟练掌握通气机的治疗参数

A₃ 型题

（4、5 题共用题干）

患者，男，40 岁，因严重肺炎急诊入院。一天前出现呼吸急促、进行性加重的呼吸困难、发绀，给予面罩高流量吸氧，呼吸困难不缓解。

4. 该患者目前主要的护理诊断是（　）

A. 自我形象紊乱　　　　B. 组织灌注改变

C. 低效性呼吸型态　　　D. 焦虑

E. 知识缺乏

5. 护理措施错误的是（　）

A. 心理护理　　　　　　B. 氧疗

C. 加强营养　　　　　　D. 早期输注胶体溶液

E. 监测病情

A₄ 型题

（6、7 题共用题干）

患者，男，28 岁，因大面积烧伤急诊入院。一天前出现呼吸急促、进行性加重的呼吸困难、发绀，给予面罩高流量（10L/min）吸氧，呼吸困难不缓解。动脉血气分析示 PaO_2 60mmHg，$PaCO_2$ 40mmHg。

6. 此时应考虑患者发生了（　）

A. DIC　　　　　　　　B. ARDS

C. 急性肺水肿　　　　　D. 急性心力衰竭

E. 感染性休克

7. 此时解决呼吸困难最好的措施是（　）

A. 提高氧流量　　　　　B. 保持呼吸道通畅

C. 应用抗生素　　　　　D. 机械通气

E. 吸痰

第 3 节　应激性溃疡患者的护理

学习目标

1. 了解应激性溃疡的病因、发病机制。

2. 掌握应激性溃疡的临床表现。

3. 熟悉应激性溃疡的治疗原则。

4. 掌握应激性溃疡患者的护理问题。

5. 掌握应激性溃疡患者的护理措施。

案例 5-3

刘某，男，24 岁。既往身体健康，无胃病史。三天前被匕首刺伤腹部入院。查体：P 96 次/分，BP 120/80mmHg，左肋缘下有一 1.5cm 长创口，斜向下深约 11cm，有血流出；腹平坦，腹肌紧张，腹部压痛、反跳痛明显；腹腔穿刺抽出血性液体 3ml。给予全麻下手术治疗，术后病情稳定。今日凌晨四时许，患者突然出现心悸不适，随后吐出大量暗红色血液及凝血块约 1000ml。检查见面色苍白、出冷汗，BP 50/20mmHg，柏油样大便一次。急诊胃镜检查：胃体部及胃底部黏膜呈多发性斑点状糜烂，表面有褐色血凝块附着，胃窦部未见异常。

问题：

诊断为何病？该患者存在哪些护理问题？应如何护理？

应激性溃疡（stress ulcer）是指继发于休克、创伤、手术和严重全身性感染等，可导致胃、十二指肠黏膜发生急性炎症、糜烂或溃疡的一种急性病变，严重者可发生大出血或穿孔。此病可单独发生，也可属于 MODS。

一、病　　因

1. 中、重度烧伤之后，可继发胃、十二指肠黏膜的炎症或溃疡，即 Curling 溃疡。

2. 脑外伤、脑病变、颅脑手术之后，可继发食管、胃、十二指肠黏膜的炎症或溃疡，即 Cushing 溃疡。

3. 其他严重创伤尤其是腹部创伤或大手术等也可继发此病。

4. 严重休克、严重感染、重要脏器的功能衰竭等治疗过程中或治疗后均可能发生此病。

二、发病机制

应激性溃疡的发病主要与胃肠黏膜缺血和胃酸存在有关。任何对机体的严重打击，都可能引起内脏血管收缩、血流减少，导致胃肠黏膜缺血，黏膜微循环障碍、能量不足、渗透性增加，抵抗 H^+ 的能力下降；缺血能使胃黏膜分泌的碳酸氢盐减少，中和胃酸的能力减弱；胃黏膜屏障由于胆汁反流遭受进一步破坏。

应激性溃疡的病变主要分散在胃的各部分，一部分病变侵及十二指肠，少数可累及食管。黏膜先有点状苍白，继而充血、水肿，发生糜烂和浅的溃疡；病变加重时侵及黏膜下，引起不同程度的出血，严重者可破坏胃壁全层而发生穿孔，发生急性腹膜炎。

链接

应激性溃疡病灶的四大特点

①急性病变，在应激情况下产生；②多发性；③病变散布在胃体及胃底含壁细胞的泌酸部位，胃窦部甚为少见，仅在病情发展或恶化时，才偶尔累及胃窦部；④不伴高胃酸分泌。

三、临床表现

（一）症状体征

1. 原发病症状，如脑病变、大面积烧伤、严重创伤等。

2. 本病不严重时无上腹痛和其他胃部症状。

3. 严重者可出现呕血和排柏油样便；大出血可导致休克；反复出血可导致贫血；穿孔时可有腹膜炎表现。

（二）辅助检查

1. 纤维胃镜检查　对确诊有重要意义。在早期即可在胃黏膜发现苍白区，后期可见多发性糜烂点。

2. 选择性动脉造影　可确定出血的部位及范围，且可经导管注入药物止血。

3. 血常规检查　血红蛋白下降，血细胞比容下降。

4. 粪便潜血试验　观察粪便潜血试验是否阳性。

案例 5-3 分析

刘某，男，24 岁。腹部重度创伤后行手术治疗。术后治疗过程中患者突然出现心悸不适，随后吐出大量暗红色血液及凝血块约 1000ml。检查见面色苍白、出冷汗，BP 50/20mmHg，柏油样大便一次。胃镜检查：胃体部及胃底部黏膜呈多发性斑点状糜烂，表面有褐色血凝块附着。因既往无胃病史，应考虑因腹壁贯通性刺伤导致应激性溃疡出血。应给予冷盐水洗胃、静脉滴注西咪替丁、输血输液等保守治疗，严密监测病情，并做好急症手术准备。

四、处理原则

（一）积极治疗原发病

治疗原发病，如治疗脓毒血症、纠正休克等。

（二）非手术治疗

1. 轻症者，可胃肠减压，服用西咪替丁等 H_2 受体阻滞剂、氢氧化铝凝胶或硫糖铝等抗酸剂等黏膜保护剂。

2. 溃疡大出血时可先用非手术疗法，如冷盐水洗胃；通过电灼、激光灼凝止血；静脉滴注西咪替丁、垂体血管加压素等药物；输血等。

（三）手术治疗

对非手术治疗无效的持续出血或合并穿孔时，需手术治疗。穿孔时可做穿孔修补术；止血可采用缝合法，必要时可作胃部分切除术，常用的术式为双侧迷走神经切断加远端胃切除术。

五、护理问题

1. 营养失调：低于机体需要量　与摄入不足及消耗增加有关。

2. 有体液不足的危险　与禁食、消化道出血、呕吐等致体液丢失有关。

3. 恐惧/焦虑　与疾病知识缺乏、疾病加重有关。

六、护理措施

（一）一般护理

保持室内清洁，空气新鲜，注意保暖，避免受凉；轻症者适当限制活动，重症患者应绝对卧床休息，头偏向一侧，避免呕吐时造成误吸；加强口腔及皮肤护理。

（二）病情监测

1. 密切观察神志、瞳孔、生命体征，尤其是血压、脉搏、心率变化，有无面色苍白、冷汗、烦躁不安等失血性休克的表现。

2. 观察胃管引流液及呕吐物和大便颜色、量，准确判断和记录出入量，注意有无出血。

3. 必要时留置导尿管，监测每小时尿量。

4. 定期监测红细胞计数及血红蛋白浓度，若呈进行性下降，应做好输血准备。

（三）营养支持

根据病情选择合适的营养供给方式。鼻饲行肠内营养者应选择高蛋白、高热量、高维生素流质饮食，如牛奶、豆浆等，每次鼻饲前应抽吸胃液并观察其性状及有无出血，保持胃管通畅；急性大出血期应禁饮食，行胃肠外营养，需中心静脉置管时应做好相应护理；少量出血无呕吐者可进温凉、清淡饮食；出血停止 24～48 小时后由流食逐渐过渡到普食，应注意少量多餐、细嚼慢咽，避免粗糙、坚硬、刺激性食物，防止再次出血。

（四）药物治疗的护理

遵医嘱为患者应用减少胃酸分泌、抗酸剂等药物，注意观察疗效和副作用。

（五）溃疡大出血患者的护理

患者取平卧位，禁饮食；严密监测呕血、便血情况，并判断记录出血量；监测生命体征，观察有无口渴、面色苍白、皮肤湿冷及尿少等循环血量不足的表现；遵医嘱给予镇静剂；及时输血、补液、应用止血药物；做好急症手术准备工作。

（六）急性穿孔患者的护理

患者禁饮食、胃肠减压；休克者给予平卧，无休克或休克改善后改半卧位；监测生命体征、腹痛及腹膜刺激征等变化；遵医嘱及时补充液体和应用抗生素，维持体液平衡和抗感染治疗；做好急症手术准备工作。

（七）心理护理

应激反应不仅来自疾病本身，很大程度上受疾病伴随而来的心理反应影响，因此对患者进行心理护理不可忽视。应向患者及其家属说明安静休息的必要性;关心、安慰、经常巡视患者;抢救工作忙而不乱;对提出的疑问要耐心解释,以减轻他们的疑虑;帮助患者树立战胜疾病的信心。

七、健康指导

1. 做好疾病相关知识的宣传教育,使患者及家属了解疾病的预防和护理知识。

2. 注意增加营养,适当参加体育锻炼,保持心情愉快,避免过度劳累。

3. 避免诱因。

4. 加强劳动保护,避免受伤等意外发生。

5. 定期复查。

☞考点:应激性溃疡患者的护理

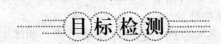

选择题

A_1型题

1. 关于应激性溃疡的描述,不正确的是(　　)
   A. 多发生于胃
   B. 不会穿透胃壁全层
   C. 最明显的症状是呕血、柏油样便
   D. 可发生大出血
   E. 可发生于十二指肠

2. 对应激性溃疡患者下列护理措施不正确的是(　　)
   A. 做好心理护理
   B. 适当卧床休息
   C. 给予保护胃黏膜的药物
   D. 不必严格控制饮食
   E. 严密监测病情

3. 治疗急性呼吸窘迫综合征以下哪项是错的?(　　)

A. 主要用呼吸机支持呼吸
B. 因正压通气使回心血量减少,所以要大量快速输液
C. 防治感染是重要措施
D. 可选用改善肺循环的药物
E. 纠正低氧的同时,应兼顾其他主要器官功能的支持治疗,防止 MODS

A_2型题

4. 于某,28岁。因颅脑外伤入院。治疗过程中患者出现腹部刀割样疼痛,查体:腹部压痛、反跳痛、腹肌紧张。下列哪项处理是错误的(　　)
   A. 严密监测病情
   B. 做好手术准备
   C. 给予抗感染药物
   D. 大量饮水,维持体液平衡
   E. 胃肠减压

A_3型题

(5、6题共用题干)

　　某男,35岁,烧伤总面积70%,Ⅲ度烧伤面积60%,在院外度过休克期,创面有感染,伤后4天入院,近2天来腹泻、排黑便,以往无溃疡病史。

5. 若上消化道出血被证实,为了明确病变位置及范围,选用最佳检查方法是(　　)
   A. 胃十二指肠钡餐检查　　B. 纤维胃镜检查
   C. 选择性动脉造影检查　　D. CT 检查
   E. MRI 检查

6. 在明确诊断后,首先采取的治疗是(　　)
   A. 非手术疗法　　　　　　B. 手术缝合止血
   C. 迷走神经切断加胃窦切除　　D. 胃大部切除
   E. 感染创面切痂植皮术

(王海英)

第6章 心肺脑复苏患者的护理

第1节 概 述

案例6-1

王某,男,30岁,未婚。患者因10分钟前被重物击伤头部急送入院,在进入抢救室的过程中突发意识丧失,紧急查体:颈动脉搏动消失,面色发绀,喘息样呼吸。

问题:

可否诊断为心跳呼吸骤停? 如不及时救治还会出现哪些临床表现和严重后果?

心肺脑复苏(cardiopulmonary cerebral resuscitation,CPCR)是抢救心跳呼吸骤停的重要急救技术,是临床医学的重要课题之一。

自1956年Zoll首先应用胸外除颤获得成功后,1958年Peter Safar又开创运用口对口人工呼吸,1960年William Kouwenhoven首创用胸外按压建立人工循环,此乃心肺复苏的三大要素。从此,诞生了现代心肺复苏术(cardiopulmonary resuscitation,CPCR),迄今已50多年了。

有关心脏紧急救治(emergency cardiac care,ECC)和CPR的指南,原由美国心脏病学会(American Heart Association,AHA)及其下属的各个专业委员会共同负责,先后多次出版。AHA与1998年开始着手组织国际的专家进行指南的修订,并于2000年将指南修订成国际指南。2005年11月公布了再次修订的指南。2010年年初,AHA再次组织数百位国际专家对指南进行了修订,并于2010年发表了《2010年美国心脏协会心肺复苏及心血管急救指南》。

一、心跳呼吸骤停的原因

心跳呼吸骤停是指各种原因导致心脏有效泵血功能突然消失,引起全身严重缺血、缺氧的临床急症。

导致心跳呼吸骤停的原因有很多,主要可分为两大类:心源性原因和非心源性原因。

(一)心源性原因

冠状动脉粥样硬化性心脏病(简称冠心病)、心肌病变如急性病毒性心肌炎、主动脉疾病如主动脉瘤破裂等,其中冠心病是造成成人心搏骤停的主要原因。

(二)非心源性原因

1. 突然意外事件 电击伤、溺水、自缢、严重创伤等。

2. 严重的电解质及酸碱平衡失调 酸中毒、高血钾、低血钾等。

3. 各种原因引起的休克和中毒 如洋地黄、利多卡因等药物中毒;青霉素等药物引起的过敏性休克、创伤引起的休克等。

4. 各种原因引起的呼吸停止 气管异物、窒息等原因引起的呼吸道梗阻导致呼吸停止;神经系统疾病、脑外伤等导致的中枢性呼吸停止。

5. 手术、麻醉及其他诊疗技术操作中的意外 如心包穿刺、胸腔穿刺、气管切开或插管、麻醉意外等。

二、心跳呼吸骤停对人体的危害

心跳、呼吸突然停止后,机体血液循环即终止,导致全身各个器官缺血缺氧。脑细胞对缺血缺氧最敏感,其次是心脏;肾脏、胃肠道、骨骼肌对缺血缺氧的耐受力较脑和心脏强。

在常温情况下,心脏停搏3秒时患者感觉头晕,10~20秒即可发生昏厥或抽搐及意识丧失,停止60秒后自主呼吸停止,瞳孔散大,4~6分钟后大脑细胞开始发生不可逆损害。

因此,一旦发现患者心跳呼吸骤停应分秒必争地进行有效的心肺复苏。

链接

心肺复苏开始的时间与复苏成功率有关系吗

对于心跳呼吸骤停的患者,复苏开始得越早存活率越高。大量实践表明,心跳呼吸骤停4分钟内开始心肺复苏的抢救成功率可达50%;6分钟内开始心肺复苏的抢救成功率约为10%;超过6分钟才开始心肺复苏的抢救成功率仅为4%;10分钟以后才开始心肺复苏的抢救成功率更小。

而很多猝死患者如 70% 的冠心病猝死患者发生在院外，着力培训公众的对心跳呼吸骤停的识别及心肺复苏技术，可以使心跳呼吸骤停的最初目击者或家属学会正确的急救方法，并立即采取最初的急救措施，可以最大限度地避免延误抢救时机，提高抢救成功率。

三、心跳呼吸骤停临床表现及诊断

（一）临床表现

心跳呼吸骤停后由于大脑和心脏对缺血缺氧最敏感，临床上以神经系统和循环系统的症状最明显，具体表现有：

1. 意识突然丧失或伴有短阵抽搐是最早出现的症状。

2. 大动脉搏动消失，触摸不到颈动脉和股动脉的搏动，血压测不出，心音消失。

3. 呼吸停止或不能正常呼吸（即仅仅是喘息）。

4. 面色苍白，可迅速呈现发绀。

5. 双侧瞳孔散大。

（二）诊断

最可靠而出现较早的症状是患者突然意识丧失，大动脉搏动消失，依据这两点即可判断心搏骤停。判断大动脉搏动常通过触摸颈动脉搏动，亦可触摸股动脉或肱动脉搏动，但判断时间不得超过 10 秒。在诊断时，应注意不能依赖静听心音、等待心电图检查等来判断而延误抢救时间，一旦患者意识丧失和大动脉搏动消失这两个征象存在，心搏骤停的诊断即可成立，应立即进行初步急救措施。

第 2 节　心肺脑复苏

完整的心肺脑复苏是指对心跳呼吸骤停的患者采取的使其恢复自主循环和自主呼吸并尽早加强脑保护措施的紧急医疗救治措施，包括基础生命支持（basic life support，BLS）、高级生命支持（advanced cardiac life support，ACLS）和持续生命支持（prolonged life support，PLS）三部分。心肺脑复苏的成功率与抢救是否及时、有效有关，越早开始抢救，复苏成功率越高。

一、基础生命支持

基础生命支持（BLS）是在心跳呼吸骤停患者发病现场为患者施行的心肺复苏技术。其主要目标是迅速建立有效的人工循环和人工通气，以保证脑组织及其他重要器官的血供，维持机体基本生命活动。此阶段主要内容包括心跳呼吸骤停的判断、胸外按压、

人工呼吸和早期电除颤等重要环节。BLS 包含了急救生存链的早期识别并启动急救系统（EMSS）、早期心肺复苏、早期除颤、有效的高级生命支持、综合的心搏骤停治疗这五个环节的前三个环节。

（一）判断患者意识

如发现患者突然倒地，急救人员应先确定事发现场有无威胁患者和急救人员安全的因素，如有应及时脱离危险现场，否则应尽可能不移动患者。

在确定事发地点可以实施就地抢救后，急救人员快速靠近患者身旁，轻拍患者肩部，并在患者的耳旁大声呼叫，观察患者有无反应，检查时间应在 10 秒内完成（图 6-1）。不可用力摇动患者肩部，以免加重患者可能存在的损伤。

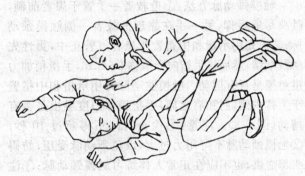

图 6-1　判断意识

（二）启动急救系统

一旦判定患者意识丧失，目击者应立即开始心肺复苏，同时呼救，请附近他人拨打急救电话启动 EMSS，绝不可离开患者去呼救。如在院内应请他人呼叫医生或其他医务人员。如有两人同时在场，应由一人开始心肺复苏，另一人负责启动 EMSS 并协助抢救。拨打急救电话时应报告以下内容：事发地点——地址清楚、有明显目标；原因——什么时间、发生什么事情；伤患情况——患者数目、伤患大致症状、已做处理；联系人姓名及电话。

（三）患者的体位

在呼救的同时，应迅速将患者置于复苏体位。使患者去枕平卧于硬板床或平地上，如患者睡在软床垫上，应在背部垫胸外按压板。如患者俯卧，应用轴线翻身法将患者整体翻转，使患者头颈、躯干平直无扭曲，双上肢放置在身体两侧（图 6-2）。解开患者衣扣、领带及腰带，暴露患者胸部（女性患者应注意保护隐私）。对有头颈部损伤或怀疑脊髓损伤的患者，翻身时应特别注意保护，切忌轻易搬动，以免造成进一步损伤。必须搬动时要使用颈托、脊柱板等器具妥善保护后方可搬动。

（四）人工循环

1. 检查循环体征　常通过触摸大动脉如颈动脉

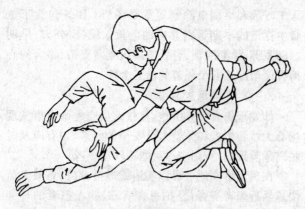

图 6-2 摆放体位

和肱动脉搏动来判断心跳是否停止。

触摸颈动脉方法：①抢救者一手置于患者前额，使头尽量后仰，另一手在靠近抢救者一侧触摸颈动脉；②可先用示指和中指置于患者气管正中，男性先触及喉结，然后将手指向旁滑移 2~3cm，手指稍加力度触摸是否有搏动。触摸肱动脉时用示指和中指置于上臂内侧，肘和肩之间，手指稍加力度触摸是否有搏动（图 6-3）。注意：①检查时间不得超过 10 秒；②触摸颈动脉不可用力过大，以免颈动脉受压，妨碍头部血供，也不应在正常人体练习触摸颈动脉；③注意避免触摸感觉错误，即可能将抢救者自己手指的搏动感觉为患者脉搏；④如未触及搏动时，应综合患者意识丧失、皮肤黏膜发绀等迅速作出判断，切忌反复触摸大动脉搏动而延误抢救时机。

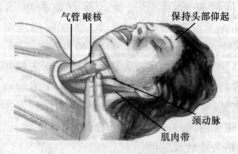

图 6-3 检查颈动脉搏动

一旦判断患者心脏停搏应立即开始胸外按压。

2. 胸外心脏按压（chest compressions） 是通过对患者胸部的按压，增加胸腔内压力和（或）直接按压心脏以驱动血液，产生一定的动脉压，从而为患者的重要器官提供基本的血液灌流。

（1）按压者的姿势：患者在床上时应根据高度决定站于地上或踏脚凳上，双膝平患者躯干；患者在地上时则跪于患者的一侧。

（2）按压部位：在患者胸部正中位置，更具体的位置在成人胸骨中下 1/3 交界处；可用靠近患者足侧的一手中、示指触及肋下缘，向上滑动到剑突，另一手示指、中指紧贴足侧手示指，足侧手掌跟紧靠另一手中指

放于患者胸正中线与两乳头连线交界处（图 6-4）。婴儿为两乳头连线的中点；8 岁以下儿童为胸骨下 1/2 处。

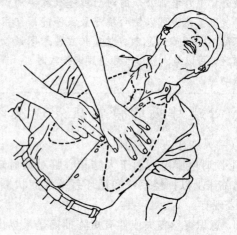

图 6-4 按压部位

（3）按压方法：一手手掌根部置于患者按压部位，另一手掌压在前手背上，两掌交叉重叠；手指翘起不接触胸壁，双肘关节伸直，使肩、肘、腕在同一条直线上与患者身体垂直，借助身体重量垂直向下用力按压，每次按压用力要均衡，使胸骨下陷，而后迅速放松，解除压力，保证胸廓得到充分回弹，放松时手掌掌根不离开胸部（图 6-5）。儿童应用一只手掌根按压；婴儿则用中指和示指按压。

（4）按压深度和频率：按压使成人胸骨下陷至少 5cm；婴儿和儿童的按压深度至少为胸部前后径的 1/3（婴儿约为 4cm，儿童约为 5cm）。如此有节奏地反复进行，按压与放松时间大致相等，约 1：1，频率每分钟 100 次以上。

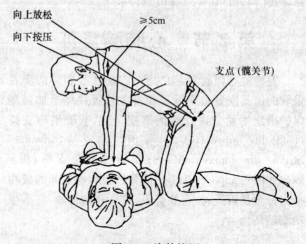

图 6-5 胸外按压

（5）注意事项：①按压部位要准确，部位太低可能损伤腹部脏器和引起胃内容物反流；部位太高可伤及大血管；部位不在中线则增加肋骨骨折的可能性；②按压力度要均匀适度，过轻达不到效果，过重易造成损伤；③双人实施心肺复苏时，一人实施胸外按

压,另一人负责人工通气,并监测复苏效果;按压疲劳时应互换位置,交换位置时要迅速,尽量减少按压中断;④按压期间密切观察患者病情变化,判断复苏效果。

（五）人工呼吸

1. 检查呼吸　抢救者在判断患者的意识及循环体征时应快速检查患者有无呼吸或不能正常呼吸(即仅仅是濒死喘息),一旦发现患者无反应且无呼吸或不能正常呼吸时抢救者应迅速实施心肺复苏,在进行第一轮胸外按压后开放气道进行人工呼吸。

2. 开放气道　在心肺脑复苏时保持患者呼吸道畅通是一项重要措施。患者舌根后坠、异物、分泌物、黏膜水肿、喉及支气管痉挛等各种原因均可造成患者呼吸道堵塞。

（1）清理呼吸道:抢救者一手压开患者下颌,另一手带指套或指缠纱布将口腔内的分泌物、异物抠出,义齿也应取下。

（2）仰头抬颏法开放气道:如果没有头和颈部的创伤,抢救者可用仰头-抬颏手法开放气道。抢救者一手置于患者前额,手掌向下方用力,使头充分后仰,另一手示指、中指置于患者下颌部将颏部向上抬起,使耳垂和下颌角连线与地面垂直。勿用力压迫下颌部软组织,否则有可能造成气道梗阻。颈部上抬不要过度伸展及用力过猛,以免损伤颈椎。

（3）托颌法开放气道:抢救者将双手放置在患者头部两侧,肘部支撑在患者躺的平面上,握紧下颌角,用力向上托下颌。如患者紧闭双唇,可用拇指把口唇分开。如果需要行口对口呼吸,则将下颌持续上托,用面颊贴紧患者的鼻孔。对于怀疑有头、颈部创伤患者,此法更安全,不会因颈部动作而加重颈部损伤。

3. 人工呼吸　在开放气道后立即进行人工呼吸。人工呼吸方法很多,常用的有口对口人工呼吸、口对鼻人工呼吸、口对面罩人工呼吸、简易呼吸器人工呼吸等。

（1）口对口人工呼吸:是一种快捷有效的通气方法,呼出气体中的氧气足以满足患者需求。复苏者用口对口呼吸支持技术,可快速、有效地给患者提供足够的氧。用仰头-抬颏法开放气道,人工呼吸时,要确保气道通畅。复苏者用拇指和示指捏住患者鼻子,用嘴唇包住患者的口,缓慢地吹气两次,每次吹气应持续1秒左右。复苏者每次吹气量以明显看到胸部起伏即可,如果吹第一口气患者胸部没有起伏,则重新开放呼吸道并尝试再吹一口气,若仍然没有起伏则应该考虑气道异物梗阻。不恰当的头和下颌位置导致呼吸道不通畅是最常见的通气困难原因,排除该原因后如果仍有通气困难,应注意清除气道异物。

（2）口对鼻人工呼吸:对不能经口通气的患者较适宜应用(如口唇不能被打开、口腔严重损伤、口不能完全被封住等),救治溺水者最好应用口对鼻呼吸方法,只要患者头一露出水面即可行口对鼻呼吸。口对鼻呼吸时,使患者头后仰,将一只手置于患者前额后推,另一只手抬下颏,使口唇紧闭。用嘴封罩住患者鼻子,深吹气后口离开鼻子,让呼气自动排出。必要时,间断使患者口开放,或用拇指分开口唇,这对有部分鼻腔阻塞的患者呼气非常重要。抢救婴儿时复苏者应用口唇将婴儿的口鼻一起包住。

（3）口对面罩人工呼吸:目前常用口对面罩人工呼吸法,适合的面罩可有效、简便地进行人工呼吸,同时也能保证患者和抢救者的安全,消除抢救者的顾虑。进行口对面罩人工呼吸时,将大小合适的面罩紧贴患者面部,抢救者口将面罩进气口包住吹气,然后放松。

（4）人工呼吸的注意事项:①配合胸外按压时成人患者应按压 30 次人工呼吸 2 次,即胸外按压与人工呼吸的比为 30∶2。8 岁以下儿童单人操作时胸外按压与人工呼吸的比为 30∶2,双人操作时胸外按压与人工呼吸的比为 15∶2。②进行人工呼吸时要确保呼吸道畅通。③每次吹气量不可过大,以免造成过度通气。每次吹气以使胸口明显抬起维持一秒为宜。④对有脉搏无呼吸的患者或无脉搏无呼吸但已建立高级气道的患者每分钟人工呼吸 8～10 次,可与胸外按压不同步。

链接 》》》

目前的基础生命支持与以往有何不同

《2010 年美国心脏协会心肺复苏及心血管急救指南》在以往的心肺复苏基础上有明显的改变。

首先是取消了以往判断呼吸时的"一听、二看、三感觉"步骤,要求在判断意识的同时迅速判断呼吸是否正常。

最重要的变化是将以往的开放气道（airway,A）、人工呼吸（breathing, B）、人工循环（circulation, C）更改为人工循环(C)、开放气道(A)、人工呼吸(B)。进一步强调在心搏骤停的第一时间开始胸外心脏按压。

其次将心肺复苏时胸外按压的频率由以往的大约 100 次/分更改为至少 100 次/分,按压深度由以往的 4～5cm 更改为至少 5cm。

（六）电除颤

1. 电除颤的时机　尽早除颤在心跳呼吸骤停患者的复苏中占有很重要的地位。《2010 年美国心脏协会心肺复苏及心血管急救指南》中要求:在医院外复苏时施救者应从胸外按压开始心肺复苏,并尽快使用全自动除颤器(AED)。如果有两名及以上抢救者应在进行心肺复苏的同时拿到除颤器。对于在院内发生的心搏骤停且有心电监护的患者,从心室颤动到给予电击的时间不应超过3分钟。

链接 »»

为什么要强调尽早除颤

早期除颤在心跳呼吸骤停患者的复苏中占有很重要的地位,这是因为:①大部分成人突然发生非创伤性的心跳呼吸骤停最初的心律失常通常是室颤;②除颤是对室颤最有效的治疗;③随时间的推移,除颤成功的机会迅速下降,每过1分钟下降7%~8%;④室颤常在数分钟内转变为心脏停搏,则复苏成功的希望很小。

2. 除颤的能量选择 除颤仪分为单向波和双向波,两种除颤仪的脉冲波形不同,选择的能量也不同。成人使用双向波时为150~200J;单向波时为360J。如除颤器制造商为其对应波形提供了建议能量,则应使用制造商的建议能量。若首次除颤未能成功,应继续进行心肺复苏而不是连续除颤。如需再次除颤,能量应同首次能量相当或稍高。儿童患者初始能量为2~4J/kg,后续能量可逐渐增加,但不超过10J/kg。

3. 电极位置 电极的安放应能使电流最大限度通过心肌。前-侧位、前-后位、前-左肩胛、前-右肩胛均可。目前一般推荐使用前-侧位,即前电极在胸骨右侧锁骨下方;侧电极置于左乳头左侧,电极板中线压在腋中线上。

4. 除颤的操作流程 ①评估患者意识、心电图状态、有无室颤波;患者身上有无金属及仪器;有无安装心脏起搏器;附近有无使用中的氧源;②助患者去枕平卧,检查并去除金属及导电物质;松开衣扣暴露胸部;③开机至监护状态,选择非同步电钮;④两电极板均匀涂导电糊;⑤选择能量;⑥按充电键充电至所选能量;⑦安放电极板;⑧嘱其他人员离开床缘,将两电极板紧贴患者胸部皮肤,双手拇指分别按压两电极板放电按钮放电,电极板在胸部停留数秒,观察心电变化;⑨用纱布擦净患者皮肤,整理好衣物,进行下一步治疗;将除颤仪及电极板擦拭干净,充电备用。

链接 »»

何谓 AED

AED是一种自动体外除颤器,其仪器轻巧,易于操作,稍加培训即能熟练使用。AED有别于一般除颤器,机器可以自动采集和分析患者的心律失常状态,判断是否需要实施电除颤,如需要即给患者语音提示,急救人员按动除颤键可使急救现场及早除颤得以实施。

5. 电除颤的注意事项 ①除颤仪应经常检查和保养,随时处于备用状态。②证实心搏骤停后应果断、迅速进行电除颤。心肺复苏过程中除颤应尽可能缩短中断胸外按压的时间。③除颤时电极板的位置要正确并紧贴胸壁,保证导电良好。④放电时,任何人不得接触患者及病床,以免触电。⑤电极板上导电糊涂抹要均匀,防止患者皮肤烧伤。电击部位可有轻度红斑、疼痛,也可出现肌肉痛,3~5天后可自行缓解。

6. 判断心肺复苏有效的指征 心肺复苏过程中应密切观察患者的反应及病情变化,胸外按压和人工呼吸以30:2的比例连续5个轮回为一个周期,此时可考虑判断患者呼吸及大动脉搏动等指标的恢复情况。不可因反复判断而中断胸外按压。

二、高级生命支持

高级生命支持(advanced cardiac life support, ACLS)是在基础生命支持(BLS)的基础上应用辅助设备和特殊技术,建立和维持有效的呼吸和循环。此阶段是心跳呼吸骤停后5~10分钟的第二个处理阶段,包括建立有效的给药通道、药物治疗、建立有效的人工气道、辅助呼吸、寻找病因及对症治疗等一系列措施。ACLS应尽早实施,如人员足够,BLS和ACLS应同时进行,可大大提高复苏成功率。

(一)建立人工气道

人工气道的种类包括简易人工气道(口咽、鼻咽通气导管)、喉罩、食管气管联合导管、气管插管、气管切开。如遇插管困难或其他原因不适宜其他人工气道的严重窒息者可采用环甲膜穿刺。

1. 简易人工气道 包括口咽和鼻咽通气导管。

(1)口咽通气导管:主要适用于气管插管前紧急畅通气道或浅昏迷而不需气管插管的患者。使用时应根据患者的年龄、体重、体形选择大小合适的口咽通气导管。插入时先湿润导管,使患者张口,将湿润的导管送入口内,沿舌上方反向(将导管的凸面朝向患者下颌)插入。当导管插入全长的1/2时,将导管旋转180°并向前继续推进,当确认导管位置适宜、气流通畅后,用胶布妥善固定。也可取压舌板将舌体下压,将导管沿舌体上方顺势插入咽腔(图6-6)。

(2)鼻咽通气导管:适用于牙关紧闭、口腔创伤、颌面部创伤等妨碍口咽通气导管置入的患者。使用前在导管表面涂以润滑剂,从与腭板平行的方向插入,直至感到通过鼻咽腔的转交处,再向前推进至气流最通畅处,用胶布固定。

2. 喉罩 由通气导管和通气罩两部分组成(图6-7)。分为不同型号,使用时应根据患者年龄、体重、体形选择合适的喉罩。使用前在喉罩管的下端涂

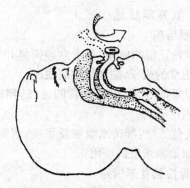

图 6-6　放置口咽通气导管

泌物,减少呼吸阻力和呼吸道的解剖无效腔。

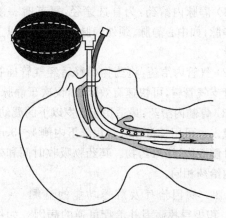

图 6-8　食管气管联合导管

少许润滑油,使患者张口,将喉罩管从口腔舌体上方插入喉部,也可借助喉镜明视插入。向喉罩气囊内注气,此时喉罩会随着气囊充气自动推出少许,以适应咽喉的解剖位置,确定喉罩放置合适、气流通畅、无异常气流声、无漏气后加牙垫并用胶布固定。向喉罩气囊充气量应适宜,一般 1 号喉罩充气量 2～4ml,2 号喉罩充气量 10ml,3 号喉罩充气量 20ml,4 号喉罩充气量 30ml。

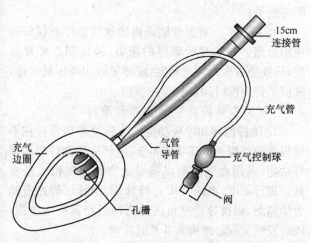

图 6-7　喉罩

3. 食管气管联合导管　是一种新型开放气道工具。比简易通气道、喉罩等能更迅速、有效地开放气道,并可减少胃内容物误吸等严重并发症。其为一双腔导管,一个腔类似气管导管,另一腔类似食管通气管的食管堵塞器(图 6-8)。可用盲插法插入后通过通气试验确定经其中一个管腔通气。因此,无论插入食管或是气管内都能建立有效的通气。

4. 气管插管　是最佳的开放气道措施之一。通过气管插管可保证呼吸道通畅,便于清理呼吸道分泌物及气管内给药,防止呕吐物及口腔分泌物误吸,还可为给氧及呼吸机的使用提供条件(图 6-9)。因此,有条件时应尽早行气管插管。

5. 气管切开　适用于心肺复苏后依然长期昏迷的患者。可长期保持呼吸道通畅,易于清除呼吸道分

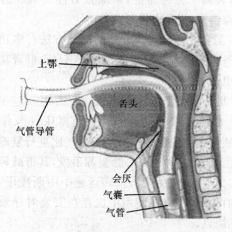

图 6-9　气管插管

(二)氧疗和有效通气

建立人工气道后,可采用有效的措施辅助或控制患者呼吸,保证心、肺、脑等重要器官的供氧。常见的有简易呼吸器和各种类型的呼吸机。

1. 简易呼吸器　由面罩、气囊、呼吸阀、贮氧袋、氧气连接管等部件组成。使用时抢救者一手将面罩紧贴患者面部,罩住口鼻,另一手挤压呼吸囊来为患者提供足够的潮气量,达到正压给氧的目的。如已有气管插管或气管切开,可取下面罩直接与气管导管或气管套管连接。适用于未建立可靠的人工气道不能使用呼吸机、使用呼吸机前的过渡等。

2. 呼吸机机械通气　如已建立气管插管等可靠的人工气道,应及时使用呼吸机控制或辅助呼吸。可保证足够的供氧,各种呼吸参数易于控制,是最有效、最可靠的人工呼吸。

(三)药物治疗

1. 常用药物

(1)肾上腺素:可增加心肌和脑组织的血流量。

(2)抗心律失常药物:如利多卡因、胺碘酮等。

(3)维持酸碱平衡药物:碳酸氢钠。

(4)升压药:多巴胺、血管加压素等。

2. 给药途径

(1) 静脉内给药：为首选途径,复苏时一般宜选上腔静脉,如中心静脉、颈外静脉、肘关节及以上的外周静脉。

(2) 气管内给药：将药物稀释后经气管插管内注入气管支气管树,可快速有效吸收,仅次于静脉给药。

(3) 骨髓内给药：最适用于 6 岁以下的婴幼儿,必要时成人也可用。常经胫骨粗隆下内侧 1～3cm 处穿刺至骨髓腔内,注入药物。其药物吸收时间和效果和静脉内给药相同。

(四) 病因治疗及脏器功能的监测

1. 积极寻找病因并治疗可逆的病因　如纠正低血容量和高／低钾血症,解除张力性气胸和心脏压塞,清除毒素,干预血栓形成等。

2. 脏器功能监测　常用的监测方法有多功能心电监护、血流动力学监测、动脉血气分析、肝肾功能测定、心电图等。

(五) 特殊复苏设备和技术

1. 心肺复苏机　是一种采用高压气源作为动力,按照设定的按压频率和按压通气比进行复苏充气的装置。作为一种机械心肺复苏手段,其可减轻抢救者的体力消耗,避免换人及转运途中中断按压,具有一定的可取性。但在使用中也存在安装时导致按压中断的缺点。

2. 开胸心肺复苏术　在患者有胸廓畸形、胸部穿透伤、心脏压塞及开胸手术中可采用开胸心肺复苏术。

三、延续生命支持

延续生命支持(prolong life suport,PLS)是在建立和维持更有效的通气和循环后,使用药物、设备和其他手段改善各器官的功能,维持生命,保护和促进神经系统功能的恢复。此阶段的重点是脑保护、脑复苏及复苏后各系统并发症的监测和防治。

(一) 缺血性脑损伤的病理生理

脑组织含氧量高,能量贮存少,无氧代谢能力差。因此,心跳呼吸骤停时脑组织对缺氧的耐受性最差,缺血缺氧时最易受损的是中枢神经系统。缺氧对脑组织造成的损害包括：①脑血管自动调节功能丧失,脑血流量减少;②微血管管腔狭窄,微循环灌注受限;③脑细胞代谢紊乱,脑水肿;④二氧化碳蓄积,渗透压升高,加重脑水肿。

心跳呼吸骤停患者的预后,在很大程度上与中枢神经系统功能能否恢复有密切关系。脑复苏不及时有效可导致患者遗留运动、认知障碍,少数患者进入持续性植物状态,患者恢复自主循环后也可因未得到脑复苏而死亡。

(二) 脑复苏措施

1. 一般措施

(1) 维持正常的血压：要求立即恢复并维持正常或稍高于正常的血压,防止发生高血压。

(2) 呼吸的管理：保持正常的通气,预防过度通气引起颅内压升高。

(3) 其他治疗：维持水电解质平衡、营养疗法、皮质类固醇如地塞米松的应用。

2. 特异性脑复苏措施

(1) 人工亚低温治疗：①降温应尽早实施,以头部降温为主。降温一般使体温降至 33～34℃为宜。②可在颈部、腋下及腹股沟处放置冰袋;头部带冰帽,目前临床还可用降温毯。③在亚低温治疗期间,应严密观察患者体温及其他生命体征,加强基础护理,保持呼吸道通畅,防止发生继发感染,特别应防止局部冻伤。

(2) 药物治疗：①冬眠药物：如氯丙嗪、异丙嗪等;②脱水剂：如甘露醇、呋塞米等;③激素的应用：常用地塞米松;④促进脑细胞代谢的药物：如多种维生素、谷胱甘肽、腺苷等;⑤其他：巴比妥盐、钙离子通道阻滞剂等。

3. 高压氧　对急性脑缺血缺氧的治疗有很好的应用价值。心跳呼吸骤停的患者,经初期心肺复苏后,只要患者生命体征稳定,应尽早应用高压氧治疗,并应坚持一段时间。

(三) 各系统功能的监测和维持

1. 维持循环和呼吸功能　心肺复苏后常存在不同程度的呼吸和循环功能不全,应严密监测呼吸和循环功能,采用血气监测以指导适宜的通气模式及参数。进行心电、血压及中心静脉压、动脉压等血流动力学监测,以指导稳定血压的药物治疗及补液措施,同时及时发现心律失常并及时处理。

2. 纠正酸中毒　复苏患者因心脏停搏后缺血缺氧,体内堆积的酸性代谢产物极易发生酸碱平衡紊乱,应通过动脉血气等监测情况决定碳酸氢钠的用量。同时,应特别注意纠正酸中毒的重点还是保护心、肺及肾功能。

3. 防止肾衰竭　应留置导尿管,监测尿量,定时检查各项辅助检查。

4. 积极治疗原发病　如外科患者的止血和扩容;中毒患者的清除毒物及应用解毒剂。

第 3 节　心肺脑复苏后的观察与护理

心跳呼吸骤停的患者心肺复苏成功后病情极不稳定,随时可能发生病情变化,因此患者一般宜安置在重症监护病房,继续严密监测各个系统功能,严密观察患者细微的病情变化并及时处理,实施适当的护理措施,预防并发症。

一、心肺复苏后患者的病情观察

(一)循环系统功能的观察

1. 心电监护　心肺复苏后患者常有血流动力学不稳定,应持续心电监护,监测心率、血压、心电图波形的变化。及时发现心律失常并给予相应处理;尤其应注意监测血压情况,维持血压在 90~100mmHg,血压过低会导致低灌注,不利于恢复。

2. 中心静脉压及其他血流动力学监测　了解中心静脉压及心排指数等血流动力学变化,对决定补液量及速度,指导医师用药有重要意义。

3. 末梢循环的观察　通过观察皮肤、口唇的颜色,四肢肢端的温度、湿度及甲床颜色可判断患者末梢循环的情况。如肢体湿冷、口唇及皮肤苍白发绀,即使血压仍正常,也提示有循环血量不足存在,应及时补充。

(二)呼吸系统功能的观察

1. 呼吸道通畅　心肺复苏后保持呼吸道通畅至关重要。因此,应密切观察患者呼吸频率、血氧饱和度、血气分析等指标。如患者血氧饱和度持续降低应检查呼吸道是否通畅。

2. 机械通气的观察　复苏后很多患者自主呼吸仍未恢复,需用呼吸机行机械通气。此时,应密切观察呼吸机相关参数,如呼吸频率、潮气量、氧浓度等,氧浓度不能过高;随时检查呼吸机管道的连接是否紧密和通畅;发生报警应及时检查和处理。

(三)脑水肿的观察

脑水肿的观察主要包括患者意识状态和有无抽搐、抽搐发作的频率和持续时间等。尽早发现脑水肿的发生。

(四)肾功能的观察

应留置导尿管,监测每小时尿量及 24 小时尿量;观察尿的颜色,检测尿比重、尿素氮、肌酐等指标。如血尿和少尿同时存在,尿比重、肌酐、尿素氮等水平升高,应警惕肾衰竭。

(五)其他

①体温:高热是心肺复苏后脑损伤的表现之一,高热也会加重脑损伤,同时高热也提示有感染发生的可能,因此应密切监测体温;②血糖:高血糖会加重缺血性脑损伤,应注意监测心肺复苏后血糖的变化,及时控制血糖在正常水平;③电解质及酸碱平衡。

二、心肺复苏后患者的护理问题

1. 体液不足　与低血容量有关。

2. 活动无耐力　与手术创伤、营养摄入不足有关。

3. 体温异常　与感染、脑损伤有关。

4. 感觉异常　与意识不清有关。

5. 潜在并发症:切口感染、腹腔脓肿、腹腔出血、粪瘘、粘连性肠梗阻等。

三、护理措施

1. 体位　严格卧床休息,昏迷患者应取平卧位头偏向一侧。

2. 保持呼吸道通畅,注意呼吸道湿化,及时清除呼吸道分泌物。

3. 密切观察患者病情变化,发现异常及时处理。

4. 建立两条以上静脉通路并保持畅通,一条使用血管活性药物,另一条为常规给药通路。及时准确遵医嘱使用各种药物。

5. 及早采取降温措施,控制体温在理想范围,防止局部冻伤。

6. 加强基础护理,防止继发感染。各项操作如吸痰、中心静脉置管的护理等应严格无菌操作;保持呼吸道畅通,病情许可应勤翻身、拍背,防止压疮和呼吸道感染。

7. 导管的护理　注意观察各种导管如气管插管、导尿管、静脉置管等的情况,确保畅通,注意预防各种导管相关性感染。

目标检测

选择题

A₁ 型题

1. 心跳呼吸突然停止后,机体血液循环即终止,导致全身各个器官缺血缺氧。对缺血、缺氧最敏感的是(　　)
   A. 肾脏　　　　　　B. 心脏
   C. 脑细胞　　　　　D. 胃肠道
   E. 肝脏

2. 在常温情况下,昏厥或抽搐及意识丧失一般发生在心搏停止后(　　)
   A. 4~6分钟　　　　B. 60秒
   C. 3秒　　　　　　D. 10~20秒
   E. 40秒

A₂ 型题

3. 现场判断心搏骤停诊断成立的主要征象是(　　)
   A. 心音消失
   B. 肢体抽搐
   C. 心电图呈一条直线
   D. 意识丧失、大动脉搏动消失
   E. 瞳孔散大固定

A₃ 型题

(4、5题共用题干)

郑某,女,30 岁。患者10分钟前因车祸致腰腹部受伤后发生意识丧失,腹部活动性出血,紧急查体:颈动脉搏动消失,面色发绀,喘息样呼吸。

4. 该患者首先应采取的措施是( )
   A. 包扎止血　　　　B. 行 B 超检查
   C. 气管插管　　　　D. 心肺复苏术
   E. 紧急剖腹探查术

5. 如只有一个抢救者,错误的处理措施是( )
   A. 检查患者的意识及大动脉搏动
   B. 离开患者尽快寻找帮助
   C. 进行胸外按压的同时请他人呼救
   D. 轴线翻身法将患者平卧于地上
   E. 进行胸外按压

A₄ 型题

(6～9 题共用题干)

6. 于某,男,50 岁,于晨练时突然倒地,呼之不应,目击者随即拨打 120 急救电话求救。接听电话的调度员应指导现场目击者( )
   A. 立即进行胸外按压
   B. 迅速寻找患者家属
   C. 进行人工呼吸
   D. 不擅自处理患者,等待医护人员

E. 喂患者少许糖水

7. 医务人员到达现场后进行心肺复苏,错误的是( )
   A. 检查脉搏时间不得超过 10 秒
   B. 胸外按压部位在患者胸部正中位置
   C. 按压使成人胸骨下陷至少 5cm
   D. 按压频率至少每分钟 100 次
   E. 复苏过程中要经常判断呼吸和循环是否恢复

8. 患者经初步诊断可能为急性心肌梗死,需药物治疗,首选给药途径( )
   A. 静脉内给药　　　B. 骨髓内给药
   C. 管内给药　　　　D. 皮下注射
   E. 心内注射

9. 患者经初步复苏后转运回医院进一步治疗,行亚低温治疗,维持体温在( )
   A. 36～37℃　　　　B. 35～36℃
   C. 33～34℃　　　　D. 28～30℃
   E. 37℃

(田玉凤)

第7章 麻醉患者的护理

麻醉(anesthesia)是指暂时性抑制患者的痛觉或痛觉传导,使其耐受手术的措施。临床麻醉的基本任务是在手术时消除患者的疼痛、保证患者的安全,为手术创造良好的条件。随着医学发展,现代麻醉学已不仅局限于手术室内的临床麻醉,还应用于重症监测治疗、急救复苏、疼痛治疗等方面。麻醉作用的出现,主要是麻醉药物作用于神经系统某一特定部位的结果,根据麻醉药物应用的途径及作用部位的不同,可把麻醉分为全身麻醉(general anesthesia)和局部麻醉(local anesthesia)两大类。护理人员承担着麻醉前准备、麻醉中配合及麻醉后的护理工作,因此,必须熟悉麻醉的相关知识,能对麻醉患者正确实施护理。

第1节 麻醉前准备和麻醉前用药

案例 7-1

患者,男,48岁,肺癌,拟在全麻下行肺叶切除术。由于害怕手术,表现为恐惧、焦虑、难以入睡。

问题:

麻醉前应做好哪些准备工作?

一、麻醉前准备

认真做好麻醉前的准备工作,对于保证患者麻醉期间的安全、提高患者对麻醉和手术的耐受性、减少麻醉后并发症具有重要意义。

（一）掌握病情

护理人员在术前一日应访视患者,了解患者的健康状况、心理状态;了解患者的病史、药物过敏史、药物治疗情况,尤其手术史和麻醉史;进行体格检查,注意有无和麻醉有关的畸形等情况,如脊柱有无畸形或感染、口腔有无义齿等;注意化验和其他检查结果,重点了解心、肺、肝、肾和脑的功能。综合判断患者对麻醉和手术的耐受力。

（二）患者准备

做好解释工作,消除患者对麻醉和手术的焦虑和恐惧;术前访视时,应向患者简要介绍麻醉实施方案和安全保证措施,耐心听取并解答患者的问题,取得患者的全面合作,对于极度紧张的患者可给予镇静药物;择期手术的患者,麻醉前应常规禁食12小时,禁水4~6小时,以避免术中、术后患者因呕吐物误吸造成窒息或吸入性肺炎;急症胃肠道手术或其他急症患者饱食后必须行全麻者,应及时胃肠减压、气管插管,避免引起麻醉后误吸。

（三）药品和器械的准备

在进行麻醉前,护理人员应根据手术方式、麻醉类型和患者情况,准备好麻醉药品和用物。同时,为保证手术顺利进行,应准备抢救药品及抢救器械。

二、麻醉前用药

麻醉前用药是必不可少的准备工作。

（一）麻醉前用药的目的

1. 镇静和催眠　患者在麻醉、手术前常有紧张、焦虑、恐惧的心理,过分紧张会引起心率加快、血压升高、耗氧量增加并且影响休息和睡眠。麻醉前用镇静和催眠药可减轻或消除患者的这些反应,使其保持安定,充分合作。

2. 抑制腺体分泌　麻醉前给予抗胆碱能药物,可减少呼吸道腺体的分泌,保持呼吸道通畅,减少呼吸道并发症。尤其吸入麻醉时,因呼吸道受到药物刺激可使分泌物增加,麻醉前必须使用抗胆碱药物。

3. 镇痛　麻醉前使用镇痛药可缓解或消除原发病和麻醉等操作引起的疼痛和不适,并可增强麻醉效果,减少麻醉药物的用量。

4. 抑制不良神经反射　减少术中可能发生的反射性低血压,以及麻醉或手术刺激造成的心律失常。如在牵拉内脏时可引起迷走神经反射,致心率减慢、血压下降、呕吐等,严重时可出现心搏骤停。

（二）麻醉前常用的药物

临床工作中,常根据患者评估结果、患者病情、手术方案及麻醉方法等确定麻醉前用药的种类、剂量及用药途径。通常在进手术室前30分钟应用。

1. 安定镇静药　具有抗焦虑、镇静、催眠、抗惊厥作用,并能预防局麻药的毒性作用。常用药物有:①地西泮,成人用量为 5～10mg,口服、肌内或静脉注射;②咪达唑仑(咪唑安定),成人肌内注射量为 5～10mg,静脉注射量为 2～5mg;③异丙嗪,成人肌内注射 12.5～25mg。

2. 催眠药　主要用巴比妥类药物,具有镇静、催眠和抗惊厥作用,并能预防局麻药的毒性作用。常用药物苯巴比妥(鲁米那),成人口服量为 30～90mg,肌内注射量为 0.1～0.2g;司可巴比妥成人用量为0.1～0.2g,经口或肌内注射应用。

3. 镇痛药　可提高中枢神经系统的痛阈,用于椎管内麻醉可减轻内脏牵拉痛,与全身麻醉药物起协同作用,可减少麻醉药物的用量。常用药物有:①哌替啶,成人用量为 25～50mg,肌内注射;②吗啡,成人肌内注射 5～10mg。

4. 抗胆碱药　可减少呼吸道分泌,利于保持呼吸道通畅;并可减少胃肠蠕动,防止呕吐。常用药物有:①阿托品,成人用量为 0.5mg,肌内注射;注意高热、甲状腺功能亢进、心动过速者不宜使用;②东莨菪碱,成人肌内注射 0.3mg。

案例 7-1 分析

患者为肺癌,需开胸手术,因此必须进行气管插管、机械辅助呼吸,可采用吸入麻醉。麻醉前应注意气道检查,取出口腔内的义齿;常规禁饮食;患者焦虑、恐惧,以及吸入麻醉会刺激呼吸道使分泌物增加,因此,必须常规给予麻醉前用药。

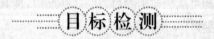

选择题

A_1 型题

1. 麻醉的最基本任务是( )
    A. 使患者耐受手术　　　B. 手术时消除患者的疼痛
    C. 手术时保证患者的安全　D. 预防术后感染
    E. 为手术创造良好的条件
2. 下列哪种不是麻醉前常用药物?( )
    A. 地西泮　　　　　　　B. 利多卡因
    C. 阿托品　　　　　　　D. 哌替啶
    E. 苯巴比妥
3. 麻醉前用药一般为术前多长时间肌内注射?( )
    A. 10 分钟　　　　　　　B. 20 分钟
    C. 30 分钟　　　　　　　D. 60 分钟
    E. 90 分钟

A_2 型题

4. 孙某,男,高血压 10 年,拟在全麻下行胃大部切除术。麻醉前准备事项不正确的是( )

A. 纠正或改善病理生理状态
B. 抗高血压药物麻醉前应停用
C. 精神状态准备
D. 胃肠道准备
E. 麻醉设备、用具及药品准备

A_3 型题

(5、6 题共用题干)

马某,女,47 岁,拟全麻下行乳癌根治术。麻醉前患者禁食 12 小时,禁饮 4 小时,并给予术前常规用药。

5. 麻醉前用药的目的不包括( )
    A. 清除患者紧张焦虑　　　B. 预防术后感染
    C. 提高患者疼痛阈值　　　D. 抑制呼吸道腺体分泌功能
    E. 抑制手术或麻醉引起的不良反应
6. 麻醉前禁饮食的目的是( )
    A. 增强麻醉效果　　　　　B. 减少麻醉药物用量
    C. 降低麻醉的不良反应　　D. 缓解焦虑、恐惧
    E. 防治患者在麻醉中呕吐引起窒息

第 2 节　局部麻醉患者的护理

学习目标

1. 了解局部麻醉的概念和种类。
2. 熟悉常用局部麻醉方法。
3. 掌握局部麻醉患者的护理问题。
4. 掌握局部麻醉患者的护理措施。

案例 7-2

刘某,72 岁。拟在局部浸润麻醉下行介入性检查。

问题:

应如何护理该患者?

局部麻醉简称局麻,是指患者神志清醒,身体某一区域感觉神经传导功能暂时被可逆性阻断,运动神经可能被部分阻断或保持完好。局麻对重要脏器干扰轻微,麻醉方法简单、操作方便,适用于较表浅、局限的小手术。

一、常用局麻方法

1. 表面麻醉　指将渗透力强的局麻药与局部黏膜接触所产生的无痛状态。多用于眼、鼻腔、口腔、咽喉、气管、尿道、肛管等处的浅表手术或内镜检查,如眼部用滴入法;咽喉、气管用喷雾法;尿道或肛管可用灌注给药。

2. 局部浸润麻醉　指在手术切口及其周围组织分层注入局麻药,阻滞组织中的神经末梢,是应用最

广的局麻方法（图7-1）。常用0.5%普鲁卡因或0.25%～0.5%利多卡因溶液。麻醉时先在切口一端进针至皮下注入药物形成一皮丘，然后经该皮丘的前缘再进针注药，如此反复形成连续皮丘，操作时患者只有第一次进针感疼痛，称为"一针技术"。感染和肿瘤部位不适合用局部浸润麻醉。

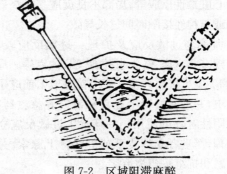

图7-2　区域阻滞麻醉

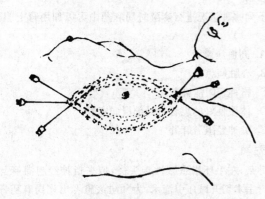

图7-1　局部浸润麻醉

3.区域阻滞麻醉　围绕手术区，在其四周及底部注射局麻药，以阻滞进入手术区的神经干和神经末梢（图7-2）。主要适用于体表肿块的切除术、组织活检及腹股沟疝修补术等。

4.神经干及神经丛阻滞术　指将局麻药注射于神经干、丛、节的周围，暂时阻滞神经的传导功能，使之支配的区域无痛。常用的有：颈丛、臂丛神经阻滞（图7-3）、肋间神经和指（趾）神经阻滞等。

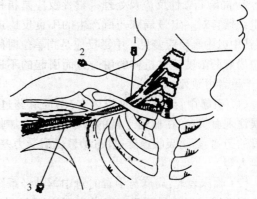

图7-3　臂丛神经阻滞麻醉
1.锁骨上径路；2.肌间沟径路；3.腋路

二、常用的局麻药

常用的局麻药有属于酯类的普鲁卡因、丁卡因，属于酰胺类的利多卡因、丁哌卡因等。它们的主要特点见表7-1。

表7-1　常用局麻药的特点

局麻药	麻醉效力	显效时间（分钟）	维持时间（小时）	渗透性	一次限量（mg）
普鲁卡因	1	1～3	0.75～1	弱	1000
丁卡因	8	5～10	1～1.5	强	40（表面麻醉） 80（神经阻滞）
利多卡因	2	1～3	2～3	较强	100（表面麻醉） 400（局部浸润、神经阻滞）
丁哌卡因	6	5～10	3～7	强	150

注：维持时间指局部浸润麻醉时持续时间；麻醉效力以普鲁卡因为1。

案例7-2分析

刘某，拟在局部浸润麻醉下行介入性检查。应根据病情选择麻醉药，并做好麻醉的护理工作，由于患者年龄大，应采取适当减少麻醉药剂量等措施，预防药物不良反应，麻醉中加强检查，一旦发生不良反应，及时抢救。

三、护　理　问　题

1.焦虑/恐惧　与担心会出现麻醉意外或麻醉产生后遗症有关。

2.知识缺乏　缺乏麻醉相关知识以及麻醉出现不良反应的认知。

3.潜在并发症：局麻药毒性反应、呼吸循环功能抑制等。

四、护　理　措　施

（一）一般护理

局麻药物对机体影响较小，一般不需特殊护理。术中用药多或手术时间过长的门诊手术患者，术后经观察无异常后方可离院，并告知如有不适应随时就诊。

（二）局麻药物的不良反应及护理

局麻药物不良反应包括全身不良反应和局部不良反应。全身不良反应包括过敏反应、中枢神经毒性反应和心脏毒性反应等,局部不良反应多是局麻药浓度过高或与神经接触时间过长导致。

1. 局麻药过敏反应及护理　过敏反应较少见。主要表现有荨麻疹、喉头水肿、哮喘、休克等。局麻药中,以酯类发生机会为多。使用普鲁卡因前应了解药物过敏史,并准备好肾上腺素和氧气等急救药品,皮试结果阴性者方可使用。一旦发生过敏反应立即抗过敏处理,严重者立即皮下或静注肾上腺素,并予以皮质激素和抗组胺药物治疗。

2. 局麻药毒性反应及处理　毒性反应是指机体和组织器官对一定量局麻药所产生的不良反应或损害,其中以中毒反应多见。中毒反应是指单位时间内血中局麻药浓度超过机体的耐受力而引起的不良反应,严重者可致死。

(1) 引起中毒反应常见原因有:①局麻药过量;②误注入血管;③在血运丰富的部位注射,未加收缩血管的药物,药物吸收速度过快;④患者耐受力差,如老年人等。

(2) 临床表现:局麻药中毒时对中枢神经系统和心血管系统的影响最严重。轻者表现为兴奋、多语、谵妄、恶心、呕吐、面色苍白、心慌、抽搐;重者表现为抑制,出现昏睡、昏迷、心率减慢、血压下降、呼吸减慢,甚至呼吸、心搏停止。

(3) 急救处理:①立即停止用药,保持呼吸道通畅,吸氧,加强通气;②对烦躁不安者,可用地西泮10～20mg,肌内注射或静脉注射;惊厥、抽搐者用2.5%硫喷妥钠溶液1～2mg/kg,静脉注射;③低血压者可给予麻黄碱或间羟胺,心率缓慢者给予阿托品;④如呼吸、心搏停止,立即行心肺复苏术。

(4) 预防中毒反应的措施有:①限定局麻药安全用量;②注射前必须抽吸,无血液时方可注药;③无禁忌时(四肢末梢部手术、高血压、冠心病患者禁用肾上腺素),药液中加入1:40万U的肾上腺素,以减慢药物吸收速度;④根据患者状态适量减少药量;⑤麻醉前注射镇静催眠药。

(三) 监测病情

麻醉过程中注意监测生命体征,尤其是在锁骨上和肋间进针作神经阻滞者,观察有无气胸等并发症的发生。

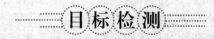

选择题

A₁型题

1. 下列哪项不是预防局麻药中毒的措施?(　　)
　　A. 术前使用镇静药
　　B. 用有效低浓度麻醉药

C. 局麻药内加适量肾上腺素
D. 术前提高患者血浆蛋白浓度
E. 局麻药剂量个体化

2. 普鲁卡因一次用量不应超过(　　)
　　A. 0.2g　　　　　　　　B. 0.4g
　　C. 0.6g　　　　　　　　D. 1g
　　E. 2g

3. 下列哪种情况进行麻醉时局麻药中可以加用肾上腺素?
　　(　　)
　　A. 高血压患者
　　B. 心脏病患者
　　C. 指神经阻滞麻醉
　　D. 体质良好的患者行局部浸润麻醉
　　E. 趾神经阻滞麻醉

A₂型题

4. 孙某,左手环指患脓性指头炎,拟在指神经阻滞麻醉下行手术切开减压引流术,为预防该患者出现局麻药毒性反应,下列哪项护理是错误的?(　　)
　　A. 局麻药须限量使用　　B. 局麻药浓度不能过高
　　C. 常规麻醉前用药　　　D. 麻醉药中加肾上腺素
　　E. 防止局麻药进入血管

A₃型题

(5、6题共用题干)

某女,29岁,普鲁卡因过敏试验(-)。在局部浸润麻醉下行前臂纤维瘤切除术,局部注入利多卡因300mg(内加肾上腺素)后5分钟,患者突然出现眩晕、寒战、四肢抽搐、惊厥,继之呼吸困难、血压下降、心率缓慢。诊断为局麻药中毒反应。

5. 出现这一并发症最可能的原因是(　　)
　　A. 一次性用药量过大　　B. 药物吸收速度过快
　　C. 局麻药过敏反应　　　D. 局麻药误注入血管
　　E. 患者对麻药耐受性差

6. 选用下列哪种药物静脉注射可以有效控制其抽搐和惊厥?(　　)
　　A. 地西泮　　　　　　　B. 异丙嗪
　　C. 氯胺酮　　　　　　　D. 哌替啶
　　E. 硫喷妥钠

A₄型题

(7、8题共用题干)

于某,男,72岁。在区域阻滞麻醉下行腹股沟疝修补术,有肝脏疾病史。麻醉中出现抽搐、惊厥、呼吸困难。

7. 考虑是(　　)
　　A. 全脊髓麻醉　　　　　B. 局麻药毒性反应
　　C. 气胸　　　　　　　　D. 舌后坠
　　E. 低血钙

8. 最紧急的处理措施是(　　)
　　A. 停止用药,保持呼吸道通畅　B. 吸氧
　　C. 人工呼吸　　　　　　D. 扩充血容量
　　E. 给予阿托品

第 3 节　椎管内麻醉患者的护理

📖 学习目标

1. 熟悉椎管内麻醉的概念和种类。
2. 了解椎管内麻醉方法。
3. 掌握椎管内麻醉患者的护理问题。
4. 掌握椎管内麻醉患者的护理措施。

案例 7-3

患者,女,因异位妊娠入院,决定在硬膜外麻醉下实施手术治疗。

问题:

该患者存在哪些主要护理问题?应采取哪些护理措施?

椎管内阻滞麻醉是将局麻药注入椎管内的蛛网膜下隙或硬脊膜外腔,使脊神经根受到阻滞,其支配的区域产生麻醉作用,是目前临床上常用的麻醉方法之一。麻醉中患者神志清醒,镇痛效果确切,肌肉松弛良好,但可引起一系列生理紊乱。

链接 >>>

椎管内麻醉对生理功能的影响

1. 心血管系统　动、静脉扩张使回心血量减少、阻滞平面高、麻醉范围广和患者循环系统代偿能力不足是阻滞后发生血压下降的主要原因。

2. 呼吸系统　椎管内麻醉对呼吸功能的影响主要取决于支配肋间肌和膈肌运动功能的脊神经被阻滞的范围和程度。当肋间肌大部或全部麻痹,肺通气功能有不同程度的影响。一旦膈神经(颈 3~5 脊神经)也被阻滞,则可能导致严重通气不足或呼吸停止。

3. 消化系统　椎管内麻醉时交感神经被阻滞、迷走神经的功能相对亢进、胃肠蠕动增强以及手术牵拉腹腔内脏或血压下降迅速且下降幅度较大时,中枢缺血缺氧,可引起恶心呕吐。

4. 泌尿系统　腰骶段的交感神经阻滞后,尿道括约肌收缩,而逼尿肌松弛,可产生尿潴留。

一、蛛网膜下隙阻滞麻醉

将局部麻醉药注入蛛网膜下隙,阻滞脊神经根,称为蛛网膜下隙阻滞麻醉,简称腰麻。

1. 适应证　适用于下腹部、下肢及会阴肛门的手术。

2. 禁忌证　中枢神经系统疾病,如脑膜炎、脑炎、结核及肿瘤等;穿刺部位感染或败血症;心血管功能不全,如严重贫血、休克、心力衰竭、高血压、冠心病等;腹水或腹腔内巨大肿瘤;凝血功能障碍。

3. 穿刺方法　与腰穿方法相同。患者取侧卧位,背部与手术台的边缘平齐,两手抱膝,脊椎尽量弯曲,使腰椎棘突间隙加宽。穿刺点宜选择在腰椎 3~4 或 4~5 间隙,以免损伤脊髓。消毒皮肤,覆盖消毒巾,在穿刺点浸润麻醉,针尖经过皮肤、皮下、棘上韧带、棘间韧带、黄韧带而进入硬膜外腔(图 7-4),再向前推进,刺破硬脊膜和蛛网膜就进入蛛网膜下隙,注入药物后,配合体位可调节麻醉平面。

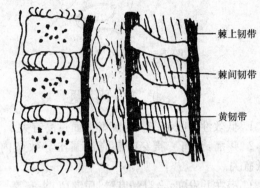

棘上韧带
棘间韧带
黄韧带

图 7-4　椎管解剖层次

4. 常用药物　局麻药常用普鲁卡因、丁卡因、利多卡因、丁哌卡因。

二、硬脊膜外腔阻滞麻醉

将局麻药注入硬脊膜外腔,阻滞脊神经根,使躯干的某一节段产生麻醉作用,称硬脊膜外腔阻滞麻醉,简称硬膜外阻滞或硬膜外麻醉。

1. 适应证　主要适用于腹部手术,亦可用于颈部、上肢、胸壁及下肢手术。

2. 禁忌证　凝血功能障碍者禁用,呼吸困难患者不宜选用颈、胸段硬膜外麻醉,其余同腰麻。

3. 穿刺方法　有单次法和连续法两种。单次法一次注入药量大,可控性小。连续法是将一塑料导管通过穿刺针留置在硬膜外腔,再通过导管分次注入局麻药,根据病情和手术需要掌握用药量,安全性大,麻醉时间又可按手术需求延长,是临床上最常用的一种方法(图 7-5)。方法是用特制的勺状尖端硬膜外穿刺针,在麻醉范围中心椎间隙穿刺,成功后,插入导管退出穿刺针,将导管用胶布固定。先给试探药量,确认未误入蛛网膜下隙后追加剂量,按需要第二次或多次给药,维持麻醉效果。

4. 常用药物　有利多卡因和丁哌卡因。

案例 7-3 分析

患者,女,因异位妊娠入院,决定在硬膜外麻醉下实施手术治疗。患者及家属不了解麻醉相关知识,存在恐惧/焦虑等心理问题,应做好麻醉前护理;麻醉中、麻醉后患者易出现各种并发症,应做好护理,防治并发症。

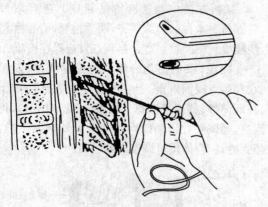

图 7-5　硬膜外置管

三、护理问题

1. 低效性呼吸型态　与麻醉平面过高有关。
2. 疼痛:头痛　腰穿时脑脊液漏出导致颅内压降低有关。
3. 潜在并发症:全脊髓麻醉、尿潴留、头痛等。

四、护理措施

(一)蛛网膜下隙阻滞麻醉患者的护理
1. 协助麻醉师为患者摆好体位,利于穿刺。
2. 穿刺注药后协助麻醉师为患者调节麻醉平面。
3. 严密监测生命体征变化,发现异常情况及时处理。
4. 并发症观察与护理
(1) 血压下降:因阻滞麻醉区域的交感神经,导致阻滞区血管扩张,回心血量减少引起。应立即将双下肢抬高,增加回心血量;加快静脉输液速度以扩充血容量;必要时应用升压药物。
(2) 头痛:多在麻醉作用消失后 6~24 小时内出现,2~3 天最剧烈,以枕部为主。一般 2~3 天内缓解,重者可持续一周至数周。其发生的主要原因是多次穿刺或穿刺针过粗,脑脊液从穿刺孔漏入硬膜外隙,导致颅内压下降引起。因此,麻醉后应常规去枕平卧 6~8 小时,预防头痛的发生;出现头痛时,嘱患者平卧位,解释头痛原因,做好心理护理;注意补液以扩充血容量,必要时可向硬膜外腔注入中分子右旋糖酐 15~30ml,以减少脑脊液外漏。
(3) 呼吸抑制:胸段脊神经阻滞后,肋间肌麻痹,出现呼吸抑制。如麻醉平面过高阻滞了膈神经,使膈肌麻痹,则呼吸停止,应立即做人工呼吸、气管内插管或机械通气,同时应注意循环及相应处理。
(4) 恶心、呕吐:脑缺氧兴奋呕吐中枢或术中牵拉兴奋迷走神经导致胃肠蠕动增强,均可引起恶心、呕吐。应及时清理呕吐物,防止误吸或窒息。
(5) 尿潴留:主要由于骶神经麻痹后,膀胱功能恢复晚,多见于肛门或会阴部手术后。发生尿潴留后应予热敷、听流水声等方法诱导排尿,无效时可导尿。

(二)硬脊膜外腔阻滞麻醉患者的护理
1. 协助麻醉师为患者摆好体位,利于穿刺。
2. 体位　患者回到病房后平卧 4~6 小时,生命体征平稳后取半卧位。
3. 严密监测生命体征变化,发现异常情况及时处理。
4. 并发症观察与护理
(1) 全脊髓麻醉:是最严重的并发症。原因是误将较大量的局麻药注入蛛网膜下隙,引起全脊髓麻醉。表现为患者注药后几分钟内出现进行性呼吸困难,若未及时发现和正确处理,易造成呼吸和心脏停搏。一旦发生,应迅速气管内插管并行心肺脑复苏术。
(2) 硬膜外血肿:硬膜外腔隙内有丰富的静脉丛,穿刺时可损伤出血,如患者凝血机制障碍则易形成血肿,严重者压迫脊髓导致截瘫。如患者术后有下肢感觉、运动障碍等异常应及时报告,尽量在血肿形成后 8 小时内清除,如超过 24 小时则很难恢复。
此外,恶心呕吐、血压下降等并发症的观察及护理同腰麻。

五、健康教育

1. 做好宣传教育,使患者和家属了解麻醉相关知识。
2. 麻醉恢复后,鼓励患者尽早活动。

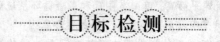

选择题

A_1 型题
1. 腰麻术后去枕平卧 6~8 小时的目的是(　　)
　　A. 防止血压下降　　　　　B. 预防呕吐窒息
　　C. 预防头痛　　　　　　　D. 预防呼吸困难
　　E. 预防尿潴留
2. 硬脊膜外腔阻滞麻醉最严重的并发症是(　　)
　　A. 血压下降　　　　　　　B. 椎管内出血
　　C. 椎管内感染　　　　　　D. 呼吸困难
　　E. 全脊髓麻醉

A_2 型题
3. 孙某,腰麻下行腹部手术,术后出现尿潴留。下列首选措施处理不当的是(　　)
　　A. 针刺穴位　　　　　　　B. 听流水声
　　C. 按摩　　　　　　　　　D. 热敷
　　E. 导尿

A_3 型题
(4、5 题共用题干)
　　高某,60 岁。在硬膜外麻醉下行下腰部手术,硬膜外置管后即给予 1% 利多卡因、0.2% 丁哌卡因混合液(含肾上腺素)8 ml,数分钟患者发生心跳呼吸骤停。

4. 最可能原因是（　　）
    A. 全脊髓麻醉
    B. 局麻药误入血管引起中毒反应
    C. 迷走神经反射
    D. 局麻药对心脏的毒性
    E. 心肌梗死

5. 应立即采取的抢救措施是（　　）
    A. 吸氧　　　　　　　　B. 开放静脉通道
    C. 心肺脑复苏术　　　　D. 给予血管活性药物
    E. 给予阿托品

第 4 节　全身麻醉患者的护理

学习目标

1. 熟悉全身麻醉的概念和种类。
2. 了解全身麻醉的方法。
3. 掌握全身麻醉患者的护理问题。
4. 掌握全身麻醉患者的护理措施。

案例 7-4

患者，男，55 岁，食管癌，拟在全麻下行食管癌切除术。

问题：

麻醉中及麻醉恢复期该患者可能出现哪些主要的护理问题？应如何护理？

麻醉药经呼吸道吸入或静脉、肌内注射等途径进入体内，使中枢神经系统暂时性抑制，患者意识和全身痛觉消失，神经反射抑制和一定程度的肌肉松弛，称为全身麻醉（简称全麻）。全麻对中枢神经系统抑制作用是可控、可逆的，当药物被代谢或从体内排出后，患者的神志和各种反射可逐渐恢复，不留下任何后遗症。

一、全身麻醉的方法

（一）吸入麻醉

吸入麻醉指麻醉药经呼吸道吸入进入血循环，作用于中枢神经系统而产生麻醉作用。

1. 常用的麻醉药

（1）氟烷：为无色透明液体，带有苹果香味。氟烷麻醉效能较强，麻醉诱导迅速，麻醉恢复快而舒适。对呼吸道无刺激性，不增加呼吸道分泌物，可松弛支气管平滑肌。增加心肌对儿茶酚胺的敏感性，麻醉期间禁用肾上腺素和去甲肾上腺素。

（2）恩氟烷（安氟醚）：系无色透明液体。麻醉性能较强，诱导和苏醒快而舒适。对呼吸道无刺激性，不增加气道分泌，能扩张支气管。肌肉松弛良好。有癫痫史患者应慎用。

（3）异氟烷（异氟醚）：是安氟烷的异构体。理化性质与安氟醚相似。麻醉性能强，对循环功能影响比安氟醚更小，肌松作用较强。

（4）氧化亚氮（笑气）：是无色、无刺激性的气体麻醉药。以液态贮于高压钢瓶内。麻醉作用较弱，很少单独应用，为复合麻醉中最常用的辅助药。

2. 麻醉方法　吸入麻醉以气管内麻醉最为常用，其方法是将特制的气管导管通过口腔或鼻腔插入气管内，经导管吸入麻醉药产生麻醉作用。优点是麻醉深度易于控制；能确保呼吸道通畅，进行有效的人工或机械通气。

（二）静脉麻醉

将麻醉药注入静脉，作用中枢神经系统而产生全麻状态者称静脉麻醉。

1. 常用的麻醉药

（1）硫喷妥钠：为超短效巴比妥类药。对中枢神经有强烈而短暂的抑制作用，但镇痛效能差，对呼吸中枢有明显的抑制作用，易发生喉痉挛及支气管痉挛。硫喷妥钠适用于全麻诱导、短小手术全麻、基础麻醉及抗惊厥治疗等。

（2）氯胺酮：是速效、短效的静脉麻醉药。主要选择性抑制大脑联络径路和丘脑-新皮质系统，兴奋边缘系统，对脑干网络结构影响较轻。临床表现为痛觉丧失，意识模糊，似醒非醒，睁眼，对环境变化无反应。可引起血压上升、心率增快等反应，使唾液、支气管分泌物增加，苏醒期常有兴奋和幻觉现象。

氯胺酮麻醉单用只适合于短小及浅表手术，更多用于复合麻醉。

（3）羟丁酸钠：是中枢神经的抑制性介质 γ-氨基丁酸的中间代谢产物。主要抑制大脑皮质、海马旁回和边缘系统，产生类似自然睡眠的麻醉状态，无镇痛作用。本药毒性极小，常用作麻醉诱导和复合麻醉，对心、肺、肝、肾功能影响均小，尤适于危重、休克及颅内手术患者的复合麻醉。

2. 麻醉方法　此法诱导迅速，操作简单，用于吸入麻醉前的诱导或小型时间短的手术。静脉麻醉药除氯胺酮外，镇痛作用均不强，肌肉松弛效果差，用量不当易导致呼吸、循环抑制。

（三）复合麻醉

复合麻醉指将不同麻醉药物、不同麻醉方法互相配合应用、取长补短，以发挥药物协同效应，减少每种药物用量及副作用，从而达到提高麻醉效果，保证患者安全和手术顺利进行的目的，是当前临床应用最广的一种方法，分为全静脉复合麻醉和静吸复合麻醉。

链接 »»»

复合麻醉的优点

静脉麻醉药物镇痛性差,肌肉松弛作用不完全,因此,可将静脉麻醉剂、镇痛剂、肌松剂联合使用,以达到手术所需的麻醉状态。常用的镇痛剂有吗啡、芬太尼等,肌松剂有右旋筒箭毒碱、琥珀胆碱等。另外,由于全静脉麻醉没有明显的麻醉深度标志,在麻醉过程中不易控制深度,因此,可在应用静脉麻醉剂的基础上吸入一定量的挥发性麻醉剂,以达到减少麻醉剂用量、降低并发症、维持稳定麻醉状态的效果。

案例7-4分析

该患者因食管癌需接受手术治疗,全麻方法、药物及剂量可根据病情选择。在全麻过程中和麻醉恢复期,患者呼吸、循环等会受到不同程度影响,应做好相应护理,防治并发症。

二、护理问题

1. 有窒息的危险 与舌根后坠、喉痉挛、喉头水肿及呕吐物误吸有关。

2. 有外伤的危险 与麻醉恢复期躁动不安有关。

3. 体温过低 与手术中控制体温及大量输血、输液有关。

4. 急性意识模糊/混乱 与麻醉药物应用及手术有关。

三、护理措施

(一)并发症的观察及护理

1. 呕吐与误吸 全麻时易发生呕吐或反流造成误吸,导致吸入性肺炎或窒息,为全麻主要危险之一。常发生于饱食后急症、腹内压增高(如肠梗阻、产妇)等患者。因此,应严密观察病情,及时发现先兆症状,呕吐时立即将患者身体上半部放低,头偏向一侧,以利呕吐物排出,及时清除口、鼻腔内的呕吐物,如有呕吐物进入呼吸道,应彻底清除。

2. 上呼吸道梗阻 常见原因是舌后坠和咽喉部分泌物积聚。表现为吸气性呼吸困难,舌后坠时可听到鼾声,常出现"三凹征"。一旦发生应托起下颌,置入口咽通气管或将舌拉出,及时吸除分泌物,保持呼吸道通畅;其他因素诱发喉痉挛所致上呼吸道梗阻时,应立即去除诱发因素,加压给氧;必要时经环甲膜穿刺置管。

3. 下呼吸道梗阻 常因气管、支气管内分泌物积聚引起。其有效措施是吸净分泌物,吸氧,及时给予氨茶碱、氢化可的松等药物,必要时呼吸机辅助呼吸。

4. 高血压 是全身麻醉中最常见的并发症。除原发性高血压者外,多与麻醉浅、镇痛药用量不足、未能及时控制手术对机体引起的强烈刺激反应有关。术中应加强监测,当血压高于140/90mmHg时,应及时处理,如加深麻醉、应用降压药物和其他心血管药物。

5. 低血压 失血、失液过多而血容量补充不足及麻醉过深等是引起低血压的主要原因,应及时调整麻醉深度,有效止血,补充血容量;术中刺激迷走神经可引起反射性血压下降及心率减慢,必要时暂停手术刺激。

6. 呼吸暂停 多见于未行气管插管的静脉全身麻醉者,尤其是使用硫喷妥钠、氯胺酮等药物施行的小手术。表现为胸腹部无呼吸动作、发绀等。一旦发生立即行人工呼吸急救。

7. 心脏停搏与心室纤颤 是多种原因引起的麻醉和手术中最严重的并发症。多见于原有器质性心脏病、休克、高钾血症等患者,在麻醉深度控制不当、手术牵拉内脏等诱发下发生。一旦发生,立即进行心肺脑复苏。

(二)麻醉恢复期护理

全身麻醉恢复过程中,随时可出现呼吸、循环等方面的异常,因此,必须重视麻醉恢复期护理。患者在清醒前进入麻醉恢复室,应密切监测病情,发现异常及时处理。

1. 了解一般情况 包括麻醉方法、手术方式、术中情况、伤口敷料及各种引流管道情况。

2. 体位 除特殊医嘱外,一般采取去枕平卧、头偏向一侧。

3. 保持呼吸道通畅。

4. 监测病情 专人护理,每15～30分钟测量生命体征并做好记录。

5. 防止损伤 保证患者安全,防止管道脱落或坠床等意外发生。

6. 评估患者麻醉恢复情况 严密观察患者,达到以下标准可转回病房:①神志清醒,有定向力,能正确回答问题;②呼吸平稳,能深呼吸及咳嗽,$SaO_2 > 95\%$;③血压、脉搏平稳,心电图无严重心律失常和ST—T改变。

目标检测

选择题

A_1型题

1. 下列不属于全麻患者呼吸系统并发症或意外的是( )

A. 肺气肿　　　　　　　　B. 呼吸抑制

C. 气道梗阻　　　　　　　D. 误吸

E. 肺炎、肺不张

2. 全麻患者术后未清醒前,测血压、脉搏的间隔时间应为（　　）

　A. 5～10 分钟　　　　　　B. 15～30 分钟

　C. 30～60 分钟　　　　　　D. 60 分钟

　E. 90 分钟

A₂ 型题

3. 张某,39 岁,有吸烟史,全麻术后回病房,麻醉未清醒。患者血压、脉搏正常,吸气困难,呼吸时喉头有啰音,应考虑为（　　）

　A. 喉返神经损伤　　　　　　B. 呼吸道分泌物多

　C. 呕吐物窒息　　　　　　D. 喉痉挛

　E. 呼吸不规则

A₃ 型题

(4～6 题共用题干)

　王某,男,60 岁,全麻术后回病房,麻醉未清醒。BP 90/60mmHg,HR92 次/分,呼吸困难,有鼾声。

4. 该患者应考虑（　　）

　A. 喉痉挛　　　　　　　　B. 呼吸道分泌物多

　C. 舌后坠　　　　　　　　D. 误吸

　E. 血压下降

5. 最主要的护理诊断为（　　）

　A. 有窒息的危险　　　　　　B. 气体交换受损

　C. 低效性呼吸型态　　　　　D. 有受伤的危险

　E. 心排血量减少

6. 首先采取的护理措施应为（　　）

　A. 吸痰　　　　　　　　　B. 加压吸氧

　C. 头偏向一侧　　　　　　D. 加快输液速度

　E. 用手托起下颌,使舌在下颌切牙之前,至鼾声消失

第 5 节　疼痛患者的护理

学习目标

1. 了解疼痛的概念和种类。

2. 熟悉疼痛的评估方法。

3. 掌握各类疼痛患者的护理措施。

　国际疼痛研究协会对疼痛的定义是"疼痛是有实际或潜在组织损伤时产生的不适等情绪和情感性体验,并可以对该损伤进行描述。"大部分外科疾病常会因疾病、检查及治疗而导致疼痛。疼痛是主观的,它所产生的一系列病理生理变化不同程度地影响着患者的身心健康。近年来,疼痛治疗已成为现代医学的重要组成部分,不少医院设立了疼痛门诊,还有的成立了疼痛治疗中心,专门开展对疼痛的治疗、护理和研究。

一、病因和分类

　碰撞、扭伤等外伤可产生疼痛,在受凉、潮湿、过度劳累和长期不适当的工作体位后,以及身体各系统、器官的炎症或肿瘤等病变均可以产生程度不同的疼痛。

　从病程上疼痛可分为短暂性疼痛、急性疼痛和慢性疼痛;从疼痛发生的解剖部位又可分为头痛、颈肩痛、胸腹痛、腰腿痛等;从疼痛的来源上可分为软组织痛、关节痛、神经痛等;按疼痛部位的深浅可分为浅表痛和深部痛。

二、临床表现

　由于疼痛的病因、部位、深度、程度不同,临床表现有所不同。轻、中度疼痛或浅表痛者,多以交感神经兴奋为主,表现为呼吸急促、脉搏增快、血压升高、面色苍白、骨骼肌紧张等;重度疼痛或深部痛者,多以副交感神经兴奋为主,表现为呼吸及脉搏减慢、血压下降、面色苍白、恶心、呕吐、软弱无力,严重者可出现意识丧失。

三、评　　估

　疼痛是一种主观感觉,要客观判定其轻重程度有一定的困难。目前常用的方法有:

　1. 言词评分法(VRS)　此法简单、易理解,但不够精确。计分标准:①无痛(0 分);②轻微疼痛(1 分);③中度疼痛(2 分);④剧烈疼痛(3 分)。

　2. 视觉模拟评分法(VAS)　此法较精确,临床上常使用。在纸上画一条长 10cm 的直线,两端分别标有"0"和"10","0"代表无痛,"10"代表最剧烈的痛。让患者根据自己感觉到的疼痛程度在直线上标出相应的位置,然后量出从"0"到标记的距离,用"mm"表示,评分范围为 0～100 分。

四、处 理 原 则

　疼痛的处理原则:去除病因,阻断疼痛冲动传导,降低疼痛接收器的反应,改变患者对疼痛的认知,控制因疼痛引起的各种不良反应。

　(一)非药物治疗

　按摩、冷热疗法、经皮神经电刺激、暗示和催眠疗法、转移注意力、松弛技术及生物反馈等。

　(二)药物治疗

　药物治疗是疼痛治疗中最常用的方法之一。

　1. 非阿片类药　常用的有水杨酸类药物、苯胺类药物及非甾体类抗炎药物等。

　2. 阿片类药　常用的有吗啡、哌替啶、可待因、芬太尼等,常用于急性剧痛、晚期癌性疼痛等。

　3. 其他　常用的有激素、解痉药、局部麻醉药及抗抑郁类药物,如地西泮、氯丙嗪、阿米替林等。

（三）常见疼痛的治疗

1. 术后镇痛　术后疼痛是最常见的急性疼痛，常用的镇痛药有阿片类的哌替啶、吗啡、芬太尼，非阿片类的曲马朵、非甾体抗炎药，局麻药类的丁哌卡因等。常用的给药方法有肌内注射、患者自控镇痛、神经阻滞、硬膜外阻滞等。

2. 慢性疼痛的治疗

（1）常见的慢性疼痛包括：①软组织及关节劳损性或退变疼痛；②顽固性疼痛：三叉神经痛、疱疹后遗神经痛、椎间盘突出症；③癌性疼痛：晚期肿瘤痛、肿瘤转移痛；④特殊疼痛类：血栓闭塞性脉管炎、顽固性心绞痛等。

（2）常用治疗方法：①药物治疗：最常用。骨关节疼痛常用阿司匹林、对乙酰氨基酚等非甾体抗炎药；三叉神经痛、幻肢痛等神经源性痛可用苯妥英钠、卡马西平等抗癫痫药。②痛点注射：有明显固定的压痛点时，可在痛点注射1%利多卡因1～4ml加强的松龙12.5～25mg，即封闭治疗。③其他疗法：如神经阻滞、针灸按摩、理疗、心理治疗等。

3. 癌症疼痛治疗　据统计，全球每天至少有500万癌症患者在遭受疼痛的折磨，对癌症患者、家庭及社会造成的危害是巨大的。自20世纪80年代，世界卫生组织（WHO）在全球范围内推广"三阶梯止痛方案"，并提出了"让癌症患者无痛"的目标。WHO三阶梯止痛方案的基本原则是：①按阶梯给药，即根据疼痛分级，选择不同治疗药物。第一阶梯：轻度疼痛，选用非阿片类药物治疗，如阿司匹林、布洛芬等，逐渐提高剂量；第二阶梯：中度疼痛，用非阿片类药不能控制时，选用弱阿片类药物，如可待因；第三阶梯：重度疼痛，选用强阿片类药物，如吗啡、哌替啶。②口服给药，强调患者长期用药的方便性。③按时给药，而不是按需给药。④个体化给药，即药量因人而异，以疼痛消失为剂量标准。长期大量的临床实践证明，按照WHO三阶梯止痛原则给药，可以使90%以上的严重疼痛得到缓解，能明显改善疼痛患者的生存质量。遗憾的是，尽管有了国际公认的疼痛治疗方案，但由于担心药物成瘾，仍未使所有的癌症疼痛都获得理想的控制。对晚期癌症疼痛患者不应过分强调"成瘾"的可能性而影响治疗，医疗目的不仅在于延长生命，更在于提高生命质量。因此，应该采取积极的态度帮助患者控制疼痛。

五、护理问题

1. 疼痛　与手术或急、慢性疾病有关。

2. 活动无耐力　与疼痛限制日常活动有关。

3. 低效性呼吸型态　与疼痛致呼吸深度受限有关。

4. 睡眠型态紊乱　与长期慢性疼痛、严重疼痛影响睡眠有关。

5. 知识缺乏　缺乏自我缓解疼痛技术。

六、护理措施

（一）休息与活动

为患者创造良好的休息环境，空气新鲜，温、湿度适宜，根据病情适当休息与活动。

（二）严密监测病情

通过与患者沟通和观察疼痛的生理行为表现，及时发现疼痛以及疼痛的性质、部位、程度等，对疼痛作出客观的评估。

（三）心理护理

疼痛可影响患者的身心健康，如手术后疼痛可影响术后康复，长期慢性疼痛影响患者正常的生活和工作，严重者可丧失生活的勇气。因此，应针对患者心理变化给予心理支持，增强其战胜疾病的信心。

（四）减轻疼痛

护士可应用所掌握疼痛护理的知识和技能，在自己的权限范围内适当运用非药物方法减轻患者痛苦，如按摩、转移注意力、松弛疗法、冷热疗法、暗示和催眠疗法等，帮助患者积极面对及处理疼痛，以期有效减轻疼痛。

（五）用药护理

遵医嘱给予药物治疗，观察疗效，采取措施缓解副作用带来的不适。如阿片类药物抑制肠蠕动并使腺体分泌减少，易产生便秘，应鼓励患者多饮水，多进食新鲜的蔬菜、水果，必要时给予缓泻剂；恶心、呕吐者应给予心理支持，呕吐时做好护理，及时清理呕吐物，必要时应用止吐药；尿潴留者应积极诱导排尿，必要时给予导尿。

七、健康指导

1. 积极治疗原发疾病，去除疼痛病因。

2. 做好健康宣教，加强有关疼痛相关知识教育，使患者正确认识疼痛，教会患者及家属非药物止痛方法。

3. 指导患者劳逸结合，合理饮食，保持心情愉快。

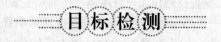

目 标 检 测

选择题

A₁型题

1. 慢性疼痛治疗最常用的方法是（　　）

A. 痛点注射　　　　　　　B. 神经阻滞

C. 理疗　　　　　　　　　D. 针灸按摩

E. 药物治疗

2. 下列有关疼痛的叙述错误的是（　　）
   A. 疼痛是客观的
   B. 疼痛所产生的一系列病理生理变化不同程度影响着患者的身心健康
   C. 大部分外科疾病常会因为疾病、检查及治疗而导致疼痛
   D. 疼痛的病因、部位、深度、程度不同,临床表现也有所不同
   E. 疼痛是有实际或潜在组织损伤时产生的不适等情绪和情感性体验

（王海英）

第8章 围手术期患者的护理

学习目标

1. 熟悉围手术期的概念。
2. 了解手术的种类。
3. 掌握手术患者的术前准备和术后护理。
4. 熟悉常见的手术并发症及预防和处理。

案例 8-1

任某,男,48 岁,因上腹部间歇性疼痛 6 年,症状加重并呕血、黑便 1 天。查体:P 120 次/分,R28 次/分,BP70/40mmHg,神志恍惚,面色苍白,四肢厥冷。考虑是消化性溃疡合并上消化道大出血导致失血性休克,立即给予补液、输血等抗休克治疗,并给予止血、抑酸等处理。出血未能控制,遂施行胃大部切除术。

问题:

该患者的手术类型是什么?术后有哪些常见的并发症?如何预防和处理?

手术既是重要的治疗手段,也是一种创伤,而手术所必需的麻醉同样能造成身体和心理伤害,所以围手术期患者护理的主要任务就是通过全面评估患者,充分作好术前准备,并采取有效措施维护机体功能,减轻恐惧、焦虑等不良情绪,增加手术耐受性,以最佳状态顺利度过手术期,预防或减少术后并发症,促进早日康复,重返家庭和社会。

围手术期(perioperative)是围绕手术的一个全过程,从患者决定接受手术治疗开始,到手术治疗直至基本康复,包括 3 个阶段,即手术前、手术中及手术后期。

1. 手术前期 患者决定接受手术到将患者送至手术台。

2. 手术期 患者被送至手术台到患者手术后被送入恢复室(观察室)或外科病房。

3. 手术后期 患者被送到恢复室或外科病房至患者出院或继续追踪。

☞考点:围手术期的概念

第1节 手术前患者的护理

手术前患者护理的重点是对患者进行全面评估,做好必需的术前准备,纠正患者存在及潜在的可能对手术及麻醉产生不利影响的生理、心理问题,加强有关手术及麻醉的健康指导,提高患者对手术和麻醉的耐受能力,以保证患者在手术中的安全和配合。

一、护理评估

(一)致病因素

1. 现病史 本次发病的诱因、主诉、病情经过等。

2. 既往史 详细了解既往史,既要关注与本次疾病相关联的既往史,也要详细了解有无糖尿病、高血压、慢性支气管炎、支气管哮喘、肝炎、肾炎等疾病。这些疾病会造成脏器功能减退或代谢紊乱,而使患者对手术和麻醉的耐受力下降。

3. 用药史 评估患者近期是否使用降压药、利尿药、抗凝药、激素类药物等,这些药物有可能给患者手术带来不良影响。

4. 过敏史 了解患者有无药物过敏史,食物过敏史等。

5. 其他 患者的个人史、家族史等。

(二)身体状况

1. 患者的年龄 婴幼儿和老人的抵抗力低下,手术后各脏器功能变化大,对手术的耐受性较差。

2. 所患疾病情况 认真检查身体,了解患者的体征。

3. 各系统状况和高危因素 重点评估心、肺、脑、肝、肾等重要脏器和内分泌、免疫系统等功能。有无导致各大脏器功能受损的潜在的高危因素。

4. 营养状况 根据患者的身高、体重、皮下脂肪等,并结合血浆蛋白含量等来进行评估。

5. 体液平衡状况 根据患者体重、皮肤弹性等,结合血生化检查判定有无水电解质失衡。

(三)辅助检查

1. 实验室检查 测血、尿、粪常规,血型,凝血功能,血液电解质,血糖,肝、肾功能等,做交叉配血实验。必要时进行血气分析等。

2. 心电图检查 了解有无心率及心律异常,有无心肌供血不足等情况。

3. 影像学检查 根据病情选择性检查,以明确诊断,指导治疗。

(四)心理、社会状况

1. 心理状况 无论何种手术,患者都会出现情绪反应,产生紧张、焦虑和恐惧。这种情绪常会使患者出现失眠、食欲减退、排尿次数增多、脉搏和呼吸异常、血压升高、出汗增多、行为被动和依赖等。

手术前患者心理状况的改变，其主要原因：①担心疾病严重甚至危及生命；②担心疾病预后及后续影响；③对手术、麻醉及治疗过程的担忧以及相关知识的未知、不确定；④对医护人员不了解或不信任；⑤既往的体验和住院环境的影响；⑥担心住院对家庭照顾、子女和老人等带来不便；⑦对住院费用的担忧等问题。

2. 社会状况 亲人的关心程度，心理的支持状况，家庭的经济条件及社会的支持程度等。

（五）手术类型和麻醉方式

1. 手术类型

（1）按手术期限分类：①择期手术：在一段时间内，手术日期的迟早不影响治疗效果，有充分的时间完善各项手术前准备，如乳腺纤维瘤、疝修补术等；②限期手术：手术时间可以选择，但过长时间会影响手术的效果，如癌症的根治术等；③急症手术：对于危及生命和可能严重影响身体功能的手术，需要尽快进行必要的术前准备，及时完成，如肝脾破裂、心脏贯通伤等。

（2）按手术范围分类：可分为大手术、中手术、小手术及微创手术。

（3）按手术中细菌接触的情况分：①无菌手术：指手术的全过程都在无菌条件下进行，如脾切除术、甲状腺肿瘤切除术等；②污染手术：指某些操作步骤很难避免细菌污染的手术，如胃大部切除术、食管癌切除术等；③感染手术：如脓肿切开引流术、肠坏死切除术等。

（4）按手术的彻底程度分：①根治性手术：从周围组织完整地切除恶性肿瘤加区域淋巴结清扫，适用于恶性肿瘤早期和中期的患者；②姑息性手术：适于恶性肿瘤晚期患者，可减轻痛苦、延长生命，如胃空肠吻合解决胃癌所致的幽门梗阻、结肠造瘘解决直肠癌所致的排便问题等。

2. 麻醉方式 可分为局部麻醉和全身麻醉。

链接

手术的分级管理

卫生部在《医疗技术临床应用管理办法》中明确要求医疗机构应当建立手术分级管理制度，医疗机构应当对具有不同专业技术职务任职资格的医师开展不同级别的手术进行限定，并对其专业能力进行审核后授予相应的手术权限。根据风险性和难易程度不同，手术分为四级，具体为：一级手术是指风险较低、过程简单、技术难度低的普通手术；二级手术是指有一定风险、过程复杂程度一般、有一定技术难度的手术；三级手术是指风险较高、过程较复杂、难度较大的手术；四级手术是指风险高、过程复杂、难度大的重大手术。微创（腔内）手术根据其技术的复杂性分别列入各分类手术中。

（六）评估患者对手术的耐受能力

1. 耐受良好 患者全身情况较好，无重要内脏器官功能损害，外科疾病对全身影响较小，手术安全性较大，术前只需一般准备。

2. 耐受不良 患者全身情况不良，重要内脏器官功能损害较严重，疾病影响程度广泛，手术损害大或急症手术者，手术安全性小，术前必须充分准备。

二、护理问题

1. 焦虑或恐惧 与以下因素有关：①缺乏对疾病和手术的了解；②对手术效果的担忧；③既往的体验和住院环境的影响；④对医护人员不了解或不信任；⑤对住院费用的担忧等问题。

2. 知识缺乏 缺乏有关疾病和手术治疗配合的知识。

3. 睡眠型态紊乱 与焦虑、恐惧、身体不适、环境改变等有关。

4. 营养失调：低于机体需要量 与原发疾病导致营养摄入不足或消耗过多有关。

5. 体液不足 与原发疾病导致摄入不足及丢失过多有关。

6. 潜在并发症：出血、休克、重要脏器功能不全、有感染的危险等。

三、护理措施

（一）提高手术耐受力

1. 缓解患者焦虑或恐惧 认真进行入院及手术前宣教，多与患者沟通，尽量满足患者合理需要，提供患者获得相关知识，介绍患者结识同类手术康复者，帮助患者安排好住院后的生活及适当的休息娱乐，指导患者运用合适的放松方法等。

2. 纠正营养不良及代谢失调 根据患者的症状体征以及实验室检查结果等，正确判断患者的营养状况及有无代谢失调情况，给予合理的调整。给予科学合理的膳食，必要时可进行肠外营养。一般手术患者，术前的红细胞计数、血红蛋白定量、血浆总蛋白和白蛋白等应该达到正常或接近正常水平。

3. 保证重要脏器功能 特别是对患有高血压、心脏病、糖尿病、肝、肾等方面疾病或有脏器功能不全者，要积极配合治疗，采取相应的护理措施，提高重要脏器功能。

4. 保证睡眠和休息 应保持安静舒适的病房环境，减轻或消除干扰睡眠的因素，必要时给予药物镇静、催眠。

5. 提供与手术、麻醉及患者配合所需的相关知识和准备，以及术后必须施行的活动锻炼准备。

（二）手术前常规准备工作

1. 胃肠道准备　目的是避免麻醉引起的呕吐和误吸；预防手术时的污染，降低感染；减少术后腹胀及胃肠道并发症。因此应在手术前 12 小时禁食、4 小时禁水（儿童禁食时间应相应缩短），以使胃排空。对于胃肠道手术的患者，术前 1～3 天开始进流食，必要时可置胃管行胃肠减压。术前排空大便或用肥皂水灌肠。对于结肠或直肠手术的患者，手术前 3 天开始口服肠道抗菌药物，手术前日晚口服泻药或清洁灌肠，手术清晨行清洁灌肠，以使手术时大肠中无粪便，并尽量减少细菌数量。

2. 呼吸道准备　是为了控制呼吸道炎症，预防围手术期肺部感染等并发症。有肺部感染的要积极控制感染，指导患者体位引流，可采用雾化吸入等方式使痰液稀释易于排出。指导患者学会有效咳嗽、咳痰及深呼吸的方法。术前戒烟 2 周以上。

3. 备血　估计术中失血较多者，术前应检查血型，做好交叉，备足所需血液。

4. 手术区皮肤准备　又称备皮。皮肤准备是预防切口感染的重要环节，包括剔除手术区毛发和清洁皮肤。如切口周围毛发不影响手术操作，可不必剃毛，因剃毛可造成肉眼看不到的表皮损伤，而成为细菌生长繁殖的基础和感染源。现在的研究表明，剃毛并反复多次消毒、无菌巾包裹对手术区皮肤菌量减少效果并不比单纯清洁皮肤好，其皮肤含菌量反而更高，术后切口感染的风险更大。备皮时间离手术越近切口感染率越低。术前备皮的重点是清洁皮肤，只有充分清洁皮肤才能有效降低局部皮肤表面的细菌数量，降低术后切口感染率。手术前 1 天协助患者沐浴、洗头、修剪指甲、更换清洁衣服。

（1）皮肤备皮范围

1）颅脑手术：剃去整个头部和颈部的头发及毛发，保留眉毛（图 8-1）。

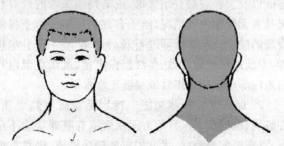

图 8-1　颅脑手术备皮范围

2）颈部手术：上起唇下，下至乳头水平线，两侧至斜方肌前缘（图 8-2）。

3）乳房及前胸手术：上起锁骨上窝，下至脐水平，患侧至腋后线，对侧至锁骨中线或腋前线，包括患侧上臂 1/3、肩部和腋窝部。

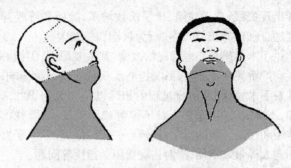

图 8-2　颈部手术备皮范围

4）胸部手术：上起锁骨上窝及肩上，下至脐水平，前后胸壁均须超过中线 5cm 以上，包括患侧上臂、肩部及腋窝（图 8-3）。

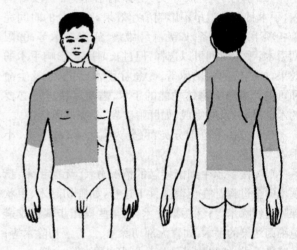

图 8-3　胸部手术备皮范围

5）肾区手术：上起乳头连线，下至耻骨联合，前后均过正中线，剃除阴毛，清洁脐部（图 8-4）。

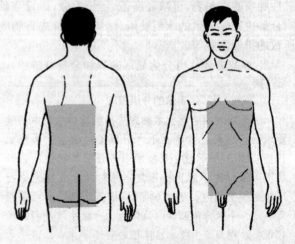

图 8-4　肾区手术备皮范围

6）上腹部手术：上起乳头连线，下至耻骨联合，两侧至腋后线，剃除阴毛，清洁脐部。

7）下腹部手术：上平剑突，下至大腿上 1/3 的前、内侧及外阴部，两侧至腋后线（图 8-5）。

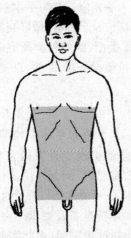

图 8-5　腹部手术备皮范围

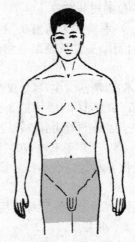

图 8-6　腹股沟及阴囊手术备皮范围

8）腹股沟部及阴囊手术：上起脐部水平，下至大腿上 1/3 的前后、内侧，两侧至腋后线，包括外阴部，剃除阴毛（图 8-6）。

9）会阴部及肛门部手术：自髂前上棘至大腿上 1/3 的前、内、后侧，包括会阴区及臀部（图 8-7）。

10）四肢手术：以切口为中心，上、下方各超过 20cm 以上，一般多为整个肢体备皮，修剪指（趾）甲（图 8-8）。

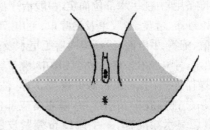

图 8-7　会阴部及肛门部手术备皮范围

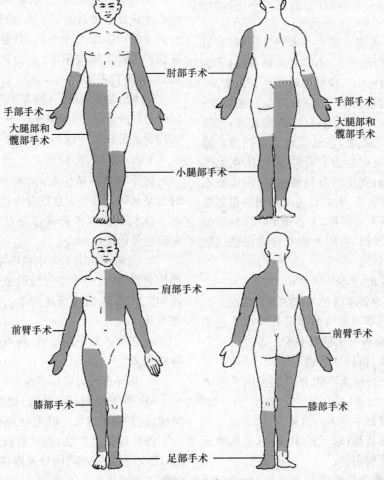

图 8-8　四肢手术备皮范围

（2）特殊部位的皮肤准备

1）颅脑手术：术前 3 天剪短头发并每日洗头 1 次。术前 2 小时剃净头发及颈部毛发，剃后洗头，并戴清洁帽子。

2）颜面手术：以清洁为主，尽量保留眉毛。

3）骨、关节、肌腱手术：手术前 3 天开始皮肤准备。第 1、2 天先用肥皂洗净并用 70%乙醇溶液消毒，以无菌巾包裹。第 3 天剃毛清洗，70%溶液乙醇消毒后，用无菌巾包扎手术区。手术日晨重新消毒后，用无菌巾包裹。

4）阴囊、阴茎手术：入院后每日用温水浸泡，肥皂水洗净，术前 2 小时备皮。

（3）备皮方法

1）准备用物：视手术部位而定，一般治疗盘内盛刀架及刀片、纱布、弯盘、橡胶单及治疗巾、毛巾、70%乙醇溶液、乙醚、棉签、手电筒，治疗碗内盛肥皂水及软毛刷，脸盆盛热水，骨科手术备皮还常备无菌巾、绷带等。

2）操作方式：①向患者做好解释工作，注意保护患者隐私；②铺橡胶单及治疗巾，暴露备皮部位；③用软毛刷蘸肥皂水涂局部，一手用纱布绷紧皮肤，另一手持剃毛刀分区剃净毛发；应尽量避免刮破皮肤；④用毛巾浸热水洗净局部皮肤及肥皂液；⑤脐部用棉签蘸乙醚清除脐部污垢和油脂；⑥备皮完毕，整理用物，妥善安置患者。

3）注意事项：①备皮一般在手术当日进行，最好在术前 2 小时内进行，超过 24 小时应重新备皮；②剃毛时剃刀与皮肤表面呈 45°，应顺着毛发生长的方向，消瘦患者胸部备皮时应沿肋弓方向，避免刮破皮肤；③小儿皮肤准备一般不作剃毛，只做清洁处理；④操作过程中动作要轻柔、熟练，注意保暖及保护患者隐私；⑤备皮区域若有炎症应治愈后再手术；⑥剃毛不慎有剃破皮肤的危险，即使没有剃破皮肤，但肉眼不能看见的皮损也是常见的，所以目前通常做法是如果切口周围毛发不影响手术操作，不必剃毛。国外常使用化学脱毛剂，减少皮损，但脱毛剂有导致皮肤过敏的危险，影响手术。

（三）手术日晨的准备

1. 认真检查、确定各项准备工作的落实情况。

2. 若发现患者有不明原因的体温升高或女患者月经来潮等情况，应报告医生延迟手术。

3. 进入手术室前，指导患者排尽尿液；估计手术时间持续 4 小时以上及接受下腹部或盆腔内手术者应予以留置导尿管。

4. 消化道及上腹部手术者应放置胃管。

5. 嘱患者去除化妆品；取下义齿、发夹、首饰等。

6. 遵医嘱给予术前用药。

7. 备好病历、影像学资料及检查报告、患者所用药品，随患者带入手术室。并与手术室接诊人员仔细核对患者、手术部位及名称等，做好交接。

8. 根据手术类型、麻醉种类及患者状态，备好床单位，各种监护抢救设备，药品等，以便接收手术后回病室的患者。

☞考点：手术前常规准备工作

（四）急症手术患者手术前准备

1. 手术前急救护理 首先抢救危及生命的情况，如心搏骤停、窒息、气胸等。快速建立静脉通道；监测患者生命体征；开放性伤口要及时止血、包扎。

2. 必要的手术前准备及要求 患者按常规作皮肤准备、备血、药物过敏试验、术前实验室检查、术前用药以及麻醉准备。一般急诊手术患者手术前禁食水、禁用泻药、禁忌灌肠、未明确诊断前禁用止痛剂，必要时胃肠减压、留置导尿管，做好患者及家属的心理安抚及沟通等。

（五）特殊疾病手术前的护理

1. 高血压 血压过高者，术前应适当用药控制血压，一般将血压控制在 180/100mmHg 以下，使手术危险减小；对血压在 160/100mmHg 以下的高血压患者，可不必作特殊准备。

2. 心脏病 严重心律失常的患者，尽量用药物使心律恢复正常后方可手术；急性心肌梗死患者 6 个月内不施行手术；6 个月后，只要没有心绞痛发作，可在监护条件下施行手术；心力衰竭患者要控制 3～4 周后，再施行手术。

3. 糖尿病 糖尿病患者手术前应将血糖控制在 5.6～11.2mmol/L，尿糖＋～＋＋，积极纠正水、电解质代谢紊乱和酸中毒等，改善营养状况。

（六）健康指导

健康指导是减少术前、术中焦虑的重要途径，同时也是预防术后并发症的有力措施。

1. 详细讲解术前准备的重要性和具体的做法，取得患者的良好配合。

2. 向患者说明手术中或手术后的一些治疗和护理的重要性，这些操作可能给患者带来一些不舒适，比如胃肠减压、留置导尿管等，使患者做好充分的心理准备。

3. 讲解术后早期活动、深呼吸及有效咳嗽、咳痰等的意义。

4. 指导进行适应性锻炼

（1）深呼吸和有效咳嗽：教会患者深呼吸和有效咳嗽，对预防术后发生肺炎与肺不张有重要意义。

深呼吸运动方法：先从鼻慢慢深吸气，使腹部隆起，呼气时腹肌收缩，由口慢慢呼出。每做 5～6 次深呼吸可放松休息一下，防止过度换气。有效咳嗽排痰方法:患者可取坐位或半坐卧位,上身微向前倾,在排痰之前,先轻咳几次,使痰液松动,再深呼吸后,用力咳嗽,使痰液顺利排出。如为胸腹部手术,咳嗽时须用手放在切口两侧,向切口方向按压,以减轻切口张力和振动,使疼痛减轻。

(2)术后早期活动及手术体位的适应:术后早期活动能增加肺活量,减少肺部并发症;改善全身血液循环,促进切口愈合;防止压疮和下肢静脉血栓形成;有利于肠道和膀胱功能的恢复,减少腹胀和尿潴留的发生,并可以防止腹部手术后的肠粘连。有必要在术前让患者明白其意义,指导患者进行必要的训练。手术体位的适应,能够减轻术后的疼痛和不适。

(3)排尿、排便训练:多数患者不习惯床上排尿、排便,特别是受手术麻醉的影响,术后易发生尿潴留和便秘。因此,术前要进行床上排尿、排便练习。

第 2 节　手术后患者的护理

患者自手术完毕直至康复出院阶段的护理,称为手术后护理。手术后护理的重点是根据手术和病情变化等,确定护理问题,采取确实有效的术后监护,预见性地实施护理措施,帮助患者尽快恢复正常生理功能,以减少生理和心理的痛苦与不适,积极预防并发症的发生。

一、护　理　评　估

(一)手术情况

详细了解手术和麻醉情况,手术进程及术中出血、输血和补液情况,判断手术创伤大小及对机体的影响。

(二)身体状况

1. 生命体征

(1)呼吸:注意呼吸节律、频率、深浅度,呼吸道是否通畅,有无胸闷、气促、呼吸困难、烦躁、发绀等缺氧症状。

(2)血压、脉搏:注意血压的变化,脉搏频率、节律、强弱等。

(3)温度:手术后常会出现体温变化,要注意区分体温变化的原因。

2. 注意观察身体不适表现　如疼痛、恶心、呕吐、腹胀、尿潴留、呃逆等,积极寻找导致这些症状体征可能的原因及变化情况。

3. 切口及引流情况　观察切口敷料有无脱落;切口有无出血和分泌物;切口愈合情况,有无感染及裂开征象;注意观察引流管的固定及走向,引流是否通畅,引流物的量、颜色、性质并记录。

4. 营养状况　手术后患者大多处于应激状态,机体代谢活动增强,而手术又影响患者的摄入,要注意患者是否存在水和电解质代谢紊乱,动态观察患者的营养状态。

(三)心理社会状态

手术后是患者心理反应比较集中、强烈的阶段,是手术前心理活动的延续。主要原因有:①对手术效果的预期高,结果与预期之间的冲突;②失去部分肢体或身体外观的改变;③担心不良的病检结果、预后,身体恢复缓慢及发生并发症;④手术后出现的各种不适;⑤留置各种导管所致的不适;⑥担忧住院费用和继续治疗等。

(四)辅助检查

血、尿、粪常规检查,血生化,血气分析,影像学检查,心电图等,以了解脏器功能恢复情况。

二、护　理　问　题

1. 疼痛　与手术创伤、安置引流管等因素有关。

2. 焦虑与恐惧　与担心预后、继续治疗等有关。

3. 舒适的改变　与切口疼痛、腹胀、尿潴留、安置引流管、体位等有关。

4. 清理呼吸道无效　与痰液黏稠、切口疼痛不能有效排痰有关。

5. 尿潴留　与麻醉、排尿反射抑制、切口疼痛、患者不习惯在床上排尿有关。

6. 营养失调:低于机体能量需要量　与禁食、手术创伤、营养摄入不足、术后营养需要量增加等因素有关。

7. 体液不足　与失血、失液或术后禁食、呕吐、引流等因素有关。

8. 知识缺乏　缺乏有关术后方面的知识。

9. 潜在并发症

(1)术后出血　与术中止血不完善、术后结扎线松脱、凝血机制障碍等有关。

(2)切口感染　与手术无菌操作不严格、全身营养状况差或疾病导致机体抵抗力下降等有关。

(3)肺部感染、肺不张　与呼吸道分泌物增多、术后不能有效咳嗽和深呼吸,或继发肺部感染有关。

(4)尿路感染　与术后尿潴留、留置导尿管有关。

(5)切口裂开　与切口缝合欠佳、切口感染、营养不良、腹腔内压增高有关。

(6)下肢深静脉血栓形成　与术后卧床时间过久、活动受限有关。

三、护　理　措　施

(一)患者的搬移及术后卧位

1. 搬移　根据手术要求,搬移患者应做到动作轻柔、协调一致,避免发生直立性低血压;注意各种管道的保护,避免打折、扭曲及滑脱;保护好手术切口,避免挤压;注意固定针头,保持输液通畅;注意保暖,防止受凉;注意患者安全,防止患者跌落。

2. 术后患者的卧位　根据手术部位、麻醉方式及患者情况而定。①全麻未清醒者去枕平卧,头偏向一侧;清醒后根据需要调整卧位;②蛛网膜下隙麻醉应去枕平卧6小时以上,防治脑脊液外渗致头痛;③硬膜外麻醉者应平卧6小时,防止术后低血压,然后根据手术部位安置成需要的卧位;④颅脑手术后无休克或昏迷的患者可取15°~30°头高脚低斜坡卧位;⑤颈、胸手术后患者多采用高半坐位卧位,便于呼吸和引流;⑥腹部手术患者多采用低半坐位卧位或斜坡卧位,以减少腹壁压力;⑦脊柱或臀部手术:患者取俯卧或仰卧位;⑧四肢手术后应抬高患肢;⑨休克时取仰卧中凹位,即头和躯干同时抬高15°,下肢抬高20°。

☞考点:手术后患者的卧位

(二)病情观察和记录

对施行较大手术、全麻及危重患者,应每15~30分钟测一次脉搏、呼吸、血压以及瞳孔、神志等,病情稳定后可改为每2~4小时测定一次或按医嘱执行。有监护设施的,应随时监测生理指标变化,直到病情稳定。一般非全麻中、小手术可每2~4小时观察一次或遵医嘱执行,并做好记录。体温一般2~4小时测量一次。注意观察尿液颜色和量,必要时记录24小时液体出入量。注意观察静脉补液和药物治疗情况。

(三)营养和饮食护理

术后饮食视手术和患者的具体情况而定。腹部尤其是胃肠道术后禁食2~3天,待肠功能恢复、肛门排气后,进少量流质食物,逐步过渡至全量流质食物,第5~6天进食半流质食物,第7~9天可过渡到软食,术后10~12天开始进普食。非腹部手术后,局麻和无任何不适者术后即可按需进食。蛛网膜下隙麻醉和硬膜外麻醉术后6小时可适当进食。全麻者待完全清醒、无恶心和呕吐后即可进食,先给予流质,以后视情况改为半流质食物或普食。在保证能量的基础上,可选择高蛋白和富含维生素的饮食。不能进食或进食不足时,应由静脉供给充足的水、电解质和营养素,必要时早期提供肠内外营养支持。

(四)切口护理

1. 切口护理　了解切口愈合的相关知识。保持切口敷料清洁、干燥,切口有渗血、渗液或敷料被大小便污染时,应及时更换敷料,并注意观察有无切口感染征象。昏迷、躁动患者,应给予适当约束,防止抓脱敷料。

2. 手术切口的分类　分为三类:①清洁切口(Ⅰ类切口):指Ⅰ期缝合的无菌切口;②可能污染切口(Ⅱ类切口):指手术时可能带有污染的Ⅰ期缝合切口,还包括皮肤不容易彻底消毒的部位、6小时内的

伤口经过清创术缝合、新缝合的切口再度切开者;③污染切口(Ⅲ类切口):指邻近感染区域或直接暴露于污染或感染物的切口。

3. 切口愈合分级　分为3级:①甲级愈合:用"甲"字表示,指愈合良好,无不良反应;②乙级愈合:用"乙"字表示,指愈合处有炎症反应,如红肿、硬结、血肿、积液等,但未化脓;③丙级愈合:用"丙"字表示,指切口已经化脓。

按上述分类、分级方法记录切口的愈合,如Ⅰ/甲等。

4. 切口缝线拆除时间　切口愈合因切口、局部血供、年龄及营养状况不同,切口缝线拆除时间各异。头、面及颈部切口在4~5天。胸部、上腹部、背部和臀部7~9天。下腹部和会阴部切口为6~7天。四肢手术10~12天。减张缝线14天拆除,年老体弱、营养不良或糖尿病患者适当延迟,青少年适当缩短。

☞考点:术后患者的营养和饮食护理

(五)引流管护理

手术后为了达到排出渗出物,观察有无出血、预防感染和减少吻合口张力等目的,常放置各种引流物,如胸、腹腔引流管或引流条等。护理中要注意区分各种引流管的引流部位和作用,做好标记并妥善固定;经常检查管道是否通畅;观察并记录引流液的量、性状、性质;熟悉不同引流管的拔管指征。一般切口胶片引流在术后1~2天拔除,烟卷引流大都在术后4~7天拔除。作为预防性引流渗血用的腹腔引流物若引流液较少,于术后1~2天拔除;如作为预防性引流渗漏用,则需保留至所预防的并发症可能发生的时间后再拔除,一般为术后5~7天。胃肠减压管在肠功能恢复、肛门排气后拔除,其他引流管则视具体情况而定。

☞考点:术后引流管的护理

(六)指导早期活动

术后早期活动能增加肺活量,减少肺部并发症;改善全身血液循环,促进切口愈合;防止压疮和下肢深静脉血栓形成;有利于肠道和膀胱功能的恢复,减少腹胀和尿潴留的发生,并可以预防腹部手术后的肠粘连。

早期下床活动,应根据患者的耐受程度,逐步增加活动量。在患者已清醒、麻醉作用消失后,即手术当日应鼓励患者在床上活动,如深呼吸、四肢主动运动及间歇翻身等。手术后第1~2天开始,可试行离床活动。先坐在床沿上,做深呼吸和咳嗽;再在床旁站立并稍作走动,然后逐步增加活动范围、次数和时间。凡是休克、心力衰竭、严重感染、出血等重症患者和极度虚弱患者,以及施行某种有特殊固定、制动要求的手术患者,均不应该过早离床活动。

（七）心理护理

针对患者的不同心理状态、可能的影响因素、社会背景、个性、手术类型及可能的转归情况，提供个体化的心理支持，给予心理疏导和安慰，以增强其战胜疾病的信心。多与患者沟通，尽量满足患者合理需要，提供患者术后健康指导。

（八）术后常见不适的护理

1. 切口疼痛

（1）向患者介绍有关术后疼痛的知识，缓解患者对疼痛的恐惧感。

（2）安置舒适的体位，妥善固定各种引流管。

（3）胸腹部手术后，指导患者在咳嗽、咳痰时，手放在切口的两侧并向切口方向按压，以减轻因切口张力增加和震动导致的疼痛。

（4）分散患者的注意力以减轻疼痛，提供必要的心理支持。

（5）正确评估和了解疼痛的程度，观察患者疼痛的时间、部位、性质和规律；必要时应用镇静、止痛药物以缓解其疼痛。小手术后的切口疼痛可口服解热镇痛药，如双氯芬酸钠等；大手术后 24 小时内的切口疼痛，常需注射阿片类镇痛药，如盐酸哌替啶等；必要时隔 4~6 小时重复，但不可多次使用，以防止成瘾。

2. 发热　常见的为外科手术热。术后 24 小时内的高热，常为代谢性或内分泌异常、低血压、肺不张和输血反应等。术后 3~6 天的发热或体温降至正常后再度发热，则要警惕继发感染的可能。对于发热除了应用退热药物或物理降温对症处理外，更应该结合病史和各项检查查找原因，进行针对性治疗。

链接 >>

外科手术热

外科手术热又称外科热或吸收热，是由于外科手术破坏，组织的分解产物及局部渗液、渗血吸收后出现的反应，术后患者的体温可略升高，变化幅度在 0.5~1℃，一般不超过 38.5℃。常发生在术后 2~3 天，一般不需要特殊处理，体温可自行恢复正常。

3. 恶心、呕吐　早期常是麻醉的反应，麻醉作用消失后，可自行缓解。患者呕吐时应将其头偏向一侧，并及时清除呕吐物。注意稳定患者情绪，鼓励其作深呼吸和吞咽动作。若腹部手术后反复呕吐，有可能是急性胃扩张或肠梗阻。若持续性呕吐，应查明原因，并给予对症处理，可用镇静止吐药物。

4. 腹胀　早期是胃肠道蠕动受抑制所致。若手术后数日仍无肛门排气、腹胀明显或伴有肠梗阻症状，应及时检查和处理。可采取持续胃肠减压、肛管排气及高渗溶液低压灌肠等；鼓励患者进行术后早期活动；尽量减少产气食物的摄入；没有禁忌证的患者

可适当应用促进胃肠动力药物，直到肛门排气；已确诊为机械性肠梗阻的患者，在严密观察下经非手术治疗未缓解者，应积极协助医生完善术前准备后再次手术治疗。

5. 呃逆　可能是神经中枢或膈肌直接受到刺激引起。首先针对患者具体情况，做好心理护理，消除紧张恐惧心理，可进行暗示疗法；压迫眶上缘、针刺足三里等穴位也有一定帮助；对于有胃潴留、胃扩张者行胃肠减压；如果上腹部手术后出现顽固性呃逆，应警惕膈下感染。

6. 尿潴留　麻醉后排尿反射受抑制、切口疼痛、患者不适应床上排尿等引起患者尿潴留。护理上要注意稳定患者情绪，采取下腹热敷、轻柔按摩膀胱区及听流水声等诱导排尿；若无禁忌协助患者坐于床沿或下床排尿；针刺足三里、关元、中级等穴位，用镇静镇痛药解除切口疼痛或用卡巴胆碱刺激膀胱逼尿肌收缩，有一定疗效；必要时给予导尿。

四、健康教育

1. 根据患者不同的心理状态给予指导，教会患者自我调节、自我控制的方法。

2. 合理的膳食营养，戒除不良嗜好。

3. 指导患者掌握康复锻炼的方法，提高患者生活自理能力。

4. 术后需继续药物治疗者，要遵医嘱按时、按量服用药物。

5. 告诉患者出院后可能出现的不适和应对方法，定期门诊随访。

第3节　手术后并发症的预防和护理

手术后并发症分为两大类：一类是某些手术特有的并发症，如胃大部切除术后的倾倒综合征，另一类则是多数手术后可能出现的并发症，如出血、感染等。了解其发生的原因和临床表现，掌握相应的预防及护理措施是术后护理的重要组成部分。

手术后常见的并发症：出血、感染、切口裂开、深静脉血栓形成或血栓性脉管炎。

一、护理评估

1. 生命体征　体温、脉搏、呼吸、血压等生命体征是否平稳，切口有无渗血或腹腔、胸腔内有无出血征象。

2. 伤口情况　切口有无渗血、渗液，周围皮肤有无红肿，切口愈合情况。

3. 呼吸系统　呼吸是否平稳，呼吸道是否通畅，有无排痰不畅现象。

4. 泌尿系统　有无尿频、尿痛、尿急等尿路刺激症状和排尿困难。

5. 静脉系统　有无下肢肿胀、疼痛等深静脉血栓形成的征象。

二、护理问题

1. 潜在并发症　出血。
2. 潜在并发症　切口感染。
3. 潜在并发症　肺部感染、肺不张。
4. 潜在并发症　尿路感染。
5. 潜在并发症　切口裂开。
6. 潜在并发症　深静脉血栓形成。

☞考点：手术后常见护理问题

三、护理措施

1. 术后出血　可发生于手术切口、空腔脏器及体腔内。多由于术中止血不彻底、结扎不牢固、患者凝血机制障碍等引起。外部切口出血较易发现，如切口敷料被血液渗湿等；而流向腹腔、胸腔的内出血则难以早期发现，如果放置有引流管，可发现引流液呈血性，引流量增多；如果未放置引流管，早期较难发现，临床上需要密切观察，注意患者有无呕血、便血、咯血、尿量减少、脉搏增快、血压下降等症状体征以及各项检测指标的变化；对于疑似体腔内出血，可以进行穿刺检查。

术后出血的预防重点是术前准备工作的完善，对于有凝血机制缺陷障碍的患者应该及时控制，补充所需血小板、凝血因子或凝血酶原复合物等。手术中要严格止血，认真处理每一个可能出血的手术环节，正确缝合，防止结扎线脱落。术中渗血较多的应该给予止血等处理。

一旦确诊为术后出血，应及时通知医师，建立静脉通道。对四肢的出血可给予加压包扎，多能止血；对于胸腹腔内出血，量少时可先予止血药物、补液输血等处理，如无效则应再次手术探查，彻底止血。

2. 切口感染　指清洁切口和可能污染切口并发感染。多发生在手术后 3～5 天。表现为体温升高，切口疼痛加重或减轻后又加重，检查可见切口红肿、硬结、触痛，化脓时有波动感，血常规检查白细胞总数和中性粒细胞比例均升高。此时可用血管钳撑开切口观察。

预防切口感染主要依靠术前改善患者的体质；完善术前皮肤和肠道准备，对可能污染切口，术前可预防性应用抗生素；术中严格执行无菌操作和采取正确的缝合技术；术后保持切口敷料的清洁、干燥、无污染；在给患者检查和换药时医护人员要特别注意手部

卫生，严格执行无菌操作等。

切口感染的早期可勤换敷料，局部理疗，给予抗菌药物；一旦化脓则应及时切开引流，必要时拆除缝线充分引流。

3. 肺部感染、肺不张　多见于吸入麻醉或胸腹部大手术后，尤其在长期吸烟、呼吸道原有感染和老年患者更多见。表现为手术后早期出现发热、呼吸急促、咳嗽、痰液黏稠不易咳出，呼吸音减弱或消失、局限性湿性啰音，X 线检查可见肺内有阴影。

预防方法主要是做好术前呼吸道准备，如戒烟、术前锻炼深呼吸及有效咳嗽、咳痰，积极治疗控制原有呼吸道感染；麻醉及手术中防止误吸，保持呼吸道通畅；术后早期鼓励患者深呼吸，有效咳嗽、咳痰等，对于痰液黏稠的可以给予超声雾化吸入等方法；在日常护理和操作中注意保暖，防止呼吸道感染；加强患者营养等。

肺部感染、肺不张的治疗主要是全身应用抗感染药物，保持呼吸道的通畅，促进痰液排出。在护理中要注意协助患者适时翻身、拍背及体位引流，鼓励患者进行有效咳嗽、咳痰，保证患者摄入足够的水分，注意保持口腔的清洁卫生。

4. 尿路感染　可分为上尿路和下尿路感染。术后的尿路感染常见于留置导尿管和尿潴留患者。上尿路感染主要表现为畏寒、发热、肾区疼痛、白细胞计数增高，尿常规检查可见大量白细胞和细菌，尿培养可明确诊断。下尿路感染主要表现为膀胱刺激症状即尿频、尿痛、尿急、排尿困难等，一般全身症状较轻。

预防措施主要是鼓励、指导患者尽量自主排尿；没有禁忌的患者鼓励其多饮水；术后早期床上或下床活动；预防和及时处理尿潴留；对留置导管的患者要严格无菌操作，注意观察尿液的变化情况。

尿路感染的处理主要是积极控制感染，可以全身和局部应用抗感染药物；保持尿路通畅，多饮水或静脉补水冲洗尿道；对尿潴留的患者应留置导尿管，在操作中注意无菌技术，防止继发二重感染。

5. 切口裂开　多见于腹部手术，常在术后 1 周左右发生，老年人和小儿多见。原因如营养不良、糖尿病、剧烈咳嗽、腹胀、缝合不当、切口感染等可导致切口愈合障碍易裂开。切口裂开表现为在腹部用力时突然感到切口疼痛和突然松开，肠管或大网膜脱出，出口处有大量淡红色液体流出。邻近关节的手术也容易发生切口裂开，多出现在关节活动的时候。

切口裂开的预防主要是要防止切口感染；避免过猛的运动，在咳嗽等动作时，保护好切口；手术中严格无菌操作和采用正确的缝合技术；改善患者的营养状况，积极治疗原发疾病。

切口裂开的处理是进手术室进行缝合，有内脏脱

出时应立即用无菌盐水纱布覆盖,然后进行手术缝合。有切口感染的要积极抗感染治疗。

6. **深静脉血栓形成或血栓性脉管炎**　常发生于术后长期卧床、活动减少的老年人或肥胖者以及有糖尿病等基础疾病者。病变以下肢深静脉血栓形成多见。患者主诉小腿轻度疼痛和压痛或腹股沟区疼痛和压痛,体检患肢凹陷性水肿,腓肠肌挤压试验或足背屈曲试验阳性。其严重的危害在于血栓脱落可形成肺栓塞而导致突然死亡和严重后遗症。

> **链接 »»»**
>
> ### 急性肺栓塞
>
> 　　急性肺栓塞是由于内源性或外源性栓子堵塞肺动脉主干或分支引起肺循环障碍的临床和病理生理综合征,常系一种并发症。临床出现呼吸困难、剧烈胸痛、咯血、发热症状。血流淤滞、静脉损伤和血液高凝状态等因素综合作用时易引起血栓形成。血栓脱落后可导致肺栓塞。栓子的脱落常与血流突然改变有关,如久病术后卧床者突然活动或用力排便。肺栓塞的栓子多来源于下肢深静脉也可来自盆腔静脉或右心。治疗:确诊后使用尿激酶、链激酶、阿替普酶溶栓治疗。我国肺栓塞的准确发病率不清,美国每年65万~70万新发患者,是第三位常见的心血管疾病,其发病率仅次于缺血性心脏病和高血压,死亡率仅次于肿瘤和心肌梗死。

☞考点:手术后并发症的护理措施

预防措施:鼓励患者术后早期离床活动;卧床期间进行肢体的主动和被动运动;积极治疗原发疾病,对血液高凝状态的患者及时处理,可应用抗凝药物;高危患者,下肢可用弹性绷带或穿弹性袜以促进血液回流。

处理方法有:抬高患肢、制动,严禁局部按摩,严禁在患肢上进行静脉输液治疗和抽血检查,防止血栓脱落;发病早期可以进行溶栓治疗,继之抗凝治疗;发病超过3天的,失去溶栓治疗机会,只能进行抗凝治疗。治疗中应该密切监测患者的凝血机制。

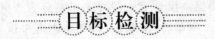

选择题

A₁型题

1. 腹部手术后取半坐卧位是为了(　　)
   - A. 减少术后出血　　　　B. 减少切口感染
   - C. 使膈肌升高,腹腔扩大　D. 使切口张力减少
   - E. 防止腹胀

2. 哪项不是术后下肢静脉血栓形成的高危因素?(　　)
   - A. 肥胖　　　　　　　B. 术后长期卧床

   - C. 脱水　　　　　　　D. 下肢反复穿刺置管
   - E. 年轻人

A₂型题

3. 路某,男,47岁,因患胆囊炎准备行胆囊切除手术,请问下列术前准备正确的是(　　)
   - A. 备皮时,应该清洁脐孔
   - B. 必须剃除手术区域的皮毛
   - C. 术前4~6小时禁食,但可以饮水
   - D. 术前1天戒烟
   - E. 都正确

A₃型题

(4,5题共用题干)

　　杨某,女,25岁,以急性阑尾炎行阑尾切除术,术后第5天,患者来月经,诉切口处疼痛加重,体检:切口处有红、肿,但未触及包块,也无波动感,体温38℃。

4. 请问可能的原因是什么?(　　)
   - A. 内分泌紊乱导致发热　B. 外科热
   - C. 尿道感染　　　　　　D. 切口感染
   - E. 肺部感染

5. 下列处理不正确的是(　　)
   - A. 热敷　　　　　　　B. 理疗
   - C. 全身使用抗生素　　D. 局部换药
   - E. 拆除缝线

A₄型题

(6~9题共用题干)

　　谢某,女,48岁,因患消化性溃疡,药物治疗效果不佳,准备行胃大部切除。

6. 请问该患者的手术属于哪种类型?(　　)
   - A. 择期手术　　　　　B. 限期手术
   - C. 急性手术　　　　　D. 小手术
   - E. 无菌手术

7. 患者实施了胃大部切除术,请问术后当麻醉解除血压平稳后,采取何种体位(　　)
   - A. 去枕平卧位　　　　B. 高半坐卧位
   - C. 低半坐卧位　　　　D. 侧卧位
   - E. 不去枕平卧位

8. 患者何时能够进少量流质饮食(　　)
   - A. 术后第2天　　　　B. 术后第3天,待肛门排气后
   - C. 术后第5~6天　　　D. 术后第3天
   - E. 术后1周

9. 术后第5天,患者出现发热,体温38.5℃,腰背疼痛,无尿频、尿急,白细胞计数增高,请问可能的原因是什么?(　　)
   - A. 切口感染　　　　　B. 外科热
   - C. 急性膀胱炎　　　　D. 急性肾盂肾炎
   - E. 都不是

(张万玲)

第9章 手术室护理工作

学习目标

1. 了解手术室的概况。
2. 熟悉常用手术器械和物品。
3. 掌握手术人员的准备和手术患者的准备。
4. 熟悉手术中的无菌原则及手术配合。

手术室是为患者进行手术治疗的重要场所,也是医院的重要技术及仪器装备部门,要求其建筑位置、结构和布局合理,仪器设备先进、齐全;更要建立严格的无菌管理制度,以确保外科手术的高效率和高质量。手术室的护理工作也是医院护理工作的重要组成部分,具有业务面广、技术性高、无菌操作严格等特点;要求手术室护士不仅具有爱岗敬业的思想素质和娴熟、严谨的业务素质,更要有敏捷、灵活、稳重、谦和的心理素质、健康的身体和科学管理能力,才能默契地配合手术医师,保证手术的顺利进行。

第1节 概　述

一、手术室环境设备

(一)手术室的建筑要求

1. 手术室的位置与设施　手术室应安排在医院内空气洁净、安静处,一般位于建筑的较高层,靠近手术科室,方便接送患者,并与监护室、病理科、放射科、血库、中心化验室等相距不宜太远;还应配备参观台、电教设备等。现代化的大型手术室应置中心供氧系统、中心负压吸引系统、中心压缩空气等设施,各种管道、挂钩、电线都以隐蔽方式安装在墙内或天花板上,最大限度地减少地面物品。手术室还应配备两路供电设备,以保证不因意外停电而影响手术。楼层以东西方向延伸为好,主要的手术间应窗向北侧,因北侧光线稳定,可避免阳光直射,故南侧多作为小手术的手术间或辅助用房。

2. 手术间的设置与配备　手术间数与手术台数应与手术科室的实际床位数成一定比例,一般为 1:25~1:30。手术间种类包括:无菌手术间,供无菌手术,如器官移植、心脏手术等设置生物洁净层流手术室;相对无菌手术间,供胃肠道手术用;有菌手术间

(负压手术间),供感染隔离手术用;此外,应配有暗室,供眼科或内镜诊治用。一般手术间的面积根据综合手术室或专科手术室而定,小手术间面积 20~30m²,中手术间面积 30~40m²,大手术间面积以 50m² 左右为宜,室内净高 3m。为便于平车运送及来往人员走动,走廊宽度不少于 2.5m。手术间的门窗结构都应注意其密闭性能,一般为封闭式无窗手术间,外走廊一般也不作开窗设计。手术间的门宜宽大,最好采用自动门。每个手术间有两个门:一个接送患者,通往清洁走廊;一个运输术后污染的敷料和器械,通往污物走廊。地面多用易清洗、耐消毒液的材料铺设,坚硬、光滑。墙壁天花板应光滑无孔隙,最好用防火、耐湿、易清洁材料制成。墙角呈弧形,不易蓄积灰尘。室内应设有隔音和空气净化装置,防止手术相互干扰和保持空气洁净。手术间内光线均匀柔和,手术灯光应为无影、低温、聚光和可调。室温一般控制在 22~25℃ 之间,相对湿度为 40%~60%。手术间基本配置包括万能手术床、大小器械台、托盘、麻醉工作台、吊顶式无影灯、立地聚光灯、高频电刀、药品柜、敷料柜、阅片灯、吸引器与供氧装置、麻醉机、输液架、垫脚凳、污物桶、挂钟等。各种扶托固定患者的物品,如头架、肩挡、臂架、固定带等,以保持患者不同的手术体位。

(二)手术室的布局

1. 手术室的出入线路布局　出入线路的布局设计须符合功能流程与清洁、污染分区要求,应设有 3 条出入线路,即工作人员出入线路、患者出入线路、器械敷料等循环供应线路,尽量做到相互隔离,避免交叉感染。

2. 分区　设计上一般将手术室分为 3 区,即非限制区、半限制区、限制区(洁净手术部可按非洁净区、准洁净区、洁净区划分)。非限制区(污染区)设在外围,包括外走廊、接送患者区、家属等候室、污物处理间、更衣室、办公室、医护人员休息室、电教室、值班室等。半限制区(清洁区)设在中间,为过渡区,包括器械敷料准备室、储藏室、消毒室、内镜室、急诊清创室、通向限制区的走廊等。限制区(无菌区)在最内侧,包括手术间、刷手间、手术间内走廊、无菌物品间等。

（三）手术室的附属工作间

1. 更衣间　进入手术室，首先在更鞋间换拖鞋，然后在更衣室更换洗手衣，包括戴帽子、口罩。外出时，应更换外出衣和外出鞋。

2. 换车间　停放手术室的平车及等待手术患者推车的区域。患者送至此处时，手术室护士需详细核对患者无误后，协助患者换乘手术室的平车（以防车轮从外边带入细菌），然后将患者送至相应的手术间。

3. 护士站　控制及监督进出手术室的各方人员，并处理手术室行政及人员分配等工作。

4. 麻醉办公室　麻醉师讨论麻醉方案、工作分配的地方。

5. 麻醉准备间　为缩短两个连台手术的等候时间，在这里先给患者进行麻醉准备，再进入手术间。

6. 麻醉恢复室　供手术结束后，麻醉未清醒及生理功能暂未恢复的患者继续监护和支持治疗。备有必要的仪器和急救药品，须严密监测患者生命体征。患者麻醉恢复后，即可送回病房。

7. 无菌物品储藏间　存放无菌器械、敷料、一次性手术用品等。

8. 物品准备间　包括器械清洗间、器械准备间、敷料准备间、灭菌间等，配备有压力灭菌装置、器械清洗装置等。

9. 洗手间　其设备包括水龙头（膝碰式或感应式）、水槽、无菌刷子、洗手液、刷手液、感应式消毒液洗手机、无菌小毛巾或纸巾固定架、计时钟等。

10. 其他　未消毒物品储藏室、值班室、餐厅、洗澡间、污物间等。

（四）洁净手术室

洁净手术室是指采取一定的空气洁净措施，使手术室内的细菌浓度和空气洁净度达到一定的级别。建设洁净手术室是当代医院发展的必然趋势，也是现代化医院的重要标志之一。

1. 洁净手术室空气净化方式　洁净手术室的净化系统主要由空气处理器，初、中、高效过滤器，加压风机，空气加温器，回风口及送风口等组成。目前采取的净化措施是在空调技术上采用超净化装置自动调节。手术室的空气净化是通过初、中、高效三级过滤控制室内尘埃粒子含量。按气流分型分为乱流式、水平层流和垂直层流。

（1）乱流式：流线不平行、方向不单一和流速不均匀，而且有交叉回旋的气流；除尘率较差，适合于污染手术间和急诊手术间。

（2）水平层流：将空气自一侧全面地均匀速度流至另一侧，使污染空气平推而出，通风时气流在室内平行前进。

（3）垂直层流：空气自手术间上方垂直送入，由两侧墙壁下方推出。垂直层流为最理想的净化方法。

2. 洁净手术室分级　见表9-1。

二、手术室的管理

手术室的工作任务一般由手术室、麻醉科、手术治疗科室以及各种辅助科室密切配合，共同协作来完成。手术室的工作人员集中且流动量较大，工作繁重而又复杂。所以，必须加强手术室的管理，建立健全各项规章制度，确保达到以下目的：①保证手术室无菌环境；②保证手术顺利进行，杜绝差错与事故；③保证重危患者及意外事故的抢救。

（一）手术室的一般规则

1. 除手术室工作人员和参加当日手术者外，与手术无关人员一概不准随便进入。患有急性皮肤感染和呼吸道感染者不得入内。

2. 进入手术室的人员必须穿戴手术室的清洁衣裤、鞋、帽子和口罩，内衣不得外露。外出时，应更换外出衣和外出鞋。手术结束后，衣裤、口罩、帽子、鞋按要求放入指定的位置。

3. 手术室内保持肃静，不得谈笑喧哗和吸烟；手术过程中尽量减少手术间的开门次数和不必要的活动。

4. 无菌手术与有菌手术要严格分开，在指定手术间进行。无条件者则先安排无菌手术，后安排污染和感染手术，优先安排急症手术。严禁在一个手术间内同时施行无菌与有菌手术。

表9-1　洁净手术室分级

等级	手术室名称	手术切口类别	适用手术提示
I	特别洁净手术室（100级）	I	关节置换手术、器官移植手术及脑外科、心脏外科和眼科等手术中的无菌手术
II	标准洁净手术室（1000级）	I	胸外科、整形外科、泌尿外科、肝胆胰外科、骨外科和普通外科中的一类切口无菌手术
III	一般洁净手术室（10 000级）	II	普通外科（除去一类切口手术）、妇产科等手术
IV	准洁净手术室（100 000级）	III	肛肠外科及污染类等

5. 手术结束后，必须对用过的器械、物品及时清洁消毒处理，整理备用。严重感染或特殊感染手术用过的器械、物品，均须做特殊处理，手术间也应按要求消毒处理。

6. 择期手术，应由主管医生填写手术通知单，于前一日上午10：00前送至或通过计算机联网传送手术室。由负责护士按手术需要作好手术器械、用物准备；如有特殊要求或患者有传染性疾病的，应予注明。急症手术可先行电话联系，并尽快补送手术通知单。

7. 参加手术人员应按规定时间提前20～30分钟到达手术室，做好相关准备工作。如有特殊原因需调整、增加或停止手术，应提前与手术室联系。

8. 手术室工作人员必须熟悉各种物品放置的地点和使用方法，用后放回原处；急救药品、器材必须齐全备用，定期检查，及时补充维修；一切器械、物品，未经护士长许可，不得擅自外借。

9. 重大手术或新开展手术，相关手术人员应参加术前讨论，做好充分准备，必要时，手术者可进手术室检查准备的器械和物品。

10. 所有工作人员都应严格遵守无菌管理规范，相互监督。如有违反一经指出，须立即纠正。

11. 值班人员应坚守岗位，随时准备接受急症手术，不得擅自离开。

（二）手术室的参观制度

1. 参观人员最好安排在教学参观室观看闭路电视，如无条件应严格限定参观人数（每个手术间不得超过2人）。

2. 参观者必须有医务科的介绍信，方可进入指定手术间参观。

3. 参观时应遵守手术室的管理规则，进入手术室按规定更换参观衣、口罩、帽子、鞋等；不得任意走动或出入，接受手术室医护人员的指导。

4. 严格遵守无菌技术规则，参观者应立于手术人员身后，不可距手术人员过近，参观者距手术无菌区应在30cm以上，避免污染。

（三）接送患者制度

1. 于手术前30分钟或1小时接手术患者，并严格查对科别、床号、姓名、性别、年龄、病室号、住院号、诊断、手术名称、部位及体表标识、麻醉方法等。无误后用平车送患者于指定手术间的手术床上。接送患儿时，一车不得同时运载两人，以防发生差错。

2. 接患者时，根据病历检查术前准备是否完善，如术前用药、禁饮食、备血、灌肠、插胃管或导尿管、X线片、特殊用药等，并注意与病房护士办好交接手续并填好患者接送卡。患者应取下假牙、眼镜、发夹等，不带贵重物品入手术室。患者进入手术室后必须戴清洁帽。

3. 手术结束后，待生命体征平稳、病情允许时将患者及病房带来的一切用物送回病房，并与病房接班护士当面交接输液、输血、引流管、皮肤情况及术后注意事项等。

（四）手术室清洁消毒制度

1. 每天手术开始前30分钟做好各间清洁卫生，务必保持手术间内器具清洁无尘。手术室卫生工作均应湿式清扫，打扫工具不得混用。

2. 每次或每天术后进行清洁消毒处理。开窗通风，撤除污染布类或其他污物，用消毒液擦拭手术、器械台、无影灯、输液架、脚凳、吸引器等各处污迹，拖净地板，铺清洁手术床单。特殊感染手术后，应先进行空气消毒后再进行清洁处理。

3. 每周至少彻底大扫除1次，包括刷手术间地板、墙壁，擦净用物、门窗、无影灯、手术床、器械柜等；每月清扫卫生后做空气培养的监测。

4. 每周六手术间及无菌室进行熏蒸消毒，其余时间每晚或术毕用紫外线灯或电子灭菌器进行消毒；所有容器进行灭菌处理并按时更换；检查无菌包，超过1周需要重新消毒。

5. 每月定期做空气细菌培养，合格后方可使用。破伤风、气性坏疽等特殊感染手术后的消毒方法：①立即作手术室空气熏蒸消毒，按每立方米空间用甲醛溶液2ml和高锰酸钾1g混合，即产生气体或按3g/m³计算过氧乙酸用量，稀释后加热蒸发，密闭房间持续消毒12小时；②随后开窗通风，彻底打扫；用含有效氯或有效溴2000～3000g/L的消毒液擦洗室内各种物体表面，并喷洒地面、墙壁，喷洒量为100～200ml/m²，药物作用30～60分钟；③最后使用紫外线空气消毒器或紫外线灯管等直接照射；④室内物体表面和空气监测（细菌培养）符合消毒灭菌标准要求。手术器械用2%过氧乙酸溶液浸泡后再高压消毒，注意手术所用器械应行"消毒—清洗—灭菌"的特殊处理，手术尽量用一次性巾单、手套和手术服，并在术后装袋予以集中烧毁。

6. 若为洁净手术室，净化系统应在手术开始前30分钟开启。清扫工作应在净化空调运行状态中进行，清扫结束后净化空调系统要继续进行，一般不短于该洁净室的自净时间。每周清洗回风口、新风管初级过滤器，每月消毒空调管道系统，定期更换过滤器。

☞考点：手术室管理

第2节 常用手术器械和物品

一、常用手术器械名称与用途

（一）常用的基本手术器械

1. 手术刀 主要用来切割和分离组织。分刀片和刀柄两部分(图 9-1),刀柄常用的有 3 号、4 号和 7 号。刀片常用的有 22 号、15 号、11 号及 12 号镰状刀和双面刀片、植皮刀片等。使用时用持针钳夹持刀片前端,上于刀柄上,取下刀片时夹持刀片尾端向前推(图 9-2)。

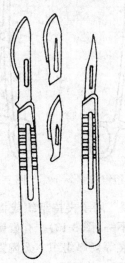

图 9-1　手术刀

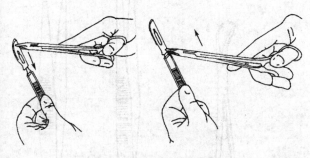

图 9-2　安装、取下刀片

持手术刀方法:有四种持手术刀法(图 9-3)。传递手术刀时,传递者左手握持刀片与刀柄衔接处背侧,刀刃面向下,将刀柄尾端送于操作者右手中。

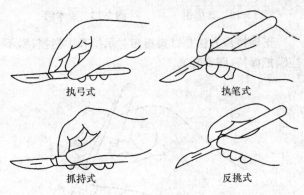

执弓式　　　　执笔式

抓持式　　　　反挑式

图 9-3　持手术刀法

2. 手术剪　用于剪开组织、缝线或各种材料。分组织剪和线剪(图 9-4)。

组织剪头圆,有直、弯两种,分别用于浅、深部组织的剪开和分离。线剪是直剪,头宽而刃端较尖或一

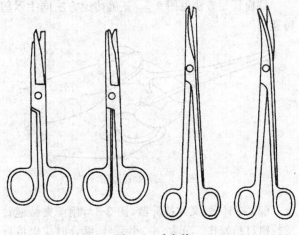

图 9-4　手术剪

叶尖头一叶圆头,用于剪断缝线、引物流及敷料。组织剪不可用来剪线或其他物品,以免刀刃损坏。持手术剪方法见图 9-5。传递方法为传递者握持手术剪的中部,弯剪应将弯头向上,然后将剪刀的柄环部拍打在操作者掌心上。

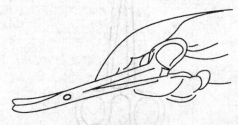

图 9-5　持手术剪方法

3. 钳类

(1)血管钳:又称止血钳(图 9-6)。主要用于止血和分离组织、夹持组织等。有直、弯,大、小、全齿、半齿,有钩、无钩等不同规格。直血管钳用于皮下止血;弯血管钳用于深部止血和分离组织;蚊式钳用于精细操作;有钩直钳(又名可可钳)用于钳夹较厚而易滑脱的组织和离断的组织残端。

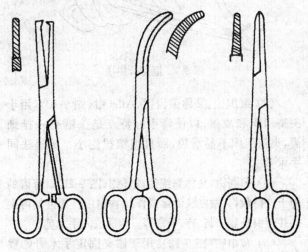

图 9-6　血管钳

持血管钳方法见图 9-7。正确传递方法同手术剪传递法。

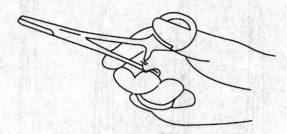

图 9-7 持血管钳法

（2）持针钳：又称持针器（图 9-8），用于夹持缝针及持钳打结操作。分大、中、小型号；缝合时应以持针钳的尖端夹持缝针的中、后 1/3 交界处。

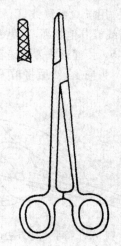

图 9-8 持针钳

持持针钳方法见图 9-9。传递方法为传递者握持针钳的上、中部，然后将持针钳尾端递给操作者。

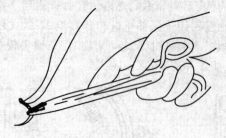

图 9-9 握持针钳法

（3）组织钳：又称鼠齿钳、Allis 钳（图 9-10），用于夹持组织和皮瓣，以便牵引。特点是头端有一排细齿，夹持组织不易滑脱，而且组织损伤小。传递法同手术剪。

（4）卵圆钳：又称海绵钳或环钳（图 9-11）。有齿的用于夹持敷料，做皮肤消毒或作持物钳用。无齿的可夹持并牵引脏器如肠、肺、子宫等。传递法同手术剪。

（5）布巾钳（图 9-12）：用于钳夹固定手术野的敷料。传递法同手术剪。

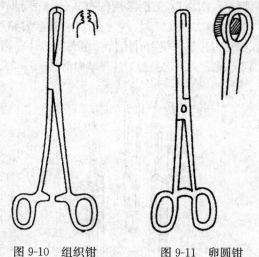

图 9-10 组织钳　　图 9-11 卵圆钳

4. 手术镊　用于夹持组织或物品，分有齿和无齿两种，长度不一（图 9-13）。有齿镊用于夹持皮肤、肌腱筋膜、瘢痕等韧厚组织。无齿镊用于夹持黏膜、血管神经等较脆弱的组织。

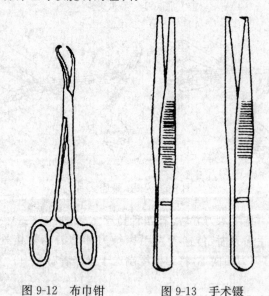

图 9-12 布巾钳　　图 9-13 手术镊

正确持镊方法是以拇指相对示指和中指捏持，不应满把握持（图 9-14）。

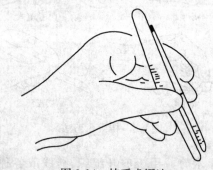

图 9-14 持手术镊法

5. 拉钩　又称牵开器（图 9-15）。用于牵开手术区的周围组织或器官，充分显露手术野。甲状腺拉钩用于牵开浅部切口,直角拉钩用于牵开腹壁,S形拉钩用于牵开腹腔脏器,爪钩用于牵开头皮,自动拉钩用于显露胸、腹腔。

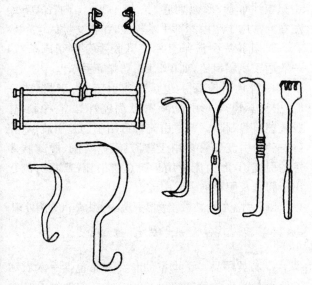

图 9-15　拉钩

6. 缝针　用于缝合组织,分圆针和三角针(图9-16),有大、小型号及直、弯不同规格。圆针用于缝合脏器、血管、神经、肌肉等软组织。三角针用于缝合皮肤、韧带、软骨等坚韧组织。穿针引线标准见图9-17。

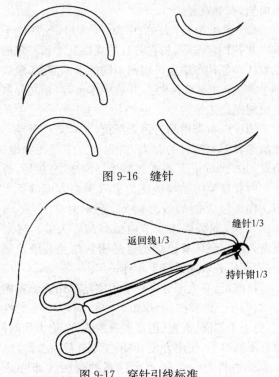

图 9-16　缝针

图 9-17　穿针引线标准

7. 吸引器头(图9-18)　用于吸出手术野中的渗血、积液及空腔器官切开时漏出的内容物等,便于显露手术野及减少污染。

所有手术器械和用物,凡能耐高温、高湿的均应

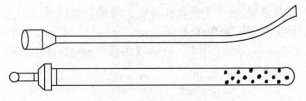

图 9-18　吸引器头

采用高压蒸汽灭菌。灭菌前,应充分洗刷、消毒,尽可能减少所携带的细菌数量。急需使用的金属器械可采用燃烧法灭菌。不耐热、高温的手术器具及各种管道等可使用浸泡消毒灭菌(常用的有2%戊二醛溶液浸泡10小时,使用前用无菌水冲净消毒剂,以免对组织产生刺激)、环氧乙烷气体灭菌或其他低温消毒器灭菌等方法。术后器械清洗消毒处理后,烘干上油,分类存放于器械柜内。

(二)特殊器械

1. 内镜类　有膀胱镜、腹腔镜、胸腔镜、纤维支气管镜和关节镜等。

2. 吻合器类　如血管和食管、胃、直肠等吻合器等。

3. 其他精密仪器　包括高频电刀、激光刀、取皮机、电锯、电钻、气钻、手术显微镜等。

高频电刀:用于切割组织和电灼止血。电刀有两个电极:一个是手柄电刀头(接触组织);另一个是负极板,贴在患者肌肉血管丰富部位(如毛较多则应剃毛),皮肤清洁干燥,接近手术部位,调节好所需的电流功率。使用时须注意以下几点:输出电流功率不宜过大;避免手术台潮湿;防止身体直接接触手术台金属物品;电刀头上有火花,切忌在乙醚气体浓度高时使用,以防爆炸;带有心脏起搏器的患者一般不能使用高频电刀,因高频会干扰心脏起搏器,使之工作不正常甚至停搏。如一定要使用高频电刀,则必须按起搏器的使用说明书规定,采取必要而有效的预防措施。

以上器械根据其制作材料选用不同的消毒灭菌方法,对接触或跨越手术野的部件要进行灭菌处理,如环氧乙烷气体灭菌6小时、低温等离子灭菌或2%戊二醛溶液浸泡10小时,若为手术显微镜各调节部位,可套上无菌保护套,术者接触无菌套进行操作。

任何手术器械都不能投掷、互相碰撞,持轴关节灵活,尖端合拢,螺丝固定部分上油。手术中要爱护器械,使用得当。用后以清水冲洗干净,消毒后拭净水渍或烤箱烤干后上油,以防生锈,再放回器械柜内。锐利精细的刀剪、骨刀及各种精密器械等,应特别注意保护利刃部分,术后与一般器械分别处理。

二、医用缝线

目前手术室所用缝线均由厂家包装并灭菌,可在手术中直接使用。缝线类用于术中结扎血管、缝合组

织及脏器,分为不吸收和可吸收两类。缝线的粗细以数字标明,常用的型号有 10 号、7 号、4 号、1 号、0 号……00000 号等。数字越小缝线越细,可根据临床需要选择。

（一）医用丝线

医用丝线是外科广泛、基本使用的缝线。在组织内反应小,但在体内不吸收而形成异物。常用的型号有 1 号、4 号、7 号、10 号。

（二）医用肠线

医用肠线由羊、牛的肠黏膜下层组织加工而成,分普通肠线和铬制肠线两种,均可吸收,是子宫、肾脏、膀胱及输尿管等手术常常选用的缝线。使用时用盐水浸泡,待软化后拉直便于手术操作。医用肠线由于组织反应重,不易吸收,目前已经逐渐被生物合成缝线所取代。

（三）人工合成缝线

（1）聚酯缝线:是除钢丝线外最强韧的缝线。一般由多股纺织而成,张力强度高,常用于心脏瓣膜置换、矫形外科及显微血管吻合手术。粗线有 1 号～10 号,细线 2-0 号～6-0 号。常用 10 号作减张缝合。各种型号可制成无损伤缝线,操作方便。

（2）聚丙烯缝线:由丙烯聚合成非惰性缝线,打结比尼龙线容易,抗强度高,多用于吻合血管神经等。

（3）尼龙线:为人造纤维制成,抗张力及韧性皆强于丝线,在组织内反应小,最适于整形外科缝合皮肤。制成无损伤缝线,7-0 号～11-0 号,常用于血管的吻合与修补。

（4）聚乙醇酸缝线:由化学合成多股纺织而成,表面有涂层使缝线穿越组织更为平滑,具有极佳张力强度,柔软平顺,结扎牢固可靠,在伤口愈合期保持很好的张力,60～90 天完全水解吸收,无组织反应。

（5）化学合成聚甘醇酸可吸收缝线:张力强度高,在组织内维持时间超过组织愈合期 5～8 天。单纯水解,不受酶素、体液影响。分解代谢物具有抑菌作用,使伤口愈合更好。植入组织后 15 天吸收,30 天达高峰,60～90 天完全吸收。组织反应小,伤口愈合快。

（6）不锈钢缝线:由不锈钢丝制成,可分为粗、中、细三种。一般可分银线和合金钢线,是缝线中最不易引起反应的缝线。但不易打结,钢线的末端容易刺伤手套。主要用于需要拉力缝合时,如矫形外科的肌腱修补、接合骨折等。

（7）钽线:亦属不锈钢类缝线,但较柔软,组织反应小,用于缝合肌腱等。

三、引 流 物

1. 纱布引流条 包括干纱条、盐水纱条、凡士林纱条、浸有抗生素的纱条等,用于浅表部位或感染创口的引流。

2. 烟卷式引流条 将乳胶片粘合成圆筒状,其中充填纱布卷,形似烟卷,长 15～20cm,内径 1.5cm 左右。常用于腹腔深部手术较短时间的引流。

3. 乳胶片引流条 用废乳胶手套剪制成条状,一般用于浅层引流,如甲状腺、腮腺等手术。

4. 管状引流管 包括普通引流管、双腔（或三腔）引流套管、T 形引流管、蕈状引流管等,有橡胶、硅胶或塑料等制品。普通引流管可用于创腔引流;双腔（或三腔）引流套管多用于腹腔脓肿、胃肠、胆或胰瘘等的引流;T 形引流管用于胆总管引流;蕈状引流管用于膀胱及胆囊的手术引流。

以上引流物可按橡胶物品灭菌或压力蒸汽灭菌处理。

四、布单及敷料

1. 布类用品 手术室的布类物品包括手术衣和各种手术单及手术包的包布。应选择质地细柔且厚实的棉布,颜色以绿色或深蓝色为宜。

（1）手术衣:分为大、中、小三号,用于遮盖手术人员未经消毒的衣着和手臂。穿上后能遮至膝下;手术衣前襟至腰部为双层,以防止手术时血水浸透;袖口制成松紧口,便于手套腕部盖于袖口上;折叠时衣面向里,衣领在外。

（2）手术单:有大单、中单、手术巾、各部位手术单以及各种包布等,均有各自的规格尺寸和一定的折叠方法。各种布单也可根据不同的手术需要,包成各种手术包,如胸部手术包、开腹手术包等,较之分散包裹更能提高工作效率。

用过的布类用品若污染严重,尤其是乙肝或恶性肿瘤患者手术用过的布类,需先放入专用污物池,用消毒剂如 500mg/L 有效氯溶液浸泡 30 分钟后,再洗涤。所有布类用品均经压力蒸汽灭菌方可供手术使用。棉布包灭菌后保存时间,夏季为 7 天,冬季为 10～14 天(潮湿多雨季节应适当缩短天数),过期应重新灭菌。经环氧乙烷消毒的密封的包装纸及塑料袋,灭菌后有效期保持半年到一年。

目前,已有大部分医院手术室已采用无纺布制成口罩、帽子、手术衣、治疗巾、中单、洞巾等一次性物品,免去了清洗、折叠、消毒所需的人力、物力和时间,而且不掉布毛,使用方便,但不能完全替代布类物品。

2. 敷料类 采用吸水性强的脱脂纱布和脱脂棉,用于术中止血、拭血及压迫、包扎等,有不同规格及制作方法。

（1）纱布类:纱布垫用于遮盖伤口两侧的皮肤;盐水纱布垫用于保护显露的内脏,防止损伤和干燥;纱布块用于拭血;纱布球用于拭血及分离组织;纱布条多用于耳、鼻腔内手术,长纱布条多用于阴道、子宫出血及深部伤口的填塞。

(2)棉花类:常用的有棉垫、带线棉片、棉球及棉签。棉垫用于胸、腹部及其他大手术后的外层敷料,以吸收渗出及分泌物,保护伤口;带线棉片用于颅脑或脊椎手术时;棉球用于消毒皮肤、冲洗伤口、涂拭药物;棉签用作采集标本或涂擦药物。

各种敷料制作后包成小包,经高压蒸汽灭菌后供手术时用。特殊敷料,如用于消毒止血的碘仿纱条,因碘仿加热后升华而失效,严禁高压蒸汽灭菌,而是严格按无菌操作技术,制成后保存于消毒、密闭容器内。目前一些特殊敷料,如碘仿纱条、凡士林纱布纱条等都已由厂家包装灭菌,术中可以直接使用。对感染性手术,尤其是特异性感染手术用过的敷料不可乱丢,要用黄色医用大塑料袋集中包好,袋外注明"特异感染"送室外指定处焚烧。

第3节　手术人员的准备

手术人员的无菌准备是避免患者伤口感染,确保手术成功的必要条件之一。手臂皮肤的细菌可分为暂居菌和常驻菌两大类。暂居菌分布于皮肤表面,易被清除;常驻菌则深居毛囊、汗腺及皮脂腺等处,不易清除,且可在手术过程中逐渐移至皮肤表面,在手臂洗刷消毒后,还须穿无菌手术衣,戴无菌手套,防止细菌进入手术切口。

一、手术前的一般准备

手术人员进入手术室时,先在非限制区换穿手术室专用的清洁鞋和洗手衣、裤,戴好手术室准备的清洁帽子和口罩。衣袖应卷至上臂中段,下摆扎收于裤腰之内,自身衣服不得外露。帽子要盖住全部头发,口罩要盖住口鼻。将指甲修平,并除去甲缘下污垢。手臂皮肤无破损及感染,方可进入洗手间进行手臂的洗刷与消毒。

二、手臂的洗刷和消毒方法

通过机械性洗刷及化学消毒的方法,尽可能刷除双手及前臂的暂存菌和部分长驻菌,以预防患者术后感染,常称为外科洗手法。

(一)肥皂水刷手法

1. 先用肥皂作一般的手臂搓洗。

2. 用消毒毛刷蘸消毒的肥皂水,刷洗手和上臂。从指尖到肘,分4段(即指尖甲沟、手、前臂、肘上10cm),且两侧分段交替刷洗,特别应注意甲缘、甲沟、指蹼等处彻底刷洗。

3. 一次刷完后,手指朝上肘朝下,用清水自然冲洗手臂上的肥皂水。

4. 换另一消毒毛刷按2～3步进行第二、三遍刷洗,共约10分钟,共用3个毛刷。

5. 每侧手臂用一块无菌小毛巾从指尖至肘部擦干,擦过肘部的毛巾不可再擦手部。

6. 将双手臂浸泡于75%乙醇或0.1%苯扎溴铵溶液内5分钟,浸泡范围稍低于上臂刷洗平面。若用0.1%苯扎溴铵溶液泡手,必须彻底冲净手臂上的肥皂,刷手时间可减为2遍,共5分钟。每桶苯扎溴铵溶液限泡40人次。乙醇溶液应每周过滤并校正浓度。

洗手消毒完毕后,保持拱手姿势,手臂不应下垂,也不可再接触未经消毒的物品,否则即应重新洗手。手臂晾干后准备穿手术衣戴无菌手套。

(二)聚维酮碘刷手法

聚维酮碘刷手法是医院手术室目前常用的方法之一。

1. 按以上肥皂刷洗方法刷洗双手、前臂至肘上10cm一遍,约3分钟,清水冲净,无菌毛巾擦干。

2. 用浸透聚维酮碘消毒液(含有效碘0.5%～1%)的纱布依次分段涂擦手、前臂至肘上6cm处,同法涂擦另一侧,注意涂满,换纱布再擦一遍,稍干后穿手术衣和戴无菌手套。

(三)灭菌王刷手法

灭菌王为不含碘的高效复合型消毒剂,是手术人员常用的手臂清洁消毒方法。

1. 按以上肥皂刷洗方法刷洗双手、前臂至肘上10cm,用清水彻底冲洗。

2. 用消毒毛刷蘸灭菌王刷洗双手、前臂及肘上10cm约3分钟,流水冲净,用无菌毛巾擦干。

3. 再取吸足灭菌王的纱布涂擦指尖至肘上6cm处。稍干后穿手术衣和戴手套。

(四)紧急手术洗手法

紧急情况下,可用2.5%碘酊溶液涂擦手及前臂,再用75%乙醇溶液脱碘,先戴手套,后穿手术衣,袖口压在手套外面,然后再戴一双手套。

传统的肥皂刷手法,因肥皂液可能被污染,浸泡手臂的药液可能因多人多次使用而降低消毒灭菌效果,这种方法渐趋淘汰。目前常用的是聚维酮碘刷手法,刷手时间短,灭菌效果好,可保持较长时间灭菌作用。刷手的毛刷最好采用塑料板毛刷,因木板毛刷底板上的微孔可能吸附异物。但随着各种有效消毒剂的产生和推广,新的手臂消毒法也逐渐应用于临床。

☞考点:刷手的顺序和原则

三、穿无菌手术衣法

(一)穿对开式手术衣(图9-19)

1. 自器械台上拿取叠好的无菌手术衣,认清衣服的上、下和正反面；选择较宽敞处站立，手提衣领，抖开，使衣的另一端下垂。注意勿使手术衣触碰到其他物品或地面。

2. 两手提拉衣领两角，衣袖向前将衣展开，使衣的内侧面对自己。

3. 将衣轻轻向上抛起，双手顺势插入袖中，两臂前伸，不可高举过肩，也不可向左右散开，以免碰触污染。

4. 由巡回护士协助，从背后提拉手术衣的内侧，系好衣领后带。

5. 穿衣者双手交叉，身体略向前倾，用手指夹起腰带递向后方，由背后的巡回护士接住并系好。穿好手术衣后，双手保持在腰以上、胸前的视线范围内。

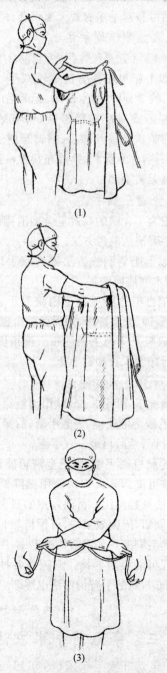

（1）

（2）

（3）

图 9-19 穿对开式手术衣

（二）穿遮背式手术衣（图 9-20）

1. 同对开式手术衣穿法穿上无菌手术衣，由巡回护士协助系好领口及背后带子。

2. 戴好无菌手套。

3. 术者解开腰带（由左腰带与右包围叶上的带子结成），由器械护士接取或巡回护士用无菌持物钳夹取右包围叶上的带子，由术者身后绕到前面。

4. 术者接过带子与左腰带系结于腰部前方，带子要保持无菌，使手术者背侧全部由无菌手术衣遮盖。

四、戴无菌手套法

（一）戴干手套法

1. 开放式戴无菌手套（图 9-21）　取出无菌手套，左手捏住手套的反折处（手套内面），使拇指向前，掌面相对和，右手对准插入戴上；用戴上手套的右手，插入左手套反折的里面（手套外面），左手对准插入戴上，将手套的折叠处翻转，包住手术衣袖口，用 0.9% 氯化钠溶液冲净手套外面的滑石粉。

2. 闭合式戴无菌手套法　穿上手术衣时双手不出袖口，右手隔着衣袖取左手手套，将手指端朝向手臂，拇指相对，放于左手衣袖上，两手拇指隔衣袖分别插入手套反折部并将之翻转包裹于袖口上，手迅速伸入手套内，同法戴右手手套。

（二）帮助他人戴手套法

器械护士手握住第一只手套，拇指外展，以防被手术人员的手污染，手术人员将手伸入手套内。手术人员以戴好手套的手帮助戴第二只手套。开始手术前用 0.9% 氯化钠溶液冲洗手套。

戴无菌手套的要求：①未戴手套的手，不能接触手套的外面；已戴手套的手，不能接触已戴手套的手臂和非无菌物品；②手术过程中，无菌手套如有破损或污染，应立即更换。

🔲考点：戴无菌手套的要求

五、连台手术更换手术衣及手套法

手术结束如需进行另一台手术时，必须更换手术衣及手套。由巡回护士解开腰带及领口带，先脱手术衣，后脱手套。

（一）脱手术衣法

1. 他人帮助脱手术衣法　自己双手抱肘，由巡回护士将手术衣肩部向肘部翻转，然后再向手的方向扯脱，手套的腕部则随之翻转于手上。

2. 个人脱手术衣法　左手抓住手术衣右肩，自上拉下，使衣袖翻向外。同法拉下手术衣左肩。脱下全部手术衣，使衣里外翻，以免手臂及刷手衣裤被手术衣外面污染。

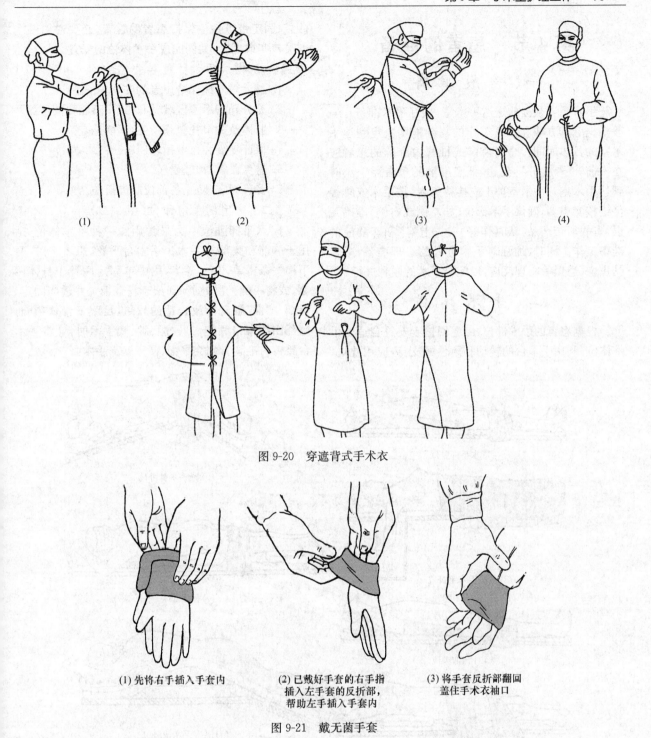

图 9-20　穿遮背式手术衣

(1) 先将右手插入手套内　　(2) 已戴好手套的右手指　　(3) 将手套反折部翻回
　　　　　　　　　　　　　　插入左手套的反折部，　　　　盖住手术衣袖口
　　　　　　　　　　　　　　帮助左手插入手套内

图 9-21　戴无菌手套

（二）脱手套法

1. 手套对手套法　脱下第一只手套，先用戴手套的手提取另一手的手套外面脱下手套，不可触及皮肤。

2. 皮肤对皮肤法　脱下第二只手套，用已脱手套的拇指伸入另一戴手套的手掌部以下，并用其他各指协助，提起手套翻转脱下。注意手部皮肤不能接触手套的外面。

如果手术完毕，手套未破，连续施行另一手术时，可不用重新刷手，脱手套后，用 75% 乙醇溶液泡手 5 分钟或用 0.5% 聚维酮碘溶液刷手 2～3 分钟。同法穿无菌手术衣和戴无菌手套。若前一次为污染手术，又须连接施行手术，应重新刷手。

链接 »»»

如何正确进行手术接台

前一台手术为胆囊切除术，后一台手术为甲状腺切除术，接台时：应该重新刷手，同法穿手术衣和戴无菌手套。前一台手术为甲状腺切除术，后一台手术为胆囊切除术，接台时：如果手套未破，应脱手套后，用 75% 乙醇溶液泡手 5 分钟或用 0.5% 聚维酮碘刷手 2～3 分钟。同法穿无菌手术衣和戴无菌手套。

第4节 患者的准备

一、一般准备

手术患者须提前送达手术室,做好手术准备。一般根据麻醉方法和准备工作的复杂程度决定到达手术室的具体时间。全身麻醉或椎管内麻醉的患者应在术前30~45分钟到达,低温麻醉的患者需1小时到达手术室。手术室护士应接待患者,按手术安排表仔细核实患者,确保手术部位(如左侧或右侧)准确无误,点收所带药品,认真作好"三查七对"和麻醉前的准备工作。同时,加强对手术患者的心理准备,减轻其焦虑、恐惧等心理反应,以配合手术的顺利进行。

二、手术体位

根据患者的手术部位,由巡回护士安置合适的手术体位,利用手术台的转动和附件的支持,应用枕垫、沙袋、固定带等物件保持患者的位置,必要时由手术人员核实或配合,共同完成手术体位的安置。

（一）摆放手术体位要求

1. 最大限度地保持患者的安全与舒适。
2. 充分暴露手术区域,同时减少不必要的裸露。
3. 肢体及关节托垫须稳妥,不能悬空。
4. 保证呼吸和血液循环通畅。
5. 避免血管、神经受压。
6. 妥善固定,防止各部位肌肉扭伤。

（二）常用的手术体位(图9-22)

1. 水平仰卧位 为最常用的一种手术体位,适用于胸前和腹部等手术。手术台平置,患者平卧,身下横一条中单,左右各半,用中单固定两臂于身体两侧,或将一侧上肢外展90°架于托臂板上并适当固定。头部、腰曲、腘窝处放合适的软垫,足跟下置软垫圈,膝部用约束带固定。肝、胆、脾、胰手术时,应将手术台腰桥对准胸骨剑突平面,便于暴露手术野。

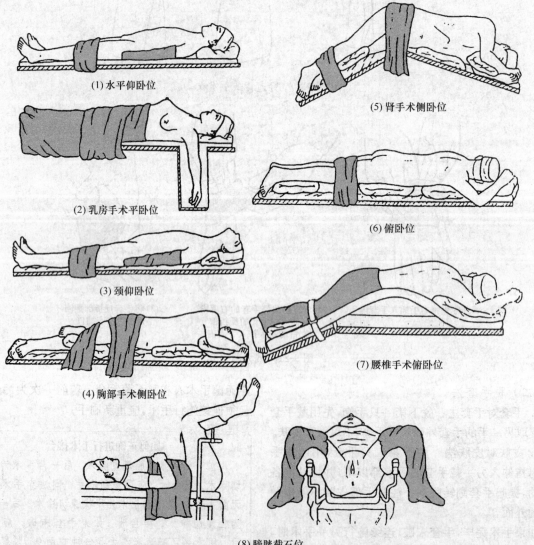

(1)水平仰卧位

(2)乳房手术平卧位

(3)颈仰卧位

(4)胸部手术侧卧位

(5)肾手术侧卧位

(6)俯卧位

(7)腰椎手术俯卧位

(8)膀胱截石位

图9-22 常用的手术体位

2. 乳房手术平卧位　适用于乳房及腋部手术。原则同仰卧位安置方法,特点是患侧靠近手术台边;患侧肩胛部放一软垫,使躯干略有倾斜;患侧上肢伸直、外展 90°架于托臂板上并妥善固定。健侧上肢固定于胸旁。

3. 颈仰卧位　适用于颈前部手术,如甲状腺手术、气管切开术等。原则同仰卧位安置方法,特点是手术台头端抬高 10°～20°,头板适当下落,肩部放一软垫,使头后仰,颈前充分暴露。

4. 胸部手术侧卧位　适用于胸腔手术,患者侧卧(患侧在上),两肩连线与手术台面成 90°,两臂屈曲放于前面或伸直固定在托手架上。手术对侧腋下放一软垫。上腿弯曲,另一侧下肢自然伸直,两腿间接触处放一软垫。用约束带分别固定上肢的前臂部、臀部及下肢的膝上部。

5. 肾手术侧卧位　适用于肾手术。原则同胸部手术侧卧位安置法。特点是将患者肾区(第 11、12 肋平面)对准腰桥架并摇高腰桥。贴手术台的下肢屈曲,另一下肢伸直。

6. 半侧卧位　适用于胸腹联合切口手术。患者先仰卧,然后背、腰、臀部各放一软垫使身体向非手术侧转 30°～50°,手术侧在上,手臂屈曲固定在搁手架上,手术侧臀部与膝下放软垫,约束带固定臀部和膝部。

7. 俯卧位　适用于脊柱和背部手术。患者俯卧,头偏向一侧,头部、胸上部、耻骨处、两小腿下放大小合适的软垫,注意胸腹部不受挤压,应保持腹肌和膈正常运动。两上肢屈曲置于头旁并固定。

8. 截石位　适用于会阴部、肛门及尿道等手术。患者仰卧于手术台上,臀部下移,骶尾部平手术台座板下缘,双下肢外展分别放在托腿支架上,穿上袜套并固定。腘窝部及臀下软垫衬托,手术台腿板垂下。

☞考点:胸部手术侧卧位和肾手术侧卧位的区别

三、患者手术区皮肤的消毒

安置好手术体位后,须对已确定的手术切口包括周围至少 15cm 以内的皮肤进行消毒,目的是消灭切口处及其周围皮肤上的细菌。

方法:用 2.5%～3% 碘酊溶液涂擦手术区皮肤,待碘酊干后,用 75% 乙醇溶液擦拭脱碘。另一种方法是用 0.5% 聚维酮碘溶液涂擦皮肤 3 遍。碘过敏者可选用其他消毒剂,如灭菌王。对婴儿面部皮肤口腔肛门和外生殖器等部位,不可用碘酊,可选用 0.75% 吡咯烷酮碘溶液或 0.1% 苯扎溴铵溶液。植皮时,供皮区可用 75% 乙醇溶液涂擦两次,不可用碘酊。

链 接 >>>
碘酊与聚维酮碘的使用有何区别

碘酊对皮肤和黏膜有强烈的刺激性和腐蚀性,使用时必须脱碘,婴儿、面部皮肤、口腔、肛门和外生殖器、供皮区等部位不可使用。聚维酮碘对组织刺激性小,适用于皮肤、黏膜,使用时不需脱碘。

注意事项:①消毒前如手术野有油脂或胶布粘贴痕迹,应先用汽油或乙醚擦涂;②应出手术区中心部向四周涂擦,如为感染伤口或肛门、会阴部手术,则应自手术区外周向伤口或肛门会阴处涂擦;③消毒区内不留空白,接触污染部位的药液棉球,不可再返擦清洁处;④消毒范围包括手术切口周围 15cm 区域,如手术有延长切口的可能,则应扩大消毒范围。

四、手术区铺单法

1. 腹部手术铺单法(图 9-23)

(1) 器械护士把无菌手术巾边 1/4,传递时第一、二、三块无菌手术巾的折边向手术医师,第四块手术巾的折边向器械护士。

(2) 第一助手接过折边的手术巾,依次铺于切口对侧、上方及下方,第四块手术巾铺近侧。手术巾交角处用巾钳夹住,以免移动。

(3) 铺两块无菌中单于切口上下方。

(4) 最后铺剖腹单,剖腹单孔正对切口,短端向头部,长端向下肢,然后向上下方向展开,短端盖住麻醉架,按住上部,向下部展开单子,盖住器械托盘。

2. 颈部手术铺单法

(1) 无菌手术巾横铺胸前上部,安置领式单,由巡回护士手握单的带子,将单的领部固定于下颌下缘之下,带子自耳后系于顶上。单子的上部向上翻转盖住置于面部上方的托盘。

(2) 将手术巾揉成团,填在颈部两侧。

(3) 手术区上下方及两侧均铺无菌手术巾,用布巾钳固定。

(4) 铺开颈部手术单。单孔正对切口,放置时注意区分颈部手术单的上下方,然后向上下方向展开手术单。

3. 胸部手术铺单法

(1) 用折合的无菌中单置于身体背侧之下。

(2) 用另一折合的无菌中单遮住头架及肩部。

(3) 用第三块折合的无菌中单盖在切口前方。

(4) 用无菌手术巾盖住切口下方的后面。

(5) 用无菌手术巾盖住切口下方的前面。

(6) 用胸单盖住全身及器械托盘。

(7) 麻醉架两旁各夹一中单,保护无菌区。

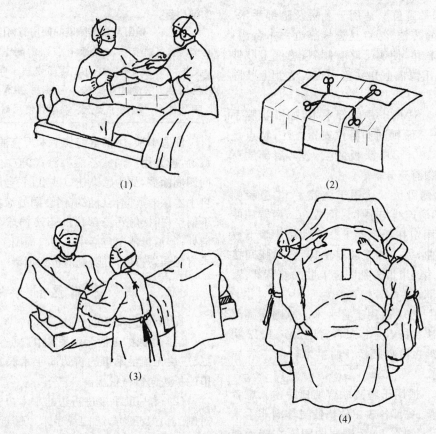

图 9-23 腹部手术铺单法

4. 会阴部手术铺单

(1) 将一无菌中单双折后置于患者臀部之下。

(2) 将 4 块无菌手术巾置于手术区周围。

(3) 器械护士和一名手术医师共同铺会阴手术单。

(4) 器械托盘横于腹部上,再覆盖无菌单。

注意事项:①铺无菌单时,手或任何已灭菌的部分不能与有菌的部分接触;②无菌巾铺下后,不可随便移动,如果位置不准确,只能由手术区向外移,而不可向内移动;③尽量使用大小合适的单子。手术区周围一般要求有 4～6 层无菌单,外围至少 2 层;④布单一经水或血液浸湿,既失去无菌隔离作用,应另加无菌单保护无菌区。

☞考点:铺手术单的注意事项

第5节　手术中的无菌原则及手术配合

手术中的无菌操作是预防切口感染的关键,也是影响手术成功的重要因素之一。手术人员必须充分认识其重要性,在手术过程中严格执行无菌操作原则。

一、器械台的铺设与管理

1. 手术器械台的要求结构要求简单、轻便及易于清洗消毒,有轮可移动,台边四周有栏边,栏高 4～5cm,以防手术器械滑下。一般分大小两种:大号器械台长 110cm,宽 60cm,高 90cm(颅脑手术器械台高 120cm);小号器械桌长 80cm,宽 40cm,高 90cm。应根据手术性质及范围,选择合适规格的器械台。使用时铺上 4～6 层无菌巾,即可在其上放置各种无菌物品及器械。

2. 铺无菌器械台的步骤

(1) 巡回护士把无菌包放置于器械台上,用手打开包布,只接触包布的外面,由里向外展开,保持手臂不跨越无菌区。

(2) 用持物钳打开第二层包布。

(3) 器械护士刷手后,可用手打开第三层包布。铺在台面上的无菌巾共厚 6 层,无菌单应垂下台面不少于 30cm。

(4) 器械护士穿好无菌手术衣及戴无菌手套之后,将器械按使用先后次序及类别整齐排列在器械台上。

3. 无菌器械台的使用原则

(1) 铺好备用的器械台超过 4 小时不能再用。

(2) 凡垂落台缘平面以下物品,应视为已污染,不能再使用。

(3) 术中污染的器械、用物不能放回原处,如术中接触胃肠道等污染区的器械应放于弯盘等容器内,勿与其他器械接触。

（4）在铺好的无菌器械台上摆放的无菌器具不可伸出台缘外，湿纱布敷料应放在无菌盘内，桌面如被水或血浸湿，应及时加盖无菌巾以保持无菌效果。

（5）手术开始后，该器械台仅对该手术患者是无菌的，而对其他患者则是污染的。

（6）器械护士应及时清理器械台上的器械及用物，以保持器械台清洁、整齐、有序，及时供应手术人员所需。

4. 器械托盘　为高低可调之长方形托盘，盘面为48cm×33cm。横置于患者适当部位之上，如为上腹部手术则托盘横过盆骨部位；颈部手术则置于头部以上。在手术准备时摆好位置，手术区铺单时用双层手术单包盖妥当，其上再铺手术巾，为手术时放置刀、剪、钳、缝线等常用器械和物品之用。

二、手术中无菌原则

1. 明确无菌概念和无菌区域　使用前查看无菌物品的灭菌日期，包装是否完整、干燥，以及指示胶带、指示卡变色是否均匀一致，是否达到灭菌要求，否则不能使用。手术人员穿无菌手术衣及戴无菌手套后，肩部以上、腰部以下、背部和手术台平面以下均视为有菌区，手及无菌物品不能接触和超越。手术人员的双肘内收靠紧体侧，既不可高举过肩，也不可下垂过腰或交叉抱于胸前或放于腋下。

2. 保持无菌物品的无菌状态　手术中如手套破损或接触到有菌地方，应立即更换。如前臂或肘部触碰有菌区，应更换无菌手术衣或加无菌袖套。凡手术野或器械台无菌巾、布单等浸湿，应立即加盖干的无菌布单。当怀疑物品的无菌性时，应将该物品视为已污染。无菌包中的无菌物品一次未取完时，及时包好，并限4小时内使用，否则重新灭菌处理。凡取出无菌物品，虽未使用，也不能再放回到无菌容器（包）中。无菌溶液瓶一经打开，液体应一次用完，不应保留。

3. 保护皮肤切口　切开皮肤前，先用无菌聚乙烯薄膜覆盖局部，再经薄膜切开皮肤，以保护切口不被污染。切口边缘应以无菌大纱布垫或手术巾遮盖，并用巾钳或缝线固定，仅显露手术野。与皮肤接触的刀片和器械不应再用，延长切口及缝合皮肤之前，需用75%乙醇溶液再消毒皮肤一次。

4. 正确传递物品和调换位置　手术时不可在手术人员背后或头顶传递手术器械及用品。坠落到手术台边以外的器械物品已被污染，不可拾回再用。手术过程中，同侧手术人员如需调换位置，一人应先退后一步，背对背转身到达另一位置，以防接触对方背部不洁区。

5. 沾染手术的隔离技术　切开空腔脏器前，用无菌盐水纱布垫保护周围组织。被肠内容物、脓液等污染的器械和用物，应另放于弯盘内，不得再用于无菌区，同时手术人员应更换无菌手套。

6. 减少空气污染、保持洁净效果　手术时门窗应关闭，尽量减少人员走动，若有参观人员，不可过于靠近手术人员或站得过高，也不可在室内频繁走动。手术过程中，尽量减少交谈，当咳嗽、打喷嚏时，应将头转离手术台，手术人员请他人擦汗时，头应转向一侧。

☞考点：手术中的无菌原则

三、手术配合

手术的成功离不开医护人员的密切配合。手术中的配合可分为直接配合与间接配合两种。直接配合的护士直接参与手术，配合医师完成手术的全过程，被称为手术护士、器械护士或洗手护士。间接配合的护士不直接参与手术操作的配合，而是被指派在固定的手术间内与手术护士、手术医生、麻醉医师配合完成手术，被称为巡回护士。

（一）手术护士的配合

手术护士主要职责是严格监督无菌技术操作规章，管理器械台，传递器械，主动而默契地配合手术操作。

1. 手术前一天了解患者病情、手术方式，与巡回护士共同准备手术所需器械、物品。

2. 术前15～20分钟洗手，穿手术衣，戴好手套。整理无菌器械台，检查器械及其他物品是否完备。

3. 手术开始前与巡回护士共同清点器械、敷料、缝针和缝线等数目，协助手术者铺无菌巾。

4. 手术中配合

（1）根据手术的需要，及时向术者及助手准确迅速地传递器械及纱布等物品。注意不可从手术者背后传递器械。

（2）手术台面保持干燥整洁，器械和物品排列整齐有序，做到快递快收，疑有污染立即更换。

（3）随时监督并纠正手术人员的无菌操作。

（4）妥善保存手术切下的组织器官或标本，防止遗失或坠地。

（5）随时注意术中情况，若患者出现大出血、心搏骤停等意外时，积极配合抢救。

（6）在手术开始前及关闭体腔前，与巡回护士共同清点核对器械、敷料、缝针等是否如数，以防异物遗留在体腔或组织内。

5. 手术完毕协助擦净切口及引流管周围的血迹，包扎切口及固定引流物。

6. 术后器械处理 术后普通器械进行初洗→多酶液浸泡→清洗→烘干→上油→打包→灭菌。梭形芽孢杆菌(破伤风、气性坏疽)感染者手术后器械应先用含氯消毒剂浸泡或高压蒸汽灭菌,然后按常规处理。

深部手术填入的纱布或留置止血钳时,手术者应及时告知助手和器械护士。纱布垫必须留有长带,带尾系金属环或带上夹止血钳,放在创口外,以防遗留在体腔内。

(二)巡回护士的配合

巡回护士是手术间的负责护士。主要工作是在手术过程中负责患者的术中护理、供应手术中的需要及和外界部门的联络工作等。

1. 术前访视手术患者,准备手术所需要的器械、用物及药品,检查手术室内设备是否完善,调节手术间温、湿度。

2. 热情迎接患者,向患者做自我介绍,进行必要的安慰和解释工作,以减轻患者的紧张和恐惧。

3. 认真仔细核对患者,特别注意手术部位(右侧或左侧、上肢或下肢);检查义齿、饰品是否取下,皮肤准备是否符合要求及禁食、禁水和膀胱排空等情况。

4. 协助麻醉监理静脉输液通道。

5. 安置患者手术体位,适当约束,保证患者安全(见本章第4节手术体位)。

6. 为手术人员提供无菌物品,帮助穿无菌手术衣,协助手术护士铺无菌手术桌。

7. 与手术护士共同清点器械、敷料、缝针和缝线等数目并记录。

8. 监督手术人员遵守无菌原则,如有违反,立即纠正。

9. 协助麻醉师作好病情观察,执行输液、输血、用药等口头医嘱,并及时记录及配合抢救。

10. 负责外界联络,如与病理科和放射科人员的联系等。

11. 将电刀和吸引管与电极板和吸引器连接,并放好电极板。必要时提供脚凳。

12. 手术结束,协助包扎切口,固定引流管并连接上引流袋。与麻醉师一起护送患者至麻醉恢复室或病室,并向有关人员交代术中情况及术后注意事项。

13. 整理手术间,进行日常清洁消毒工作,送检标本。

14. 术后按规定完成手术患者回访工作。

医院感染的病源微生物有产气夹膜杆菌、破伤风杆菌、铜绿假单胞菌、金黄色葡萄球菌、结核杆菌等。带有传染病病源微生物的患者,安置在指定的手术间进行手术,并挂"隔离"标志,工作人员除保护自身外,

更重要的是防止传染其他患者,此类手术谢绝参观与实习。巡回护士应设2名,分手术间内外供应物品,离开手术间时,将污染物品放通风处,浸泡消毒后再清洗,消毒双手。手术室用熏蒸法或喷洒下排毒法,彻底通风清洁净化,做空气监测,合格后方可使用。

☞考点:手术护士、巡回护士的职责

(三)患者手术时的安全护理要点

在手术室内,患者无论在何种麻醉下,都在不同程度上失去保护自己的能力,所以在麻醉、手术或抢救过程中,保证患者安全极为重要。

1. 防止接错患者

(1)到病房接患者时,根据手术通知单核对病室、床号、姓名、性别、年龄、住院号、手术名称、手术部位、手术标识、手术时间等项目;接送患儿时一车不得同时运载两人,以防发生差错。

(2)患者接到手术室后,送到指定的手术间内,交由手术间巡回护士再次核对患者姓名、手术名称、手术部位、手术标识、手术时间、住院号等,同时请麻醉师和手术者进行三方核对。

(3)接送患者时,患者肢体与平车平行,通过病室、电梯及手术室门时注意勿撞伤患者,移动患者至手术台或移向平车时,必须有人协助固定车身,防止滚动,以免摔伤患者。

(4)对神志不清的患者,特别是小孩,应有医生或护士护送。在等待手术时,巡回护士应在旁照顾,必要时用约束带固定。

(5)全身麻醉诱导期,应有人在旁协助,患者肢体位置要安全固定,防止压疮。

(6)经常检查平车、担架是否有损坏,防止接送时摔伤患者。

2. 防止术中发生医疗差错事故

(1)认真核对手术通知单、手术名称及部位等,特别是人体对称组织和器官,如脑、肺、眼、肾、乳腺、四肢等手术,必须在手术单上注明左右侧。

(2)严格执行查对制度:术前洗手护士、巡回护士共同清点器械、敷料、缝针、缝线等数目并记录;术中临时增加的缝线、纱布等,巡回护士应随时准确记录。术中更换巡回护士,两护士对以上物品亦应严格对数交代;关闭胸腹腔和缝合伤口前,洗手护士和巡回护士应按记录本对上述物品核对无误,方可关闭体腔;关闭体腔后,再次清点纱布、纱垫等数目,以防遗留在伤口内,核对无误后签字。

(3)防止用错药物:术中用药必须认真核对,包括药品浓度、剂量及用法等;术中用过的各种药物安瓿,应保留至手术结束后方可处理,并详细记录在病历上。

（4）防止输错血：血库取血时认真核对配血单上患者的病室、床号、姓名、住院号、患者与供血者的血型、采血日期等，并检查血袋有无破损，血浆有无浑浊，准确无误时，双方共同签名。输血时巡回护士和麻醉师再次共同核对以上项目，输血后密切观察有无输血反应，如有异常及时与血库联系，注意防止接头脱落血液外漏及空气栓塞，并保留输血袋 24 小时。

（5）防止术中灼、烫伤患者：高频电刀的电极板应放置平坦，尽量一次性使用，将电极板紧贴固定在患者肌肉丰富处并充分与皮肤接触，避免贴在骨突、体毛过多、血管缺乏和有伤口、瘢痕的部位，手术过程中保持肢体绝缘，防止非手术部位灼伤；术中需要热水袋保暖时，扭紧盖塞，注意水温应在 50℃ 以下，接触皮肤处应加布套，避免烫伤。

（6）注意止血带的使用：止血带充气时上肢压力不超过 300mmHg，下肢压力不超过 600mmHg，每次不超过 1 小时，以免影响静脉回流，导致组织缺血坏死。

3. 防止术中操作不当

（1）防止交叉感染：无菌手术与有菌手术应严格分开，在指定手术间进行，若在同一手术间内接台，则先安排无菌手术，后接有菌手术。

（2）未经消毒灭菌物品，一律不准放置在手术间和无菌敷料间。消毒后各种灭菌包，由专人负责定期检查，有效期 7～14 天。

（3）摆放各种手术体位时，应注意肢体及骨隆突部用软枕垫保护，防止局部压迫神经，发生肢体麻痹。

（4）深部脓肿、肛管、阴道等填塞的纱布及引流物等的性质及数量均应记录在病历上。

（5）术中意外抢救时，应保证抢救仪器、设备、器械、药物等物品准备齐全，各类器材性能良好，标记明显，随用随取，并有专人负责管理。

（6）术中如有违反无菌技术操作的人员或行为，应及时指出，立即纠正，任何人不得争辩。

4. 防止病理标本遗失

（1）洗手护士将取下标本，用盐水纱布包好并用钳子夹住，妥善放置于器械台指定角上，手术完毕将标本交给手术者，并装入容器内用固定液浸泡。

（2）术者应于术后立即将病理检查单填写齐全，并填好送检查登记本，由手术室专人负责送至病理科，双方签字，以免发生错误。

（3）术中需做冷冻切片时，护士或医生应将病检标本连同病理检查单亲自送交病理科，并当面签字。检验结果可用电话通知，但必须核对病理单。

5. 防止仪器设备发生意外

（1）防止麻醉意外：乙醚麻醉时，遇明火、静电或火花可引起爆炸。注意不能与高频电刀、酒精灯同时使用，毛毯外须套被套，工作人员不穿化纤衣物。使用氧气式气锯、风动钻时亦不能同时使用高频电刀。

（2）各种气体应标记醒目：使用氧气时严格遵守防油、防火、防震、防热原则。

（3）熟练掌握各种仪器、设备性能并按操作规则使用：各种仪器的插座应集中设置在墙壁上，并且标明插座使用线路，如供氧管、吸引器管、高频电刀等应有地线导电设备，并经常检查维修。

（4）防止因器械不足或性能不良造成意外：器械性能不良或数量不足可能延误手术时间，甚至导致大出血。平时应认真检查，注意保护和维修。

（5）手术时突然停电可以引起严重后果：除有专供手术室的供电线路外，应备有专用发电机和应急灯，以便随时启动，以保证手术顺利进行。

（6）对手术室建筑应定期检修，防止意外事故发生：如管道漏气、漏水、堵塞、屋顶漏水、裂缝、吊式无影灯螺丝松动造成坠落伤人等。

目标检测

选择题

A₁ 型题

1. 手术间的温度、湿度是（　　）
   A. 18～22℃，30%～40%　　　　B. 20～26℃，30%～60%
   C. 22～28℃，40%～50%　　　　D. 22～25℃，40%～60%
   E. 20～25℃，50%～70%

2. 手术间空气采样的时间（　　）
   A. 1 周　　　　　　　　　　　B. 半个月
   C. 1 个月　　　　　　　　　　D. 2 个月
   E. 3 个月

3. 胸科手术体位安置哪项是错误的？（　　）
   A. 患侧在上，侧卧 90°　　　　B. 患侧下肢屈曲
   C. 腋下置软垫　　　　　　　　D. 头低 15°
   E. 两膝间垫软枕

4. 外科刷手至肘上（　　）
   A. 5cm　　　　　　　　　　　B. 8cm
   C. 10cm　　　　　　　　　　　D. 15cm
   E. 12cm

5. 外科刷手法刷手顺序哪项正确？（　　）
   A. 指尖、甲缘、指间、手掌、手背、腕部、前臂、肘部刷手至肘上
   B. 甲缘、指尖、指间、手掌、手背、腕部、前臂、肘部刷手至肘上
   C. 指间、指尖、甲缘、手掌、手背、腕部、前臂、肘部刷手至肘上
   D. 手掌、指尖、甲缘、指间、手背、腕部、前臂、肘部刷手至肘上
   E. 甲缘、手背、指尖、指间、手掌、腕部、前臂、肘部刷手至肘上

6. 穿上无菌手术衣戴好无菌手套后，所形成无菌区的范围
   为（　　）
   A. 肩部至膝下
   B. 肩以下腰以上、指尖到肘部
   C. 手术衣所遮盖的部分
   D. 领口至脐以上
   E. 肩以下腰以上，包括双腋下

7. 甲类传染病手术后物品消毒程序应为（　　）
   A. 先清洗再高压　　　　　　B. 先清洗再浸泡
   C. 先清洗再打包　　　　　　D. 先消毒再清洗
   E. 先高压再清洗

8. 腹部手术铺单原则是（　　）
   A. 先上后下，先近后远　　　B. 先下后上，先近后远
   C. 先下后上，先远后近　　　D. 先上后下，先远后近
   E. 先下后近，先上后远

9. 无菌器械台的设置要求是（　　）
   A. 台面无菌巾共 6 层，下垂不少于 30cm
   B. 台面无菌巾共 4 层，下垂不少于 20cm
   C. 台面无菌巾共 2 层，下垂不少于 30cm
   D. 台面无菌巾共 8 层，下垂不少于 30cm
   E. 台面无菌巾共 6 层，下垂不少于 20cm

10. 铺好无菌器械台的有效期是（　　）
    A. 不超过 4 小时　　　　　　B. 一台手术做完
    C. 不超过 24 小时　　　　　D. 不超过 12 小时
    E. 不超过 8 小时

A₃ 型题

（11～13 题共用题干）

　　某一天手术室同时接到胆囊切除术、乳腺癌根治术、肛瘘挂线术三张通知单。

11. 三台手术正确的安排顺序是（　　）
    A. 胆囊切除术、乳腺癌根治术、肛瘘挂线术
    B. 乳腺癌根治术、肛瘘挂线术、胆囊切除术
    C. 乳腺癌根治术、胆囊切除术、肛瘘挂线术
    D. 肛瘘挂线术、胆囊切除术、乳腺癌根治术
    E. 胆囊切除术、肛瘘挂线术、乳腺癌根治术

12. 如果先做乳腺癌根治术，后接台做胆囊切除术应选择如何刷手？（　　）
    A. 用 0.5% 聚维酮碘溶液刷手 2～3 分钟后穿无菌手术衣和戴无菌手套
    B. 用 90% 乙醇溶液泡手 5 分钟后穿无菌手术衣和戴无菌手套
    C. 重新刷手后穿无菌手术衣和戴无菌手套
    D. 不用刷手或泡手，直接更换手套和手术衣
    E. 用 70% 乙醇溶液泡手 2～3 分钟后穿无菌手术衣和戴无菌手套

13. 手术中，术者的手套被污染，应该（　　）
    A. 用聚维酮碘消毒　　　　　B. 重新刷手后再戴
    C. 用无菌纱布擦拭一下即可 D. 加戴一双
    E. 立即更换一双

（张万玲）

第10章 外科感染患者的护理

第1节 概 述

感染(infection)是指由病毒、细菌、真菌与寄生虫等病原微生物入侵、滞留、繁殖所引起的炎症反应。外科感染(surgical infection)是指需要外科手术治疗的感染,包括创伤、手术、烧伤等并发的感染。

链 接 >>>

外科感染有哪些特点

外科感染的特点是:①多数为几种细菌引起的混合感染,少数在感染早期为单一细菌所致,以后发展为几种细菌的混合感染;②多有明显而突出的局部症状和体征;③感染常集中在局部,发展后会导致化脓、坏死等,使组织遭到破坏,最终形成瘢痕组织而影响局部功能。

一、分 类

(一)按致病菌种类和病变性质分类

1. 非特异性感染 又称化脓性或一般性感染,占外科感染的大多数。常见致病菌有金黄色葡萄球菌、大肠埃希菌、溶血性链球菌、变形杆菌和铜绿假单胞菌等。感染可由一种或几种病菌共同导致,通常先有急性炎症反应,进而可致化脓,如疖、痈、急性淋巴结炎、急性乳腺炎、急性阑尾炎和急性腹膜炎等。

2. 特异性感染 是指由一些特殊致病菌引起的感染,如结核杆菌、破伤风梭菌、产气荚膜梭菌、白色念珠菌等。不同的病菌可分别引起比较独特的病变。

(二)按病变进程分类

1. 急性感染 病变以急性炎症为主,病程多在3周以内。

2. 慢性感染 病程持续超过2个月的感染。

3. 亚急性感染 病程介于急性与慢性感染之间。

☞考点:感染的分类

二、病 因

外科感染的发生与致病微生物的数量和毒力有关,也与人体抗感染的防御机制有关。但原居于人体内的一些非致病菌或致病力较弱的细菌在人体抵抗力下降时可引起感染。

(一)病菌的致病因素

1. 病菌的黏附因子 能附着于人体组织细胞;有些病菌有荚膜或微荚膜,能抗拒吞噬细胞的吞噬或杀菌作用,在组织内生存繁殖。

2. 病菌毒素 致病菌可释放多种胞外酶、外毒素和内毒素,具有侵蚀组织细胞、引起感染并使之扩散的作用。

3. 病菌数量 是导致感染的重要因素之一,即使致病能力不强的致病菌数量巨大时也会发生感染。

(二)人体的防御机制

1. 天然免疫 包括宿主屏障、吞噬细胞与自然杀伤细胞、补体、干扰素、多种细胞因子等。

2. 获得性免疫 包括细胞免疫和体液免疫。

(三)机体的易感因素

1. 局部原因 ①皮肤或黏膜破损,如开放性创伤、烧伤、胃肠穿孔、手术;②管腔阻塞使内容物淤积,使细菌繁殖侵袭组织,如乳腺导管阻塞、乳汁淤积后发生急性乳腺炎、阑尾腔内粪石梗阻后发生急性阑尾炎等;③局部组织缺血或血供障碍,丧失抗菌和修复组织的能力,如压疮、下肢静脉曲张溃疡后继发感染;④侵入性诊疗操作,如导尿、胸腔穿刺、引流等。

2. 全身性抗感染能力降低 如①严重损伤、大面积烧伤、休克、糖尿病、尿毒症、肝功能减退等;②长期使用肾上腺皮质激素、免疫抑制剂、抗肿瘤的化学药物和放射治疗;③严重营养不良、贫血、低蛋白血症、白血病或白细胞过少等;④艾滋病患者因免疫缺陷常发生各种感染性疾病。

3. 条件性感染 当人体局部或(和)全身的抗感染能力降低时,人体内常驻的条件致病菌成为致病菌而引起的感染称为条件性或机会性感染。条件性感染除与人体抵抗力低下相关外,亦与致病菌的抗(耐)药性相关。在用广谱或联合抗生素治疗某种感染的过程中,原先的致病菌被抑制,但耐药性金黄色葡萄球菌、铜绿假单胞菌或白色念珠菌等则大量繁殖,使病情加重,这种情况称为二重感染或菌群交替症。

三、病理生理

(一)感染后的炎症反应

局部组织的破损成为致病菌入侵的门户。当细菌入侵后,人体随之出现防御性反应,以限制致病菌扩散。如局部组织出现充血、水肿、坏死和功能障碍等,全身则表现为体温升高、血白细胞计数增加等。

(二)感染的转归

感染的病程演变受致病菌毒力、局部抵抗力、全身免疫力及治疗措施等诸多因素影响。

1. 炎症局限　当人体抵抗力占优势、治疗及时或有效,炎症即被局限、吸收或局部化脓。若局部形成小脓肿,可自行吸收;而较大的脓肿可破溃或经手术切开排脓后,逐渐长出肉芽组织、形成瘢痕而痊愈。

2. 炎症扩散　致病菌毒性大、数量多和(或)宿主抵抗力低下时,感染难以控制并向感染灶周围或经淋巴、血液途径迅速扩散,导致全身感染,如脓毒血症或菌血症,严重者可危及生命。

3. 转为慢性感染　当人体抵抗力与致病菌毒性处于相持状态,感染灶可被局限,但其内仍有致病菌;组织炎症持续存在,形成慢性感染。一旦人体抵抗力下降,致病菌可再次繁殖,感染可急性发作。

四、临床表现

1. 局部表现　急性感染有红、肿、热、痛和功能障碍的典型表现。一般均有局部疼痛和触(压)痛,靠近体表处的感染,可出现肿胀、肿块或硬结,局部皮色发红、皮温增高。慢性感染可有局部肿胀或硬结肿块,也可有溃疡、窦道,但疼痛和触痛大多不明显。体表感染形成脓肿后,触之有波动感。

2. 全身症状　随感染轻重等因素而表现不一。轻者可无全身表现。较重感染者可出现发热、头痛、乏力、精神不振、焦虑不安、食欲不振、心悸、出汗等一系列全身不适症状。严重感染者可出现代谢紊乱、营养不良、神志不清、尿少,甚至并发感染性休克。

3. 器官-系统功能障碍　感染直接侵及某一器官时,该器官功能可发生异常或障碍。严重感染导致脓毒症时,可引起肺、肝、肾、脑、心等器官的功能障碍。

4. 特异性表现　特异性感染的患者可因致病菌不同而出现各自特殊的症状和体征。如破伤风患者可表现为肌肉强直性痉挛;气性坏疽和其他产气菌引起的蜂窝织炎可出现皮下捻发音等。

5. 辅助检查

(1) 实验室检查:当白细胞计数大于 $12 \times 10^9 / L$ 或小于 $4 \times 10^9 / L$ 或发现未成熟的白细胞时,提示感染严重。可根据病情选择相应检查,如营养状态欠佳者需检查人血白蛋白、肝功能等;疑有泌尿系统感染者需检查尿常规、血肌酐、尿素氮等;疑有免疫功能缺陷者需检查细胞和体液免疫系统,如淋巴细胞分类、NK 细胞和免疫球蛋白等。取脓液或病灶渗出液作涂片或细菌培养以鉴定致病菌,也可取血、尿或痰作涂片、细菌培养和药物敏感试验,必要时重复培养。

(2) 影像学检查:超声波检查用于探测肝、胆、胰、肾、阑尾、乳腺等的病变及了解胸腔、腹腔、关节腔内有无积液。X 线检查适用于检测胸腹部或骨关节病变,如肺部感染、胸腹腔积液积脓等。CT、MRI 可以发现体内多种病变。

☞考点:感染的临床表现

五、处理原则

应贯彻局部处理与全身性治疗并重的原则。消除感染因素和毒性物质(脓液、坏死组织),积极控制感染,促进人体抗感染和组织修复能力。

(一)局部处理

1. 患部保护与制动　避免局部受压,适当限制活动或抬高患肢,必要时加以固定,有利于炎症局限和消退。

2. 外用药物　浅表的急性感染在未形成脓肿时可选用鱼石脂软膏、金黄散等外敷或硫酸镁溶液湿敷,以促进局部血循环、肿胀消退和感染局限。

3. 物理治疗　炎症早期可采用超短波、红外线辐射或局部热敷等物理治疗,可以改善局部血循环,促使炎症吸收、消退或局限。

4. 手术治疗　包括脓肿切开引流和严重感染器官的切除。深部脓肿可在 B 超、X 线等引导下作穿刺引流。

(二)全身治疗

全身治疗主要包括支持疗法和抗菌药物治疗。

1. 支持疗法　保证充分的睡眠和休息;加强营养支持,必要时采用肠内营养支持;补充水分和电解质,以维持体液平衡;严重贫血、低蛋白血症或白细胞减少者,予以适当输血或补充血液成分;体温过高时,可用物理降温或中西药解热,体温过低时应注意保暖;疼痛剧烈者,适当应用止痛剂。

2. 抗菌药物治疗　根据细菌培养及药敏试验结果合理使用抗菌药物,严格掌握应用指征,同时监测药物毒性反应。

☞考点:感染的处理原则

链接 >>>
慎用肾上腺皮质激素

对严重感染,可考虑应用肾上腺皮质激素,以改善患者的一般情况,减轻中毒症状。但肾上腺皮质激素有使感染扩散的危险,并能掩盖临床症状,使用时必须同时给予足量有效的抗生素并进行严密观察。

第 2 节　软组织急性化脓性感染

学习目标

1. 掌握疖、痈、急性蜂窝织炎和急性淋巴管炎的概念。
2. 熟悉软组织急性化脓性感染的病因。
3. 掌握疖、痈、急性蜂窝织炎和急性淋巴管炎的临床表现、处理原则。
4. 掌握软组织急性化脓性感染的护理措施。

一、疖

疖(furuncle)是一个毛囊及其所属皮脂腺的急性化脓性感染,常扩散至周围组织。

(一)病因和病理

常见致病菌是金黄色葡萄球菌。疖的发生与皮肤不洁、擦伤、局部摩擦、环境温度较高或人体抗感染能力低下相关。疖常发生于毛囊和皮脂腺丰富的部位,如头、面、颈部、背部、腋部等。

(二)临床表现

疖初期,局部皮肤出现红、肿、痛的小结节;数日后逐渐肿大,结节中央组织坏死、软化,肿痛范围扩大,触之稍有波动,继而破溃流脓,并见黄白色脓栓;脓栓脱落、脓液流尽后,局部炎症即可消退愈合。疖一般无全身症状。鼻、上唇及其周围("危险三角区")生长的疖被挤压时,致病菌可经内眦静脉、眼静脉进入颅内,引起化脓性海绵状静脉窦炎,可有寒战、发热、头痛、呕吐、意识异常等表现。

(三)处理原则

1. 疖初期,可用热敷或物理疗法,亦可外敷金黄散、鱼石脂软膏或玉露散等。
2. 已出现脓头者,在其顶部涂苯酚,以加速脓栓脱落、脓液流出和局部病灶愈合。
3. 脓肿有波动感时,及时切开引流。
4. 对于全身反应严重的疖病者,应用抗生素、注意休息,适当加强营养。

(四)护理措施

指导患者注意个人卫生,遵医嘱局部或全身用药。对于疖长在"危险三角区"的患者,要注意有无化脓性海绵状静脉窦炎的表现。

二、痈

痈(carbuncle)指相邻的毛囊及其所属皮脂腺或汗腺的急性化脓性感染,或由多个疖融合而成。

(一)病因和病理

痈的发生与疖相似,与皮肤不洁、擦伤、人体抵抗力不足有关。致病菌以金黄色葡萄球菌为主,常发生在皮肤较厚的项部和背部。感染常从一个毛囊底部开始,由于皮肤厚,感染只能从阻力较弱的皮下脂肪蔓延到皮下组织,沿深筋膜扩散到深层皮下结缔组织,再向上传入毛囊群而导致具有多个脓头的痈(图 10-1)。

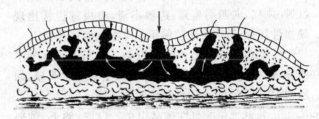

图 10-1　痈脓液的扩散

(二)临床表现

初起为小片皮肤肿硬、色暗红,界限不清,表面有几个凸出点或脓点,疼痛较轻,随后皮肤肿硬范围增大,脓点增大、增多,中央部为紫褐色凹陷,破溃后呈蜂窝状,如同"火山口"状,其内含坏死组织和脓液。随炎症扩散,逐渐出现全身症状,如头痛、寒战、发热、食欲不佳、乏力、全身不适、区域淋巴结肿大。严重者可致脓毒症或全身性化脓性感染而危及生命。

(三)处理原则

1. 全身治疗　及时给予足量、有效的广谱抗菌药以控制脓毒症,保证休息,加强营养。
2. 局部处理　初期仅有红肿时,可用硫酸镁湿敷或外敷金黄散、鱼石脂软膏等。痈范围大、中央坏死组织较多者,应及时手术切开排除,清除坏死组织,伤口内填塞碘仿纱布止血,每日更换敷料,促进肉芽生长。较大创面者需行植皮术治疗以加快修复。

(四)护理措施

1. 预防　注意个人卫生;保持皮肤清洁,尤其夏季,应做到勤洗澡、勤更换内衣、洗头、理发、剪指甲、注意消毒剃刀等;及时治疗疖,以防止感染扩散;免疫力差的老年人和糖尿病患者尤应注意防护。
2. 遵医嘱做好局部和全身处理。

三、急性蜂窝织炎

急性蜂窝织炎(acute cellulitis)指皮下、筋膜下、肌间隙或深部疏松结缔组织的急性弥漫性化脓性感染。

（一）病因和病理

急性蜂窝炎常因皮肤或黏膜损伤而引起,亦可由局部化脓性感染灶直接扩散或经淋巴、血液传播。致病菌多为溶血性链球菌,其次为金黄色葡萄球菌、大肠埃希菌及厌氧菌。由于致病菌能释放毒性强的溶血素、透明质酸酶和链激酶等,加上受侵的组织较疏松而病变发展迅速,不易局限。感染灶附近淋巴结常受累及,可引起脓毒症或菌血症。

（二）临床表现

临床表现常因致病菌种类和毒力、病变部位和深浅而不同。

1. 浅表急性蜂窝织炎 表现为局部皮肤和组织红肿、剧痛、向四周蔓延、边界不清,中央部位常出现缺血性坏死;若病变部位的组织疏松则疼痛较轻。

2. 深部组织的急性蜂窝织炎 表面皮肤红肿不明显,但有局部组织肿胀和深压痛;全身症状明显,如寒战、高热、乏力、血白细胞计数增高等。

3. 特殊部位的急性蜂窝织炎 口底、颌下、颈部等处的蜂窝织炎,可致喉头水肿而压迫气管,引起呼吸困难甚至窒息。炎症亦可蔓延至纵隔影响心肺功能,预后较差。厌氧性链球菌、拟杆菌和一些肠道杆菌所致的急性蜂窝织炎常发生在易被肠道或泌尿生殖道排出物污染的会阴部或下腹部伤口处,表现为进行性的皮肤、皮下组织及深筋膜坏死,脓液恶臭,局部有捻发音。

（三）处理原则

早期可用金黄散、玉露散等外敷和理疗。经上述处理仍未能控制炎症脓肿形成者,应尽早实施多处切开减压引流和清除坏死组织。对厌氧菌感染者,用3%过氧化氢溶液冲洗伤口和湿敷。改善全身营养状况,及时应用有效抗生素。警惕并发症的发生,做好急救准备。

（四）护理措施

1. 抗菌药物治疗 对创面分泌物进行细菌培养和药物试验,根据医嘱合理应用抗生素。

2. 局部处理 患处制动,早期可用药物外敷,脓肿形成者,应尽早实施多处切开减压引流和清除坏死组织。厌氧菌感染者,用3%过氧化氢溶液冲洗创面和湿敷。

3. 全身支持治疗 对体温较高者,给予物理降温,同时鼓励患者饮水,必要时静脉补液并监测24小时出入水量。应注意休息,加强患者的营养,摄入含丰富蛋白质、能量及维生素的饮食,以增加人体抵抗力,促进愈合。

4. 病情监测 特殊部位,如口底、颌下、颈部等的蜂窝织炎可能影响患者呼吸。应注意观察患者有无呼吸费力、困难甚至窒息等症状,以便及时发现及时处理;警惕突发喉头痉挛,并做好气管插管等急救准备。

四、急性淋巴管炎和淋巴结炎

急性淋巴管炎（acute lymphangitis）指致病菌经破损的皮肤、黏膜,或其他感染病灶侵入,引起淋巴管及其周围组织的急性炎症。若急性淋巴管炎扩散至局部淋巴结或化脓性感染经淋巴管蔓延至所属区域淋巴结,即为急性淋巴结炎（acute lymphadenitis）。

（一）病因和病理

浅部急性淋巴结炎好发部位为颈部、腋窝和腹股沟,或是肘内侧或腘窝部。致病菌常为乙型溶血性链球菌、金黄色葡萄球菌等,可来源于口咽部炎症、足癣、皮肤损伤以及各种皮肤、皮下化脓性感染灶。急性淋巴管炎在皮下结缔组织层内,沿集合淋巴管蔓延。

（二）临床表现

1. 局部表现

（1）急性淋巴管炎:分为网状淋巴管炎和管状淋巴管炎。①网状淋巴管炎:即为丹毒,好发于下肢和面部。发病急,局部皮肤发红、灼热、肿胀,呈鲜红的片状红疹、中央较淡、边界清楚并稍隆起,红肿区可有水泡,局部有烧灼样痛。红肿范围向四周扩散后中央红色可稍退、脱屑,常伴有周围淋巴结肿大、疼痛。感染加重可导致全身脓毒症。若反复发作可引起淋巴水肿,甚至发展为象皮肿;②管状淋巴管炎:常见于四肢,以下肢多见,常因足癣而致。可分浅、深两种。皮下浅层急性淋巴管炎,在病灶表面出现一条或多条"红线"（中医学称红丝疗）,触之硬而有压痛;深层急性淋巴管炎无表面红线,但患肢肿胀,有压痛。

（2）急性淋巴结炎:初期,局部淋巴结肿大,有疼痛和触痛,与周围软组织分界清楚,表面皮肤正常。感染加重时多个淋巴结融合形成肿块,疼痛加剧,表面皮肤发红、发热。脓肿形成时有波动感,少数可破溃流脓。

2. 全身反应 因致病菌毒力和原发感染程度而不同。患者常有全身不适、寒战、发热、头痛、乏力和食欲不振等症状。

（三）处理原则

积极治疗原发感染病灶;及时应用有效抗生素,以促进炎症消退。急性淋巴管炎可局部外敷黄金散、玉露散或用呋喃西林溶液湿敷;急性淋巴结炎形成脓肿后,应穿刺抽脓或切开减压引流。

（四）护理措施

1. 肢体感染者,应卧床休息,抬高患肢,适当被动活动关节。鼓励患者经常翻身，预防血栓性静脉炎。

2. 注意保持个人卫生；积极预防和处理原发病灶，如扁桃体炎、手癣及足癣感染等。

3. 遵医嘱及时、准确应用抗生素。

五、脓　　肿

脓肿(abscess)是急性感染的病变组织坏死、液化形成的局限性脓液积聚，四周有完整的纤维性脓腔壁。

（一）病因

致病菌多为金黄色葡萄球菌。脓肿可以发生在任何器官、体腔和组织，常继发于各种化脓性感染，也可发生于局部损伤的血肿或异物存留处。

（二）临床表现

表浅部位的脓肿局部隆起，有红、肿、热、痛和波动感。深部脓肿局部红、热不明显，但有局部疼痛和压痛，局部出现凹陷性水肿，患部运动障碍明显。在压痛或波动感明显处，穿刺抽出脓液即可确定诊断。大多数患者都有不同程度的体温升高、头痛、寒战等症状。

（三）处理原则

脓肿未形成时可予热敷、外涂药物等治疗；当脓肿已经形成时，应立即切开排脓、引流。伴有全身症状时应选用适当的抗菌药物和对症治疗。

（四）护理措施

1. 密切观察患者的局部和全身症状。

2. 全身支持治疗　对体温较高者给予物理降温，同时鼓励患者多饮水，必要时静脉补液并监测24小时出入量。应注意休息，加强营养，鼓励患者摄入高蛋白质、高能量、含丰富维生素的饮食，以增加机体抵抗力，促进毒素的排泄。

3. 感染初起时可予热敷、理疗等限制感染扩散；感染较重时应选用有效的抗生素；脓肿切开引流者，要保持创面干燥、清洁，及时更换敷料，注意无菌操作，防止或减少感染的发生。

☞考点：软组织化脓性感染的临床表现和护理

第3节　手部急性化脓性感染

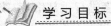

学习目标

1. 了解手部急性化脓性感染的病因和熟悉。
2. 熟悉手部急性化脓性感染的临床表现和处理原则。
3. 掌握手部急性化脓性感染的护理措施。

一、概　　述

手部急性化脓性感染包括甲沟炎(paronychia)、脓性指头炎(felon)、手掌侧急性化脓性腱鞘炎(tenovaginitis)、滑囊炎(bursitis)和掌深间隙感染，临床以前两种较多见，可发生于手部受各种轻伤后，如刺伤、擦伤、小切割伤、剪指甲过深、(逆剥)新皮倒刺等。致病菌主要是常存于皮肤表面的金黄色葡萄球菌。

二、甲沟炎和脓性指头炎

（一）病因和病理

甲沟是指甲的近侧(甲根)与皮肤紧密相连、皮肤沿指甲两侧向远端伸延而形成。甲沟炎是甲沟或其周围组织的感染。常发生在微小刺伤、挫伤、(逆剥)新皮倒刺或指甲剪得过深等损伤后，致病菌主要为金黄色葡萄球菌。

脓性指头炎是手指末节掌面皮下组织的化脓性感染，常发生于指尖或指末节皮肤受伤后，亦可由甲沟炎加重所致。主要的致病菌为金黄色葡萄球菌。

（二）临床表现

1. 甲沟炎　初期，指甲一侧皮肤组织表现为红肿、疼痛，一般无全身症状；有的可自行或经过治疗后消退；有的迅速化脓形成脓肿，红肿区有波动，出现白点，但不易破溃流脓。感染还可由一侧甲沟蔓延至甲根部的皮下及对侧甲沟，形成半环形脓肿(图10-2)。若未及时切开减压引流，感染向甲下蔓延而形成指甲下脓肿或指头炎。若处理不及时，可发展为慢性甲沟炎或慢性指骨骨髓炎。

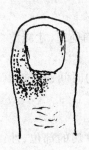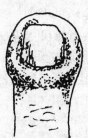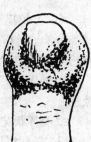

图10-2　甲沟炎

2. 脓性指头炎　发病初，指头轻度肿胀、发红、刺痛。继之指头肿胀加重、剧烈跳痛，肢体下垂时更为明显；多伴有全身症状，如寒战、发热、全身不适、血白细胞计数增加等。若感染进一步加重，组织缺血坏死，神经末梢因受压和营养障碍而麻痹，指头疼痛反而减轻，皮色由红转白。若治疗不及时，常可引起指骨缺血性坏死，形成慢性骨髓炎，伤口经久不愈。

（三）处理原则

甲沟炎初期时，局部可用热敷、理疗，外敷鱼石脂软膏、金黄散等。形成脓肿者需切开排脓引流，若甲下积脓，应拔除指甲或剪去脓腔上的指甲。拔甲时，应避免损伤甲床而引起新生指甲畸形。根据病情，酌情应用抗菌药物。

指头炎初期,应局部制动,患掌和前臂平置,避免下垂而加重疼痛;外敷鱼石脂软膏或金黄散糊剂。一旦出现指头跳痛、明显肿胀,应及时切开减压引流。根据病情,酌情应用抗菌药物。

三、急性化脓性腱鞘炎

(一)病因

手部的化脓性腱鞘炎多因深部刺伤感染后引起,亦可由附近组织感染蔓延而发生。致病菌多为金黄色葡萄球菌。

(二)临床表现

病情发展迅速,24 小时后疼痛及局部炎症反应即较明显。典型的腱鞘炎体征为:患指除末节外,呈明显的均匀性肿胀,皮肤极度紧张;患指所有的关节轻度弯曲,处于腱鞘的松弛位置,以减轻疼痛;任何微小的被动伸指运动,均能引起剧烈疼痛;检查时沿整个腱鞘均有压痛,化脓性炎症局限在坚韧的鞘套内,故不出现波动感。感染发生在腱鞘内压力高,疼痛剧烈,多同时有全身症状,如发热、寒战等。

(三)处理原则

早期治疗与脓性指头炎相同,经积极治疗仍无好转,应早期切开减压以免肌腱发生坏死。

四、手部急性化脓性感染患者的护理

(一)护理评估

对手部感染应尽早评估,及时准确处理,才能控制感染、维持手的正常功能。

1. 健康史　了解患者手部创伤的时间、部位及经过。

2. 身体状况

(1)局部症状和体征:了解患指疼痛的部位、性质、肿胀程度、指关节的活动情况、局部皮肤的改变程度和手部功能是否受限及受限程度等。

(2)全身情况:有无寒战、发热、全身不适、脉搏增快等。

(3)辅助检查:评估血常规、脓液培养及 X 线摄片等检查结果。

3. 心理和社会支持状况　基于手的重要功能及难以忍受的患指疼痛,患者常有焦虑、恐惧等表现;故应了解其心理状态,评估患者对疾病、拟采取的治疗方案和预后的认知程度及对医院环境的适应情况。

(二)主要护理诊断

1. 焦虑　与手部感染、疼痛及功能受限等有关。

2. 疼痛　与手部化脓性感染和肿胀有关。

3. 躯体移动障碍(手的功能受限)　与手部的感染、疼痛、肿胀及切开引流等因素有关。

(三)护理措施

1. 心理护理　由于手部感染后肿胀及疼痛可影响其正常功能,加之手部疼痛难以忍受,患者常有焦虑、恐惧等表现。护士应主动与患者沟通,了解其心理反应,并向其讲解有关本病的相关知识、治疗措施及预后等,使其积极配合治疗。

2. 病情观察

(1)观察手部局部症状,尤其对在炎症进展期疼痛反而减轻者,应警惕腱鞘组织坏死或感染扩散的发生。对经久不愈的创面,应定时作脓液细菌培养及 X 线摄片检查,以警惕骨髓炎的发生。

(2)严密监测体温、脉搏、血压的变化,及时发现和处理全身性感染。

3. 疼痛护理

(1)制动并抬高患肢,有利于改善局部血液循环,促进静脉和淋巴回流,减轻炎性充血、水肿,缓解疼痛。

(2)创面换药时,操作轻柔、仔细,尽量使患者放松。必要时换药前适当应用止痛剂;对敷料贴于创面者,可用 0.9%氯化钠溶液浸泡患指敷料后换药,以减轻疼痛。

(3)指导患者自我缓解疼痛的方法以分散其注意力,如听音乐、看书等。

(4)提供安静、舒适的休息环境,按医嘱及时、准确使用镇静止痛剂,保证患者的休息和睡眠。

4. 控制感染

(1)了解患者药物过敏史,及时、准确应用抗菌药物,并根据细菌培养、药敏试验结果及创面变化,及时调整用药。

(2)保持有效引流:脓肿切开者,应观察伤口引流情况,引流物的性状、色及量等,敷料湿透时应及时更换。

5. 功能锻炼　炎症开始消退时,指导患者活动患处附近的关节,以尽早恢复手部功能。亦可同时理疗,以免手部固定过久而影响关节功能。

(四)健康教育

1. 手部感染愈合后,指导患者进行手部锻炼、按摩理疗,以尽快恢复手的功能。

2. 对于手部的任何微小损伤,如剪甲伤、逆剥伤等,都应用碘酊消毒、无菌纱布包扎等处理,以防发生感染。手部的轻度感染应及早就诊,以免延误。

3. 日常重视手的保护,保证手部清洁,剪指甲不宜过短。

☞考点:手部化脓性感染的临床表现和护理

第 4 节 全身性感染患者的护理

学习目标

1. 熟悉全身性感染的病因。
2. 掌握全身性感染的临床表现。
3. 熟悉全身性感染的处理原则。
4. 掌握全身性感染的护理措施。

全身性感染是指致病菌侵入人体血液循环,并在体内生长繁殖或产生毒素而引起的严重的全身性感染或中毒症状,通常指脓毒症(sepsis)和菌血症(bactermia)。脓毒症是指伴有全身性炎症反应表现,如体温、循环、呼吸等明显改变的外科感染的统称。在此基础上,血培养检出致病菌者,称为菌血症。

一、病 因

全身性感染的发生与致病菌的数量、毒力及机体的防御免疫功能有关。全身性感染通常为继发性,常继发于严重创伤后的感染和各种化脓性感染。

常见致病菌包括:①革兰染色阴性杆菌:最常见,有大肠埃希菌、拟杆菌、铜绿假单胞菌、变形杆菌,其次为克雷伯菌、肠杆菌等。②革兰染色阳性球菌:常见为金黄色葡萄球菌;其次为表皮葡萄球菌和肠球菌。肠球菌是人体肠道中的常驻菌,是引起肠源性感染的菌种之一。③无芽孢厌氧菌。④真菌:多见的致病菌为白色念珠菌、曲霉菌、毛霉菌、新型隐球菌等,属于条件致病菌。

二、病 理

病原菌及产生的毒素、多种炎症介质都可对机体造成损害,严重时可引起全身脏器受损和功能障碍,甚至发生感染性休克、多器官功能障碍综合征等。

三、临床表现

脓毒症和菌血症的临床表现常有许多共同之处,往往起病急、病情重、发展快。但也可因致病菌的菌种、数量、毒力和机体抵抗力的差异而有不同表现。

常见的临床表现为:突发寒战、高热,可达 40～41℃,或体温不升。头痛、头晕、恶心、呕吐、腹胀、面色苍白或潮红、出冷汗。神志淡漠或烦躁、谵妄甚至昏迷。心率加快、脉搏细速,呼吸急促甚至困难。出现代谢失调和不同程度的代谢性酸中毒。严重者出现感染性休克、多器官功能障碍;亦可出现黄疸或皮下出血、瘀斑等。

辅助检查可见血白细胞计数显著增高,常达 $20 \times$ $10^9 \sim 30 \times 10^9$/L 以上,或降低、核左移、幼稚型增多,出现中毒颗粒。可有不同程度的氮质血症、溶血;尿中出现蛋白、管型和酮体等肝、肾功能受损的表现。寒战、高热时作血液细菌或真菌培养易找到致病菌。

四、处理原则

处理原则包括处理原发感染灶、控制感染和全身支持疗法。

1. 局部处理原发感染灶 寻找和处理原发感染灶,包括清除坏死组织和异物、消灭无效腔、充分引流脓肿等,尽早解除与感染相关的因素,如血循环障碍、梗阻等。原发感染灶不甚明确者,应全面检查,尤其注意一些潜在的感染源和感染途径。若疑有静脉导管感染,应尽快拔除导管并作细菌或真菌培养。

2. 应用抗菌药物 在未获得培养结果前,根据原发感染灶的性质,及时、有效地联合应用足够剂量的抗菌药;根据细菌培养及药物敏感试验结果,调整有效抗生素。对于真菌性脓毒症,应尽量停用广谱抗生素,改用有效的、针对性强的抗生素,并全身应用抗真菌药物。

五、护理措施

(一)护理评估

1. 健康史 了解患者发病的时间、经过及发展等。

2. 身体状况、辅助检查 血白细胞计数显著增高,常达 $20 \times 10^9 \sim 30 \times 10^9$/L 以上,或降低、核左移、幼稚型增多,出现中毒颗粒。可有不同程度的氮质血症、溶血;尿中出现蛋白、管型和酮体等肝、肾功能受损的表现。寒战、高热时作血液细菌或真菌培养易找到致病菌。

3. 心理和社会支持状况 全身性感染患者起病急、病情重、发展快,患者和家属常有焦虑、恐惧等表现;故应了解他们的心理状态,评估患者和家属对疾病、拟采取治疗方案和预后的认知程度及患者对医院环境的适应情况。

(二)主要护理诊断

1. 焦虑 与突发寒战、高热、头痛及心率、脉搏、呼吸等的改变有关。

2. 体温过高 与全身性感染有关。

3. 潜在并发症:感染性休克等。

(三)护理措施

1. 一般护理 关心、体贴患者,给患者及家属心理安慰和支持。严格执行无菌技术,避免继发其他感染。可通过肠内或肠外途径提供足够的营养进行营养支持。卧床休息,提供安静、舒适的环境,保证患者充分休息和睡眠。根据医嘱,及时、准确地执行静脉输液和药物治疗,以维持正常血压、心排血量及控制感染。高热患者,给予物理或药物降温,以降低代谢消耗。

2. 严密观察患者病情 监测生命体征,观察患者的面色和神志等,及时发现病情变化,防止重要脏器功能障碍。在患者寒战、高热发作时,作血液细菌或真菌培养,以便确定致病菌,为治疗提供可靠依据。

☞考点:全身性感染的临床表现和护理

第5节 特异性感染患者的护理

📖学习目标
1. 掌握破伤风的概念。
2. 熟悉破伤风的病因。
3. 掌握破伤风的临床表现、处理原则和护理措施。

一、破 伤 风

破伤风(tetanus)是指破伤风杆菌侵入人体伤口并生长繁殖、产生毒素而引起的一种特异性感染。常继发于各种创伤后,亦可发生于不洁条件下分娩的产妇和新生儿。

（一）病因

破伤风杆菌为革兰阳性厌氧芽孢杆菌,广泛存在于泥土和人畜粪便中。破伤风杆菌及其毒素不能侵入正常的皮肤和黏膜,但当皮肤或黏膜出现开放性损伤,如火器伤、开放性骨折、烧伤,甚至细小的木刺或锈钉刺伤等,均可导致破伤风杆菌及其毒素侵入引起破伤风。破伤风的发生除与细菌毒力强、数量多或人体缺乏免疫力等因素有关外,伤口缺氧是一个非常重要的因素。当伤口因狭深、缺血、坏死组织多、血块堵塞或堵塞过紧,引流不畅等因素而形成一个适合该菌生长繁殖的缺氧环境,尤其同时混有其他需氧菌感染而消耗伤口内残留的氧气时,更有利于破伤风的发生。

（二）病理生理

破伤风杆菌产生的外毒素,即痉挛毒素与溶血毒素,是导致破伤风病理生理改变的重要原因。痉挛毒素引起一系列临床症状和体征,而溶血毒素可引起局部组织坏死和心肌损害。痉挛毒素经血液循环和淋巴系统至脊髓前角灰质或脑干的运动神经核,与中间联络神经细胞的突触相结合,抑制突触释放抑制性传递介质,使α运动神经系统因失去抑制而兴奋性增强,导致随意肌紧张与痉挛;痉挛毒素亦可阻断脊髓对交感神经的抑制而致交感神经过度兴奋,引起血压升高、心率增快、体温升高、出汗等。

（三）临床表现

破伤风潜伏期平均为 6～12 天,亦可短于 24 小时或长达 20～30 天甚至数月。潜伏期越短,预后越差。

1. 前驱症状 表现为乏力、头晕、头痛、咬肌紧张、酸胀、咀嚼无力、烦躁不安、打呵欠等。常持续 12～24 小时。

2. 典型症状和体征 在肌肉紧张性收缩(肌强直、发硬)的基础上,呈阵发性强烈痉挛。最初受影响的肌群是咀嚼肌,以后依次为面肌、颈项肌、背腹肌、四肢肌群、膈肌和肋间肌。表现为咀嚼不便、张口困难(牙关紧闭)、蹙眉、口角下缩、咧嘴"苦笑"、颈部强直;头后仰、腰部前凸、足后屈,形成弓背,而四肢呈屈膝、弯肘、半握拳等痉挛姿态,共同形成"角弓反张"或"侧弓反张"状;强烈的肌肉痉挛可致肌断裂,甚至发生骨折。膀胱括约肌痉挛可引起尿潴留。呼吸肌群和膈肌痉挛可导致面唇青紫,呼吸困难,甚至呼吸暂停,以致危及生命。在肌肉持续紧张收缩的基础上,任何轻微的刺激,如光线、声响、接触、震动或触碰患者身体,均可诱发全身肌群的痉挛和抽搐。每次发作持续时间由数秒至数分钟不等,发作时神志清楚。发作间歇期长短不一;发作越频繁,病情越重。病程一般为 3～4 周。自第二周后,随着病程的延长,症状逐渐减轻。但肌紧张与反射亢进的现象仍可继续一段时间;恢复期间还可出现一些精神症状,如幻觉、言语、行为错乱等,但多数能自行恢复。

3. 其他症状 少数患者仅有局部肌肉持续性强直,可持续数周或数月,以后逐渐消退。新生儿破伤风,因其肌肉纤弱而症状不典型,常表现为不能啼哭和吸吮乳汁、活动少、呼吸弱甚至呼吸困难。

（四）预防

创伤后及时、彻底清理伤口,改善局部血循环是预防的关键。另外,人工免疫使人体产生稳定的免疫力也是可靠的预防方法,包括主动和被动免疫两种。

1. 主动免疫法 破伤风类毒素无毒性,不引起血清性过敏反应,作用可靠。注射于人体后,可产生相当高的抗体而使人体获得主动免疫。小儿对本病的主动免疫可经与百日咳、白喉等疫苗联合应用获得。方法为:破伤风类毒素 0.5ml,皮下注射 3 次。第 1 次皮下注射后,间隔 4～8 周再行第 2 次注射,即可获得基础免疫力。若在 6～12 个月后行第 3 次注射,即可获得较稳定的免疫力,以后若每 5 年追加注射一次,便能保持足够的免疫力。有基础免疫力的患者,伤后只要皮下注射类毒素 0.5ml 时,便能迅速强化机体的抗破伤风免疫力。

2. 被动免疫法　对未接受过主动免疫的患者,应及时皮下注射破伤风抗毒素(TAT)1500~3000U。对清创不彻底或已感染伤口应每隔 7 天追加注射一次,共 2~3 次。TAT 易引起过敏反应,注射前必须作皮内过敏试验。若有过敏反应,应按脱敏法注射;也可选用破伤风人体免疫球蛋白(TIG),儿童、成人一次用量 250U,创面污染严重者可加倍。

（五）处理原则

1. 清除毒素来源　在良好麻醉、控制痉挛的基础上,进行彻底的清创术。清除坏死组织和异物后,敞开伤口,充分引流,局部可用 3% 过氧化氢溶液冲洗。对于伤口已愈合者,必须仔细检查痂下有无窦道或无效腔。

2. 中和游离的毒素

（1）破伤风抗毒素:可中和游离的毒素,但若破伤风毒素已与神经组织结合,则难以起效,故应尽早使用。常规用量是 1 万~6 万 U 加入 5% 葡萄糖溶液 500~1000ml 经静脉缓慢滴入;剂量不宜过大,以免引起血清反应。用药前应作皮内过敏试验。

（2）破伤风人体免疫球蛋白:早期应用有效,一般只用一次,剂量为 3000~6000U。

3. 控制和解除痉挛　是治疗的重要环节。根据病情可交替使用镇静及解痉药物,以减少患者的痉挛和痛苦。常用药物:10% 水合氯醛溶液 20~40ml 保留灌肠;0.1~0.2g 苯巴比妥钠肌内注射;10~20mg 地西泮肌内注射或静脉滴注,一般每日一次。病情严重者,可用冬眠 I 号合剂经静脉缓慢滴入,但低血容量时忌用。痉挛发作频繁不易控制者,可用 2.5% 硫喷妥钠 0.25~0.5g 缓慢静脉注射,但需警惕发生喉头痉挛和呼吸抑制;对于气管切开者,应用比较安全。另外,新生儿破伤风要慎用镇静解痉药物,应酌情使用洛贝林、尼可刹米等。

4. 防治并发症　补充水和电解质以纠正因消耗、出汗及不能进食等导致的水和电解质代谢失衡。选用合适的抗生素预防其他继发感染,如肺炎等。对于症状严重者,尽早行气管切开术,以便改善通气,有效清除呼吸道分泌物;必要时行人工辅助呼吸。

（六）护理评估

1. 健康史　了解患者的发病经过,不能忽视任何轻微的受伤史。尤其注意发病前的创伤史、深部组织感染史、近期分娩史及预防接种史。

2. 身体状况

3. 心理和社会状况　本病发病比较急、病情严重,患者无心理准备,且本病引起的肌肉痉挛使患者极为痛苦,故应了解患者的紧张、焦虑和恐惧的程度。了解患者及家属对本病的认知程度和心理承受能力。患者对医院环境的适应情况。

（七）主要护理诊断

1. 有窒息的危险　与持续性喉头痉挛及气道堵塞有关。

2. 有体液不足的危险　与痉挛性消耗和大量出汗有关。

3. 有受伤的危险　与强烈的肌肉痉挛有关。

4. 尿潴留　与膀胱括约肌痉挛有关。

5. 营养失调:低于机体需要量　与痉挛性消耗和不能进食有关。

（八）护理措施

1. 一般护理

（1）环境要求:将患者置于隔离病室,室内遮光、安静,温度 15~20℃,湿度约 60%。病室内的急救药品和物品准备齐全,以便及时处理一些严重的并发症,如呼吸困难、窒息等。

（2）减少外界刺激:医护人员要走路轻、语声低、操作稳、使用器具无噪音;护理治疗安排集中而有序,尽量在痉挛发作控制的一段时间内完成;减少探视,避免干扰患者。

（3）保持静脉输液通路通畅:在每次抽搐发作后检查静脉通路,防止因抽搐致静脉通路堵塞、脱落而影响治疗。

（4）严格隔离消毒:严格执行无菌技术;护理人员应穿隔离衣;患者的用品和排泄物均应消毒,更换下的伤口敷料应予焚烧,防止交叉感染。

2. 呼吸道管理

（1）保持呼吸道通畅,对抽搐频繁、药物不易控制的严重患者,应尽早行气管切开,以便改善通气;及时清除呼吸道分泌物,必要时进行人工辅助呼吸。紧急状态下,在气管切开前可行环甲膜粗针头穿刺并给予吸氧,保证通气。

（2）在痉挛发作控制后的一段时间内,协助患者翻身、叩背,以利排痰;必要时吸痰,防止痰液堵塞;给予雾化吸入,稀释痰液,便于痰咳出或吸出。气管切开患者应给予气道湿化。

（3）患者进食时注意避免呛咳、误吸。

3. 加强营养　协助患者进食高热量、高蛋白、高维生素的饮食;进食应少量多次,以免引起呛咳、误吸;病情严重者,提供肠内、外营养,以维持人体正常需要。

4. 保护患者,防止受伤

（1）防止患者坠床:使用带护栏的病床,必要时设专人护理。

（2）采用保护措施:必要时使用约束带固定患者,防止痉挛发作时患者坠床和自我伤害;关节部位放置软垫保护关节,防止肌腱断裂和骨折;应用合适牙垫,避免痉挛时咬伤舌。

5. 严密观察病情变化　监测生命体征;注意观

察痉挛发作前的征兆;记录抽搐的发作时间、次数、症状等,及时报告及时处理。

6. 人工冬眠护理 应用人工冬眠过程中,做好各项监测,随时调整冬眠药物的用量,使患者处于浅睡状态。

7. 对症处理 留置导尿者保持持续导尿并给予会阴部护理,防止感染;高热患者给予物理和药物降温等。

（九）健康教育

1. 定期接受破伤风类毒素预防注射。

2. 日常不可忽视任何小伤口,如木刺、锈钉刺伤及深部感染(化脓性中耳炎)等的正确处理。伤后及时就诊和注射 TAT。

3. 避免不洁接产,以防止新生儿破伤风及产妇产后破伤风等。

二、气性坏疽

气性坏疽(gas gangrene)通常指由梭状芽孢杆菌引起的一种严重的以肌组织坏死或肌炎为特征的急性特异性感染。此类感染发病急,预后差。

（一）病因

气性坏疽属厌氧菌感染,病菌为革兰染色阳性梭状芽孢杆菌,主要是产气荚膜梭菌、水肿杆菌、腐败杆菌和溶组织杆菌等。感染往往是两种以上致病菌的混合感染。此类致病菌在有氧环境下不能生存,但其芽孢抵抗力非常强。此类细菌广泛存在于泥土和人畜粪便中,故容易侵入伤口,但感染发生者不多。气性坏疽的发生除取决于梭状芽孢杆菌的存在外,还决定于人体抵抗力和伤口的缺氧环境。因此,开放性骨折伴有血管损伤、挤压伤伴有深部肌肉损伤、使用止血带时间过长或石膏包扎过紧、肛周、会阴部的严重创伤等容易发生气性坏疽。

（二）病理生理

气性坏疽的发生是由上述细菌产生的外毒素与酶所导致。部分酶能通过脱氮、脱氨、发酵作用而产生大量不溶性气体,如硫化氢等,积聚在组织间;有些酶能溶解组织蛋白,引起组织细胞坏死、渗出而产生恶性水肿。组织内因气、水夹杂而急剧膨胀,局部张力迅速增高,皮肤表面变硬如"木板样";筋膜下张力急剧增加、压迫微血管而加重组织的缺血、缺氧甚至失活,更有利于细菌生长繁殖,形成恶性循环。此类细菌产生的卵磷脂酶、透明质酸酶等使细菌易于穿透组织间隙,加速扩散。感染一旦发生,即可沿肌束或筋膜向上下迅速扩散。病变肌肉为砖红色,外观如熟肉,失去弹性。大量组织坏死和外毒素吸收,可引起严重的脓毒症,并侵犯脏器。

（三）临床表现

临床特点是病情发展迅速,可在 12～24 小时引起全身情况迅速恶化。

1. 潜伏期 可短至伤后 8～10 小时,长可达 5～6 天,一般在伤后 1～4 天。

2. 局部表现 发病初期,患者自觉伤肢沉重,包扎过紧感或疼痛,此为前驱症状。以后,突然出现伤肢"胀裂样"剧痛,难以忍受,一般止痛剂不能奏效。伤肢肿胀明显、压痛显著。伤口周围皮肤水肿、苍白、发亮,迅速变为紫红色,进而变为紫黑色;伤口处有大小不等的水疱,周围常可扪及捻发音;轻轻挤压,常有气泡从伤口溢出,并有稀薄、恶臭的浆液样血性分泌物流出。

3. 全身表现 患者软弱,烦躁不安,常伴有恐惧或欣快感;皮肤、口唇苍白;大量出汗、脉搏快速、体温逐渐上升;可出现溶血性贫血、黄疸、血红蛋白尿、酸中毒、谵妄甚至昏迷。

（四）处理原则

一旦确诊,应立即治疗,以挽救患者生命及降低截肢率。

1. 紧急清创 在抗休克和纠正严重并发症的同时行清创术。清创范围应达正常肌组织,切口敞开、不予缝合。肢体病变不能控制时,应施行近端高位截肢,残端不予缝合。术后用氧化剂冲洗、湿敷,经常更换敷料,必要时再次清创。

2. 应用抗菌药 首选大剂量青霉素(1000 万 U/d),可控制化脓性感染并减少伤口处因其他细菌繁殖消耗氧气而形成的缺氧环境。大环内酯类和尼立达唑类抗菌药也有一定疗效。

3. 高压氧治疗 通过提高组织间的含氧量造成不适合此类细菌生长繁殖的环境,可提高治愈率,减少伤残率。

4. 全身支持疗法 少量多次输血,纠正水和电解质失调;给予高蛋白、高能量的饮食。

5. 对症处理 包括解热、镇痛等,以改善患者状况。

（五）护理评估

1. 健康史 了解患者的发病时间、经过,尤其注意了解创伤史。

2. 身体状况、辅助检查 渗出物涂片染色可发现革兰阳性杆菌。X 线摄片检查常显示软组织间有积气。

3. 心理和社会支持状况 由于发生突然、发展迅速,很快引起全身反应,患者伤肢剧痛,难以忍受,一般止痛药效果不明显,故患者常有焦虑、恐惧等心理反应。了解患者及家属对疾病、治疗及预后的认知程度及心理承受能力,患者对医院环境的适应情况,家庭的经济情况及对治疗本病的经济承受能力和支持程度。对截肢者,应评估其对截肢的接受程度、截肢后适应性训练的了解、接受程度和出院前的心理状态。

（六）主要护理诊断

1. 疼痛　与创伤、感染及局部肿胀有关。

2. 组织完整性受损　与组织感染坏死有关。

3. 自我形象紊乱　与失去部分组织和肢体而致形体改变有关。

（七）护理措施

1. 严格隔离消毒　患者住隔离病室,患者的一切用品和排泄物都要严格隔离消毒,患者的敷料应予焚烧。

2. 监测病情变化　对严重创伤患者,尤其伤口肿胀明显者,应严密监测伤口肿痛情况,特别是突然发作的伤口"胀裂样"剧痛;准确记录疼痛的性质、特点及与发作相关的情况。

3. 应用抗菌药　遵医嘱及时、准确使用合适的抗菌药物。

4. 疼痛护理　及时应用止痛剂,必要时给予麻醉止痛剂。亦可应用非药物治疗技巧,如谈话、娱乐活动及精神放松等方法,以缓解疼痛。对截肢后出现幻觉疼痛者,应给予耐心解释,解除其忧虑和恐惧。对扩大清创或截肢者,应协助患者变换体位,以减轻因外部压力和肢体疲劳引起的疼痛。

5. 恢复患肢功能　在伤口愈合过程,对伤肢实施理疗、按摩及功能锻炼,以恢复患肢功能。

6. 截肢患者的护理　截肢前,向患者及家属解释手术的必要性和可能出现的并发症等情况,使患者及家属能够了解、面对并接受截肢的现实。截肢后,耐心倾听患者诉说,安慰并鼓励患者正视现实;指导患者掌握自我护理技巧,但绝不勉强患者,避免增加其痛苦和心理压力。介绍一些已经截肢的患者与之交谈,使其逐渐适应自身形体变化和日常活动。指导患者应用假肢,使其接受并作适应性训练。

（八）健康教育

1. 指导患者对患肢进行自我按摩及功能锻炼,以便尽快恢复患肢的功能。

2. 对伤残者,指导其正确使用假肢和适当训练。帮助其制订出院后的康复计划,使之逐渐恢复自理能力。

☞考点:特异性感染的临床表现和护理

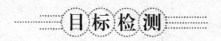

目标检测

选择题

A₁ 型题

1. 面部"危险三角区"疖的危险性在于（　　）

  A. 引起眼球的感染　　　　B. 抗生素治疗无效

  C. 可侵入上颌窦　　　　　D. 引起海绵状静脉窦炎

  E. 容易形成痈

2. 有传染性需隔离的外科感染性疾病是（　　）

  A. 疖　　　　　　　　　　B. 痈

  C. 丹毒　　　　　　　　　D. 淋巴管炎

  E. 蜂窝织炎

3. 口底颌下急性蜂窝织炎患者护理的重点是（　　）

  A. 创面护理　　　　　　　B. 降温

  C. 全身中毒症状的观察　　D. 心理护理

  E. 呼吸的观察

4. 破伤风患者最先出现的症状是（　　）

  A. 苦笑面容　　　　　　　B. 角弓反张

  C. 张口不便　　　　　　　D. 颈项强直

  E. 脊柱强直

5. 气性坏疽预防的关键是（　　）

  A. 尽快彻底的清创

  B. 注射多价气性坏疽抗毒素

  C. 应用类毒素

  D. 全身使用大剂量的抗生素

  E. 增强机体抵抗力

6. 下列不属于化脓性感染的是（　　）

  A. 急性乳腺炎　　　　　　B. 痈

  C. 急性蜂窝织炎　　　　　D. 气性坏疽

  E. 丹毒

A₂ 型题

7. 患者,男,62 岁,因颈部蜂窝织炎入院。患者颈部肿胀明显,观察中应特别注意（　　）

  A. 体温　　　　　　　　　B. 呼吸

  C. 血压　　　　　　　　　D. 吞咽

  E. 神志

A₃ 型题

（8～10 题共用题干）

患者,男,35 岁,因腿部刺伤后出现全身肌肉强直性收缩,阵发性痉挛,诊断为破伤风。

8. 易导致患者死亡的常见原因是（　　）

  A. 休克　　　　　　　　　B. 窒息

  C. 肺部感染　　　　　　　D. 肾衰竭

  E. 脱水、酸中毒

9. 与控制痉挛无关的护理措施是（　　）

  A. 保持病室安静　　　　　B. 护理措施要集中进行

  C. 按时使用镇静剂　　　　D. 避免损伤

  E. 避免强光照射

10. 换药时可选择（　　）

  A. 0.9% 氯化钠溶液　　　　B. 蒸馏水

  C. 3% 氯化钠溶液　　　　　D. 3% 过氧化氢溶液

  E. 70% 乙醇溶液

A₄ 型题

（11～14 题共用题干）

患者,女,35 岁,4 天前不慎刺伤中指末节指腹,当时仅有少量出血,未予特殊处理。昨日发现手指明显肿胀,皮肤苍白,自感有搏动性跳痛,尤以夜间为甚,全身不适。

11. 目前应考虑该患者发生了（　　）
    A. 甲沟炎
    B. 甲下脓肿
    C. 脓性指头炎
    D. 急性化脓性腱鞘炎
    E. 化脓性滑囊炎

12. 对患者的首要处理措施是（　　）
    A. 鱼石脂软膏敷贴指头
    B. 拔出指甲
    C. 切开减压引流
    D. 应用抗生素
    E. 局部热敷和理疗

13. 若治疗不及时,患者易发生（　　）
    A. 指骨坏死
    B. 肌腱坏死
    C. 慢性甲沟炎
    D. 掌中间隙感染
    E. 鱼际间隙感染

14. 选择抗生素最理想的依据是（　　）
    A. 脓液的性质
    B. 细菌的种类
    C. 细菌药敏实验
    D. 感染的严重程度
    E. 药物的抗菌谱

（李　慧）

第11章 损伤患者的护理

学习目标

1. 掌握创伤的修复、临床表现，烧伤的病理生理、临床表现及护理。

2. 熟悉创伤的处理原则，烧伤处理原则，清创术及换药。

3. 了解创伤的分类、病理生理，毒蛇咬伤患者的护理。

损伤(injury)指各类致伤因子对人体组织器官造成的结构破坏和功能障碍。

按照致伤因子的不同损伤可分为4类：①机械性损伤，指机械力作用于人体造成的损伤；②物理性损伤，物理因子如高温、低温、电流、射线、激光等造成的损伤；③化学性损伤，化学物质如强酸、强碱等造成的损伤；④生物性损伤，如咬伤、蜇伤等。

第1节 机械性损伤患者的护理

机械性因子作用所致的损伤称创伤(trauma)，如工伤事故、交通意外等导致的皮肤、软组织破损、出血、脏器破裂、骨折、关节脱位等，在平时和战时都是常见的损伤。

一、分 类

1. 按致伤原因分类 有利于评估伤后的病理变化，如锐器可致刺伤、切割伤、穿透伤等；钝性暴力可致挫伤、挤压伤等；切线动力可致擦伤、裂伤、撕裂伤等；枪弹可致火器伤等。

2. 按受伤部位分类 可分为颅脑、胸腔、腹腔、盆腔、肢体损伤等，有利于判断损伤可能涉及的软组织、骨骼或脏器。

3. 按皮肤完整性分类 有利于了解创伤部位有无污染，可分为两类：皮肤、黏膜保持完整者为闭合性损伤；有破损者为开放性损伤。

4. 按受伤程度分类 有利于评估创伤对生命和全身的影响，如头颅、胸、腹内脏器受损可致神经、呼吸、循环等功能障碍，属重伤。

二、病理生理

创伤首先造成组织损害，继而引起局部炎性反应和全身性反应及重要脏器的功能变化，以稳定自身内环境。严重创伤性反应超过机体的调节能力时，可损害机体本身。

(一)局部反应

局部反应与伤后组织细胞破坏，释放出多种炎性介质和细胞因子有关。创伤后，局部血管通透性增加，血浆成分外渗，白细胞等趋化因子迅速集聚于伤处发挥吞噬和清除致病菌或异物的作用。局部炎症是一种保护性反应，利于创伤修复。一般情况下，创伤性局部炎症反应在3~5天后趋于消退；若渗出过多、组织严重肿胀，血容量减少，甚至血循环障碍，修复缓慢。

(二)全身性反应

严重创伤时，大量释出的炎性介质和细胞因子可造成全身性病理反应。

1. 体温反应 伤后发热为炎性介质，如白介素(IL)、肿瘤坏死因子(TNF)等作用于下丘脑体温中枢所致。并发感染时，体温明显升高；创伤性休克时亦可伴有体温过低，是炎症反应受抑制的表现；体温中枢受累时，则可发生高热或体温过低。

2. 神经内分泌反应 创伤后因疼痛、精神紧张、有效血容量不足等因素的综合作用，下丘脑-垂体轴和交感-肾上腺髓质轴发生应激反应，引发神经-内分泌系统的代偿性变化，如促肾上腺皮质激素、血管升压素(ADH)、儿茶酚胺等分泌增加，以保证重要脏器的微循环灌注。

3. 代谢反应 严重创伤后人体静息能量消耗增加，在多种内分泌激素，如肾上腺皮质激素、胰升糖素、甲状腺素等调节下，分解代谢增强，糖、脂肪、蛋白质分解加速，以维持基础代谢和提供修复创伤所需。

4. 免疫反应 严重创伤可致人体免疫防御能力下降，机体对感染的易患性增加。

三、创伤的修复

组织的修复功能是伤口愈合的基础。理想的修复是由与创伤组织同性质的细胞来修复其原有的结构和功能；多数修复不能达到原有的形态，而只能以纤维细胞增生替代形成瘢痕愈合，达到结构和功能的稳定。

(一)创伤修复过程

1. 炎症反应阶段 早期伤口由血凝块充填；进

入炎症反应期后,渗血中的血浆纤维蛋白取代血块充填伤口并构成网架。此期的目的是止血和封闭创面。

2. 肉芽形成阶段 成纤维细胞、内皮细胞逐渐形成新生毛细血管,并共同构成肉芽组织,充填伤口,形成瘢痕愈合。

3. 组织塑型阶段 肉芽组织退化变成以胶原纤维为主的瘢痕组织,再吸收软化,最终使受伤部位外观和功能得以改善。

（二）伤口愈合类型

1. 一期愈合 又称原发愈合。伤口组织修复以原来的细胞组织为主,连接处仅有少量纤维组织。伤口边缘整齐、严密、平滑,呈线状。

2. 二期愈合 又称瘢痕愈合。伤口组织修复以纤维组织大量增生为主,需周围上皮逐渐覆盖或植皮后才能愈合,不同程度地影响结构和功能恢复。

（三）不利于创伤愈合的因素

1. 年龄 如老年人血液循环差、巨噬细胞功能及蛋白质合成减弱等。

2. 慢性疾病 如糖尿病、结核病、肿瘤等。

3. 伤口特点 深而大的伤口愈合时间较长。血运良好的部位愈合快。

4. 感染和异物 各种致病菌可损害组织细胞和基质,导致化脓性感染并抑制愈合。存留在伤口内的异物或坏死组织可引起异物反应和局部感染,使伤口不愈。

5. 营养状况 如营养不良、低蛋白血症、肥胖等。

6. 药物 如大量使用糖皮质激素。

四、临床表现

因创伤的原因、部位、程度等不同,临床表现亦各异。本节仅述及常见创伤的共性表现和常见并发症。

（一）局部症状

1. 疼痛 创伤后疼痛程度不一,一般在伤后2～3天后逐渐缓解。但严重损伤并发休克时,患者常不主诉疼痛;内脏损伤所致的疼痛常定位不确切。若疼痛持续或加重,则可能并发感染。

2. 局部肿胀 因受伤局部出血和创伤性炎症反应所致,可伴有发红、青紫、瘀斑、血肿或肿胀。严重肿胀可致局部组织或远端肢体血供障碍。

3. 功能障碍 因解剖结构破坏、疼痛或炎症反应所致。神经或运动系统损伤所致的功能障碍有定位诊断价值。

4. 创口或创面 是开放性损伤特有的征象。

（二）全身症状

1. 发热 创伤出血、组织坏死分解或创伤产生的致热因子均可引发吸收热。创伤性炎症反应所致的发热,体温一般不超过38.5℃。

2. 生命体征变化 创伤后释放的炎性介质、疼痛、精神紧张、血容量减少等均可引起脉搏和心率增加,血压稍高或偏低,呼吸深快等改变。

3. 其他 因失血、失液,患者可有口渴、尿少、纳差、疲倦、失眠等。

☞考点:创伤的临床表现

五、处理原则

（一）现场急救

现场急救的顺序为首先处理心跳呼吸骤停、窒息、大出血、张力性气胸、开放性气胸,然后是抗休克、固定骨折、包扎伤口等。

1. 解除窒息 立即去除口咽部的异物、血块、分泌物等;托起下颌,置入通气管;必要时行环甲膜穿刺、气管插管、气管切开。

2. 止血 可用指压止血、止血带止血、填塞止血等。

3. 开放性气胸应立即堵塞伤口,制止漏气;张力性气胸应在锁骨中线第二肋间插入粗针头排气。

4. 可疑骨折时应现场取材,如树枝、木板等,将骨折肢体进行固定,也可将上肢绑缚在躯体上、下肢绑缚在健肢上。

链接 »»

外伤后如何止血

一般的出血只要用无菌敷料或清洁的织物填入伤口内压紧,外加绷带等加压包扎即可起到止血的目的,一般不需用止血带。四肢出血量较大且难以控制时,可使用止血带,止血带应扎在伤口的近侧,压力适当,以远端动脉搏动消失为度;患者身上要做好标记,记录上止血带的时间,上止血带时要求每小时要放开5分钟左右,以免肢体缺血坏死。指压动脉止血常用的部位有:面部出血可在下颌角前方约1.2cm处压迫颌外动脉;头顶部出血可在耳前压迫颞动脉;上肢近端出血可在锁骨上窝处压迫锁骨下动脉;下肢出血可在腹股沟处压迫股动脉。

（二）处理原则

1. 闭合性损伤 浅表组织的闭合伤应予制动休息、抬高患肢,早期冷敷和加压包扎可以减轻肿胀和疼痛,48小时后改为热敷促进血肿吸收和组织修复,后期加强功能锻炼。

2. 开放性损伤 应力争在6～8小时内行清创术;伤后时间较长者视为感染伤口,需换药处理。

☞考点:创伤的急救和处理原则

第2节 烧伤患者的护理

烧伤(burn)泛指各种热力、光源、化学腐蚀剂、放射线等因素所致、始于皮肤、由表及里的一种损伤。通常,烧伤多指单纯因热力,如火焰、热液、热蒸汽、热金属物体等所致的组织损伤。

一、病理生理

根据烧伤的病理生理反应及其病程演化过程,大致可分为三期,各期常互相重叠和互相影响,分期的主要目的是便于临床处理和护理。

(一)急性渗出期(休克期)

严重烧伤后,最早的反应是体液渗出。由于组织间毛细血管通透性增加,血浆样渗液聚积至细胞间隙或皮肤各层间,形成水肿、水疱或直接丢失于体表,使体液减少,水电解质失衡,酸碱紊乱,血液浓缩。烧伤后的体液渗出可自伤后数分钟即开始,2～3 小时最快,8 小时达高峰,12～36 小时减缓,48 小时后趋于稳定并开始回吸收。烧伤后 48 小时内,最大的危险是低血容量性休克,临床称之为休克期。

(二)感染期

烧伤后皮肤生理屏障损坏,创面成为致病菌的培养基,感染的威胁将持续至创面完全愈合;严重烧伤后机体对致病菌的易患性增加,早期即可并发局部和全身性感染。即使浅度烧伤,若早期处理不当,亦可发生创周炎症(如蜂窝织炎等)。深度烧伤形成的凝固性坏死及焦痂,至伤后 2～3 周进入组织溶解期,此阶段为并发全身性感染的另一个高峰。若创面处理不当或患者抗感染能力极低的情况下,大量致病菌可侵入临近的非烧伤组织引起侵入性感染,痂下组织菌量可达 $10^5/g$ 以上,感染发展使创面和周围组织炎症恶化,创面表现为污秽,出现褐色、绿色坏死斑片,覆盖脓性分泌物,并有臭味,即使细菌未侵入血液也可致死,称烧伤创面脓毒症。

(三)修复期

烧伤早期出现炎症反应的同时组织修复开始。浅度烧伤多能自行修复;深 $\mathrm{II}°$ 烧伤可产生瘢痕;$\mathrm{III}°$ 烧伤只能依赖皮肤移植修复。严重的深度烧伤,创面的纤维化修复是不可避免,瘢痕增殖和挛缩将造成肢体畸形和功能障碍。

☞考点:烧伤的分期

二、临床表现

临床表现根据烧伤面积、深度和部位而定。

(一)烧伤面积

我国统一使用的烧伤面积计算法有:

1. 手掌法　患者本人五指并拢的手掌面积约为体表总面积的 1%,五指自然分开的手掌面积约为 1.25%,此法较简易,亦可辅助九分法评估。

2. 中国新九分法　为便于记忆,将人体按体表面积划分为 11 个 9% 的等份,另加 1%,构成 100%(表 11-1,图 11-1)。适用于较大面积烧伤的评估,可简记为:3、3、3(头、面、颈),5、6、7(双上肢),5、7、13、21(双臀、下肢),13、13(躯干),会阴 1。

表 11-1　中国新九分法

部位		占成人体表面积	占儿童体表面积
头颈发部	发 部	3	
	面 部	3　　9×1(9%)	9+(12-年龄)
	颈 部	3	
双上肢	双上臂	7	
	双前臂	6　　9×2(18%)	9×2
	双 手	5	
躯 干	躯干前	13	
	躯干后	13　　9×3(27%)	9×3
	会 阴	1	
双下肢	双 臀	5	
	双大腿	21	
	双小腿	13　　9×5+1(46%)	9×5+1-(12-年龄)
	双 足	7	

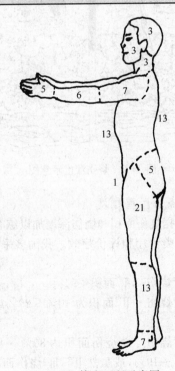

图 11-1　体表面积示意图

(二)烧伤深度

通常采用三度四分法,即分为 $\mathrm{I}°$、浅 $\mathrm{II}°$、深 $\mathrm{II}°$ 和 $\mathrm{III}°$,$\mathrm{I}°$、浅 $\mathrm{II}°$ 为浅度烧伤,深 $\mathrm{II}°$ 和 $\mathrm{III}°$ 则为深度烧伤。

1. $\mathrm{I}°$ 烧伤　又称红斑烧伤,仅伤及表皮层,生发层存在。表现为皮肤红斑,干燥无水疱,有烧灼感,

3～7 天愈合，脱屑后初期有色素加深，后渐消退、不留痕迹。

2. 浅Ⅱ°烧伤　伤及表皮的生发层与真皮浅层，有大小不一的水疱，疱壁较薄，内含黄色澄清液体，基底潮红湿润，疼痛剧烈，水肿明显。两周左右愈合，有色素沉着，无瘢痕。

3. 深Ⅱ°烧伤　伤及真皮层，可有水疱，疱壁较厚，基底苍白与潮红相间、稍湿，痛觉迟钝，有拔毛痛。3～4 周愈合，留有瘢痕。

4. Ⅲ°烧伤　伤及皮肤全层，可达皮下、肌肉或骨骼。创面无水疱，痛觉消失，无弹性，干燥如皮革样或呈腊白、焦黄甚至炭化成焦痂，痂下水肿，痂下创面可见树枝状栓塞的血管（图 11-2）。

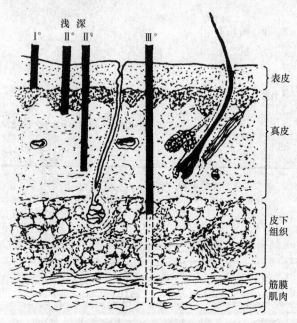

图 11-2　烧伤深度示意图

（三）烧伤严重程度

主要依据烧伤面积和烧伤深度加以综合性评估，以利患者分类治疗和评价疗效。我国多采用的分度法是：

1. 轻度烧伤　Ⅱ°面积＜9％。

2. 中度烧伤　Ⅱ°面积为 10％～29％或Ⅲ°面积不足 10％。

3. 重度烧伤　总烧伤面积达 30％～49％或Ⅲ°面积达 10％～19％，或虽然Ⅱ°、Ⅲ°烧伤面积不足上述百分数，但患者已并发休克、吸入性损伤或合并较重的复合伤。

4. 特重烧伤　总烧伤面积＞50％或Ⅲ°＞20％或已有严重并发症。

（四）吸入性损伤

吸入性损伤以往称为"呼吸道烧伤"，系吸入浓烟、火焰、蒸汽、热气或吸入有毒、刺激性气体所致。

有头面颈部深度烧伤的表现，鼻毛烧焦，口鼻有黑色分泌物。有呼吸道刺激症状，咳出炭末样痰，呛咳、声嘶、呼吸困难和发绀，肺部可闻及哮鸣音。

☞考点：烧伤的临床表现

三、处 理 原 则

（一）现场救护

主要目标是尽快消除致伤原因、脱离现场和施行生命救治。

1. 迅速脱离热源　烧伤的现场急救最重要的是灭火、救人、迅速脱离热源。如就地翻滚压灭火焰，并用湿衣物扑打或覆盖灭火；若有水源，可用大量冷水冲淋或湿敷，能阻止热力向深部组织渗透，终止热力所致的病理过程，减轻创面疼痛。

2. 抢救生命　是急救的首要任务。要配合医生首先处理窒息、心跳呼吸骤停、大出血、开放性气胸等危急情况。火焰、烟雾可致吸入性损伤，应仔细观察烧伤征象，保持呼吸通畅，必要时放置通气道、行气管插管或切开。若心跳呼吸停止，应即刻就地实施心肺复苏。

3. 保护创面和保暖　应防止创面的二次污染和损伤。贴身衣服应剪开，不可撕脱，以防扯破被粘贴的创面皮肤。裸露的体表和创面，应立即用无菌敷料或干净床单覆盖包裹。协助患者调整体位，避免创面受压。寒冷环境，应特别注意增加被盖，防止患者体温散失。

4. 预防休克　稳定患者情绪、镇静、止痛。对有休克前期症状者，应快速建立静脉输液通道，补充血容量。无输液条件者，可少量口服盐水。稳定患者情绪，安慰患者，对严重惊恐或出现心理障碍者可给予镇静止痛剂，酌情应用哌替啶（杜冷丁）等药物，应予以记录，严密观察有无呼吸抑制。

5. 尽快转送　待病情平稳后尽快转送，转送途中应加强监护。

（二）烧伤的处理

1. 轻度烧伤的处理　主要是处理局部创面，并予抗生素、TAT。

（1）初期创面处理：剃净创面及周围的毛发，擦净周围的正常皮肤。用 1：1000 苯扎溴铵溶液或氯己定溶液等清洗创面及周围皮肤。用纱布拭净污垢，不要刷洗或擦洗创面。水疱皮未破者予保留，水疱皮已破者应剪除；然后取暴露或包扎治疗。

（2）暴露疗法：创面暴露在温暖而干燥的空气中（室温 30～32℃为宜）使创面烤干，有利于防治感染。实施暴露疗法时，应保持室内卫生，定时流通空气，做好床边接触隔离。接触创面时，必须注意无菌操作。创面有渗出物，随时用消毒棉球吸干，保持创面干燥。床单或纱布垫如浸湿应随时更换。浅度烧伤可选择适当中药制剂或磺胺嘧啶银外涂。暴露疗法适用于头面部、会阴部及肢体一侧烧伤,炎夏季节尤为适用。

（3）包扎疗法:在清创后用凡士林纱布覆盖创面,加盖多层消毒纱布与棉垫,以绷带加压包扎,全层敷料应有 3～5cm 厚。包扎时压力应均匀,指（趾）间用纱布隔开,指（趾）尖应露出,以便观察血循环改变。对包扎疗法的伤员,注意体温变化、伤区有无疼痛加剧、臭味或脓性分泌物等。发现有感染可疑征象时,及时检查创面更换敷料。如无感染现象,可延至10 天左右更换敷料。包扎疗法适用于四肢或躯干部的烧伤以及寒冷季节无条件使用暴露疗法者。

2. 中、重度烧伤的处理

（1）烧伤休克的防治:防治原则基本上同一般休克。补液疗法为防治休克的主要措施,补液量需根据烧伤的面积和患者的体重进行计算,并根据患者的反应进行调整。补液公式:第一个 24 小时补胶体液和晶体液总量（ml）=Ⅱ°、Ⅲ°烧伤总面积×体重（kg）×1.5ml（小儿为 1.8ml,婴儿为 2.0ml）,其中胶体液和晶体液各占一半,再加上每日生理需要的水分2000ml（用 5% 葡萄糖溶液）。上述总量的一半应在伤后 8 小时内输完,另一半在其后的 16 小时输完。第二个 24 小时补胶体液和晶体液的量为第一个 24小时量的一半,生理需要量不变。胶体液以血浆为主,Ⅲ°烧伤时补充部分全血,也可用低分子右旋糖酐、羟乙基淀粉等代替部分血浆;晶体液可用平衡盐或等渗盐水。

（2）深度创面的处理:Ⅲ°烧伤,面积较大的需要移植自体皮片才能消灭创面。伤后即取暴露疗法,涂磺胺嘧啶银或 2% 碘酊,每日 3～4 次,烤干焦痂,干燥的焦痂可暂时保护创面,减少渗出,减轻细菌侵入。然后按计划分期分批地切除焦痂、植皮。

（3）烧伤感染的防治:注意做好消毒隔离工作,正确处理创面是预防和治疗感染的关键;密切观察病情,一旦发生感染,及时选用敏感抗生素等进行治疗。

☞考点:烧伤的急救和治疗

链接 >>>

怎样减少瘢痕的形成

　　能在 3 周内愈合的烧伤,重建的皮肤柔韧性很好,色泽也基本正常,无发红、隆起和较硬的肥大瘢痕;而超过 3 周愈合的烧伤创面,易形成肥大瘢痕,既影响美观又影响功能。所以如确定为深度烧伤、在 3 周内不能愈合时,最好采用切痂植皮的方法治疗,以获得较好的功能和外观。另外在烧伤后期用弹力绷带加压包扎或穿弹力服也可减少瘢痕的形成。

四、护理问题

1. 有窒息的危险　与吸入性烧伤有关。
2. 皮肤完整性受损　与烧伤和长期卧床有关。
3. 体液不足　与烧伤后体液大量丢失有关。
4. 有感染的危险　与烧伤时皮肤、组织受损、创面污染、免疫力下降有关。
5. 组织灌注量改变　与烧伤后体液丢失、循环血容量不足有关。
6. 营养失调:低于机体需要量　与烧伤后营养物大量消耗有关。
7. 自我形象紊乱　与烧伤后毁容肢残及功能障碍有关。

五、护理措施

（一）休克期护理

严密观察病情,准确输液和保证输液途径的通畅,以使患者尽早恢复体液平衡,保证有效的循环血量。

1. 严密观察病情　专人护理,按各项评估要求至少每 2 小时一次监测生命体征,血氧饱和度、尿量、比重、pH 及有无肌红蛋白尿、血红蛋白尿。

2. 液体疗法　烧伤患者若能获得及时、正确的治疗,并得以平稳度过休克期,是关系预后乃至生命的关键。应按补液方案尽早实施,加强监测,根据伤情合理分配液体量、液体性质和决定输入速度等。一般为"先晶后胶,先盐后糖,先快后慢"。液体疗法有效的评估标准是:患者神志清醒、收缩压 90～100mmHg、脉率＜100 次/分、CVP 6～12cmH$_2$O、PCWP＜18mmHg,尿量成人为 30～70ml/h[儿童为20～50ml/h,婴儿为 1ml/（kg·h）],血清电解质,如钾、钠值正常,患者无恶心、呕吐、腹胀、腹痛等症状。

（二）创面护理

1. 包扎疗法护理　采用吸水性强的敷料,包扎压力均匀,达到要求的厚度和范围。抬高肢体,保持关节各部位尤其是手部的功能位和髋关节外展位。观察肢体末梢的血循环情况,如皮温和动脉搏动。保持敷料干燥,若被渗液浸湿、污染或有异味,应及时更换。

2. 暴露疗法护理　重点是保持创面干燥、促使焦痂或痂皮早日形成且完整。控制室温于 28～32℃,湿度于 70% 左右。随时用无菌吸水敷料或棉签吸净创面渗液,尤其是头面部创面。适当约束肢体,防止无意抓伤。焦痂可用 2% 碘酊涂擦 2～4 天,每日 4～6 次。用翻身床或定时翻身,避免创面因受压而加深。环形焦痂者,应注意呼吸和肢体远端血运。

3. 半暴露创面护理　用单层抗生素或薄油纱布

紧密覆盖于创面称为半暴露疗法。主要护理措施是保持创面干燥、预防感染。

（三）防治感染的护理

1. 严格消毒隔离制度,宜设在有层流装置的单人病房。

2. 严密观察病情,以早期发现和处理烧伤创面感染灶和脓毒血症。

3. 做好口腔及会阴部护理,防止创面污染。

4. 加强各种治疗性导管的护理,严格无菌原则。

5. 定期做室内环境、创面、血液及各种排泄物、分泌液的细菌培养和药物敏感试验。合理选用广谱高效抗生素及抗真菌药物。

6. 加强营养,提高免疫力。提供可口饭菜,保证热量,改善进餐环境,减少进餐时可能导致疼痛的护理。

（四）康复期护理

功能锻炼对防治烧伤后关节僵直、肌肉萎缩、肌腱粘连,提高神经肌肉反应能力,增强免疫力有重要作用。指导和协助患者进行功能锻炼是修复期的主要护理工作之一。维持功能体位和合理固定肢体于功能位。应注意患者本人采取的舒适体位,大多会造成关节挛缩,如握拳位等。鼓励患者尽早下床活动。鼓励患者进行肢体及关节活动锻炼。适当创面加压,烧伤肢体采用包扎疗法优于暴露疗法。采用紧身衣和固定板。制订并实施康复治疗计划,采用体疗及理疗。防止紫外线与红外线照射,因其可促使瘢痕增生。避免对瘢痕性创面的机械性刺激如搔抓等。烧伤创面修复和康复过程中,应保证营养素摄入,增加维生素 B、维生素 C、蛋白质和能量的供给,以加速组织和皮肤创面的修复。

（五）心理护理

烧伤患者的心理压力尤为严重,特别担心容貌和身体、形象的改变影响生活、工作和社交。在与患者交流时,应做到耐心倾听诉说,鼓励说出对意外、损伤、手术等的自我感觉。注意患者的心理和生理需要,加强与患者的沟通;协助患者自理性活动,增强其独立性及参与力所能及的自我护理,促进其尽早回归社会。

（六）健康教育

1. 普及防火、灭火及自救等安全知识。

2. 共同制订早期康复计划;对患者的强化功能锻炼计划给予持之以恒的协助和指导。

3. 继续心理教育,鼓励并协调患者参与一定的家庭和社会活动,提高其自理性。

第 3 节 毒蛇咬伤患者的护理

毒蛇咬伤在我国南方农村和山区较常见。我国蛇类有 160 余种,其中毒蛇约有 50 余种,有剧毒、危害巨大的有 10 种,如大眼镜蛇、金环蛇、眼镜蛇、五步蛇、银环蛇、蝰蛇、蝮蛇、竹叶青、烙铁头、海蛇等,咬伤后能致人死亡。这些毒蛇夏秋屯在森林、山区、草地中,当人在这些地方活动时易被毒蛇咬伤。毒蛇的头多呈三角形(图 11-3),颈部较细,尾部短粗,色斑较艳,咬人时嘴张得很大,牙齿较长。毒蛇咬伤部常留两个深而粗的牙痕(图 11-4)。

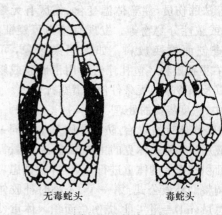

无毒蛇头　　　　毒蛇头

图 11-3　蛇头形状

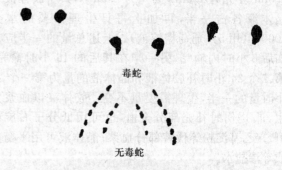

毒蛇

无毒蛇

图 11-4　蛇咬伤牙痕

一、毒蛇的分类

毒蛇大致可分成 3 大类。

1. 以神经毒为主的毒蛇　有金环蛇、银环蛇及海蛇等,毒液主要作用于神经系统,引起肌肉麻痹和呼吸麻痹。

2. 以血液毒为主的毒蛇　有竹叶青、蝰蛇和龟壳花蛇等,毒液主要影响血液及循环系统,引起溶血、出血、凝血及心脏衰竭。

3. 兼有神经毒和血液毒的毒蛇　有蝮蛇、大眼镜蛇和眼镜蛇等,其毒液具有神经毒和血液毒的两种特性。

二、临床表现

被毒蛇咬伤后,患者出现症状的快慢及轻重与毒蛇种类、蛇毒的剂量与性质有明显的关系。毒蛇在饥饿状态下主动伤人时,排毒量大,后果严重。

1. 神经毒致伤的表现　伤口局部出现麻木,知觉丧失,或仅有轻微痒感。伤口红肿不明显,出血不多,约在伤后半小时后,感觉头晕、嗜睡、恶心、呕吐及乏力。重者出现吞咽困难、声嘶、失语、眼睑下垂及复视。最后可出现呼吸困难、血压下降及休克,致使机体缺氧、发绀、全身瘫痪,患者可迅速死亡。但因局部症状轻,常被人忽略。伤后的第 1~2 天为危险期,一旦度过此期,症状就能很快好转,治愈后不留后遗症。

2. 血液毒致伤的表现　咬伤的局部迅速肿胀,并不断向近侧发展,伤口剧痛,流血不止。伤口周围的皮肤常伴有水疱或血疱、皮下瘀斑、组织坏死。严重时全身广泛性出血,如结膜下淤血、鼻出血、呕血、咯血及血尿等。患者可有头痛、恶心、呕吐、腹泻、关节疼痛及高热。因症状出现较早,一般救治较及时,死亡率低于神经毒致伤的患者。但由于发病急,病程较持久,所以危险期也较长,治疗过晚则后果严重。治愈后常留有局部及内脏的后遗症。

3. 混合毒致伤的表现　兼有神经毒及血液毒的症状。

三、处 理 原 则

（一）现场急救

应采取各种措施,迅速排毒并防止毒液的吸收与扩散。

1. 绑扎法　被毒蛇咬伤后,立即用布条类、手巾或绷带等物,在伤肢近侧 5~10cm 处或在伤指（趾）根部予以绑扎,以减少静脉及淋巴液的回流,从而达到暂时阻止蛇毒吸收的目的。在运送途中应每隔 20 分钟松绑一次,每次 1~2 分钟,以防伤肢淤血及组织坏死。

2. 冰敷法　有条件时,在绑扎的同时用冰块敷于伤肢,使血管及淋巴管收缩,减慢蛇毒的吸收。

3. 伤肢制动　受伤后走动要缓慢,不能奔跑,以减少毒素的吸收,最好是将伤肢临时制动后放于低位。

（二）促进蛇毒的排出及破坏

最简单的方法是用嘴吸吮,每吸一次后要用清水漱口,吸吮者口腔黏膜及唇部有溃破时不能用此法。也可用吸乳器、拔火罐等方法,吸出伤口内之蛇毒。伤口较深并有污染者,应彻底清创,以牙痕为中心,将伤口作“+”或“++”形切开,使残存的蛇毒便于流出。伤口扩大后,可用药物作局部湿敷或冲洗,常用的外敷药有 30% 氯化钠溶液或明矾水,用于伤口冲洗的外用药有 1:5000 的高锰酸钾溶液及 5%~10% 的氯化钠溶液。

（三）抑制蛇毒作用

主要是内服和外敷有效的中草药和蛇药片,达到解毒、消炎、止血、强心和利尿作用,抗蛇毒血清已广泛用于临床,对同种毒蛇咬伤效果较好。

（四）全身支持疗法

毒蛇咬伤后常伴有不同程度的水电解质紊乱和休克,严重者会出现呼吸衰竭、心力衰竭、急性肾衰竭、溶血性贫血。因而积极地全身治疗及纠正主要脏器的功能是重要的。

四、预　　防

要建立蛇伤防治网,发动群众搞好环境卫生,彻底铲除杂草,清理乱石,堵塞洞穴,消灭毒蛇的隐蔽场所,经常开展灭蛇及捕蛇工作。同时要搞好预防蛇伤的基本知识。在野外从事劳动生产的人员,进入草丛前,应先用棍棒驱赶毒蛇,在深山丛林中作业与执勤时,要随时注意观察周围情况,及时排除隐患,应穿好长袖上衣、长裤及鞋袜,必要时戴好草帽。遇到毒蛇时不要惊慌失措,应采用左、右拐弯的走动来躲避追赶的毒蛇,或足站在原处,面向毒蛇,注意来势左右避开,寻找机会自卫。四肢涂擦防蛇药液及口服蛇伤解毒片,也能起到预防蛇伤的作用。

五、护 理 措 施

（一）病情观察

密切监测生命体征、神志、尿量改变,随时注意有无发生中毒性休克、脏器功能衰竭,发现问题及时报告。

（二）伤口处理

尽快破坏残存在伤口的蛇毒。病情严重时应彻底清创。伤口湿敷时纱布要保持一定湿度,出血较多的伤口应及时更换敷料。

（三）减轻机体中毒症状

宜早期应用破伤风抗毒素和抗生素防治感染。应用抗蛇毒血清能中和毒素,缓解症状。可选用利尿药排毒,加快血内蛇毒排出,缓解中毒症状。内服和外敷蛇药有利于毒液排出、伤口愈合。

（四）支持疗法

应及时给予输血或抗休克治疗。呼吸微弱时给予兴奋剂及氧气吸入,必要时辅助呼吸。监测病情,加强各器官功能的支持治疗。

第 4 节　清创术及换药

一、清　创　术

清创术是对新鲜开放性污染伤口进行清洗去污、清除血块和异物,切除失去生机的组织,缝合伤口,使之尽量减少污染,达到一期愈合,有利于受伤部位功能和形态的恢复。伤口初期处理的好坏,对伤口愈合、受伤部位组织的功能和形态的恢复起决定性作用,应予以重视。

（一）适应证

8 小时以内的开放性伤口应行清创术,部分 8 小时以上无明显感染的伤口,亦可行清创术。如伤口已有明显感染,则不作清创,仅将伤口周围皮肤擦净,消毒周围皮肤后,敞开引流。

（二）麻醉

上肢清创可用臂丛神经阻滞麻醉;下肢可用硬膜外麻醉。较小较浅的伤口可使用局麻;较大、复杂严重的则可选用全麻。

（三）手术步骤

1. 清洗去污　用无菌纱布覆盖伤口,再用汽油或乙醚擦去伤口周围皮肤的油污。术者洗手、戴手套,更换覆盖伤口的纱布,用软毛刷蘸消毒肥皂水刷洗皮肤,并用冷开水冲净。然后换另一只毛刷再刷洗一遍,用消毒纱布擦干皮肤。两遍刷洗约共 10 分钟。去掉覆盖伤口的纱布,以 0.9% 氯化钠溶液冲洗伤口,用消毒镊子或小纱布球轻轻除去伤口内的污物、血凝块和异物。

2. 清理伤口　擦干皮肤,消毒皮肤,铺盖手术巾准备手术。术者重新泡手,穿手术衣,戴手套后即可清理伤口。对浅层伤口,可将伤口周围不整皮缘切除 0.2～0.5cm,清除血块和异物,切除失活组织。对深层伤口,应彻底切除失活的筋膜和肌肉,必要时可扩大伤口和切开筋膜,清理伤口,直至比较清洁和显露血循环较好的组织。如有粉碎性骨折,应尽量保留骨折片;已与骨膜游离的小骨片则应予以清除。

3. 修复伤口　清创后再次用 0.9% 氯化钠溶液清洗伤口。未超过 12 小时的清洁伤口可一期缝合;污染重的或特殊部位不能彻底清创的伤口,应延期缝合,即在清创后先于伤口内放置凡士林纱布条引流,待 4～7 天后,如伤口组织红润,无感染或水肿时,再作缝合。

（四）术后处理

合理应用抗生素,防止伤口感染;注射 TAT;注意伤肢血运、伤口包扎松紧是否合适、伤口有无出血等;伤口引流条,在术后 24～48 小时内拔除。伤口定期换药。

二、换　药

换药就是更换敷料,其目的是观察伤口生长情况、充分引流伤口分泌物、除去坏死组织和减轻感染,促进伤口愈合。

（一）换药时间

对于手术和清创后缝合的切口,一般在术后第 3～

4 天换药,以观察有无感染,如无感染可等至拆线处理;感染的伤口一般脓液多时每天换药或敷料湿透后随时换药,以利引流,脓液较少时可 1～2 天换药一次。

（二）操作方法

用两把镊子,一把用于夹持无菌棉球、纱条等,保持无菌状态;另一把用于夹持接触伤口的敷料,两者不可混用。先消毒伤口周围皮肤,然后清拭伤口内分泌物。已沾染分泌物的棉球、纱布等,不应再接触其他部位,须放入专用的容器内,集中焚烧处理,以免造成交叉感染。

（三）引流物的选择

一般浅部伤口常用凡士林纱布（油纱）;分泌物多时可用盐水纱布,以利吸附引流,外加多层干纱布,湿透时要随时更换。伤口小而深时,应将凡士林纱条送达伤口底部,但勿堵塞外口,保证引流通畅。分泌物很多（如肠瘘患者）的伤口,可用胶管接负压吸引。注意避免棉球、引流物等遗留在创腔内造成经久不愈的感染,应将深部引流物用安全别针或胶布固定于伤口外。

（四）局部用药

肉芽组织有一定的抗感染能力,故一般无需在局部使用抗菌药。但某些细菌感染可侵蚀伤口组织,需应用抗菌药,如铜绿假单胞菌感染可用 0.1% 苯氧乙醇、磺胺嘧啶银软膏等。

（五）肉芽组织处理

肉芽组织生长良好者,呈新鲜粉红色或红色,颗粒均匀,分泌物少,触之易出血,清洁后外敷油纱及纱布。若发现创面苍白水肿可用 3%～5% 高渗盐水纱布湿敷;色暗有苔、分泌物多说明有感染,予以充分引流,用抗菌药物纱布湿敷;肉芽生长过盛、高出创面周围的皮肤时,可用剪刀或刀片削去;肉芽变硬、不出血说明已老化,应切除形成新鲜创面。

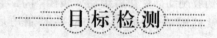

选择题

A₁ 型题

1. 按急救顺序,对机械性损伤患者最先采用的措施是（　　）
   A. 重点检查　　　　　　B. 包扎伤口
   C. 抢救生命　　　　　　D. 止血输血
   E. 固定、搬运

2. 烧伤患者输液时,判断有效循环血量最简便可靠的观察指标是（　　）
   A. 血压　　　　　　　　B. 脉搏
   C. 中心静脉压　　　　　D. 尿量
   E. 精神状态

3. 5 岁小儿,女,头面颈及双上肢烧伤,烧伤面积为（　　）
   A. 17%　　　　　　　　B. 19%

C. 21%

D. 34%

E. 25%

4. 右上肢烧伤后,创面有大水疱,剧痛,其深度为(　　)

    A. Ⅲ°烧伤

    B. Ⅱ°烧伤

    C. Ⅰ°烧伤

    D. 深Ⅱ°烧伤

    E. 浅Ⅱ°烧伤

5. 清创术的最好时机是伤后(　　)

    A. 6~8 小时内

    B. 8~10 小时内

    C. 10~12 小时内

    D. 12~16 小时内

    E. 24 小时内

A_2 型题

6. 患者,男,55 岁。车祸造成多发性损伤,急救车首先要处理的情况是(　　)

    A. 开放性骨折

    B. 腹部外伤后肠管脱出

    C. 外伤后大出血

    D. 颅脑外伤

    E. 膀胱破裂

A_3 型题

(7~9 题共用题干)

患者,男,26 岁。在树丛行走时被蛇咬伤后,局部皮肤留下一对大而深的齿痕,伤口流血不止,周围皮肤迅速出现瘀斑、血疱。

7. 应优先采取下列何种急救措施?(　　)

    A. 伤口排毒

    B. 首先呼叫

    C. 早期绑扎伤处近心端的肢体

    D. 立即奔跑到医院

    E. 反复挤压伤口

8. 为减慢毒素吸收,伤肢应(　　)

    A. 限制活动并下垂

    B. 抬高

    C. 局部热敷

    D. 与心脏置于同一高度

    E. 局部按摩

9. 为降解伤口内蛇毒,可用于伤口外周封闭的是(　　)

    A. 脂凝乳蛋白酶

    B. 胰蛋白酶

    C. 淀粉酶

    D. 脂肪酶

    E. 地塞米松

A_4 型题

(10~13 题共用题干)

患者,男,25 岁,体重 60kg。不慎被开水烫伤,自觉剧痛,头面颈及双上肢均有水疱。

10. 此患者的烧伤面积为(　　)

    A. 30%

    B. 20%

    C. 27%

    D. 32%

    E. 35%

11. 此患者的烧伤程度为(　　)

    A. 轻度烧伤

    B. 中度烧伤

    C. 重度烧伤

    D. 特重度烧伤

    E. 轻中度烧伤

12. 伤后 3 小时,患者诉口渴。体检:P 100 次/分,BP 80/60mmHg,尿量 15ml/h。患者血容量减少的原因中,以下哪项错误?(　　)

    A. 血浆自创面渗出

    B. 血浆渗出到组织间隙

    C. 心排血量减少

    D. 末梢血管扩张

    E. 输液量不足

13. 若对患者实施补液治疗,伤后第一个 8 小时应输入的电解质溶液量为(　　)

    A. 810ml

    B. 910ml

    C. 1620ml

    D. 1215ml

    E. 8100ml

(李　慧)

第12章 肿瘤患者的护理

学习目标

1. 了解肿瘤的分类、主要致病因素。
2. 熟悉恶性肿瘤的临床表现。
3. 了解恶性肿瘤患者主要的治疗手段。
4. 掌握肿瘤患者手术护理问题及护理措施。

案例12 -1

杨某,男,47 岁,已婚。因排便习惯改变半年,便血一个月来院。半年前,患者无明显诱因出现大便次数增多,腹泻与便秘交替出现,大便变细。不伴有腹胀、腹痛、恶心、呕吐等不适,未引起重视。近一个月患者出现间断性血便,粪便表面为鲜红色血液,偶有腹痛不适。查体:患者消瘦面容,生命体征平稳,心肺正常。直肠指检触及质硬凹凸不平包块,指套血染。实验室检查:RBC 2.8×10^{12}/L,Hb 82g/L。

问题:

诊断为何病? 需要鉴别的疾病有哪些?

肿瘤(tumor)是机体细胞在各种因素作用下增生与异常分化所形成的新生物。新生物形成后,不会因病因消除停止生长,其生长不受正常机体的生理调节,破坏正常的组织和器官。

一、病　因

目前认为致癌过程是机体内部因素与外界因素联合作用的结果,约80%以上的恶性肿瘤与环境因素有关。

(一)外界因素

1. 化学物质　如有机农药、沥青、煤焦油可致肺癌等,亚硝胺可致消化道肿瘤,染料与膀胱癌和肝癌等有关。

2. 物理因素　如 X 线与白血病和皮肤癌,紫外线和皮肤癌、滑石粉与胃癌等有关。

3. 生物因素　乙型肝炎病毒与肝癌、EB 病毒与鼻咽癌、单纯疱疹病毒与宫颈癌等有关。

(二)内部因素

1. 遗传因素　癌症具有遗传易患性,其中结肠息肉病、肾母细胞瘤、神经纤维瘤、视网膜母细胞瘤等有明显的遗传倾向。

2. 内分泌因素　如雌激素与乳癌和子宫内膜癌

有关,生长激素可促进肿瘤的生长。

3. 免疫因素　免疫缺陷者易患肿瘤,如艾滋病患者和器官移植后长期使用免疫抑制剂的患者。

二、病　理

(一)肿瘤的分类与命名(表 12-1)

表 12-1　肿瘤的分类与命名

分类	来源	命名	肿瘤举例
良性肿瘤	各种组织	瘤	脂肪瘤、纤维瘤、血管瘤
临界肿瘤	各种组织	瘤	腮腺混合瘤、骨巨细胞瘤
恶性肿瘤	上皮组织	癌	胃癌、肝癌、乳癌、皮肤癌
	间叶组织	肉瘤	骨肉瘤、淋巴肉瘤、脂肪肉瘤
	胚胎性	母细胞瘤	神经母细胞瘤、肾母细胞瘤

另外还有一些传统叫法的名称,如恶性淋巴瘤、精原细胞瘤、白血病等。

(二)恶性肿瘤的转移途径

恶性肿瘤有四个转移途径:①直接蔓延:可直接累及周围的组织和脏器,如胃癌可蔓延至肝脏、横结肠、脾脏等;②淋巴转移:癌细胞多数首先转移至区域淋巴结,继而至更远的引流淋巴结,但也可出现跳跃式转移;如乳癌首先转移至腋窝淋巴结,然后至锁骨下及锁骨上淋巴结;③血行转移:常转移至肺、肝、骨、脑等处;④种植转移:胸腔、腹腔内脏器表面的癌细胞可脱落种植在胸膜或腹膜上。

☞考点:恶性肿瘤的转移途径

三、临床表现与辅助检查

目前的各种治疗恶性肿瘤的方法,可以对患者造成永久的损害或严重的毒副作用,因此在开始治疗前明确诊断是非常重要的。完整的诊断应包括肿瘤的性质、部位、恶性程度和分期等。早期发现、早期诊断、早期治疗的"三早原则"是恶性肿瘤治疗工作的重要原则。

链接 >>>

早期癌症的信号

①人体任何部位出现逐渐和迅速增大的无痛性、边缘不规则、质硬的肿块;②皮肤及黏膜上的瘢痕、疣或黑痣突然增大,原有的毛发脱落、颜色改

变、瘙痒、烧热、疼痛或破溃、出血；③头痛、呕吐多发生在早晨或晚上，常以前额、后枕部及两侧明显者；④鼻塞、鼻堵、鼻咽分泌物带血或伴有耳鸣、头痛（特别是单侧头痛）逐渐加重者，尤其是伴有恶心、呕吐时；⑤口腔或牙龈等处有长期不愈的白斑、溃疡或结节；⑥久治不愈的咳嗽、干咳或呛咳、痰中带血或有胸痛、肩臂痛、关节痛者；⑦吞咽食物不畅或有哽噎、异物感、胸骨后疼痛者；⑧不明原因的消瘦、乏力、食欲不振、体重下降、上腹饱胀不适，疼痛或伴呕吐及黑便者；⑨上腹不适、恶心、打嗝及食后下腹胀满、长期腹痛、下坠、腹泻或大便变细或黏液便、血便者；⑩无痛性血尿，妇女白带增多或呈水样有臭味或粉红色或不规则阴道出血（尤为绝经后妇女）。

（一）局部症状

1.肿块　是肿瘤的一项重要表现，部位较浅者易发现。良性肿瘤的肿块一般生长较慢、质软或韧、光滑、边界清、易推动；恶性肿瘤一般生长快、质硬、不光滑、边界不清、固定不易推动。

2.疼痛　是因为肿瘤生长使内脏被膜受到牵拉、神经受到压迫或侵犯以及器官梗阻等原因所致。良性肿瘤一般不痛，恶性肿瘤晚期可出现剧痛，尤以夜间为重。

3.溃疡　恶性肿瘤生长很快，体表或胃肠道的肿瘤可因供血不足发生坏死、溃烂形成恶性溃疡，并可继发感染。恶性溃疡呈周边隆起、中央凹陷、底部不平、有恶臭血性分泌物，长期换药也不能愈合。

4.出血　来自恶性溃疡或瘤体破裂，可表现少量或大量出血，如上消化道肿瘤可出现呕血和柏油样便，下消化道肿瘤可有便血，肺癌可有咯血，肾癌和膀胱癌可有血尿，子宫颈癌可有阴道出血等。

5.梗阻　肿瘤压迫或侵犯空腔脏器所至，如肠道肿瘤致肠梗阻、胆管和胰腺肿瘤致胆管梗阻、胃癌致幽门梗阻、食管癌致食管梗阻等。

（二）全身症状

良性肿瘤对全身影响多不明显；恶性肿瘤早期全身症状不明显，晚期可有乏力、食欲减退、消瘦、贫血等恶病质的表现。

（三）辅助检查

1.实验室检查　①常规检查：如血尿提示泌尿系肿瘤，粪便潜血实验阳性提示消化系统肿瘤，前列腺癌患者血清酸性磷酸酶增高，肝癌和骨肉瘤的碱性磷酸酶增高；②肿瘤标记物：如甲胎蛋白（AFP）提示肝癌、癌胚抗原（CEA）提示消化系肿瘤或肺癌、乳癌，绒毛膜促性腺激素（HCG）提示滋养层细胞瘤等。

2.影像学检查　①X线：平片常用于骨骼（图12-

1）、胸部检查（图12-2），钡剂常用于消化道检查，如钡餐检查和钡灌肠检查等，泛影葡胺等碘剂可用于血管、泌尿系统、胆管等造影；②超声：常用于肝、胆、胰、子宫、卵巢等的检查；③CT：可用于颅脑及其他部位检查；④磁共振（MRI）：可用于神经系统及其他软组织检查；⑤内镜：可直接观察肿瘤并可取组织进行病理学检查，常用的有胃镜、气管镜、结肠镜、腹腔镜、膀胱镜、直肠镜、乙状结肠镜、纵隔镜、阴道镜、子宫镜等。

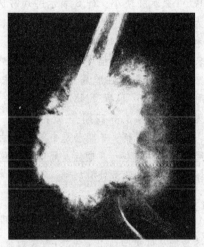

图 12-1　股骨骨肉瘤 X 线片

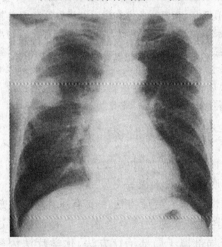

图 12-2　周围型肺癌 X 线片

3.病理检查　病理学检查是确定肿瘤及其性质的依据。①细胞学检查：如取胃液、尿液、胸水、腹水作离心沉淀，鼻咽、宫颈刮出物涂片，细针穿刺涂片等；此法简便，但准确性较差；②组织学检查：如用特制的粗针穿刺、经内镜钳夹、手术切除肿块等，此类检查结果准确，但可能引起肿瘤扩散，应在术前短期内或手术中完成。现在快速冷冻切片病理检查已广泛用于临床，可在手术中切取肿瘤组织进行快速检查，然后根据肿瘤性质制订手术方案。

☞考点：肿瘤的临床表现和辅助检查

肿瘤的分期

恶性肿瘤的分期有助于制订合理的治疗方案、评价疗效、判断预后。国际抗癌联盟提出的 TNM 分期法是目前大多数肿瘤采用的分期法，各种肿瘤的具体标准由各专业会议协定。T 是指原发肿瘤（tumor），N 是指淋巴结（lymph node），M 是指远处转移（metastasis），根据肿块的程度分别在字母 T、N 后标以 0、1、2、3、4 等数字，0 表示没有发现肿块，1 表示肿块小，2、3 表示肿块较大，4 表示肿块大，无法判断原发肿瘤体积时用 Tx 表示；M 只分 0 和 1 两种情况，0 表示无远处转移，1 表示有；后来随着早期恶性肿瘤发现率越来越高，增加了原位癌，原位癌是指癌细胞局限于上皮内未破坏基膜者，用 Tis 表示。根据 TNM 的不同组合将各种肿瘤分为 Ⅰ、Ⅱ、Ⅲ、Ⅳ 四期。概括地讲，Ⅰ 期癌是小癌、无淋巴结转移；Ⅱ 期癌是中等大小的癌、有或没有局部淋巴结转移；Ⅲ 期癌是局部晚期癌、有局部淋巴结转移；Ⅳ 期癌远处有转移。

案例 12-1 分析

患者，男，47 岁，已婚。排便习惯改变半年，便血一个月。直肠指检触及质硬凹凸不平包块，指套血染。化验红细胞计数及血红蛋白计数降低，表明贫血。需要鉴别的疾病主要有痔疮、息肉等良性疾病。入院后完善相关检查：化验 CEA 250ng/ml，CA199 853U/ml，示肿瘤标志物增高；结肠镜：距肛门口 12cm 可见一菜花状肿物，表面溃疡，触之易出血；活检示：直肠腺癌。遂行直肠癌根治术（Dixion 式）。术后病检示：直肠腺癌侵及肠壁全层，淋巴结 4/10 枚可见癌转移。术后患者行化疗及放射治疗。

四、肿瘤的治疗

良性肿瘤及临界肿瘤以手术切除为主，临界肿瘤必须彻底切除，否则极易复发或恶变。

恶性肿瘤的治疗方法主要有手术疗法、放射疗法、化学疗法 3 种手段。手术疗法和放射疗法只能作用于局部属于局部治疗方法，化学疗法因药物可作用于全身各处属于全身治疗方法，另外还有生物治疗和中医药治疗等。目前认识到恶性肿瘤是一种全身性疾病，血行播散是常见的，在确诊时许多患者可能已有亚临床转移，所以制订治疗方案时不能仅着眼于局部，而应从整体考虑，根据肿瘤的性质、分期以及全身情况，拟定综合治疗方案。一般 Ⅰ 期以手术治疗为主；Ⅱ 期以局部治疗为主，肿瘤可行手术切除或放疗再辅以全身化疗；Ⅲ 期综合使用手术、放疗和化疗；Ⅳ 期以全身治疗为主，辅以局部治疗。

（一）恶性肿瘤的手术治疗

手术切除仍是恶性肿瘤最有效的治疗方法。按手术的目的可分为根治性手术和姑息性手术。①根治性手术：切除原发癌所在器官的部分或全部，连同周围正常组织和区域淋巴结整块切除。适用于恶性肿瘤早期和部分中期患者。②姑息性手术：是为了改善生存质量，减轻痛苦，延长生存期。多用于恶性肿瘤晚期患者或因其他原因不宜做根治术者。常用的手术方式如癌肿姑息性切除、肠造口术（如直肠癌晚期患者行乙状结肠造瘘术）、捷径转流术（如胃癌晚期行胃空肠吻合术）、内分泌腺切除术（如对乳癌患者行卵巢切除术）等。

（二）恶性肿瘤的化学疗法

肿瘤的化学疗法（chemotherapy）目前已成为最主要的治疗手段之一。有一些肿瘤单独应用化疗已可能治愈，如睾丸精原细胞瘤、绒毛膜上皮癌、部分白血病等。化疗方案的药物组成通常是将作用于细胞不同周期的药物联合应用。

抗肿瘤药物对正常细胞也有一定的影响，尤其增殖的细胞对其敏感，可出现各种不良反应，如白细胞和血小板减少、恶心、呕吐、腹泻、毛发脱落、血尿、免疫力低下易感染等，化疗期间应经常检查血常规、肝功能、肾功能等。

化疗患者如何预防出血

如果患者的血小板下降，就容易产生瘀斑和出血，要预防出血，需要注意：

（1）卧床休息。活动时，避免身体磕碰，以免造成外伤出血。

（2）注意使用软毛刷刷牙，防止牙龈出血。

（3）输液停止时拔针时，注意用手指加压 5 分钟以上。

（三）恶性肿瘤的放射疗法

肿瘤的放射疗法（radiotherapy）是肿瘤的主要治疗手段之一。现在大约 70% 的恶性肿瘤患者需接受放疗。目前常用的放射治疗机有：①加速器，如电子直线加速器、电子感应加速器，直线加速器（图 12-3）是当前临床上应用最多的放疗设备；②^{60}Co 治疗机，可放射出 γ 射线，在发展中国家应用较广泛；③深部 X 线机，已很少使用；④立体定向放射外科（图 12-4）。

放射疗法对正常的细胞也会产生损伤，可引起白细胞和血小板减少、消化道反应、局部皮肤黏膜损害、免疫力低下易感染等。

（四）生物治疗

生物治疗包括免疫治疗和基因治疗，处于发展阶段。

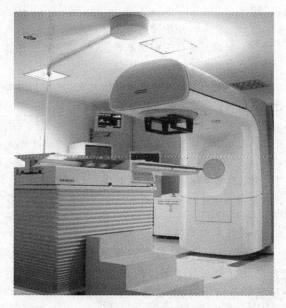

图 12-3　直线加速器

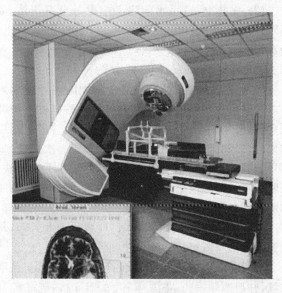

图 12-4　X-刀

链接 >>>

大有前途的肿瘤免疫治疗

免疫疗法是以某种药物或生物制品,特异性或非特异性的调节患者的免疫防护机能,增强机体对肿瘤细胞的限制和杀伤力。主要有:①非特异性免疫增强剂,如卡介苗、棒状杆菌、左旋咪唑、干扰素、白介素、集落刺激因子和肿瘤坏死因子等;②输注抗肿瘤抗体、淋巴因子、免疫活性细胞,以杀伤肿瘤,并防止手术、放疗之后肿瘤复发;③肿瘤免疫疫苗,是特异性免疫,目前肿瘤疫苗分为:肿瘤细胞疫苗、肿瘤核酸疫苗、肿瘤基因工程疫苗等。其中通过基因重组技术,将目的基因导入受体细胞而制备的疫苗,是疫苗发展的一次飞跃,已进入临床应用阶段。

(五)中医中药治疗

应用中医扶正祛邪、化瘀散结、清热解毒、通经活络等原理,以中药补益气血、调理脏腑,配合手术及放、化疗可减轻毒副作用,促进肿瘤患者的康复。中医中药治疗恶性肿瘤有一定的效果,其方法有膏药、贴敷、针灸等外治的方法,也有中药、食疗等内治方法。

☞考点:肿瘤的治疗

五、肿瘤的预防

国际抗癌联盟(UICC)认为 1/3 的癌症是可以预防的,1/3 如能早期诊断是可以治愈的,1/3 可以减轻痛苦延长寿命。据此提出了恶性肿瘤三级预防概念。

(一)一级预防

一级预防也称病因预防。其目标是防止癌症的发生。其任务包括研究各种癌症病因和危险因素,针对化学、物理、生物等具体致癌、促癌因素和体内外致病条件,采取预防措施,并针对健康机体,采取加强环境保护、适宜饮食、适宜体育活动,以增进身心健康。

(二)二级预防

二级预防也称临床前预防、"三早"预防。其目标是防止初发疾病的发展。其任务包括针对癌症症状出现以前的那些潜在或隐匿的疾患,采取"三早"(早期发现、早期诊断、早期治疗)措施。如对高危人群进行定期检查,及时治疗癌前病变,尽可能早发现恶性肿瘤等。

(三)三级预防

三级预防目标是防止病情恶化,防止残疾。任务是采取多学科综合诊断和治疗,正确选择合理诊疗方案,以尽早消灭癌症,尽可能恢复功能,促进康复,延年益寿,提高生活质量,甚至重返社会。

☞考点:恶性肿瘤的三级预防

六、随　访

肿瘤经治疗后仍有复发或转移的可能,所以对治疗后的患者应定期进行随访,以便早期发现复发或转移病灶,及时进行处理。随访还可观察疗效,利于进一步改进诊疗技术。恶性肿瘤患者一般术后第 1 年,每 1~2 个月随访一次;第 2、3 年每 3 个月随访一次,第 4、5 年每 6 个月随访一次;5 年后每 1 年随访一次。通常是以 3 年、5 年、10 年生存率来衡量恶性肿瘤的治疗效果。

七、护理问题

(一)手术患者护理问题

1. 焦虑/恐惧　与担忧疾病预后和手术治疗、家庭和社会地位以及经济状况改变有关。

2. 营养失调:低于机体需要量　与肿瘤所致高代谢状态及机体摄入减少、吸收障碍、消耗增加有关。

3. 疼痛　与肿瘤生长侵及神经、肿瘤压迫及手术创伤有关。

4. 潜在并发症:切口感染、出血等。

5. 知识缺乏　缺乏有关术后康复、肿瘤防治的知识。

（二）化学治疗患者护理问题

1. 营养失调:低于机体需要量　与化疗引起厌食、味觉改变、胃肠道反应、营养素摄入不足等有关。

2. 腹泻、便秘　与抗癌药物对肠黏膜细胞的损害及对肠蠕动的刺激或抑制有关。

3. 恶心、呕吐　与呕吐中枢受刺激、抗癌药物的毒性作用有关。

4. 自我形象紊乱　与生活方式及角色改变、化疗引起脱发等有关。

5. 有受伤的危险:皮肤、软组织受损、口腔黏膜异常　与抗癌药物所致静脉炎、皮炎、口腔黏膜细胞受损或药物外渗致皮肤和黏膜受损有关。

6. 潜在并发症:出血、感染及脏器功能障碍等。

（三）放射治疗患者护理问题

1. 营养失调:低于机体需要量　与放疗所致食欲下降、进食困难、恶心、呕吐等有关。

2. 活动无耐力　与放疗所致疲乏、虚弱、头晕等有关。

3. 有皮肤、黏膜完整性受损的危险　与放疗所致皮肤、黏膜反应性充血、水肿有关。

4. 有感染的危险　与放疗所致白细胞计数减少有关。

八、护　理　措　施

（一）手术患者的护理

1. 心理护理　患者因各自的文化背景、心理特点、对疾病的认知程度不同，会产生不同的心理反应，医护人员应了解患者的心理和情感变化，尽量提供相关的信息，耐心细致地介绍手术的重要性、必要性及预后，进行心理疏导，消除负性情绪的影响，增强其战胜疾病的信心。

2. 减轻或有效缓解疼痛　为患者创造安静舒适的环境，鼓励其适当参加娱乐活动以分散注意力，并与患者共同探索控制疼痛的不同途径，如松弛疗法、音乐疗法等，鼓励家属也关心、参与止痛计划。晚期肿瘤疼痛难以控制者，可按三阶梯止痛疗法处理。

链 接 »»»

三阶梯止痛疗法

第一阶梯（适用于轻度疼痛）：非阿片类止痛药（阿司匹林等）＋辅助药物。

第二阶梯（适用于中度持续性疼痛）：弱阿片类止痛药（可待因等）＋非阿片类止痛药＋辅助药物。

第三阶梯（适用于重度持续性疼痛）：强阿片类止痛药（吗啡、哌替啶等）＋非阿片类止痛药＋辅助药物。

WHO 提出癌性疼痛的给药原则：按阶梯给药、口服给药、按时给药、用药个体化、注意具体细节。

3. 做好术前准备

（1）营养支持:对患者的体质、全身营养状况和进食情况有全面的了解。纠正营养失调，补充不足，鼓励增加蛋白质、糖类和维生素的摄入，提高患者对手术的耐受性，保证手术的安全。

（2）皮肤准备:手术前患者应做好全身清洁，如理发、洗发、洗澡，剪指（趾）甲，手术野局部剃毛、消毒。

（3）不同手术部位的特殊准备

1）食管癌患者:对有明显食管梗阻患者应自术前3天起每晚用温盐水或$1\%\sim2\%$碳酸氢钠溶液冲洗食管，清除积存的食物和黏液，减轻食管黏膜感染和水肿，以利于吻合口的愈合。手术晨再次冲洗，抽尽胃液留置胃管。对食管上段癌患者，则不宜冲洗，以防误吸。对选用结肠代食管的患者，必须做好结肠的清洁准备。

2）胃癌合并幽门梗阻患者:应自术前3天起，每晚温盐水洗胃减轻胃黏膜水肿，便于术后切口愈合。

3）大肠手术患者的肠道准备:术前3天起进流质饮食，并口服缓泻药，番泻叶 10g 每日 1 次，链霉素 1g 每日 2 次，甲硝唑 0.4g 每日 3 次，维生素 K_4 8mg 每日 3 次。对不完全梗阻患者，术前晚行清洁灌肠时，应用较细的肛管，涂润滑油，轻轻地将管插入直至通过肿瘤部位，进行低压灌肠，缓慢拔出肛管后，嘱患者用纸垫堵住肛门，使溶液在肠胃内保留时间长一些，以取得满意效果（至排出澄清液为止），避免多次灌肠，增加痛苦。

4）阴道手术可合并感染，应于术前 3～5 天，每日用 1:1000 呋喃西林或 1:5000 高锰酸钾溶液行阴道灌洗，以减少术后并发症。

5）甲状腺癌术前指导患者进行头颈过伸位训练，以建立有效充分的侧支循环。在患者能耐受 20～30 分钟，且不出现头昏、眼黑、失语及对侧肢体麻木的情况后，才可实施手术治疗。

4. 术后护理

（1）常规护理:术后严密观察生命体征变化；保

持病房环境的安静、清洁;采取合适的体位,以增加舒适、促进引流、减轻疼痛以及易于呼吸为原则,如术后昏迷患者去枕平卧,头偏向一侧;鼓励患者多翻身、深呼吸、有效咳嗽咳痰;加强皮肤和口腔护理;术后如无禁忌,应早期开始活动,争取在短期内起床活动。

(2)引流管的护理:正确应用引流可以减少感染的发生和扩散,有利于吻合口的愈合,因此术后引流管的护理极为重要。

1)护士要经常巡视观察、挤压引流管保持其通畅,防止堵塞或引流管被压、扭曲。胸腔闭式引流还要了解有无皮下气肿等。

2)观察并准确记录引流液的颜色、性质及量,特别是术后 24 小时内。

3)胃肠减压及各负压吸引,要注意经常保持负压状态,并调节负压的大小,达到有效吸引,指导患者禁食水。

4)记录各种引流管的深度,尤其是食管癌术后营养管及胃管的深度。

5)引流管要妥善固定,长短适中,以患者在床上能自由翻身活动不易拉出为标准。

6)对各种引流管均应做好交接班,并让患者及家属认识到其重要性以及注意事项和应急措施,如胸腔引流管一旦脱开,及时用手夹闭寻求护士帮助。

(3)伤口的护理

1)一般无菌切口应注意观察敷料有无渗血、渗液及脱落等情况;保持伤口敷料的清洁干燥。对切口出现的异常情况要通知医生及时处理。

2)口腔手术后要定时清洁口腔,张口困难者可用压舌板和喉镜暴露口腔,以 1.5% 过氧化氢棉球擦洗后,再予冲洗和吸引。注洗器头不可直接冲洗切口,以免引起出血。

3)观察切口的颜色、温度,尤其是皮瓣移植术后,如发现颜色苍白或青紫、局部变冷应及时处理。

4)面部手术后切口多暴露,需经常用乙醇棉球轻轻擦拭,保持局部清洁、干燥,促使切口愈合。

5)肠造口一般在左侧,应嘱患者尽量左侧卧位,以免造口处粪便流出污染切口。

(4)营养支持:手术后患者需要更多的营养以适应伤口愈合的需要。消化道功能尚未恢复前,可经肠外途径如静脉供给所需能量和营养素。如果能由口进食则应以此为第一选择,应鼓励能经口进食者尽早进食,宜给予易消化且富有营养的饮食,消化功能差者以少食多餐为宜。康复期患者应少量多餐,循序渐进地恢复正常饮食。

(二)化学治疗患者的护理

1. 心理护理　向患者耐心解释化疗药物常见的不良反应和不适等,消除恐惧心理,取得患者的配合。

2. 选择合适的给药途径和方法　最常见为静脉给药,应合理使用静脉,选择合适的血管通道器材,如经外周静脉置入的中心静脉导管(PICC)、中心静脉导管(CVC)等以保护血管,防止化疗药物渗漏。

3. 减轻化疗毒副反应,促进身心舒适　化疗前放松心情,遵医嘱选用止吐剂;化疗时冰帽局部降温、预防脱发;协助脱发患者选购合适的发套,增强自信。

4. 加强营养支持　化疗期间鼓励进食,予清淡、高营养、易消化、富含维生素饮食,少量多餐。严重呕吐、腹泻者,予静脉补液,防止脱水。

5. 及时观察化疗药物用药后的反应,不适者及时处理。

6. 预防并发症　定期采集血标本,监测血象变化,必要时遵医嘱应用升血细胞类药或成分输血等。鼓励患者多饮水,碱化尿液,以避免或减轻化疗所致的不良反应。

(三)放射治疗患者的护理

1. 心理护理　向患者介绍有关放疗知识,大致的治疗程序,可能出现的并发症以及需要配合的事项等;放疗过程中加强沟通,使患者消除焦虑和恐惧心理,积极配合治疗。

2. 饮食指导　指导患者进高热量、高蛋白、富含维生素、清淡易消化的饮食;避免粗糙、油腻及辛辣刺激性食物;少食多餐,保证足够营养和水分摄入。

3. 休息与活动　指导患者放疗前后静卧休息,护士应保证病房的安静,使患者充足休息与睡眠。日常生活适度活动,一旦活动有气促、心慌、出冷汗等不适时,应立即停止活动。

4. 照射野皮肤的保护　保持放疗野皮肤清洁干燥,标记清晰完整,避免物理、化学性刺激,防止日光照射。督促患者在放疗期间加强局部黏膜清洁,如口腔含漱、阴道冲洗、鼻腔冲洗等。放疗前摘除金属饰品以免增加射线吸收致局部溃疡。

5. 预防感染　放疗期间定期采集血象,严密监测体温变化,若白细胞计数极低时,及时给予升白细胞药物治疗,并暂停放疗。

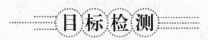 考点:肿瘤患者的护理措施

目标检测

选择题

A₁型题

1. 能确定肿瘤性质的检查方法是(　　)

A. B超　　　　　　　　B. X线造影

C. CT　　　　　　　　D. MRI

E. 病理检查

2. 恶性肿瘤化疗期间,血白细胞降至 $3×10^9/L$ 以下,处理首先应(　　)
   A. 加强营养　　　　　　B. 减少用药量
   C. 少量输血　　　　　　D. 服升白细胞药
   E. 暂停用药

A_2 型题

3. 李某,女,32 岁,右乳癌术后行静脉注射化疗药物后,立即出现注射部位疼痛、肿胀。护士应考虑(　　)
   A. 化疗药物反应
   B. 化疗药物漏出血管外
   C. 高渗性药液刺激血管壁所致
   D. 化疗药物过敏
   E. 血栓性静脉炎

A_3 型题

(4、5 题共用题干)

4. 患者,男,右肩部皮下有一单发无痛性肿物,约 $3cm×3cm×2cm$,质软,界限清,分叶状,无压痛,生长缓慢。考虑为(　　)
   A. 皮腺腺瘤　　　　　　B. 皮样囊肿
   C. 纤维瘤　　　　　　　D. 脂肪瘤
   E. 血管瘤

5. 该患者有效的治疗方法是(　　)
   A. 手术治疗　　　　　　B. 化学治疗
   C. 放射治疗　　　　　　D. 生物治疗
   E. 中医中药治疗

A_4 型题

(6~8 题共用题干)

6. 患者,男,57 岁,胸骨后阵发性针刺样疼痛 2 年,近 3 个月咽下食物哽噎感而来诊。查体见右锁骨上淋巴结肿大。该患者初步考虑可能为(　　)
   A. 食管癌　　　　　　　B. 食管静脉曲张
   C. 食管炎　　　　　　　D. 食管中段牵引型憩室
   E. 贲门失弛缓症

7. 行食管吞钡检查,见到下列哪个征象有助于确定前述诊断?(　　)
   A. 局部食管黏膜影是串珠样改变
   B. 未见明显异常影像,食管运动良好
   C. 食管下端呈光滑的鸟嘴状狭窄
   D. 黏膜光滑完整,食管腔外压迫
   E. 食管黏膜皱襞增粗断裂,局限性管壁僵硬

8. 治疗下列哪项不宜?(　　)
   A. 抗癌药物治疗
   B. 抗癌药物治疗结合其他方法
   C. 中医中药治疗
   D. 手术治疗
   E. 单纯放射治疗

(田玉凤)

第13章 颅脑疾病患者的护理

第1节 颅内压增高与脑疝

学习目标

1. 了解颅内压增高与脑疝的病因和病理。
2. 掌握颅内压增高与脑疝的临床表现和诊断。
3. 熟悉颅内压增高与脑疝的治疗原则。
4. 掌握颅内压增高与脑疝患者的护理问题。
5. 掌握颅内压增高与脑疝患者的护理措施。

颅内压增高(intracranial hypertension)是许多颅脑疾病,如颅脑损伤、脑肿瘤、脑出血和脑积水等共有的综合征。颅腔内容物(脑组织、脑脊液、血液)体积增加或颅腔容积减少超过颅腔可代偿的容量,导致颅内压持续高于200mmH$_2$O,儿童高于100mmH$_2$O,并出现头痛、呕吐、视神经盘水肿三大表现,称为颅内压增高。当颅内压增高到一定程度时,尤其是占位性病变使颅内各分腔之间的压力不平衡,使一部分脑组织通过生理性空隙,从高压区向低压区移位,产生相应的临床症状和体征称为脑疝。脑疝是颅内压增高的危象和引起死亡的主要原因,常见有小脑幕切迹疝和枕骨大孔疝(图13-1)。颅内压增高根据病因可分为弥漫性和局灶性,根据病变发展速度可分为急性、亚急性和慢性三类。

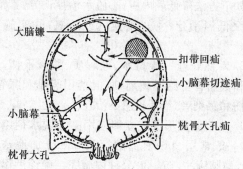

图 13-1 脑疝示意图

一、病　　因

1. 颅内容物体积增加　如脑组织损伤、炎症、缺血缺氧、中毒等导致脑水肿;各种原因引起脑脊液分泌过多、吸收障碍或脑脊液循环受阻导致脑积水;高碳

酸血症时血液中二氧化碳分压增高、脑血管扩张致脑血流量增多。

2. 颅内空间或颅腔容积缩小　如狭颅症、颅底凹陷症等先天性畸形及大片凹陷性骨折,使颅腔容积变小。

3. 颅内占位性病变　如颅内血肿、肿瘤、脓肿等占位性病变占据颅内空间。

二、病 理 生 理

(一)颅内压的形成及其调节

1. 颅内压(intracranial pressure,ICP)　颅腔内容物对颅腔壁所产生的压力。颅腔是由颅骨形成的半封闭的体腔,成年人颅腔容积基本不变,约1400～1500ml。颅腔内容物包括脑组织、脑脊液和血液,三者与颅腔容积相适应,使颅内保持一定的压力,可通过侧卧位腰椎穿刺或直接脑室穿刺测定。成年人正常颅内压为70～200mmH$_2$O,儿童正常颅内压为50～100mmH$_2$O。

2. 颅内压的调节　颅内压的调节主要依靠脑脊液量的增减实现。当颅内压增高时,部分脑脊液被挤入脊髓蛛网膜下隙并被吸收,与此同时,脑脊液分泌减少而吸收增加,从而使颅内脑脊液量减少并保持颅内压的平衡。当颅内压低时,脑脊液的分泌增加、吸收减少,使颅内脑脊液量增多,以维持颅内压不变。尽管自身代偿功能及幅度足以应对正常生理状态下颅内空间的变化,但由于脑脊液总量仅占颅内容积的10%,当颅内压增加到一定程度时,上述生理调节能力将逐渐衰失,最终导致严重的颅内压增高。

(二)颅内压增高的后果

1. 脑血流量减少　颅内压增高时,可使脑灌注压下降,机体通过脑血管扩张及脑血管阻力减少,维持脑血流量稳定。但是当颅内压急剧增高,脑灌注压下降,脑血流量减少。颅内压增高接近平均动脉压时,脑血流量几乎为零,脑组织处于严重缺血缺氧状态,最终可导致脑死亡。

2. 脑疝(brain hernia)　是颅内压增高的结果和引起此类患者死亡的主要原因。

链接 >>

颅内压力与容积间的关系

1965 年, LanSfitt 以犬做颅腔容积与压力关系的实验, 取得了容积/压力关系的曲线, 该曲线表明颅内压力与容积之间呈指数关系, 即颅内压的调节功能存在一临界点, 当颅内容积的增加超过该临界点后, 即使仅有微小变化, 也可引起颅内压急剧上升, 甚至导致致命的脑疝。

三、临床表现

(一) 颅内压增高

1. 颅内压增高"三主征" 头痛、呕吐、视神经盘水肿是颅内压增高的典型表现。头痛是颅内压增高最早和最常见的症状, 系颅内压增高使脑膜血管和神经受刺激与牵拉所致。多位于前额及两颞部, 为持续性头痛, 并有阵发性加剧, 多呈胀痛和撕裂样痛, 以清晨和晚间多见。程度与颅内压的升高幅度有关, 咳嗽、打喷嚏、用力、弯腰、低头时可加重。呕吐多呈喷射状, 常出现于剧烈头痛时, 可伴恶心, 系因迷走神经受激惹所致, 多发生于餐后, 呕吐后头痛可有所缓解, 但与进食并无关系。视神经盘水肿是颅内压增高的客观征象。因视神经受压、眼底静脉回流受阻引起。表现为视神经盘充血、边缘模糊、中央凹陷变浅或消失、视网膜静脉怒张、迂曲, 严重时视神经盘周围可见火焰状出血。长期慢性颅内压增高引起视神经萎缩而导致失明。

2. 意识障碍 慢性颅内压增高的患者往往神志淡漠, 反应迟钝; 急性颅内压增高者常有明显的进行性意识障碍甚至昏迷。

3. 生命体征变化 患者可伴有典型的生命体征变化, 出现 Cushing 反应, 即血压升高, 尤其是收缩压增高、脉压增大、脉搏缓慢、呼吸深慢等。病情严重者出现血压下降、脉搏快而弱、呼吸浅促或潮式呼吸, 最终因呼吸循环衰竭而死亡。

4. 其他症状和体征 颅内压增高还可出现展神经麻痹、黑矇、头晕、猝倒等。婴幼儿颅内压增高时可见头皮静脉怒张、囟门饱满、张力增高和骨缝分离。

☞考点: 颅内压增高的表现

(二) 脑疝

1. 小脑幕切迹疝 是小脑幕上方的颞叶海马旁回、钩回通过小脑幕切迹向幕下移位, 故又称颞叶钩回疝。典型的临床表现是在颅内压增高的基础上, 出现进行性意识障碍, 患侧瞳孔最初有短暂的缩小, 以后逐渐散大, 直接或间接对光反射消失。病变对侧肢体瘫痪、肌张力增加、腱反射亢进、病理征阳性。严重者双侧眼球固定及瞳孔散大、对光反射消失, 四肢全瘫, 去大脑强直, 生命体征严重紊乱, 最后呼吸心脏停搏而死亡。

2. 枕骨大孔疝 是小脑幕下的小脑扁桃体经枕骨大孔向椎管内移位, 故又称小脑扁桃体疝。常因幕下占位性病变, 或作腰穿放出脑脊液过快过多引起。临床上缺乏特征性表现, 容易被误诊。患者常有剧烈头痛, 以枕后部疼痛为甚, 反复呕吐, 颈项强直或强迫体位, 生命体征改变出现较早, 意识障碍出现较晚。当延髓呼吸中枢受压时, 患者早期可突发呼吸骤停而死亡。

☞考点: 脑疝的表现

四、辅助检查

1. X 线检查 慢性颅内压增高患者可见脑回压迹增多、加深, 蛛网膜颗粒压迹增大、加深, 蝶鞍扩大, 颅骨局部被破坏或增生等, 小儿可见颅缝分离。

2. CT 及 MRI 对判断引起颅内压增高的原因有重要参考价值, 通常能显示病变的位置、大小和形态, 特别对占位性病变效果尤佳。

3. 脑血管造影或数字减影血管造影 (DSA) 主要用于疑有脑血管畸形等疾病者。

4. 腰椎穿刺 可以测定颅内压力, 同时取脑脊液作检查; 但对有明显颅内压增高症状和体征的患者, 因腰穿可能引发脑疝而视为禁忌。

五、处理原则

1. 处理原发疾病 手术处理引起颅内压增高的病因。

2. 降低颅内压 对病因不明或者无法解除的可采用如下方法降低颅内压: ①脱水治疗; ②激素治疗; ③冬眠低温治疗; ④过度换气或给氧; ⑤实施手术减压。

3. 对症处理 维持水、电解质、酸碱平衡, 烦躁不安和头痛者可给予镇痛剂, 但禁用吗啡和哌替啶; 有外伤和感染者, 给予抗感染治疗。

4. 一旦脑疝形成应立即应用高渗脱水剂以缓解病情, 一般常用 20% 甘露醇溶液 250ml 加地塞米松 10mg, 静脉滴注, 15~30 分钟内滴完。确诊后尽快手术, 去除病因。

☞考点: 颅内压增高的处理原则

六、护理问题

1. 脑组织灌注异常 与颅内压增高、脑疝有关。

2. 有体液不足的危险 与颅内压增高引起剧烈呕吐及应用脱水剂等有关。

3. 疼痛 与颅内压增高有关。

4. 营养失调：低于机体的需要量　与呕吐和长期不能进食有关。

5. 有受伤的危险　与意识障碍有关。

6. 潜在并发症：意识障碍、呼吸、心搏骤停、脑疝、窒息等。

七、护理措施

（一）一般护理

1. 体位　抬高床头 15°～30°，以利于颅内静脉回流，减轻脑水肿。

2. 给氧　持续或间断吸氧，改善脑缺氧，使脑血管收缩，降低脑血流量。

3. 饮食和输液　不能进食者，需静脉补充液体，成人每日补液量不超过 2000ml，保持每日尿量不少于 600ml 即可，但要控制含钠液体的量和输液速度；神志清醒者，可予普通饮食，但需适当限盐，注意水、电解质平衡，保证热量、蛋白质和维生素等营养物质的供应。

4. 维持正常体温和防治感染　高热可使机体代谢率增高，加重脑缺氧，故应及时给予高热患者有效的降温措施；遵医嘱应用抗菌药物预防和控制感染。

（二）病情观察

观察意识、生命体征、瞳孔和肢体活动的变化。意识状态分为清楚、嗜睡、模糊、浅昏迷、深昏迷五级。Glasgow 昏迷评分法：评定睁眼、语言及运动反应，三者得分相加表示意识障碍程度，最高 15 分，表示意识清楚，8 分以下为昏迷，最低 3 分，分数越低表示意识障碍越严重（表 13-1）。

意识反映了大脑皮质和脑干的功能状态，是分析病情进展的重要标志；急性颅内压增高早期患者的生命体征常有"两慢一高"现象；瞳孔的观察对判断病变部位具有重要意义，颅内压增高患者出现病侧瞳孔先小后大，对光反应迟钝或消失，提示小脑幕切迹疝的发生；小脑幕切迹疝压迫患侧大脑脚，出现对侧肢体瘫痪，肌张力增高，腱反射亢进，病理反射阳性。

（三）防止颅内压骤然升高的护理

1. 休息　劝慰患者安心休养、避免情绪激动。

2. 避免剧烈咳嗽和便秘　护理时应及时治疗感冒、咳嗽，防止肺部感染；应鼓励患者多吃蔬菜和水果以防止便秘；对已有便秘者，予以开塞露或低压小剂量灌肠，必要时，戴手套掏出粪块，禁忌高压灌肠。

3. 保持呼吸道通畅　护理时应及时清除呼吸道分泌物和呕吐物。舌根后坠者，可托起下颌或放置口咽通气道，防止颈部过曲、过伸或扭曲。对意识不清及咳痰困难者，应尽早行气管切手术。

4. 及时控制癫痫发作　遵医嘱定时定量给予患者抗癫痫药物，一旦发作应协助医师及时给予抗癫痫及降颅内压处理。

5. 躁动的处理　若躁动患者变安静或由原来安静变躁动，常提示病情发生变化。对于躁动患者应寻找病变解除引起躁动的原因，不盲目使用镇静剂或强制性约束，以免患者挣扎而使颅内压进一步增高。适当加以保护以防外伤及意外。

（四）药物治疗的护理

1. 使用脱水药物的护理　20% 甘露醇溶液 250ml，15～30 分钟内滴完，每日 2～4 次，滴后 10～20 分钟起效，维持 4～6 小时，注意输液的速度，观察脱水治疗的效果。呋塞米 20～40mg，静脉或肌内注射，每日 2～4 次，为防止颅内压反跳现象，脱水药物应按医嘱定时、反复使用，停药前逐渐减量或延长给药间隔时间。脱水治疗可导致水、电解质紊乱和血糖升高，要注意观察和记录 24 小时出入水量，动态监测水、电解质和血糖变化。

2. 激素治疗的护理　地塞米松 5～10mg，或氢化可的松 100mg 静脉注射，注意观察有无因应用激素诱发应激性溃疡出血、感染等不良反应。

（五）脑疝的急救与护理

脑疝发生后应保持呼吸道的通畅，并给氧，立即使用 20% 甘露醇 200～400ml 加地塞米松 10mg，静脉滴注，呋塞米 40mg 静脉推注，以暂时降低颅内压。同时紧急做好术前检查和术前准备，密切观察生命体征、瞳孔的变化。对呼吸功能障碍者，立即行气管插管进行辅助呼吸。

表 13-1　格拉斯哥昏迷计分（GCS）

运动反应	计分	言语反应	计分	睁眼反应	计分
能按吩咐完成动作	6	能对答，定向正确	5	能自行睁眼	4
刺痛时能定位，手举向疼痛部位	5	能对答，定向有误	4	呼之能睁眼	3
刺痛时肢体能回缩	4	胡言乱语，不能对答	3	刺痛能睁眼	2
刺痛时双上肢呈过度屈曲	3	仅能发音，无语言	2	不能睁眼	1
刺痛时四肢呈过度伸展	2	不能发音	1		
刺痛时肢体松弛，无动作	1				

注：定向是指对人物、时间、地点的辨别。

（六）辅助过度换气的护理

过度换气的主要副作用是减少脑血流、加重脑缺氧，因此，应定时血气分析，维持患者 PaO_2 于 $90\sim100mmHg$、$PaCO_2$ 于 $25\sim30mmHg$ 水平为宜，过度换气持续时间不宜超过 24 小时以免引起脑缺氧缺血。

（七）脑室外引流的护理

1. 引流管的位置　待患者回病室后，立即在严格的无菌条件下连接引流瓶（袋），引流管开口需高于侧脑室平面 $10\sim15cm$，以维持正常的颅内压。

2. 引流速度及量　术后早期尤应注意控制引流速度，若引流过快过多，可使颅内压骤然降低，导致意外发生，每日引流量以不超过 500ml 为宜；颅内感染患者因脑脊液分泌增多，引流量可适当增加，但同时应注意补液，以避免水、电解质失衡。保持引流通畅：引流管不可受压、扭曲、成角、折叠，适当限制患者头部活动范围，活动及翻身时避免牵拉引流管。注意观察引流管是否通畅，若引流管内不断有脑脊液流出，管内的液面随患者呼吸、脉搏上下波动表明引流管通畅，若引流管无脑脊液流出，应查明原因。

3. 严格的无菌操作　预防逆行感染，每天更换引流袋时先夹住引流管，防止空气进入和脑脊液逆流。

4. 拔管指征　开颅术后脑室引流管不超过 $3\sim4$ 天；拔管前应行头颅 CT 检查，并夹住引流管 $1\sim2$ 天，夹管期间应注意患者神志、瞳孔及生命体征的变化，观察无颅内压增高症状可以拔管。拔管后要注意观察有无脑脊液漏出。

（八）冬眠低温治疗的护理

1. 环境和物品的准备　将患者安置于单人病房，室内光线宜暗，室温 $18\sim20℃$。室内备好相应器械和物品，如氧气瓶、吸引器、血压计、听诊器、冰袋或冰毯、冬眠药物、急救药物和护理记录单等，由专人护理。

2. 降温方法　根据医嘱给予足量冬眠药物，如冬眠Ⅰ号合剂（包括氯丙嗪、异丙嗪及哌替啶）或冬眠Ⅱ号合剂（哌替啶、异丙嗪、双氢麦角碱），待患者御寒反应消失、进入昏睡状态后，方可加用物理降温措施。降温速度以每小时下降 $1℃$ 为宜，体温以降至肛温 $32\sim34℃$ 为佳。

3. 严密观察病情　在治疗前应观察并记录生命体征、意识状态、瞳孔和神经系统体征，作为治疗后观察对比的基础。冬眠低温期间，若脉搏超过 100 次/分，收缩压低于 70mmHg，呼吸频率降低或不规则时，应终止冬眠疗法或更换冬眠药物。

4. 饮食　随着体温的降低，机体代谢率也降低，对能量及水分的需求量也相应减少，每日液体入量不

宜超过 1500ml。鼻饲者，流质或肠内营养液温度应与当时体温相同；低温时患者肠蠕动减弱，应观察患者有无胃潴留、腹胀、便秘、消化道出血等，注意防止反流和误吸。

5. 预防并发症

（1）肺部并发症：保持呼吸道通畅，加强肺部护理。定时为患者翻身、拍背，必要时雾化吸入，以防肺部并发症。

（2）低血压：在搬动患者或为其翻身时，动作要缓慢、轻稳，以防发生直立性低血压。

（3）冻伤：冰袋外加用布套并定时更换部位，观察放置冰袋处的皮肤及肢体末端，如手指、脚趾、耳部等处的血循环情况，定时局部按摩，以防冻伤。

（4）其他：应加强皮肤护理，防止压疮发生。冬眠低温时，角膜反射减弱，保护性分泌物减少，应注意眼的保护。

6. 终止冬眠低温方法　治疗时间一般为 $3\sim5$ 天，停用冬眠低温治疗时，应先停物理降温，再逐渐减少冬眠药物剂量逐步停药，让体温自然回升，必要时加用电热毯或热水袋复温，温度应适宜，谨防烫伤，复温不可过快，以免出现颅内压"反跳"、体温过高或酸中毒等。

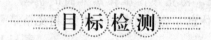考点：颅内压增高的护理措施

八、健康教育

1. 患者原因不明的头痛症状进行性加重，经一般治疗无效；或头部外伤后有剧烈头痛并伴有呕吐者，应及时到医院做检查以明确诊断。

2. 颅内压增高的患者要避免剧烈咳嗽、便秘、提重物等，防止颅内压骤然升高而诱发脑疝。

3. 对有神经系统后遗症的患者，要针对不同的心理状态进行心理护理，调动他们的心理和躯体的潜在代偿能力，鼓励其积极参与各项治疗和功能锻炼，如肌力训练、步态平衡训练、排尿功能训练等，最大限度地恢复其生活能力。

目标检测

选择题

A_1 型题

1. 有一名颅内压增高患者，病情有加重表现，处理的关键措施是（　　）
   A. 头颅 CT，明确病变的性质和部位
   B. 安静卧床，头高 30°
   C. 保持排便通畅
   D. 20% 甘露醇溶液 250ml，一日两次，静脉滴注
   E. 限制水、盐入量

2. 颅内压增高患者的一般处理中,下列哪项是不正确的?
（　　）
　　A. 注意观察意识、瞳孔及生命体征的变化
　　B. 频繁呕吐时,予以禁食,用脱水剂
　　C. 意识不清、痰多者作气管切开吸痰
　　D. 作高位灌肠以疏通粪便
　　E. 静脉补液以保持尿量

3. 颅内压增高患者昏迷,治疗呼吸道梗阻最有效的措施是
（　　）
　　A. 通过鼻腔、口腔导管吸痰
　　B. 气管插管,呼吸机辅助呼吸
　　C. 环甲膜穿刺
　　D. 气管切开
　　E. 用开口器侧卧位引流

4. 有一颅内压增高患者,其原理是（　　）
　　A. 颅内新生物生长　　　　B. 脑积水
　　C. 颅腔内有出血　　　　　D. 颅腔内有感染
　　E. 颅内压的生理调节功能失调

5. 有一名颅内压增高患者,哪项不是其头颅 X 线平片的改变?（　　）
　　A. 颅缝增宽
　　B. 脑回压迹增多
　　C. 蝶鞍扩大,前后床突骨质吸收
　　D. 蛛网膜颗粒压迹扩大
　　E. 一侧或双侧内听道扩大

A₂型题

6. 王某,男,21 岁,因车祸致头部外伤,当时昏迷 10 分钟清醒后诉头痛、恶心。经治疗后再次昏迷,诊断为硬膜外血肿,手术前为防止脑疝形成的主要措施是（　　）
　　A. 保持呼吸道通畅　　　B. 快速静脉滴注甘露醇
　　C. 头部冰袋降温　　　　D. 应用肾上腺皮质激素
　　E. 限制液体入量

A₃型题
(7、8 题共用题干)
　　患者,男,30 岁,病程 4 个月,头痛发病,入院前出现左侧肢体无力和呕吐,入院检查:意识清,眼底视神经盘水肿,左上下肢肌力Ⅳ级,腱反射活跃,病理征(＋)。

7. 诊断是（　　）
　　A. 脑梗死　　　　　　　B. 脑出血
　　C. 蛛网膜下腔出血　　　D. 脑水肿
　　E. 颅内压增高

8. 根本治疗原则是（　　）
　　A. 脱水治疗　　　　　　B. 给予镇痛剂
　　C. 冬眠物理降温　　　　D. 去病因治疗
　　E. 去骨开窗减压

A₄型题
(9～14 题共用题干)
　　患者,男,55 岁,头痛 3 个月,多见于清晨,常出现癫痫发作,经检查诊断为颅内占位性病变,颅内压增高,拟行开颅手术。

9. 颅内压正常值为（　　）
　　A. 0.2～0.6kPa　　　　B. 0.7～2.0kPa
　　C. 2.1～3.0kPa　　　　D. 3.1～3.5kPa
　　E. 3.7～4.6kPa

10. 颅内压增高患者的主要临床症状是（　　）
　　A. 头痛、呕吐、偏瘫
　　B. 头痛、抽搐、感觉障碍
　　C. 头痛、恶心、食欲下降
　　D. 头痛、抽搐、血压增高
　　E. 头痛、呕吐、视神经盘水肿

11. 患者入院后出现便秘不正确的处理方法是（　　）
　　A. 使用开塞露　　　　　B. 腹部按摩
　　C. 使用缓泻剂　　　　　D. 用肥皂水灌肠
　　E. 鼓励患者多食蔬菜水果

12. 入院后第 3 天患者出现剧烈头痛,频繁呕吐,烦躁不安,右侧瞳孔散大,左侧肢体肌力减退,病理征阳性。首要的处理措施是（　　）
　　A. 给氧　　　　　　　　B. 保持呼吸道通畅
　　C. 使用脱水剂　　　　　D. 密切观察病情
　　E. 立即进行术前准备

13. 该患者经初步处理后,行脑室引流手术,术后引流管护理方法不妥的是（　　）
　　A. 引流管开口高于侧脑室平面 15cm
　　B. 妥善固定引流管
　　C. 每日引流量以不超过 500ml 为宜
　　D. 定时用无菌 0.9％氯化钠溶液冲洗
　　E. 观察并记录引流液的量和性状

14. 脑室引流管留置的时间不超过（　　）
　　A. 24 小时　　　　　　　B. 3 天
　　C. 1 周　　　　　　　　D. 2 周
　　E. 3 周

第 2 节　颅脑损伤患者的护理

学习目标

1. 熟悉各种头皮损伤的临床表现和治疗要点。
2. 熟悉颅骨骨折的临床表现和治疗要点。
3. 熟悉脑震荡、脑挫裂伤、颅内血肿的临床表现和治疗要点。
4. 熟悉各种脑损伤主要的护理诊断,拟定护理措施。

　　颅脑损伤(head injury)占全身损伤的 15％～20％,仅次于四肢损伤,常与身体其他部位的损伤复合存在,伤残率及死亡率均居于首位。多见于交通、工矿作业等事故,其他为自然灾害、爆炸、火器伤、坠落、跌倒、各种锐器、钝器对头部的伤害等。颅脑损伤包括头皮损伤(scalp injury)、颅骨损伤(skull injury)和脑损伤(brain injury),三者可单独或合并存在。

一、病　因

（一）头皮损伤

头皮损伤包括头皮血肿、头皮裂伤、头皮撕脱伤，其病因各不相同。

1. 头皮血肿　多由钝器伤所致，按血肿出现于头皮的解剖层次（图 13-2）不同，可分为皮下血肿、帽状腱膜下血肿和骨膜下血肿。

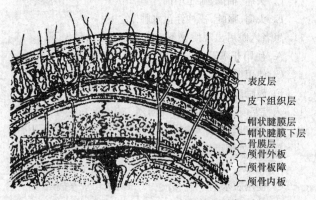

图 13-2　头皮的解剖层次

（1）皮下血肿：常见于产伤或碰伤，血肿位于皮肤表层与帽状腱膜之间，因皮肤借纤维间隔与帽状腱膜紧密连接，血肿不易扩散，范围较局限，出血往往能自行停止，体积较小。

（2）帽状腱膜下血肿：是由于头部受到倾斜暴力使头皮发生剧烈滑动，撕裂该层间的血管所致。位于帽状腱膜和颅骨骨外膜之间，该处组织松弛，出血容易扩散，可蔓延至整个头部，失血量较多，易出现休克。

（3）骨膜下血肿：常由于颅骨骨折引起或产伤所致。位于颅骨骨外膜和颅骨外板之间，因骨膜在骨缝处紧密结合，血肿多以骨缝为界，局限于某一颅骨范围内。

2. 头皮裂伤　是常见的开放性头皮损伤，多为锐器或钝器打击所致。头皮血管丰富、出血较多，可导致失血性休克。

3. 头皮撕脱伤　是一种严重的头皮损伤，多因发辫受机械力牵拉，使大块头皮自帽状腱膜下层或连同骨膜一并撕脱。

（二）颅骨损伤

颅骨骨折指颅骨受暴力作用所致颅骨结构的改变，其临床意义不在于骨折本身，而在于骨折所引起的脑膜、脑、血管和神经损伤，可合并脑脊液漏、颅内血肿及颅内感染等。颅骨骨折按骨折部位分为颅盖骨折和颅底骨折；按骨折形态分为线性骨折和凹陷性骨折；按骨折是否与外界相通分为开放性骨折和闭合性骨折。

（三）脑损伤

脑损伤指头颅受到外力作用后，引起脑膜、脑组织、脑血管以及脑神经的损伤。根据受伤后颅腔是否与外界相通分为开放性和闭合性脑损伤。

1. 开放性损伤　多由锐器或火器直接造成，指头皮、颅骨和硬脑膜三层均破损，颅腔与外界相通，有脑脊液漏。

2. 闭合性脑损伤　为头部接触钝性物体或间接暴力所致，脑膜完整，颅腔与外界没有直接相通，无脑脊液漏。

根据脑损伤的类型分为原发性脑损伤和继发性脑损伤。

1. 原发性脑损伤　是指暴力作用于头部后立即发生的脑损伤，主要有脑震荡、脑挫裂伤等。

2. 继发性脑损伤　是指头部受伤一段时间后出现的继发性脑损害病变，主要由脑水肿和颅内血肿等引起。

开放性脑损伤与闭合性脑损伤相比，除受伤原因不同、有创口、可能出现失血性休克、易导致颅内感染、需要清创、修复硬脑膜外，其临床表现、诊断与处理原则与闭合性脑损伤无太大的区别，故本节中以闭合性脑损伤为主进行阐述。脑损伤具体可分为脑震荡（concussion of the brain）、脑挫裂伤（cerebral contusion and laceration）和颅内血肿。

1. 脑震荡　是最常见的轻型原发性脑损伤。为一过性脑功能障碍，无肉眼可见的神经病理改变，但在显微镜下可见神经组织结构紊乱。

2. 脑挫裂伤　是常见的原发性脑损伤。主要发生在大脑皮质，包括脑挫伤及脑裂伤，前者脑组织破坏较轻，软脑膜完整，后者软脑膜、血管和脑组织同时有破裂，可伴有蛛网膜下隙出血、继发脑水肿及血肿的形成而危及生命，由于两者常同时存在，合称为脑挫裂伤。

3. 颅内血肿　是颅脑损伤中最多见、最危险、却又是可逆的继发性病变，常引起颅内压增高和脑疝。根据血肿的来源和部位分为

（1）硬脑膜外血肿（epidural hematoma）：出血积聚于颅骨与硬脑膜之间。

（2）硬脑膜下血肿（subdural hematoma）：出血积聚在硬脑膜下腔，是最常见的颅内血肿。

（3）脑内血肿（intracerebral hematoma）：出血积聚在脑实质内，有浅部和深部血肿两种类型。

根据血肿引起颅内压增高及早期脑部症状所需时间分为：①急性型：3 天内出现症状；②亚急性型：3 天至 3 周出现症状；③慢性型：3 周以上才出现症状。

二、临床表现

(一)头皮损伤

1. 头皮血肿

(1)皮下血肿:血肿体积小、张力高、压痛明显,有时周围组织肿胀隆起,中央反而凹陷、稍软,易误诊为凹陷性颅骨骨折。

(2)帽状腱膜下血肿:因该处组织疏松,出血较易扩散,严重者血肿边界可与帽状腱膜附着缘一致,覆盖整个头部,有明显的波动感,范围较大者可出现休克。

(3)骨膜下血肿:血肿多局限于某一颅骨范围内,以骨缝为界,张力较高,可有波动感。

2. 头皮裂伤

较浅时,因断裂血管受头皮纤维隔的牵拉,断端不能收缩,出血量反较帽状腱膜全层裂伤者多。由于出血多,常引起患者紧张,使血压升高,加重出血。伤口大小、深度不一,创缘多不规则,可有组织缺损,出血量大,可伴有休克。

3. 头皮撕脱伤

大量出血及剧烈疼痛可导致失血性或疼痛性休克,较少合并颅骨损伤及脑损伤。但可合并颈椎骨折和脱位。

(二)颅骨骨折

1. 颅盖骨折

(1)线性骨折:发生率最高,局部压痛、肿胀,患者常伴发局部头皮血肿、头皮裂伤等。当骨折线横跨颞骨时,易并发硬膜外血肿。

(2)凹陷性骨折:好发于额、顶部,多为全层凹陷,局部可扪及局限性颅骨下陷区,部分患者仅有内板凹陷。若骨折区域凹陷过深可压迫脑重要功能区,可出现偏瘫、失语、癫痫等神经系统定位病征。

2. 颅底骨折

多因强烈的间接暴力作用于颅底所致,常为线性骨折。依骨折的部位不同可分为颅前窝、颅中窝和颅后窝骨折,临床表现各异(表13-2),由于颅底硬脑膜与颅骨结合紧密,骨折时常引起硬脑膜破裂,出现脑脊液漏和局部出血,属于开放性颅脑损伤。

(三)脑损伤

1. 脑震荡

患者在伤后立即出现短暂的意识障碍,可有神志不清或完全昏迷,持续数秒或数分钟不等,一般不超过30分钟;同时可出现皮肤苍白、出汗、血压下降、心动徐缓、呼吸微弱、肌张力减低、生理反射迟钝或消失;清醒后常有头痛、头晕、恶心、呕吐等症状,短时间内可自行好转;清醒后大多不能回忆受伤当时乃至受伤前一段时间内的情况,称为逆行性遗忘;神经系统检查无阳性体征,CT检查无异常。

2. 脑挫裂伤

(1)意识障碍:是脑挫裂伤最突出的临床表现。伤后立即出现昏迷,其程度和持续时间与损伤程度、范围直接相关,多数患者超过半小时,严重者可长期昏迷;昏迷时间越长,提示伤情越重;少数局限性脑挫裂伤可无意识障碍的表现。

(2)局灶症状和体征:依损伤的部位和程度而不同,若伤及脑皮质功能区,可在伤后立即出现相应的神经功能障碍的症状和体征,如语言中枢损伤出现失语,运动中枢损伤出现偏瘫、锥体束征、肢体抽搐等。若仅伤及大脑非重要功能区如额、颞叶前端等所谓"哑区",可无局灶性体征。

(3)头痛、呕吐:可能与颅内压增高、自主神经功能紊乱或蛛网膜下隙出血有关。后者还可出现颈项强直、凯尔尼格征(Kernig)与布鲁津斯基征(Brudzinski)阳性等脑膜刺激征,脑脊液检查有红细胞。

(4)生命体征改变:损伤较重者可继发颅内血肿或脑水肿,导致颅内压增高甚至脑疝形成。可出现血压升高、心率下降、体温升高、瞳孔不等大;下丘脑损伤可出现高热、昏迷、水电解质平衡紊乱甚至消化道出血等表现。

3. 颅内血肿

(1)硬脑膜外血肿:症状取决于血肿的部位及扩展的速度。①意识障碍:可以是原发性脑损伤直接所致,也可直接由血肿导致颅内压增高、脑疝引起,后者常发生于伤后数小时至1~2天。典型的意识障碍是:原发性损伤轻微,引起短暂的原发性昏迷。血肿的形成速度若不是太快,则在短暂的昏迷和脑疝所引起的昏迷之间出现一段意识清楚的时间,称为"中间清醒期",持续时间大多数为数小时,超过24小时者甚少。如果原发性损伤较重,少数患者可无原发性昏迷而在血肿形成后出现昏迷;②颅内压增高及脑疝表现;③局灶症状和体征:可出现病变对侧肢体瘫痪、肌力减退、同侧瞳孔散大、对光反射减弱或消失、失语、局灶性癫痫等。

表13-2　颅底骨折类型与表现

骨折部位	累及颅骨	出血、脑脊液漏部位	损伤脑神经	淤血斑部位
颅前窝骨折	额骨眶顶和筛骨	鼻	嗅神经、视神经	眶周皮下及球结膜下,"熊猫眼"征、"兔眼征"
颅中窝骨折	颞骨岩部	耳、鼻咽部	面神经、蜗神经	耳后、乳突部
颅后窝骨折	颞骨岩部后外侧	无	舌咽神经、迷走神经、舌下神经、副神经	乳突部、枕下部

（2）硬脑膜下血肿：①急性和亚急性硬脑膜下血肿：症状类似硬脑膜外血肿，脑实质损伤较重，原发性昏迷持续时间长，无明显的中间清醒期，意识障碍呈进行性加重；颅内压增高症状明显，有生命体征变化及脑疝的表现，损伤到功能区，可有偏瘫、失语、癫痫等；②慢性硬脑膜下血肿：由于致伤外力小，出血缓慢，常在伤后数周或数月出现症状，患者可有慢性颅内压增高表现，并有间歇性神经定位体征，有时可有智力下降、记忆力减退、轻度偏瘫、失语和精神失常。

（3）脑内血肿：临床表现与血肿的部位和量有关，可有局灶症状、颅内压增高等症状。意识障碍的程度取决于原发性脑损伤程度和血肿形成速度。

☞考点：颅底骨折、脑损伤的表现

三、辅 助 检 查

（一）头皮损伤
头颅X线摄片可了解有无合并存在的颅骨骨折。

（二）颅骨骨折
1. X线检查　颅盖骨折主要靠颅骨X线摄片确诊。对于凹陷性骨折，X线摄片可显示骨折片陷入颅内的深度，但对颅底骨折诊断意义不大。
2. CT检查　有助于判断骨折情况和有无合并脑损伤。

（三）脑损伤
1. 脑震荡　脑脊液中无红细胞，CT检查亦无阳性发现。
2. 脑挫裂伤
（1）CT检查：是首选项目，可了解脑挫裂伤的部位、范围及脑水肿的程度（图13-3），还可与脑震荡作鉴别诊断。

（2）MRI检查：也有助于明确诊断，特别是对脑干、胼胝体及轴索损伤的诊断效果较好。
（3）腰椎穿刺：对了解有无蛛网膜下隙出血及颅内压高低有作用，但应该慎用。
3. 颅内血肿　CT或MRI检查：可定位血肿，并计算出血量（图13-4，图13-5，图13-6），还可了解脑水肿的程度、脑室受压和中线移位情况。

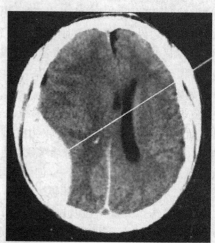
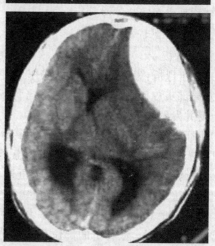

图13-4　硬脑膜外血肿

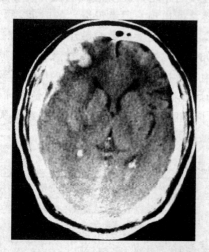

图13-3　双侧额部脑挫裂伤

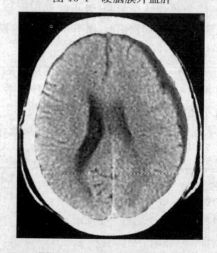

图13-5　慢性硬脑膜下血肿

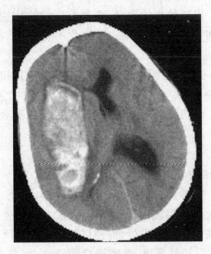

图 13-6　脑内血肿

四、处 理 原 则

（一）头皮损伤

1. 头皮血肿　较小的血肿无需特殊处理，伤后早期给予冷敷，24 小时后给予热敷，一般在 1～2 周内可自行吸收，切忌用力揉搓；若血肿较大，则应在严格无菌操作下分次穿刺抽吸后加压包扎。

2. 头皮裂伤　现场急救可局部压迫止血，争取 24 小时内去除伤口内异物，冲洗消毒后清创缝合。常规应用抗菌药和破伤风抗毒素（TAT）。

3. 头皮撕脱伤

（1）加压包扎止血、镇痛剂止痛、防治休克。

（2）尽可能在伤后 12 小时内清创后头皮再植，无法再植者做自体皮移植。

（3）对于骨膜已撕脱不能再植者，清洁创面后在颅骨外板上多处钻孔，深达板障，待骨孔内肉芽组织生成后再行植皮。

（二）颅骨骨折

1. 颅盖骨折

（1）单纯线性骨折：本身无需特殊处理，但要注意有无合并颅内损伤。

（2）凹陷性骨折：出现下述情况者需手术治疗。

1）合并脑损伤或大面积骨折片陷入颅腔，凹陷直径＞5cm 或深度＞1cm，导致颅内压升高。

2）开放性粉碎性凹陷性骨折。

3）CT 检查示脑中线结构移位，有脑疝可能。

4）骨折片压迫脑重要部位引起神经功能障碍。

5）非功能区部位的小面积凹陷骨折，无颅内压增高，但深度超过 1cm 者可考虑择期手术。

2. 颅底骨折　骨折本身无须特殊治疗，主要针对由骨折引起的并发症和后遗症进行治疗。出现脑脊液漏时即属开放性损伤，应使用 TAT 及抗菌药物预防感染，大部分脑脊液漏在伤后 1～2 周自愈，超过

4 周脑脊液漏仍未停止者，可行手术修补硬脑膜。若骨折片压迫脑神经，应尽早手术减压。

（三）脑损伤

1. 脑震荡　一般无须特殊处理，卧床休息 1～2 周可完全恢复，可适当给予镇痛、镇静药物对症处理。

2. 脑挫裂伤

（1）非手术治疗：以减轻脑损伤后的病理生理反应导致的脑损害和促进机体功能的恢复为主要目的。

1）一般处理：禁食、卧床、休息，床头抬高 15°～30°，宜取侧卧位。

2）保持呼吸道通畅：必要时作气管插管或气管切开辅助呼吸。

3）营养支持：维持水、电解质和酸碱平衡。

4）应用抗菌药物预防感染。

5）对症处理：如镇静、止痛、抗癫痫等。

6）严密观察病情变化：特别要注意观察意识和瞳孔的变化，以防产生继发性脑损害。

7）防治脑水肿：是治疗脑挫裂伤的关键，伤后 2～4 天脑水肿达高峰，2 周左右逐渐消失，故伤后最初几天脑水肿是防治的重点，可采用脱水、激素、吸氧、限制液体入量、冬眠低温疗法或过度换气等治疗对抗脑水肿和降低颅内压。冬眠低温疗法是主要措施。

8）促进脑功能恢复：应用营养神经药物，如三磷腺苷、辅酶 A、细胞色素 c 等，以供应能量、改善细胞代谢和促进脑细胞功能恢复。

9）高压氧治疗：对神经细胞功能的恢复有良好的效果。

（2）手术治疗

1）重度脑挫裂伤：经非手术治疗无效，颅内压增高明显甚至出现脑疝迹象时，应作脑减压术或局部病灶清除术。

2）颅内血肿：一经确诊，通常以手术清除血肿或颅骨钻孔引流为主。

五、护 理 问 题

（一）头皮损伤

1. 头皮血肿

（1）疼痛　与头皮血肿有关。

（2）潜在并发症：感染、失血性休克。

2. 头皮裂伤

（1）疼痛　与头皮裂伤有关。

（2）潜在并发症：感染、休克。

（3）焦虑和恐惧　与头皮裂伤及出血有关。

3. 头皮撕脱伤

（1）疼痛　与头皮裂伤有关。

（2）潜在并发症：感染、休克。

（二）颅骨骨折

1. 疼痛　与损伤和颅内压增高有关。

2. 有感染的危险　与脑脊液外漏有关。

3. 潜在并发症：颅内出血、颅内压增高、颅内低压综合征。

4. 相关知识缺乏　缺乏脑脊液外漏的相关知识。

（三）脑损伤

1. 脑震荡

（1）焦虑　与缺乏脑震荡相关知识、担心疾病预后有关。

（2）头痛　与脑震荡有关。

（3）潜在并发症：脑震荡后遗症。

2. 脑挫裂伤

（1）清理呼吸道无效　与脑损伤后意识不清有关。

（2）营养失调：低于机体需要量　与脑损伤后高代谢、呕吐、高热等有关。

（3）有失用综合征的危险　与脑损伤后意识和肢体功能障碍及长期卧床有关。

（4）潜在并发症：颅内压增高、脑疝、蛛网膜下隙出血、癫痫发作、消化道出血。

3. 颅内血肿

（1）意识障碍　与颅内血肿、颅内压增高有关。

（2）潜在并发症：颅内压增高、脑疝、术后血肿复发。

六、护 理 措 施

（一）头皮损伤

1. 头皮血肿

（1）减轻疼痛：早期冷敷以减少出血和疼痛，24～48 小时后改用热敷，以促进血肿消散和吸收。

（2）预防并发症：嘱患者勿用力揉搓，以免增加出血。注意观察患者的体温是否正常，意识状况、生命体征和瞳孔等有无变化，警惕合并颅骨损伤及脑损伤的可能。

2. 头皮裂伤

（1）缓解患者的紧张情绪，必要时给予镇静剂和镇痛剂。

（2）注意头皮裂伤有合并颅骨损伤及脑损伤的可能。

（3）应注意观察生命体征、神志和瞳孔等变化。

（4）遵医嘱应用抗菌药物和 TAT 预防感染。

3. 头皮撕脱伤

（1）急救过程中应注意保护撕脱的头皮，避免污染，用无菌敷料或干净布包裹、隔水放置于有冰块的容器内，随伤员一同送往医院，争取清创后再植。

（2）出现休克的患者，在送往医院途中应保持平卧。患者植皮术后应保护植皮片不受压、不滑动，以利皮瓣成活。

（3）遵医嘱应用镇痛剂缓解疼痛，应用抗菌药物预防感染。

（4）密切观察生命体征，注意有无休克及其他并发伤。

（二）颅骨骨折

1. 预防颅内感染

（1）嘱患者采取半坐卧位，头偏向患侧，维持特定体位至停止漏液后 3～5 天，借重力作用使脑组织移至颅底硬脑膜破裂处，促使局部粘连而封闭漏口。

（2）保持外耳道、鼻腔或口腔清洁，每日 2～3 次清洁、消毒，告知患者勿挖鼻、抠耳，注意不可堵塞鼻腔。

（3）嘱患者勿用力屏气、排便、咳嗽、擤鼻涕或打喷嚏等，以免颅内压骤然升降导致气颅或脑脊液反流。

（4）对于脑脊液鼻漏者，不可经鼻腔进行护理操作，严禁从鼻腔吸痰或放置鼻胃管，禁止耳、鼻滴药，冲洗和堵塞，禁忌作腰穿。

（5）注意观察有无颅内感染迹象，如头痛、发热等。

（6）遵医嘱应用抗菌药物及 TAT。

2. 观察和记录脑脊液流出量　可在鼻前庭或外耳道口松松地放置干棉球，随湿随换，记录 24 小时浸湿的棉球数，以估计脑脊液外漏量。

3. 病情观察　密切观察患者意识、瞳孔、生命体征、颅内压增高症状和肢体活动情况，及时发现和处理并发症，特别是继发性脑损伤。

（三）脑损伤

1. 脑震荡

（1）缓解患者焦虑情绪：给患者讲解脑震荡的相关知识，缓解其紧张情绪。对少数症状持续时间长者，应加强心理护理，帮助其正确认识疾病。

（2）镇痛、镇静：头痛患者遵医嘱适当给予止痛药物，嘱其休息 1～2 周。

（3）注意观察：少数患者可能发生颅内继发病变或其他并发症，故应留院观察 2～3 天，注意观察其意识状态、生命体征及神经系统病征。

2. 脑挫裂伤

（1）保持呼吸道通畅

1）体位：深昏迷患者取侧卧位或侧俯卧位，以利口腔内分泌物排出。

2）及时清除呼吸道分泌物及呕吐物：脑挫裂伤患者常有不同程度的意识障碍，容易引起误吸，因此，应及时清除口腔和咽部血块或呕吐物，呕吐时将头转向一侧以免误吸。

3）开放气道：深昏迷患者应抬起下颌或放置口咽通气道，以免舌根后坠阻塞呼吸道，必要时行气管插管或气管切开，以利于使用呼吸机辅助呼吸。

4）预防感染：使用抗菌药物防治肺部感染。

（2）加强营养：创伤后的应激反应可使患者处于分解代谢状态，使血糖增高、乳酸堆积，可加重脑水肿。因此，必须及时、有效补充能量和蛋白质以减轻机体损耗。但昏迷患者早期应该禁食，以防呕吐误吸。

（3）并发症的预防和护理：保持皮肤清洁干燥，定时翻身，经常按摩骨突处，尤应注意骨隆突部位，不可忽视敷料覆盖部位，伤后初期及高热者每小时翻身一次，长期昏迷、一般情况较好者可每 3～4 小时翻身一次，以防压疮；昏迷患者常有排尿功能紊乱，长期留置导尿管容易引起泌尿系统感染，应尽量少用，必须导尿时，应严格执行无菌操作，尿管留置时间不宜超过 3～5 天，要每隔 4～6 小时开放一次尿管，锻炼排尿功能，需长期导尿者，宜行耻骨上膀胱造瘘术，以减少泌尿系统感染；加强呼吸道护理，定期翻身拍背，保持呼吸道通畅，防止呕吐物误吸引起窒息和呼吸道感染，并使用抗菌药物预防感染；保持患者肢体于功能位，防止足下垂，每日做下肢关节被动活动及肌肉按摩 2～4 次，防止肢体挛缩和畸形。

（4）消除脑水肿，预防和处理颅内压增高和脑疝，是治疗脑挫裂伤的关键。

1）体位：抬高床头 15°～30°，以利脑静脉回流，减轻脑水肿。保持头与脊柱在同一直线上，头部过伸或过屈均会影响呼吸道通畅以及颈静脉回流，不利于降低颅内压。对意识不清的宜采取侧卧位或者半俯卧位。

2）病情观察和记录：在损伤后 3 天左右，护理的重点是密切观察病情，及时发现继发性病变。动态病情观察和记录是发现病情变化的主要手段。主要观察和记录患者的意识状况、瞳孔、生命体征、神经系统病征等情况。

A. 意识：主要观察有无意识障碍和程度变化情况。意识障碍是脑损伤患者最常见的变化之一。意识障碍的程度可协助辨别脑损伤的轻重，意识障碍出现的早晚和有无加重可作为区别原发性和继发性脑损伤的重要依据。

B. 生命体征：患者伤后可出现持续的生命体征紊乱。监测时，第一步应先测呼吸，再测脉搏，最后测血压，否则会引起躁动而影响结果的准确性。第二步要分析生命体征与病情的关系。第三步要分析生命体征的变化与本身原有疾病之间的关系，如高血压、肺部疾病等。

C. 神经系统病征：重点要注意神经系统病征出现的时间和变化的趋势，神经系统病征包括多种，其中以眼征及锥体束征最为重要。

D. 瞳孔变化：可因动眼神经、视神经以及脑干部位的损伤引起。可表现为伤后一段时间才出现的单侧瞳孔进行性散大；伤后立即出现一侧瞳孔散大；双侧瞳孔散大，对光反应消失；双侧瞳孔大小形状多变，对光反应消失，伴眼球分离或异位；双侧瞳孔缩小等几种情况。

E. 锥体束征：可表现为伤后立即出现的一侧上下肢运动障碍且保持相对稳定；伤后一段时间才出现一侧肢体运动障碍且进行性加重；伤后立即发生的双侧瘫痪等几种情况。

F. 其他：注意 CT 和 MRI 扫描结果及颅内压监测情况。

3）治疗脑水肿：遵医嘱采用降低颅内压的方法，如脱水、激素、过度换气或冬眠低温治疗等。

4）避免颅内压骤然增高的因素：躁动、呼吸道梗阻、高热、剧烈咳嗽、便秘、抽搐发作等，均可造成颅内压的升高，应及时处理这些因素。

（5）其他并发症的观察与处理

1）蛛网膜下腔出血：因脑裂伤所致，可出现脑膜刺激征，遵医嘱给予对症处理。病情稳定后，为防脑膜粘连，可行腰椎穿刺，放出血性脑脊液，但有诱发脑疝的可能，要慎重。

2）消化道出血：可因创伤应激或大剂量激素使用所致，遵医嘱使用止血药和减少胃酸分泌的药物，还应避免消化道出血患者发生呕吐误吸，及时清理呕吐物。

3）癫痫：任何部位的脑损伤均可能导致癫痫，可采用苯妥英钠预防发作，发作时使用地西泮控制抽搐。

3. 颅内血肿 为继发性脑损伤，护理中除需执行脑挫裂伤相关护理措施之外，还应注意：

（1）密切病情观察，及时发现颅内压增高：术前密切观察患者意识状态、生命体征、瞳孔、神经系统病征等变化，并做好术前准备。术后注意病情变化，判断颅内血肿清除后效果并及时发现术后血肿复发迹象。

（2）做好伤口以及引流管的护理：慢性硬膜下血肿临床多采用颅骨钻孔血肿冲洗引流术。术后患者取平卧位或头低脚高患侧卧位，以便充分引流。注意观察和记录引流液的性质和量，术后不使用强力脱水剂，以免颅内压过低；引流瓶（袋）应低于创腔 30cm，保持引流管通畅；术后 3 天左右行 CT 或 MRI 检查，证实血肿消失后拔管。

考点：颅脑损伤的护理措施

目标检测

选择题

A₁型题

1. 颅脑外伤观察中,出现哪种表现可考虑脑疝即将出现?
（ ）
   - A. 双眼视神经盘水肿
   - B. 颅内压增高
   - C. 患者烦躁不安
   - D. 昏迷不见好转
   - E. 腰椎穿刺血性脑脊液

2. 颅底骨折患者禁忌腰穿和耳鼻堵塞是为了避免（ ）
   - A. 脑疝形成
   - B. 颅内压减低
   - C. 颅内压增高
   - D. 颅内继发感染
   - E. 头痛

3. 颅底骨折临床诊断的主要依据是（ ）
   - A. 颅骨平片
   - B. 颅内血肿出现
   - C. 生命体征变化
   - D. 脑脊液漏
   - E. 以上都不对

4. 硬膜外血肿的典型意识改变是（ ）
   - A. 持续性昏迷
   - B. 原发昏迷—中间清醒—继发昏迷
   - C. 昏迷进行性加深
   - D. 清醒—昏迷
   - E. 短暂昏迷

5. 头部外伤性颅骨骨折处容易引起的颅内血肿是（ ）
   - A. 对称性血肿
   - B. 急性硬膜外血肿
   - C. 急性硬膜下血肿
   - D. 脑内血肿
   - E. 脑室内血肿

6. 急性硬脑膜外血肿患者中间清醒期的长短取决于
（ ）
   - A. 原发性脑损伤的程度
   - B. 出血的来源
   - C. 血肿的部位
   - D. 血肿形成的速度
   - E. 血肿量的大小

A₂型题

7. 患者,男,49岁,外伤后昏迷1小时,醒后即发现右侧肢体轻瘫,腰穿呈血性脑脊液,以后逐渐好转。最可能的诊断是（ ）
   - A. 脑震荡
   - B. 脑挫裂伤
   - C. 急性硬膜外血肿
   - D. 急性硬膜下血肿
   - E. 脑内血肿

A₃型题

（8～10题共用题干）

患者,男,36岁。头部外伤15小时,当时昏迷20分钟,3小时前开始神志渐差。查体:刺痛可以睁眼,语言含糊不清,双瞳孔等大、等圆,光反应（＋）,刺痛可以定位,但左肢体肌力减弱,左侧病理征（＋）。

8. 此患者最可能的诊断是（ ）
   - A. 脑震荡
   - B. 脑干损伤
   - C. 左侧硬膜下血肿
   - D. 左侧硬膜外血肿
   - E. 右侧硬膜外血肿

9. 确诊的最佳检查是（ ）
   - A. 头颅CT
   - B. 头颅X线摄片
   - C. 头颅MRI
   - D. 腰穿
   - E. 脑电图

10. 下列措施不可取的是（ ）
    - A. 快速静脉滴注甘露醇
    - B. 加呋塞米
    - C. 吸氧
    - D. 腰椎穿刺
    - E. 保持呼吸道通畅

A₄型题

（11～13题共用题干）

患者,男,35岁。因车祸致头部外伤,当即头痛、呕吐,随即出现昏迷,送往医院途中患者短暂清醒,到达医院后格拉斯哥评分6分。

11. 该患者初步诊断是（ ）
    - A. 脑震荡
    - B. 脑挫裂伤
    - C. 硬膜外血肿
    - D. 硬膜下血肿
    - E. 脑内血肿

12. 患者到达医院后的意识状态分级是（ ）
    - A. 清醒
    - B. 嗜睡
    - C. 朦胧
    - D. 昏迷
    - E. 模糊

13. 该患者经治疗意识清醒后应采取的体位是（ ）
    - A. 去枕平卧位
    - B. 侧俯卧位
    - C. 头低足高位
    - D. 中凹卧位
    - E. 头高斜坡卧位

（田玉凤）

第14章 颈部疾病患者的护理

第1节 甲状腺功能亢进症患者的护理

学习目标

1. 掌握甲状腺大部分切除术前、术后的护理。
2. 熟悉甲状腺大部分切除术后并发症的观察。

案例14-1

患者,女,38岁,已婚,于两个月前因工作紧张,烦躁性急,常因小事与人争吵,难以自控。着衣不多,感燥热多汗,服用安神药物无明显好转。发病以来,饭量有所增加,体重下降。睡眠不好,常常服用安眠药。成形大便每日增为两次,小便无改变。近两个月来月经较前量少。体格检查:T 37.2℃,P 92 次/分,R 20 次/分,BP 130/70mmHg。发育正常,神情稍激动,眼球略突出,眼裂增宽,瞬目减少。两叶甲状腺可触及,轻度肿大,均匀,未触及结节,无震颤和杂音。其余检查无异常。

问题:

1. 患者最可能的诊断是什么?
2. 为明确诊断须进一步做哪些检查?
3. 患者的治疗原则是什么?

甲状腺功能亢进简称甲亢,是指甲状腺腺体本身产生甲状腺激素过多而引起的一组临床综合征。其病因包括格雷夫斯病(Graves disease,GD)(毒性弥漫性甲状腺肿)、结节性毒性甲状腺肿和甲状腺自主高功能腺瘤。各种病因所致的甲亢中,以格雷夫斯病最多见。

一、甲状腺解剖生理概要

甲状腺位于甲状软骨下方、气管的两旁,由中央的峡部和左右两个侧叶构成。成人甲状腺约重30g。正常情况下,作颈部检查时,较容易看到或摸到甲状腺。峡部一般位于第2～4气管软骨的前面;由于甲状腺借外层被膜固定于气管和环状软骨上,还借左、右两叶上极内侧的悬韧带悬吊于环状软骨上,因此,吞咽时,甲状腺亦随之而上下移动(图14-1)。临床上常借此鉴别颈部肿块是否与甲状腺有关。

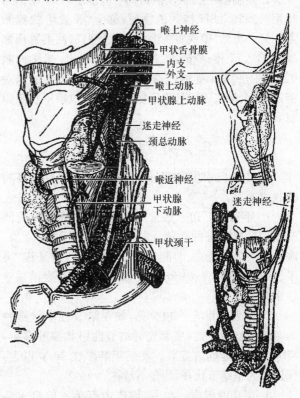

图 14-1 甲状腺的解剖特点

(一)甲状旁腺

甲状腺的背面,两层被膜的间隙里,一般附有4个甲状旁腺、手术时分离甲状腺应在两层被膜之间进行,误伤易导致甲状旁腺功能障碍。

(二)血液供应丰富

甲状腺上、下动脉的分支之间以及与咽颈部的分支之间,都有广泛的吻合、沟通,因此术后易出血。

(三)神经支配

喉返神经多在甲状腺下动脉的分支间穿过,若单侧受损,造成声音嘶哑;若双侧受损,造成失音或呼吸困难。喉上神经内支(感觉支)分布于喉黏膜,若受损会引起饮水呛咳、误咽;外支(运动支)与甲状腺上动脉贴近,若受损引起音调降低。

甲状腺的主要功能是合成、储存和分泌甲状腺素。甲状腺功能与人体各器官系统的活动和外部环境互相联系。其中,甲状腺功能主要调节机制包括下丘脑、垂体、甲状腺轴控制系统和甲状腺腺体内的自身调节系统。

二、病 因

原发性甲亢的病因迄今尚未完全阐明,近年来已确定原发性甲亢是一种自身免疫性疾病。在患者血中发现了两类刺激甲状腺的自身抗体,两类抗体中,一类是能刺激甲状腺功能活动、作用与 TSH 相似但作用时间较 TSH 持久的物质,称为"长效甲状腺激素";另一类为"甲状腺刺激免疫球蛋白",两类物质都属于 G 类免疫球蛋白,来源于淋巴细胞,都能抑制 TSH 而与 TSH 受体结合,从而加强甲状腺细胞功能,分泌大量三碘甲状腺原氨酸(T_3)和四碘甲状腺原氨酸(T_4)。

三、病理分型

按引起甲亢的原因可分为原发性、继发性和高功能腺瘤 3 类。

1. 原发性甲亢 最常见,指在甲状腺肿大的同时出现功能亢进的症状。发病年龄多在 20~40 岁。腺体肿大为弥漫性,两侧对称,眼球突出,故又称"突眼性甲状腺肿"(exophthalmic goiter)。可伴胫前黏液性水肿。

2. 继发性甲亢 较少见,如在结节性甲状腺肿的基础上发生甲亢,患者先有结节性甲状腺肿多年,后才出现功能亢进症状。发病年龄多在 40 岁以上。腺体肿大呈结节状,两侧多不对称。

3. 高功能腺瘤 少见,腺体内有单发的自主性高功能结节,结节周围的甲状腺组织呈萎缩改变,放射性碘扫描显示结节的聚碘量增加,呈现热结节。

四、临床表现

(一)症状及体征

1. 甲状腺肿大 多无局部压迫症状。由于腺体内血管扩张、血流加速,可触及震颤,听诊时闻及杂音,尤其在甲状腺上动脉进入上极处更为明显。

2. 交感神经功能亢进 患者常多语,性情急躁,容易激动、失眠,双手常有细速的颤动,怕热,多汗,皮肤常较温暖。

3. 突眼征 典型者双侧眼球突出,眼裂增宽,瞳孔散大。个别突眼严重者,上下眼睑难以闭合,甚至不能盖住角膜。其他眼征可有凝视时瞬目减少、眼向下看时上眼睑不随眼球下闭、两眼内聚能力差等。

4. 心血管功能改变 多诉心悸、胸部不适,脉快有力,脉率常在 100 次/分以上,休息和睡眠时仍快;收缩期血压升高,舒张期血压降低,因而脉压增大。其中,脉率增快及脉压增大尤为重要,常可作为判断病情严重程度和治疗效果的重要标志。如左心逐渐

扩张、肥大且有收缩期杂音,严重者出现心律失常、心力衰竭等。

5. 基础代谢率增高 其程度与临床症状的严重程度平行。食欲亢进反而消瘦,体重减轻,易疲乏,工作效率降低。有的患者还出现月经紊乱等内分泌功能紊乱或无力、肢体近端肌萎缩等症状。

(二)辅助检查

1. 基础代谢率测定 用基础代谢检测装置(代谢车)测定,较可靠,也可根据脉压和脉率按公式计算:基础代谢率(%)=(脉率+脉压)−111。±10% 为正常,+20%~30% 为轻度甲亢,+30%~60% 为中度甲亢,+60% 以上为重度甲亢。测定必须在完全安静、空腹时进行。

2. 甲状腺摄^{131}I 率测定 正常甲状腺 24 小时内摄取的^{131}I 量为人体总量的 30%~40%。如果 2 小时内甲状腺摄^{131}I 量超过人体总量的 25%,24 小时内超过 50%,且吸收^{131}I 高峰提前出现,都可诊断为甲亢。

3. 血清中 T_3、T_4 含量 甲亢时 T_3 可高于正常 4 倍左右,而 T_4 则仅为正常 2.5 倍,故 T_3 的测定对甲亢的诊断具有较高的敏感性。

☞考点:甲亢的临床表现

五、处 理 原 则

甲亢治疗手段主要有 3 种。

1. 抗甲状腺药物治疗 主要有丙硫氧嘧啶、甲巯咪唑或卡巴马唑(甲亢平)等。这类药物主要通过抑制无机碘氧化成有机碘,进而抑制甲状腺激素的合成发挥作用。

2. 放射性^{131}I 治疗 主要机制是^{131}I 的 β 射线破坏甲状腺腺泡上皮,使甲状腺素分泌减少。

3. 手术治疗 甲状腺大部分切除术对中度以上的甲亢仍是目前最常用有效的疗法,能使 90%~95% 的患者获得痊愈,手术死亡率低于 1%。手术治疗的缺点是有一定的并发症,4%~5% 的患者术后甲亢复发,也有少数患者术后发生甲状腺功能减退。

手术治疗适应证:①继发性甲亢或高功能腺瘤;②中度以上的原发性甲亢;③腺体较大伴有压迫症状或胸骨后甲状腺肿等类型甲亢;④抗甲状腺药物或^{131}I 治疗后复发者或长期坚持用药困难者;⑤疑有恶变者;⑥妊娠 6 个月以内并有以上指征者。

禁忌证:①青少年患者;②症状较轻者;③老年患者或有严重器质性疾病不能耐受手术治疗者。

案例 12-1 分析

初步诊断为甲状腺功能亢进症(原发性)。诊断依据:①患者性情急躁,怕热多汗,失眠;②食欲增加,体重下降;③甲状腺弥漫性肿大,突眼;④脉率加快,脉压增大,基础代谢率升高。为明确诊断,应进一步作:①T_3,T_4,TSH 测定;

②甲状腺摄¹³¹I率的测定。治疗原则：①内科药物治疗；②必要时行甲状腺大部切除术。

☞考点：甲亢的治疗原则

六、护 理 问 题

1. 营养失调：低于机体需要量 与基础代谢增高导致代谢需求大于摄入有关。

2. 活动无耐力 与蛋白质分解增加、甲亢性心脏病、肌无力等有关。

3. 个人应对无效 与甲亢所致神经系统兴奋性增高、性格与情绪改变有关。

4. 有受伤的危险 与浸润性突眼有关。

5. 潜在并发症：甲状腺危象、喉返神经损伤、喉上神经损伤、甲状旁腺损伤。

七、护 理 措 施

（一）术前护理

术前充分而完善的准备是保证手术顺利进行和预防术后并发症的关键。

1. 完善各项术前检查 除全面的体格检查和必要的实验室检查外，还包括：①颈部透视或摄片，了解气管有无受压或移位；②详细检查心脏有无扩大、杂音或心律不齐等，并做心电图；③喉镜检查，确定声带功能；④测定基础代谢率，了解甲亢程度，选择手术时机；⑤检查神经肌肉的应激性是否增高，测定血钙、血磷的含量，了解甲状旁腺功能状态。

2. 药物准备 是术前降低基础代谢率的重要环节。必须在内科抗甲状腺药物治疗，甲亢症状得到基本控制（患者情绪稳定，睡眠好转，体重增加，脉率稳定在每分钟 90 次以下，脉压恢复正常，基础代谢率＋20％以下）后，改服碘剂 2 周左右，进行手术。

常用的碘剂是复方碘化钾溶液（Lugol 液），每日3 次，口服，第 1 天每次 3 滴，第 2 天每次 4 滴，依此逐日每次增加 1 滴至每次 16 滴为止，然后维持此剂量3～5 天。因碘剂对口腔及胃黏膜有刺激，服用碘剂一般应用水稀释或滴于面包、饼干上服用。碘剂的作用在于抑制蛋白水解酶，进而减少甲状球蛋白的分解，从而抑制甲状腺素的释放。同时碘剂能减少甲状腺的血流量，使腺体内充血减少，腺体缩小变硬，利于手术。由于碘剂抑制甲状腺素释放的作用是暂时的，如服用过久或突然停药可能引起大量甲状腺激素进入血循环，使甲亢症状加重。因此，不准备手术的患者，一律不要服用碘剂。

对于常规应用碘剂或合并应用硫氧嘧啶类药物不能耐受或无效者，主张与碘剂合用或单用普萘洛尔做术前准备，剂量为每 6 小时给药 1 次，每次 20～60mg，口服，一般服用 4～7 天后脉率即降至正常水平。由于普萘洛尔半衰期不到 8 小时，故最末一次服用须在术前 1～2 小时，术后继续口服普萘洛尔 4～7天。此外术前不用阿托品，以免引起心动过速。

3. 心理支持 消除患者的顾虑和恐惧心情，避免情绪激动。精神过度紧张或失眠者，适当应用镇静剂和安眠药，使患者情绪稳定。安排通风良好、安静的环境，指导患者减少活动，适当卧床休息。避免过多外部不良刺激。

4. 饮食护理 给予高热量、高蛋白和高维生素的食物，并给予足够的液体摄入，加强营养支持。禁用对中枢神经有兴奋作用的浓茶、咖啡等刺激性饮料，戒烟、酒。

5. 体位训练 术前教会患者头低肩高体位，可用软枕每日练习数次，使机体适应手术时体位的改变。

6. 眼睛保护 对于突眼者，注意保护眼睛。可戴黑眼罩，睡前用抗生素眼膏敷眼，以胶布闭合眼睑或油纱布遮盖，避免角膜过度暴露，防止角膜干燥受损，发生溃疡。睡觉或休息时，抬高头部。

7. 术日晨准备麻醉床时，床旁另备无菌手套、拆线包、气管切开包、吸引器及氧气装置。

（二）术后护理

1. 观察病情

（1）密切注意患者的生命体征的变化，每 30 分钟测脉搏、呼吸、血压 1 次，直至平稳。

（2）手术野常规放置橡皮片或引流管引流 24-48 小时，观察切口渗血情况，注意引流液的量、颜色，及时更换浸湿的敷料，估计并记录出血量。

（3）观察有无甲状腺术后并发症的表现，如出现进行性呼吸困难、烦躁、发绀甚至窒息，表明喉返神经损伤；如发生误咽、呛咳或是声调降低，表明喉上神经损伤；术后出现手足抽搐，表明甲状旁腺损伤；如术后12～36 小时内高热（＞39℃）、脉快（＞120 次/分）、大汗、烦躁不安、谵妄甚至昏迷，常伴有呕吐、腹泻等症状，应考虑并发了甲状腺危象。

2. 生活护理

（1）体位和引流：患者回病房后取平卧位，血压平稳后取半坐卧位，以利于呼吸和引流。

（2）保持呼吸道通畅：指导和鼓励患者深呼吸、有效咳嗽，必要时行超声雾化吸入，帮助其及时排出痰液，以免痰液阻塞气管。

（3）饮食与营养：术后 6 小时清醒后，如无呕吐可给予少量温凉水；如有呛咳、误咽应取坐位或半坐卧位，给半流质或干食；如无呛咳和误咽，可逐步进食少量的流质饮食，术后第二日逐步过渡到半流质和软食；若患者主诉因疼痛有吞咽困难时，可在进食 30 分钟前遵医嘱给予镇静药。

3. 治疗配合

（1）床边常规准备气管切开包、氧气、吸痰设备以及急救药品，以备急救。

（2）遵医嘱补液、营养支持。

（3）做好伤口的护理，护理工作中严格无菌操作。

（4）遵医嘱使用抗生素预防感染。

（5）术后疼痛按医嘱对症处理。

（6）遵医嘱继续服用复方碘化钾溶液，并观察药物反应。

（7）遵医嘱配合处理术后并发症。

☞考点：甲亢的护理措施

八、健康指导

1. 向患者及家属介绍甲亢的基本知识和防治要点，使其认识甲亢发生和加重的常见因素，并懂得如何避免。

2. 指导患者合理安排工作和休息，保持心情愉快，维持充足的睡眠时间，避免精神紧张和过度劳累。提供良好的社会支持系统。

3. 告诉患者及亲属病情观察的内容，出现异常及时就医。

4. 讲解术后并发症的表现和预防方法。

5. 指导手术后患者加强颈部功能锻炼，做伸屈、左右旋转活动，防止瘢痕挛缩所致的功能异常，指导声嘶者作发音训练。

6. 指导患者按时服药，定期到医院复查。

7. 说明术后继续服药的重要性。

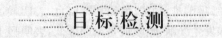

选择题

A₁ 型题

1. 为预防甲亢术后出现甲状腺危象，最关键的措施是（　　）

　　A. 术后用冬眠合剂镇静

　　B. 吸氧

　　C. 术后给予氢化可的松

　　D. 术后补钙

　　E. 术前使基础代谢率降至正常范围

2. 关于甲亢手术的适应证，不正确的是（　　）

　　A. 高功能腺瘤

　　B. 中度以上原发性甲亢

　　C. 甲状腺肿大有压迫症状

　　D. 药物或放射性¹³¹I 治疗无效者

　　E. 青少年甲亢

3. 甲亢术后呼吸困难多发生于术后（　　）

　　A. 6 小时内　　　　　　B. 12 小时内

　　C. 24 小时内　　　　　D. 48 小时内

　　E. 72 小时内

A₂ 型题

4. 患者，女，34 岁，因原发性甲亢行甲状腺双侧次全切除术。有关术中操作，正确的是（　　）

　　A. 结扎切断甲状腺上动脉要远离甲状腺上极

　　B. 结扎切断甲状腺下动脉要靠近甲状腺背面

　　C. 切除腺体的 70%～80%

　　D. 止血后不必放引流

　　E. 需保留腺体的背面部分

第2节　甲状腺肿瘤患者的护理

📖 学习目标

1. 熟悉甲状腺肿瘤的分类。

2. 掌握甲状腺肿瘤患者的术前、术后护理。

案例 14-2

患者，女，27 岁，颈前肿物 2 年。2 年前发现颈部增粗，无其他不适感，未予诊治。近 1 年颈前正中隆起明显，可触及一鸭蛋大小肿物，并伴有心慌，活动后加重。近 4 个月来出现腹泻，每日 3～4 次，无脓血便，食欲无明显改变。患者出生于地方性甲状腺肿流行区。体格检查：T 36.5℃，P 102 次/分，BP 116/72mmHg，HR 102 次/分，心律齐。神志清楚，查体合作，发育正常，营养中等。皮肤、巩膜无黄染，无突眼，浅表淋巴结无明显肿大。颈前正中可触及一 4cm×6cm 大小肿物，质软，边界清楚，随吞咽上下移动。未闻及血管杂音。甲状腺其他部位未触及腺体及结节。肺部检查未见异常。腹部检查未见异常。

问题：

诊断为何病？需要鉴别的疾病有哪些？

一、甲状腺腺瘤

甲状腺腺瘤（thyroid adenoma）是最常见的甲状腺良性肿瘤，根据病理学形态表现可分为滤泡状和乳头状囊性腺瘤两种。滤泡状腺瘤多见，周围有完整的包膜；囊性乳头状腺瘤少见，常不易与乳头状腺癌区分。

（一）临床表现

本病多见于 40 岁以下的妇女。患者多无不适症状，常在无意间或体检时发现颈部肿块。结节多为单发，呈圆形或椭圆形，限于一侧腺体内，质地较软，表面光滑，无压痛，能随吞咽上下移动。甲状腺瘤生长缓慢，经历数年或更长时间仍保持单发。若乳头状囊性腺瘤因囊壁血管破裂发生囊内出血时,肿瘤可在短期内迅速增大,局部出现胀痛。

☞考点:甲状腺瘤的临床表现

（二）诊断原则

1. 根据典型的临床表现　即甲状腺部出现椭圆或圆,质稍硬,表面光滑,无压痛,能随吞咽上下移动的包块可初步诊断。

2. 超声检查　对于腺瘤位置、性质有一定参考价值,并可鉴别是囊性还是实质性肿物。

3. 放射性核素检查　放射性核素[131]I甲状腺扫描可显示甲状腺的大小、轮廓,结节与甲状腺关系及吸碘功能。良性肿瘤常显示为温结节,甲状腺癌为冷结节。

（三）处理原则

因甲状腺腺瘤有癌变和继发甲状腺功能亢进的可能,故宜尽早手术。

1. 通常做腺瘤侧甲状腺大部切除术。

2. 若瘤体较小或已退化成囊肿,则仅行甲状腺瘤体摘除术即可。

3. 当发现为乳头增生,仍需大部分切除甲状腺并快速送病理检查。如有恶变或细胞分化活跃,再做患叶及峡部全切,并加对侧叶大部分切除。

链接 »»»
为什么肿块随着吞咽运动而移动

甲状腺外形似蝴蝶,位于甲状软骨下方,气管两旁,中间以峡部相连,腺体由内层被膜与外层被膜（外科被膜）包裹。由于甲状腺借外层被膜固定于气管和环状软骨上,还借左右两叶上极内侧的悬韧带悬于环状软骨上,因此,在吞咽动作时,甲状腺可随之上下移动。

二、甲状腺癌

甲状腺癌（thyroid carcinoma）是头颈部比较常见的恶性肿瘤,约占全身恶性肿瘤的1%,女性发病率比男性高2~3倍。多数甲状腺癌起源于滤泡上皮细胞。

链接 »»»

摄碘过量或缺碘均可使甲状腺的结构和功能发生改变。如某些地方性甲状腺肿流行区的甲状腺癌发病率比非流行区高出20倍。相反,高碘饮食也易诱发甲状腺癌。冰岛和日本是摄碘量最高的国家,其甲状腺癌的发现率较其他国家高,这可能与TSH刺激甲状腺增生的因素有关。实验证明,长期的TSH刺激能促使甲状腺增生,形成结节和癌变。

（一）病理分类

1. 乳头状癌　恶性程度较低,约1/3累及双侧甲状腺。较早便出现颈淋巴结转移,但预后较好。

2. 滤泡状癌　常见于50岁左右中年人,肿瘤生长较快属中度恶性,且有侵犯血管倾向,预后不如乳头状癌。

3. 未分化癌　多见于70岁左右老年人,发展迅速,早期便有颈淋巴结转移,高度恶性。除侵犯气管和（或）喉返神经或食管外,还能经血运向肺、骨远处转移,预后很差。

4. 髓样癌　来源于滤泡旁降钙素（calcitonin）分泌细胞（C细胞）,细胞排列呈巢状或囊状。无乳头或滤泡结构,呈未分化状;瘤内有淀粉样物沉积。可兼有颈淋巴结侵犯和血行转移,预后不如乳头状癌,略较未分化癌好。

（二）临床表现

1. 早期表现　发病初期无明显症状,仅偶然发现甲状腺内肿块,质硬、固定,表面不平、不光滑,增长较快,可随吞咽移动但幅度变小。

2. 晚期表现　主要表现为肿瘤压迫症状和转移症状。压迫喉返神经、气管、食管,产生声音嘶哑、呼吸困难或吞咽困难;压迫交感神经节产生霍纳综合征,侵犯颈丛神经浅支者可有耳、枕、肩疼痛等症状;局部转移常出现颈部淋巴结肿大、粘连固定、质地变硬。远处转移多见于肺、骨。

☞考点:甲状腺癌的临床表现

（三）诊断

1. 主要根据临床表现　当出现颈部肿块质硬、表面不光滑、粘连固定,随吞咽上下移动幅度较小,压迫症状,多年的甲状腺良性肿块突然生长迅速,非地方性甲状腺肿流行区14岁以下儿童发现甲状腺肿块等征象时应怀疑为甲状腺癌。

2. 辅助检查　甲状腺癌放射性核素扫描为冷结节,边缘模糊;B超检查对甲状腺肿瘤的性质有一定的诊断价值;局部穿刺,即在B超定位的基础上用直径0.7~0.9mm的细针行结节内穿刺,然后行细胞学检查,这种方法准确率达80%以上。

（四）处理原则

以手术为主,手术范围和疗效与肿瘤的病理类型有关。

1. 乳头状腺癌　恶性程度低,一般行患侧甲状腺及峡部全切加对侧腺叶大部切除术,术后5年治愈率可达90%;如颈淋巴结已发生转移则加患侧淋巴结清扫。

2. 滤泡状腺癌　如已有淋巴结转移则单纯手术切除加淋巴结清扫,效果并不佳,原则上应在病情许可下行甲状腺全切除术,术后加用放射性[131]I照射治疗常有一定疗效。

3. 未分化癌 恶性程度高,转移早,发展快,手术切除甲状腺反而易使癌肿扩散,故一般采用外放射治疗。

4. 髓样癌 积极采用手术切除加淋巴结清扫效果较好。

(五) 护理措施

1. 术前护理 告知患者甲状腺肿瘤的相关知识,说明手术的必要性、手术的方法、术后恢复过程及预后情况。教导患者练习术时体位:将软枕垫于肩部,保持头低、颈过伸位。必要时,剔除其耳后毛发,以便行颈淋巴结清扫术。术前晚予以镇静安眠类药物,使其身心处于接受手术的最佳状态。

2. 术后护理

(1) 体位:患者回病房后,取平卧位,若有颈部引流管,予以正确连接引流装置。血压平稳后,改半卧位,便于呼吸和引流。

(2) 病情观察:监测生命体征,尤其注意患者的呼吸、脉搏变化。了解患者的发音和吞咽情况,判断有无声音嘶哑或音调降低、误咽呛咳。及时发现创面敷料潮湿情况,估计渗血量,予以更换。注意引流液的量、颜色及变化,及早发现异常并通知医生。若血肿形成并压迫气管,立即配合床旁抢救,拆除切口缝线、清除血肿。

(3) 饮食:病情平稳或全麻清醒后,给少量饮水。若无不适,鼓励进食或经吸管吸入便于吞咽的流质饮食,克服吞咽不适的困难,逐步过渡为半流质饮食及软食。向患者说明饮食、营养对于切口愈合、机体修复的重要性。

(4) 床旁备气管切开包:行颈淋巴结清扫术的患者,手术创伤较大,疼痛不适时可给予镇静止痛剂,以利于休息。注意水电解质的补充。若癌肿较大,长期压迫气管可造成气管软化,术后尤应注意患者的呼吸情况,床边备无菌手套和气管切开包,一旦发现有窒息的危险,立即配合行气管切开及床旁抢救。

☞考点:甲状腺肿瘤的护理措施

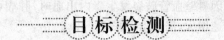

选择题

A₁型题

1. 甲状腺腺瘤肿块描述错误的是( )
   A. 表面光滑 　　　　　　B. 质稍硬
   C. 随吞咽上下运动 　　　D. 形状不规则
   E. 活动度良好

2. 甲状腺癌的早期诊断依据是( )
   A. 颈部包块质硬
   B. 颈部包块质软
   C. 吞咽困难
   D. 包块内表面不光滑,高低不平,活动度差
   E. 声音嘶哑

A₂型题

3. 患者,男,69岁,发现前颈部无痛性肿块半年,肿块约杏核大小,质硬,表面不光滑,随吞咽上下移动。¹³¹I扫描为冷结节。首先考虑的疾病是( )
   A. 结节性甲状腺肿 　　　B. 甲状腺腺瘤
   C. 甲状腺癌 　　　　　　D. 颈部恶性淋巴瘤
   E. 颈淋巴结结核

A₃型题

(4、5题共用题干)

患者,男,32岁,甲状腺大部分切除术后,出现进行性呼吸困难,烦躁不安,发绀。体检发现颈部增粗且有血液渗出。

4. 引起该并发症的原因为( )
   A. 气管塌陷 　　　　　　B. 痰液阻塞
   C. 双侧喉返神经损伤 　　D. 切口内血肿压迫
   E. 喉头水肿

5. 发生上述并发症后,首选的处理是( )
   A. 气管插管 　　　　　　B. 吸氧
   C. 压迫止血 　　　　　　D. 气管切开
   E. 拆除切口缝线,敞开伤口,去除血块

(田玉凤)

第15章 胸部疾病患者的护理

第1节 乳腺疾病患者的护理

案例15-1

李某,女,50岁,因发现乳房肿块4个月入院。4个月前,患者洗澡时发现右侧乳房外上方有一蚕豆样包块,质硬,无压痛,表面无红肿,可推动。未引起患者重视。近1个月来,包块增大,约核桃大,来医院检查。患者神志清楚,情绪低落,营养状况尚好。右侧乳房外上象限触及一直径约3.5cm×3cm的肿块,无触痛,质硬,边界不清,不能推动,表面皮肤无红肿、溃烂;托起乳房,局部皮肤有轻度凹陷;乳头位置无改变,挤压乳头无液体流出。右腋窝可触及3枚肿大的淋巴结,较大的约1.5cm×1.5cm×1.0cm,无压痛,质硬,活动度小,边界不清;心肺无异常,肝脾肋下未触及。既往有乳腺小叶增生病史。

问题:

患者可能的诊断是什么?需要做哪些检查确诊?

一、乳房的解剖生理

乳房位于胸大肌浅表,约在第2肋和第6肋骨水平浅筋膜的浅、深层之间,是女性第二性征的重要标志,性成熟女性乳房外观多呈半球形或圆锥形。

乳腺有15~20个腺叶,每一个腺叶分成很多乳腺小叶,乳腺小叶由小乳管和腺泡组成,是乳腺的基本单位。腺泡紧密地排列在小乳管周围,腺泡的开口与小乳管相连。多个小乳管汇集成小叶间乳管,多个小叶间乳管再进一步汇集成一根整个腺叶的乳腺导管(输乳管)。输乳管共15~20根,以乳头为中心呈放射状排列,汇集于乳晕,开口于乳头。输乳管在乳头处较为狭窄,继之膨大为壶腹,称为输乳管窦。乳腺位于皮下浅筋膜的表层与深层之间。浅筋膜伸向乳腺组织内形成条索状的小叶间隙,一端连于胸肌筋膜,另一端连于皮肤,将乳腺腺体固定在胸部的皮下

组织之中。这些起支持作用和固定乳房位置的纤维结缔组织称为"乳房悬韧带(Cooper韧带)"。浅筋膜深层位于乳腺的深面,与胸大肌筋膜浅层之间有疏松组织相连,称"乳房后间隙",它可使乳房既相对固定,又能在胸壁上有一定的移动性。有时部分乳腺腺体可穿过疏松组织而深入到胸大肌浅层。乳房还分布着丰富的血管、淋巴管及神经,对乳腺起到营养作用及维持新陈代谢的作用(图15-1)。

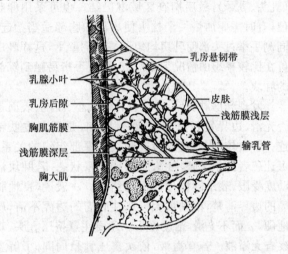

图15-1 女性乳房(矢状切面)

乳腺是许多内分泌腺的靶器官,其生理活动受腺垂体、卵巢及肾上腺等激素影响。妊娠期及哺乳期时乳腺明显增生,腺管延长,腺泡分泌乳汁。哺乳期后,乳腺又处于相对静止状态,随着月经周期的不同阶段,在各种激素的影响下呈现周期性变化。绝经后腺体逐渐萎缩,为脂肪组织所代替。

二、乳房检查

检查乳房的最佳时间一般是月经结束后的第7~10天,因为此时雌激素对乳腺的影响最小,乳腺处于相对静止状态,乳腺的病变或异常容易被发现。而绝经后的女性则可随意选择检查乳房的时间,但最好能基本固定时间。

检查室应光线明亮。患者端坐,充分暴露两侧乳房。遵循两侧对比、先健侧后患侧的原则;注重检查的全面性,应遵循先视诊后触诊、先乳房后全身的原则,不遗漏腋窝淋巴结。对比是很重要的乳房检查方法,自检时也是一个重要参考标准。

（一）视诊

观察两侧乳房的形状、大小是否对称,有无变化,有无局限性隆起或凹陷,乳房皮肤有无红肿、糜烂及"橘皮样"改变,乳房浅表静脉是否扩张。乳头的形状、位置有无变化,对近期出现的乳头内陷要引起重视。还应注意乳头有无血液或其他液体溢出。

（二）触诊

患者取坐位,两臂自然下垂。检查者手掌平伸四指并拢,用示指、中指、无名指的末端指腹而不是指尖进行触诊,不可用手指抓捏乳腺组织,否则会把抓捏到的乳腺组织误认为肿块。可用左手托乳房,右手扪乳房。先检查健侧,再检查患侧。按顺序轻扪乳房的外上（包括腋尾部）、外下、内下、内上各象限及中央区（乳头、乳晕）,最后扪查区域淋巴结。也可采用仰卧位,有时需要加垫一个枕头使肩部和胸部适当抬起,同侧手举过头部使乳房均匀地摊在胸壁上,这样乳房可在比较平坦的情况下作检查,能使手指易触到深部的肿块。

发现乳房肿块后,应注意肿块大小、硬度、表面是否光滑、边界是否清楚、活动度如何、是否与皮肤粘连。肿块较大者,还应检查肿块与深部组织的关系,可让患者两手叉腰,使胸肌保持紧张状态,若肿块活动度受限,表示肿瘤侵及深部组织。一般说,良性肿瘤的边界清楚,活动度大。恶性肿瘤的边界不清,质地硬,表面不光滑,活动度小。还要注意挤压乳头,观察有无溢液。若有溢液,依次挤压乳晕周围,了解溢液来自哪一乳管。

📖考点:乳房检查

乳房的淋巴网十分丰富,其淋巴液输出有 4 个途径。其中,大部分淋巴液经胸大肌外缘淋巴管流至腋窝淋巴结,再流向锁骨下淋巴结,继之到锁骨上淋巴结,所以对于乳腺癌患者要重点检查腋窝淋巴结。腋窝淋巴结有 4 组（图 15-2）,应依次检查。右手扪其左腋窝,左手扪其右腋窝。（以检查左侧为例）面对患者,先让患者上肢外展,以手伸入其腋顶部,手指掌面压向患者的胸壁,然后嘱患者将其左上肢放松置于检查者左前臂上,轻而稳地滑动检查,自腋顶部从上而下扪查中央组淋巴结,然后将手指转向腋窝前壁,在胸大肌深面扪查胸肌组淋巴结。检查肩胛下组淋巴结时宜站在患者背后,摸背阔肌内侧。最后检查锁骨下及锁骨上淋巴结。

（三）辅助检查

1. 影像学检查

（1）X 线检查:乳房钼靶 X 线片或乳房片可作为乳腺癌的普查方法,是早期发现乳房癌的最有效方法。其 X 线的特点为:密度增高的肿块影,边界不规

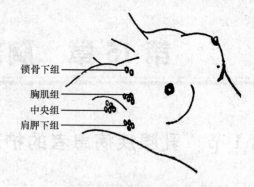

图 15-2 腋窝淋巴结分组

（锁骨下组、胸肌组、中央组、肩胛下组）

则,或呈毛刺征,或见细小钙化灶。

（2）超声检查:超声显像属于无损伤性,可反复使用,主要用于鉴别肿块是囊性还是实质性。B 型超声结合彩色多普勒检查进行血供情况观察,可提高其判断的敏感性,目前也是进行乳房疾病普查的方法之一。

（3）近红外线扫描:具有安全无创伤、检查方法简便、直观等特点,可与其他检测方法联合以提高乳腺疾病的诊断准确率。但它对于体积小的乳腺癌容易漏诊,目前已逐步淡出乳腺诊断。

（4）热图像:系根据癌细胞代谢快、产热较周围组织高的特点,通过远红外图和液晶膜可显示异常热区而诊断。

（5）CT 扫描及磁共振成像:CT 扫描并不适合作为乳腺癌的常规检查方法,而是作为乳腺摄影的补充。乳腺癌的磁共振成像表现为:边界不清、不规则或有毛刺的低信号强度的肿块。随着磁共振成像技术的扩展,磁共振检查不但有助于鉴别良恶性病变,其对乳腺疾病的诊断价值也在不断提高。

2. 细胞及活组织病理检查 病理检查是确定病变良恶性质的重要手段,并能明确病灶的病理类型和特征,从而为进一步选择合适的治疗方案提供依据。最常用方法有切除活检、细针吸取细胞学检查、空心针穿刺活检及腋窝淋巴结活检。

（1）切除活检:手术切除将活检和根治性手术"一步到位",易被患者接受,目前仍然是广泛使用的确诊乳腺疾病的方法。手术时应将肿瘤连同周围少许正常组织一并切除。活检标本可行快速冷冻切片检查或石蜡切片检查。

（2）细针吸取细胞学检查:用于临床可扪及的乳腺肿块的诊断,其敏感性和特异性都较高,对于摸不到的乳腺病灶的准确性、差异性相对较大。由于其获得的标本是细胞,因此,它在诊断乳腺肿块时有一定的局限性,其发生标本量不足而无法诊断的比例较高。但多方位、多点穿刺可提高诊断。

（3）空心针穿刺活检:其既有针吸细胞学检查简

便、安全、创伤性小的优点,又取材充分。目前已被广泛应用。无论是细针还是空心针,临床摸不到的乳腺病灶都需要定位装置来引导穿刺和活检,定位准确是决定穿刺活检成功的关键因素。X 线立体定位系统和 B 型超声波定位系统的逐步应用对诊断效果有很大提高。

3. 乳腺导管内镜检查　可以对乳管内乳头状病变作出明确诊断和定位,是乳头溢液病因诊断的有效方法。

链接 »»

前哨淋巴结活检

　　乳腺癌的淋巴结转移是遵循一定解剖学规律的。肿瘤转移所必经的第一个淋巴结称之为前哨淋巴结。理论上来说,前哨淋巴结是阴性的乳腺癌,其腋窝淋巴结也应是阴性的。因此,进行前哨淋巴结活检,可以预测是否需要进行腋窝淋巴结清扫术。如果前哨淋巴结活检没有发现癌细胞,就可免行腋窝淋巴结清扫。但这项技术还存在不少问题,首先前哨淋巴结活检术存在假阴性,即在少数前哨淋巴结活检术阴性时,其后的腋淋巴结发生"跳跃转移"的现象,或是前哨淋巴结内已有微小转移而常规病理方法未检出,或检出的前哨淋巴结不是真正的前哨淋巴结。目前多采用在肿瘤旁注射染料和放射性核素作为前哨淋巴结的示踪剂,以显示前哨淋巴结。

三、急性乳房炎患者的护理

　　急性乳房炎(acute mastitis)是乳房的急性化脓性感染。主要致病菌是金黄色葡萄球菌,少数为链球菌。患者多是产后哺乳期的妇女,好发于产后 3～4 周,初产妇更为常见。

　　(一)病因及发病机制

　　产后患者抵抗力下降是疾病产生的基础,下列因素可导致疾病的发生。

　　1. 乳汁淤积　有利于入侵细菌的生长繁殖。常见导致乳汁淤积的原因有乳头发育不良(过小和凹陷)、乳管不通畅、乳汁分泌过多或婴儿吸乳过少等。

　　2. 细菌入侵　乳头破裂或皲裂是造成细菌沿淋巴管入侵的主要原因。乳头破损、婴儿患口腔炎等也可使细菌直接侵入乳管。

　　(二)临床表现

　　1. 局部　初期患侧乳房胀痛,局部红、肿、热,可触及痛性硬块。数日后形成脓肿,浅部脓肿可向外破溃,深部脓肿可形成乳房后脓肿(图 15-3)。常伴有患侧腋窝淋巴结肿大和触痛。

　　2. 全身　随着炎症的发展,患者可有寒战、高热、脉率加快等。严重者可并发脓毒血症。

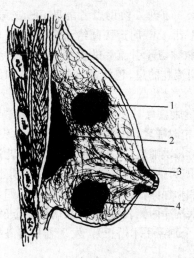

图 15-3　乳房脓肿
1. 表线脓肿;2. 乳房后脓肿;3. 乳晕下脓肿;4. 深部脓肿

　　(三)辅助检查

　　1. 血常规检查　白细胞计数及中性粒细胞比例升高。

　　2. 诊断性穿刺　在乳房波动最明显的部位或压痛最明显的区域穿刺,抽到脓液表示脓肿已形成,脓液应做细菌培养及药物敏感试验。

　　(四)处理原则

　　产妇出现乳房局部红肿热痛,有压痛或触及波动感,穿刺抽出脓汁即可诊断。

　　治疗原则:控制感染,排空乳汁。早期、足量使用抗菌药物;局部热敷或药物外敷、理疗;以舒肝清热、化滞通乳为主的中医药治疗等。一旦脓肿形成,应立即行切开引流。患乳应暂停哺乳。

链接 »»

患了急性乳腺炎要不要停止喂奶

　　有人认为如果婴儿继续从被感染的乳房吸乳,孩子本身会受到感染,或者母亲会反复受到感染。事实上,在得乳腺炎期间更需要继续坚持让孩子吃奶,保持乳汁排出通畅。让婴儿吸乳把乳房中的乳汁排空是治疗乳腺炎的一项重要措施。乳腺炎如能及时得到抗菌治疗,一般都不会并发乳腺脓肿。如果乳腺炎症状明显,应该暂停喂奶。乳腺炎患者不必过于担心,对乳腺炎要有正确的认识。即使暂停给孩子吃奶,也一定要用吸奶器吸空乳汁。

　　(五)护理要点

　　1. 防止乳汁淤积的处理　患乳暂停哺乳,用吸乳器吸尽积乳。

　　2. 病情观察　定时测量体温、脉搏、呼吸,监测血白细胞计数及分类变化。注意观察乳房局部的病变情况。

　　3. 控制感染　遵医嘱应用抗生素,炎症早期热敷或理疗,避免挤压。

4. 疼痛护理　协助患者翻身,采取舒适体位,避免挤压患乳,必要时遵医嘱给予镇痛药物。

5. 脓肿切开引流后的护理　保持引流通畅,注意观察引流物的量、色泽及气味变化,定时更换切口敷料。

6. 健康教育　正确的哺乳知识,保持良好的哺乳习惯,定时哺乳,不要让婴儿养成含乳头睡眠的不良习惯。每次哺乳应将乳汁吸空,避免乳汁的淤积,如有淤积,可借吸乳器或按摩帮助排空乳汁。注意乳头的清洁和保养,妊娠后期(尤其是初产妇)应经常用温肥皂水洗净两侧乳头;如乳头内陷,可经常挤捏、提拉矫正(个别需手术矫正)。发现乳头有破损或破裂,要及时治疗。

四、乳腺癌患者的护理

乳腺癌(breast cancer)是女性最常见的恶性肿瘤,在我国占全身各种恶性肿瘤的 7%~10%。近年来其发病率逐年上升,而发病年龄亦有提前趋势。

(一)病因

乳腺癌发病原因尚不清楚。已证实的某些发病因素亦仍存在着不少争议,绝经前和绝经后雌激素变化是刺激发生乳腺癌的明显因素。此外,遗传因素、饮食因素、外界理化因素,以及某些乳房良性疾病与乳腺癌的发生也有一定关系。发生乳腺癌的高危因素:①年龄:在女性中,发病率随着年龄的增长而上升,45~50 岁较高。绝经后发病率继续上升,到 70 岁左右达最高峰,死亡率也随年龄而上升。但我国发病的中位年龄为 48 岁,比欧美国家提前十年。②生育史:未生育、晚生育或未哺乳者。③月经史:月经初潮年龄早,绝经年龄晚。④家族史:一级亲属中有乳腺癌史者,其乳腺癌的发病率是正常人群的 23 倍。乳腺良性病变与乳腺癌的关系尚有争论。⑤生活方式:营养过剩、肥胖、高脂饮食与乳腺癌有关系。体重增加可能是绝经期后妇女发生乳腺癌的重要危险因素。⑥环境因素和生活方式与乳腺癌的发生也有关联,如北美、北欧地区发病率较高。

(二)病理生理

1. 病理分型　乳腺癌的组织形态较为复杂,类型众多,往往在同一块癌组织中,甚至同一张切片中,可有两种以上的类型同时存在。目前,国内将乳腺癌分为非浸润性癌、早期浸润性癌和浸润性癌三大类。

(1)非浸润性癌:又称原位癌,指癌细胞局限在上皮基膜内生长,癌灶没有转移,包括小叶原位癌、导管内癌及乳头湿疹样乳腺癌(不伴发浸润生长者)。原位癌发展缓慢,变成浸润癌需要几年时间。属于早期乳腺癌,预后较好。

(2)早期浸润癌:是从原位癌发展到浸润癌的早期阶段,癌细胞突破上皮的基膜,但浸润程度尚浅,较少发生癌灶转移。包括小叶原位癌早期浸润、导管内癌早期浸润。此期仍属早期,预后较好。

(3)浸润癌:癌细胞已经突破上皮基膜的限制,广泛侵犯周围组织,容易发生癌灶转移。依据癌的原发部位是来源于乳腺上皮组织还是其他组织,又分为浸润性特殊癌、浸润性非特殊癌。①浸润性非特殊癌:包括有浸润性小叶癌、浸润性导管癌、单纯癌、髓样癌、硬癌、腺癌;②浸润性特殊癌:包括乳头状癌、髓样癌、黏液腺癌、腺样囊腺癌、大汗腺癌、鳞状细胞癌、乳头湿疹样乳腺癌(Paget 病)。

(4)罕见癌:包括梭形细胞癌、癌肉瘤、印戒细胞癌、纤维腺瘤癌变等。

2. 转移途径　乳房是体表器官,含丰富的淋巴管和血管,乳腺癌的转移方式主要有局部浸润、淋巴转移和血行转移。

(1)局部浸润:乳腺癌细胞大部分起源于乳腺导管上皮,癌细胞早期沿乳腺导管蔓延生长。癌灶进一步发展则突破腺上皮的基膜,沿筋膜间隙浸润扩展,侵犯皮肤、淋巴管和胸廓深部肌肉组织。癌肿侵犯韧带,可使乳房悬韧带缩短而出现"酒窝样"皮肤凹陷;癌细胞侵入淋巴管并形成癌栓,可阻塞淋巴回流引起皮肤水肿,出现典型的"橘皮样"皮肤改变。

(2)淋巴转移:乳腺癌的淋巴转移几率很高,最多见的淋巴转移部位是同侧腋窝淋巴结,其次是同侧内乳区淋巴结,晚期可累及同侧锁骨上淋巴结,甚至对侧锁骨上淋巴结。淋巴转移还可与血行转移一并构成乳腺癌的远处脏器(肺、肝、脑等)转移。

(3)血行转移主要引起远处组织和器官的转移癌,可出现相应脏器病变的症状和体征。

链接 ▶▶▶

乳腺增生与乳腺癌的关系

很多女性对乳腺增生特别紧张,担心这是乳腺癌的前兆。其实严格说来乳腺增生应分为生理性增生和病理性增生。生理性增生是指随妇女月经周期乳房组织也发生周期性的胀缩改变。病理性的增生是指乳腺组织发生结构上的增殖。不论月经情况如何,该增殖不会退缩。绝大多数乳腺增生患者在其绝经后就会不治而愈,而不是得了乳腺增生就一定会转变成乳腺癌。病理增生也分数种,其中囊性增生,尤其增生中含有乳头状瘤病时,癌变率较其他几种增生高。对病理性乳腺增生患者应定期乳房自我检查和复查,以便及时发现恶性变。

☞考点:乳腺癌的转移途径

(三)临床表现

1. 症状　早期常无明显的临床症状,或仅有轻微的乳房疼痛,性质多为钝痛或隐痛,少数为针刺样痛,常呈间歇性且局限于病变处,疼痛不随月经周期而变化。至晚期癌肿侵犯神经时则疼痛较剧烈,可放射到同侧肩、臂部。

2. 体征

(1) 乳房肿块:80% 以上为患者自己偶然(洗澡、更衣)发现,只有一小部分是查体时被医生发现。绝大多数位于乳房外上象限,其次为内上象限、上方及中央区,其他部位较少。一般单侧乳房的单发肿块较常见,偶见 2~3 个。肿块大小不一,形状多样,一般为不规则形,亦可见圆形、卵圆形等。大多为实性,较硬,甚至为石样硬,且活动度较差。

(2) 乳头外形改变:由于肿瘤浸润,可使乳腺弧度发生变化,出现轻微外凸或凹陷。亦可见乳房抬高,令两侧乳头不在同一水平面上。若癌肿侵及 Cooper 韧带(乳房悬韧带)使其挛缩,使肿瘤表面皮肤凹陷,酷似酒窝,临床称为"酒窝征"(dimple sign)(图 15-4)。若癌肿堵塞皮下淋巴管,可出现皮肤水肿,呈"橘皮样变(orange peel-like changes)"(图 15-5)。肿瘤侵入皮内淋巴管,可在肿瘤周围形成小癌灶,称为卫星结节,如多数小结节成片分布,则形成"铠甲样变"。晚期癌患者皮肤可出现完全固定甚至破溃,呈"菜花样"改变,经久不愈。炎性乳腺癌时局部皮肤呈炎症样表现,颜色由淡红到深红,开始时比较局限,不久即扩大到大部分乳腺皮肤,同时伴有皮肤水肿、增厚、粗糙、皮温增高,酷似妊娠哺乳期乳腺炎。乳腺的纤维组织和导管系统可因肿瘤侵犯而挛缩,牵拉乳头,使乳头偏向肿瘤一侧,病变进一步发展可使乳头扁平、回缩、凹陷,直至乳头完全回缩入乳晕下(图 15-6)。乳头糜烂、结痂等湿疹样改变常是 Paget 病的典型症状。

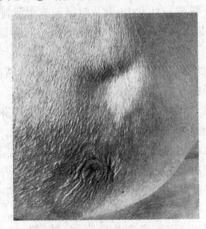

图 15-4 乳腺癌酒窝征

(3) 乳头溢液:少数患者可出现乳头溢液,对于 50 岁以上患者出现血性溢液,乳腺癌几率很高。

(4) 淋巴结肿大:乳腺癌早期出现转移者,一般触摸不到腋窝及锁骨上窝淋巴结。若乳房肿块具有

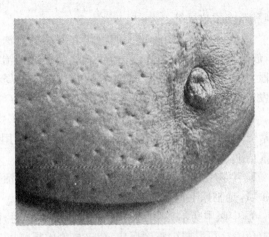

图 15-5 乳腺癌橘皮样变

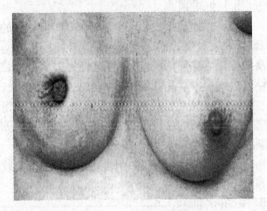

图 15-6 乳头内陷(右侧)

恶性征象,同侧的腋窝及锁骨上窝淋巴结较大,质地较硬,活动性较差,或相互融合,则说明转移的可能性大。值得注意的是,隐性乳腺癌往往以腋下或锁骨上淋巴结大为首发症状,而乳房内原发病灶很小,临床难以扪及。

(四) 处理原则

乳腺癌诊断主要是依据乳房内肿块的形状、与周围组织的关系、生长速度、淋巴结肿大等表现。结合钼靶 X 线摄片或乳房平片、B 超、细针或空心针活检等协助诊断。切除活检依然是目前公认的诊断金标准。

乳腺癌治疗的原则是全身稳定在先,局部治疗在后。手术是治疗乳腺癌的主要手段,还有化学药物、放射、内分泌、生物免疫、中医中药等疗法。

1. 手术治疗 是唯一可能治愈乳腺癌的方法,所以对于早期乳腺癌手术切除肿瘤是首选治疗方式。目前常用的手术方法有乳癌根治术、改良乳癌根治术、保留乳房手术。

2. 化学药物治疗 乳腺癌化疗大多有效,即使晚期患者,化疗也有较好的综合疗效。术后化疗可提高生存率,一般认为术后早期即开始进行。治疗期为 6 个月左右。常用的药物有环磷酰胺、甲氨蝶呤、氟

尿嘧啶、多柔比星等。

3. 放射疗法 是很重要的治疗乳腺癌的方法之一,放疗范围应局限在淋巴引流区域,属于局部治疗手段。通常作为手术后的辅助治疗,以减少局部复发。

4. 内分泌治疗 对乳腺癌的生长有控制作用。雌激素受体(ER)、孕酮受体(PgR)检测阳性的患者应用雌激素拮抗剂;他莫昔芬(TAM)有较好的抑癌效果。

5. 生物免疫治疗 是目前乳腺癌治疗中最活跃的领域,是临床上重要而有效的辅助治疗手段。

6. 中医中药治疗 进行化疗和放疗的同时,配合中药治疗可以减少毒副反应,增进抗癌效果。

(五)护理问题

1. 焦虑、抑郁、恐惧 不仅与癌症对生命的威胁、患者缺乏对疾病的了解、惧怕手术和放化疗等治疗及担心预后有关,也与切除乳房将失去部分女性象征导致自我形象紊乱以及害怕影响婚姻质量有关。

2. 有组织完整性受损的危险 与患侧上肢淋巴引流不畅、头静脉被结扎、留置引流管、腋静脉栓塞或感染有关。

3. 潜在并发症:出血、积液、皮瓣坏死、上肢水肿等。

> **链接 ≫**
>
> ### 保乳手术
>
> 乳腺癌的最佳手术方式一直是争论和研究的热点。随着医学研究的深入和前瞻性临床研究的开展,保乳手术已成为乳腺癌手术治疗的一种重要形式。保乳手术在欧美等发达国家是治疗乳腺癌的常规方法,已成为治疗早期乳腺癌的首选方案,而且保乳术的应用范围在进一步扩大。目前,保乳术在美国占全部乳腺癌手术的 50% 以上,新加坡占 70%~80%,日本超过 40%,中国香港占 30%,中国内地还相对保守,对此行谨慎态度。大量临床研究业已证明,对早期乳腺癌若能正确应用保乳手术,可取得根治疾病和提高患者生活质量的双重效果。乳腺癌保乳手术势在必行,但仍需慎行。

(六)护理措施

1. 术前评估 熟悉患者病史,检查乳房外形及外表变化情况,查看有无癌肿转移征象,评估全身营养状况。

2. 心理护理 约80%的乳腺癌患者会在治疗期或康复期出现心理问题。在疾病的不同阶段其主要表现是不一样的,首先是刚被确诊后的急性创伤应激反应;继之是乳腺癌治疗过程中,主要由手术、放疗、化疗等带来的躯体不适感(如疼痛、恶心、呕吐、失眠、脱发、疲劳等)导致的心理问题;其次是出院之后,由于失去乳房的创伤、治疗的后遗症和对死亡的恐惧,

会给生活带来很多的改变而造成的心理问题。护理人员应针对不同阶段的患者,有针对性地进行心理护理,让患者从心理学层面上认识、改善自身的情绪、认知和行为。向患者和家属耐心解释手术的重要性和必要性。帮助患者树立战胜疾病的信心。鼓励患者采取乐观的生活态度,可以采取转移法、吐露法、忘却法来舒缓自身的压力,也可通过获得大家的劝导、帮助,从社会大家庭中获得战胜疾病的力量。对患者丈夫也应进行心理辅导,使其接受妻子手术后身体形象的改变。行为练习也能改变心理状态,比如用呼吸放松、肌肉放松等方式来改变患者的情绪和缓解疼痛。正确引导患者参加相关社团活动。对心理问题较重的患者,则需要专业心理医师进行治疗。

3. 促进伤口愈合、预防术后并发症

(1) 加强病情观察:术后注意观察生命体征的变化。定时查看术侧上肢远端血运情况,若出现皮肤青紫、皮温降低、脉搏不能扪及,提示腋部血管受压,应及时调整胸带或绷带的松紧。

(2) 伤口护理:①密切观察切口敷料渗血、渗液情况。②加压包扎的主要目的是固定皮瓣,预防皮瓣坏死和皮下积液,应做到松紧适宜。加压过紧有可能导致术侧上肢远端肿胀,甚至坏死;加压过松,可使皮瓣松动,容易导致皮下积血、积液。③注意胸壁引流管的护理,保持有效的负压吸引,妥善固定引流管,保持引流管通畅,防止引流管受压和扭曲。注意观察引流液的颜色和量,并予以记录。

(3) 并发症的预防与护理

1) 皮下积液:除手术因素外,引流不畅是术后皮下积液的首要原因,当合并感染时,可使皮下积液加重。要保持引流管通畅,适当加压包扎,积极预防感染。皮下积液一旦发生,要及时穿刺或引流排出。

2) 皮瓣坏死:皮瓣缝合张力大、皮下积液、切口感染、术后加压包扎过紧等均可导致皮瓣血运障碍而引起皮瓣坏死。术后应注意观察皮瓣血运情况,注意观察胸带松紧度,及时处理皮瓣下积液。

3) 上肢淋巴水肿:主要原因是上臂的淋巴回流不畅、皮瓣坏死后感染、腋部无效腔积液等。术后应避免在术侧上肢测血压、抽血、作静脉或皮下注射。及时处理皮瓣下积液。卧床时抬高术侧手臂能够预防或减轻肿胀。适当的手臂运动、按摩术侧上肢、局部热敷等也有预防治疗作用。

4) 伤口感染:表现为局部红、肿、热、痛,伤口引流量增加,引流液浑浊。发生伤口感染时,要积极使用敏感抗菌药物,伤口及时换药。

4. 术侧上肢康复训练 术后患侧上肢早期功能锻炼对防止关节强直起重要作用。术后 24 小时内,鼓励患者活动手部及腕关节,练习用患侧手挤压橡胶

球、握拳;术后 1～3 天,利用健侧上肢或他人协助进行屈肘、伸臂等锻炼,逐渐过渡到肩关节的小范围前屈、后伸;术后 4～7 天,鼓励患者用患侧手洗脸、刷牙、进食等;术后 1～2 周,开始循序渐进地做肩关节活动,比如抬高上肢触摸健侧肩部、手指爬墙、梳头等锻炼。但术后 7～10 天内不要外展肩关节。

📖考点:乳腺癌术侧上肢康复训练

(七)健康教育

1. 大力宣传、指导、普及妇女乳房自查技能。对高危人群进行定期普查。

2. 术后患者定期进行另一侧乳房及手术区域的自查,或请医生检查,以便及时发现复发、转移病灶,及早治疗。

3. 出院后术侧上肢仍不宜搬动、提拉重物,避免测血压、静脉穿刺,应继续进行术侧上肢的功能康复训练。

4. 遵医嘱坚持放疗或化疗,注意治疗的不良反应。

5. 定期来院复查。

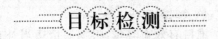

选择题

A₁ 型题

1. 对经期妇女进行乳房检查的最佳时间是( )

    A. 月经前 3 天   B. 月经前 1 天

    C. 月经期间   D. 月经干净后 1 天

    E. 月经干净 7～10 天

2. 乳腺癌患者早期乳房包块多见于哪个象限?( )

    A. 乳房外上象限   B. 乳房外下象限

    C. 乳房内上象限   D. 乳房内下象限

    E. 中央区

A₂ 型题

3. 杨某,女,24 岁,产后 24 天出现发热、左侧乳房疼痛。体检:左侧乳房皮肤红肿,局部触及硬性包块,有压痛,但无波动感,同侧腋窝淋巴结肿大。请问下列处理不正确的是( )

    A. 局部热敷   B. 吸尽积乳

    C. 挤压乳房   D. 患乳停哺

    E. 使用抗生素

A₃ 型题

徐某,女,48 岁,3 个月前患者洗澡时发现右侧乳房外上方有一蚕豆样无痛性包块,近 1 个月来包块增大。体检:右侧乳房外上象限触及一直径约 3.5cm×3cm 的肿块,无触痛,质硬,边界不清,不能推动,表面皮肤无红肿、溃烂;托起乳房,局部皮肤有轻度凹陷;乳头位置无改变,挤压乳头无液体流出。

4. 下面几项检查最应该选择哪一项?( )

    A. 近红外线扫描   B. 空心针穿刺活检

    C. 热图像   D. CT 扫描

    E. 磁共振成像

5. 最适合的治疗措施是( )

    A. 抗感染   B. 放射疗法

    C. 继续观察病情   D. 中医中药

    E. 手术

A₄ 型题

(6～9 题共用题干)

廖某,女,40 岁,右侧腋窝包块 1 个月。体检:营养状况良好,生命体征稳定。右侧乳房触诊未扪及包块。行钼靶 X 线检查发现右侧乳房外上象限有一密度增高的肿块阴影,中央有细小簇状钙化,边缘呈毛刺状。

6. 该患者最合适的手术治疗方式是( )

    A. 单纯腋窝淋巴结摘除术   B. 保留乳房手术

    C. 乳房单纯切除术   D. 乳腺癌根治术

    E. 改良根治术

7. 该患者手术后,术侧上肢康复训练中不正确的选项是( )

    A. 术后 24 小时内,鼓励患者活动手部及腕关节

    B. 术后 13 天,进行屈肘、伸臂等锻炼

    C. 术后 7～10 天内开始外展肩关节

    D. 术后 12 周,开始循序渐进地做肩关节活动

    E. 术后 47 天,鼓励患者用患侧手洗脸、刷牙、进食等

术后第 2 年,该患者乳房自检发现左侧乳房有包块。

8. 患者最可能的诊断是( )

    A. 乳腺炎   B. 乳腺癌

    C. 乳房纤维瘤   D. 乳房囊性增生

    E. 乳管内乳头状瘤

9. 该患者进行空心针穿刺活检证实是乳腺癌转移。请问乳腺癌最多见的淋巴转移部位是( )

    A. 同侧腋窝淋巴结   B. 同侧内乳区淋巴结

    C. 同侧锁骨上淋巴结   D. 对侧锁骨上淋巴结

    E. 同侧颈淋巴结

第 2 节 胸部损伤患者的护理

📖 **学习目标**

1. 掌握肋骨骨折、气胸、血胸的病理生理变化、临床表现及其处理原则。

2. 掌握肋骨骨折患者的护理措施。

3. 掌握损伤性气胸患者的护理措施。

4. 掌握损伤性血胸患者的护理措施。

一、概 述

(一)解剖生理

胸部由胸壁、胸膜和胸腔内器官 3 部分组成。胸壁由胸椎、胸骨和肋骨构成的骨性胸廓以及附着在其外面的肌群、软组织和皮肤构成。胸膜是由胸壁内面和覆盖在肺表面的浆膜组成。包裹肺并深入肺叶间隙的是脏层胸膜,而遮盖胸壁、膈和纵隔的是壁层胸膜,两者在肺

门处相连接,相互移行,共同围成左右两个互不相通的胸膜腔。胸膜腔内有少量起润滑作用的浆液。胸膜腔内压维持在吸气时 $-10 \sim -8 cmH_2O$,呼气时 $-5 \sim -3 cmH_2O$。稳定的负压既能维持正常呼吸,又能防止肺萎缩。两侧胸腔压力平衡能保证纵隔居中。胸腔内脏器有肺、心脏、食管、气管等,还有大血管、淋巴管等。

链接 >>>

胸部损伤

在我国大城市,胸部损伤约占全部外伤患者的10%,其中30%～50%属于交通事故,刀刺伤几乎占全部胸穿透伤的3/4。近10年来,急救技术有很大改善,但胸部损伤患者的死亡率仍高达25%～50%。胸部损伤病情较复杂,病情变化快,应及早做出准确的诊断,积极抗休克,止血,及早保持气道通畅,维持呼吸和循环,及时处理气胸、血胸、心脏压塞及纠正连枷胸,进一步诊治潜在的致死性损伤,包括主动脉撕裂,气管、支气管或食管破裂,肺挫伤,心肌损伤,延迟性血胸以及 ARDS 的处理。

（二）病因和分类

根据胸部损伤后胸膜腔是否与外界相通可分为闭合性和开放性损伤。

1. 闭合性损伤 指胸部损伤后胸膜腔没有通道与外界相通,多因钝器伤及胸部所致。如果强大的暴力挤压胸部,使得胸膜腔内压急剧升高,可使无静脉瓣的上腔静脉压骤升,导致头、颈、肩和胸部毛细血管破裂出血,而引起创伤性窒息(traumatic asphyxia)。高压水浪、气浪冲击胸部则可致肺爆震伤(blast injury of lung)。

2. 开放性损伤 指胸部损伤后造成胸膜腔有通道与外界相通,多由于尖锐利器穿破胸壁所致。

（三）病理生理变化

1. 闭合性损伤轻者可为单纯胸壁软组织挫伤和(或)单纯肋骨骨折;重者可造成胸腔内器官或血管的损伤,导致气胸、血胸,甚至心脏挫伤、裂伤、心包腔内出血,严重地影响呼吸和循环功能。

2. 开放性损伤可导致气胸、血胸及血气胸,可伤及胸腔内脏器或大血管,严重者可导致呼吸和循环功能衰竭而死亡。

（四）临床表现

1. 胸痛 是主要症状,多位于受伤部位。深呼吸、咳嗽排痰、改变体位时疼痛加重,同时伴有胸部压痛及挤压痛。

2. 呼吸困难 多由于胸痛使胸廓活动受限、气道有分泌物或血液堵塞、肺挫伤后出血、淤血或肺水肿影响了通气换气功能或肺组织裂伤致气胸、血胸压迫肺组织等而引起。多根多处肋骨骨折时,可致呼吸困难加重,出现局部胸壁软化导致反常呼吸。

3. 咯血 肺或支气管损伤可表现为痰中带血或咯血;爆震伤者可咳泡沫状血痰。

4. 休克 损伤导致的大出血、胸腔内大量积气致胸膜腔内压急剧升高阻碍静脉血回流、心包腔内出血致心脏压塞等使有效循环血量急剧下降均可出现休克症状,表现为脉搏快而弱、血压下降、皮肤湿冷和尿量减少等。

（五）诊断要点

1. 结合外伤病史及上述临床表现可初步诊断。

2. 影像学检查可明确有无肋骨骨折及其部位、性质,有无气胸、血胸或肺萎缩等。

3. 行胸膜腔或心包腔诊断性穿刺,对气胸、血胸或心包积血有诊断价值。

（六）处理原则

1. 非手术治疗

(1) 保持呼吸道通畅,及时清除呼吸道异物,改善呼吸及循环功能。按损伤部位、范围和性质给予相应处理,比如胸腔穿刺排气、排液、胸膜腔闭式引流和开放性气胸及时封闭伤口等。

(2) 维持有效血容量;根据病情适当补充血容量,以防止休克。

(3) 适当给予镇痛和预防感染。

2. 手术治疗 主要为剖胸探查术。手术指征:①心脏大血管损伤;②严重气管、支气管损伤或肺裂伤;③胸膜腔内进行性出血;④食管破裂;⑤胸内较大异物存留;⑥大块胸壁缺损;⑦胸腹联合损伤。

二、肋骨骨折患者的护理

肋骨骨折(rib fracture)指肋骨的完整性和连续性中断,在胸部损伤中最为常见。原因可是直接暴力、间接暴力和各种病理性因素。肋骨骨折可分为单根或多根骨折,同一肋骨也可有一处或多处骨折。第4～7肋骨骨折多见;第1～3肋因较粗短,且有锁骨、肩胛骨及胸肌保护而较少发生骨折;第8～10肋前端肋软骨形成肋弓,与胸骨相连,弹性大,较少发生骨折;第11～12肋前端不固定,呈游离状态,弹性较大,因此也较少发生骨折。

///案例15-2

患者,男,25岁。因车祸撞击胸部后出现胸痛、胸闷、气促半小时入院。患者诉胸痛,咳泡沫血痰,呼吸困难。检查:T 37℃,P 98次/分钟,R 36次/分钟,BP 100/70mmHg。呈痛苦病容,口唇发绀,呼吸浅快,胸部可见瘀斑、青紫,可见反常呼吸运动,胸壁无伤口,胸部挤压痛,可闻及骨擦感,听诊双肺无啰音,心音尚有力。

问题:

该患者诊断为何病？该如何处理？

（一）病因

1. 外伤　多数肋骨骨折是外伤所致。直接暴力作用于骨折部位或胸部受到严重挤压而导致骨折。

2. 病理因素　肋骨受到恶性肿瘤、感染等病理因素的影响，耐受外力的能力减弱，很轻的外力就可能发生骨折。

3. 年龄　中老年人因骨质疏松、脆性大，易发生骨折；儿童胸廓弹性好，不易骨折。

（二）病理生理

单根单处肋骨骨折时，其上、下仍有完整肋骨支撑胸廓，对呼吸影响不大。但是由于骨折后局部疼痛可造成呼吸浅快，深呼吸、咳嗽排痰等可加重疼痛，使得患者不敢运动，可能引发呼吸道分泌物堵塞而出现肺不张和肺部感染；若尖锐的肋骨断端移位刺破壁胸膜和肺组织时，可导致气胸、血胸等；若刺破胸廓内动脉可导致大出血。

多根多处肋骨骨折时，尤其是前侧胸的肋骨骨折时，由于失去支撑局部胸壁软化，可出现严重的反常呼吸运动，又称为连枷胸（flail chest）。即吸气时由于胸内负压值增大而与外界大气压之间的压力差增大，使软化的胸壁内陷；呼气时由于胸内负压值缩小而与外界大气压之间的压力差缩小，使软化的胸壁外凸（图15-7）。如果软化区范围大，随呼吸时双侧胸腔内存在压力差，还可致纵隔摆动，严重影响通气、换气功能和静脉血液回流。

☞考点：多根多处肋骨骨折的病理生理

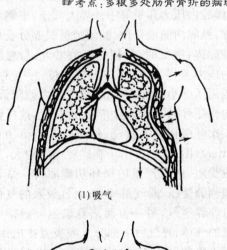

（1）吸气

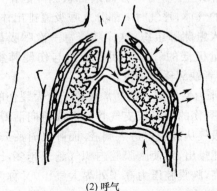

（2）呼气

图15-7　多根多处肋骨骨折反常呼吸示意图

（三）临床表现

1. 症状　与损伤的严重程度及范围有关。单根单处肋骨骨折者伤处胸壁疼痛，深呼吸、打喷嚏、咳嗽或体位改变时加重；少数患者可有咯血；多根多处肋骨骨折者可出现气促、呼吸困难、发绀或休克等。若合并内脏损伤者则有相应的临床表现。

2. 体征　受伤胸壁肿胀，可有畸形、瘀斑、血肿等；局部压痛或胸部挤压痛；有时可触到骨折断端，可有骨擦感、骨擦音；少数患者可有皮下气肿；多根多处肋骨骨折者，伤处可有反常呼吸运动。合并大出血者可出现休克等。

3. 辅助检查

（1）实验室检查：肋骨骨折伴大量出血者，血常规检查可见失血性贫血的改变：血红蛋白、红细胞比容均下降。

（2）影像学检查：胸部X线片常可见肋骨的骨折线，并可判断两断端有无移位以及移位的方向及程度、有无血气胸等，但不能显示前胸肋软骨骨折征象。

（四）处理原则

1. 闭合性肋骨骨折　治疗的重点是镇痛、固定胸廓、防止并发症。常用的方法如下。

（1）胸廓固定：可用多头胸带、弹性胸带、胸部护板或叠瓦式胶布粘贴固定。可固定骨折，促进其愈合，减轻疼痛。

（2）止痛：可给予止痛药；必要时用1%普鲁卡因溶液作肋间神经阻滞或封闭骨折部位。

（3）服用三七片、云南白药等药物改善局部血液循环。

（4）处理并发症：遇反常呼吸运动者应及时处理。主要是牵引固定，用肋骨钳牵引固定软化的胸壁，或用厚棉垫加压包扎以减轻或制止反常呼吸运动；也可在电视胸腔镜直视下导入钢丝，加以内固定。

（5）保持呼吸道通畅：注意吸痰，必要时可气管插管或气管切开行呼吸机辅助呼吸。

（6）适当应用抗菌药物，预防感染。

2. 开放性肋骨骨折　关键是及时处理伤口。

（1）清创与固定：彻底清创，分层缝合伤口后包扎固定。多根多处肋骨骨折者，清创后可用不锈钢丝对骨折断端行内固定。

（2）胸膜腔闭式引流术：用于胸膜穿破、胸腔内积气或积液者。

（3）预防感染：适当使用抗菌药物和TAT预防感染。

（五）护理问题

1. 气体交换受限　与肋骨骨折导致的疼痛、胸廓活动受限、肺组织受压、多根多处肋骨骨折致反常呼吸运动有关。

2. 疼痛　与胸部组织损伤有关。

3. 清理呼吸道无效　与痰液黏稠、咳嗽无力、疼痛有关。

4. 潜在并发症：肺不张、肺部和胸腔感染。

5. 恐惧或焦虑　与受伤、担心预后有关。

（六）护理措施

1. 基础护理

（1）体位：生命体征平稳者，取半卧位，以改善患者的呼吸和循环，也利于保持引流通畅；昏迷或血压波动者，取平卧位。

（2）饮食：非手术者，饮食没有特殊要求；手术者，术前、术后常规禁饮、禁食。

2. 密切观察病情变化

（1）密切观察生命体征变化，每30～60分钟测量脉搏、呼吸、血压一次。

（2）注意观察患者神志变化、呼吸方式的改变及有无气促、发绀、呼吸困难等情况，若有异常，及时报告医生并协助处理。

（3）观察有无并发症，如开放性气胸、张力性气胸、进行性血胸以及重要脏器损伤的情况，发现异常及时报告医生处理。

（4）密切观察体温变化，防止感染发生。

3. 配合治疗的护理措施

（1）维持有效气体交换

1）现场急救：以抢救患者生命为主。对有反常呼吸运动者可用厚棉垫加压包扎以减轻或制止胸壁的反常呼吸运动。

2）保持呼吸道通畅，及时清理呼吸道异物，鼓励患者咳嗽排痰，深呼吸。对气管插管或切开的患者，加强呼吸道护理，包括吸痰和超声雾化吸入。

（2）预防感染

1）鼓励并协助患者有效咳嗽排痰、深呼吸；勤翻身拍背；痰液黏稠者给予超声雾化吸入，必要时吸痰。

2）对开放性损伤者，及时更换伤口敷料，保持敷料清洁干燥和引流管通畅。

3）遵医嘱合理使用抗菌药物。

（3）做好心理护理：针对出现焦虑或恐惧的原因针对性地做好心理护理，以减轻或消除患者的焦虑或恐惧。

（七）健康教育

（1）宣传生活、生产中的安全防范措施。

（2）遇多根多处肋骨骨折出现反常呼吸运动者应及时处理，可用厚棉垫加压包扎以减轻或制止反常呼吸运动；有呼吸道阻塞的要及时清理，保持呼吸道通畅。

三、损伤性气胸患者的护理

损伤性气胸（pneumothorax）即胸部损伤后致胸膜腔内积气。

损伤性气胸在胸部损伤中的发生率仅次于肋骨骨折，分为闭合性气胸（closed pneumothorax）、开放性气胸（open pneumothorax）和张力性气胸（tension pneumothorax）3类。

（一）病因

1. 闭合性气胸　多见于肋骨骨折，由于肋骨断端刺破肺组织，空气进入胸膜腔所致；也可以是开放性气胸者，空气进入胸膜腔后迅速封闭伤口所致。

2. 开放性气胸　多见于刀刃等利器贯穿全层胸壁所致。

3. 张力性气胸　主要原因是较深较大的肺组织裂伤伤口或破裂的气管、支气管形成单向活瓣，吸气时开放，呼气时关闭，气体只能进入胸膜腔而不能排出，致使胸膜腔内积气越来越多，压力进行性升高所致。

（二）病理生理

1. 闭合性气胸　空气进入胸膜腔，胸腔内负压消失，但胸内压仍低于外界大气压，使患侧肺部分萎缩，影响肺的通气和换气功能。

2. 开放性气胸　胸膜腔通过胸壁伤口与外界大气相通，外界空气可自由出入胸膜腔。胸内负压消失，胸膜腔内压力几乎等于外界大气压，患侧肺完全被压缩，纵隔向健侧移位，健侧肺组织部分受压致呼吸功能障碍；吸气时，健侧负压值增大，与患侧胸膜腔内的压力差增大，纵隔向健侧移位；呼气时，健侧胸膜腔内压缩小，与伤侧胸膜腔内压力差降低，纵隔又稍向患侧移回，但不能达到正常位置，这样纵隔随着每一次呼吸而左右移动，称为纵隔摆动（mediastinal flutter）（图15-8）。由于胸膜腔内压增大，静脉回心血流受阻，造成严重的循环功能障碍。患者在吸气时健侧肺受压，通气量减少，而且吸入的气体一方面来自外界空气，另一方面来自患侧肺泡排出的含氧量低的气体；呼气时一部分从呼吸道排出体外，一部分进入患侧肺组织；这样随着每一次呼吸都有部分含氧量极低的气体来回在健侧与伤侧肺组织之间，使患者缺氧逐渐加重。

3. 张力性气胸　空气常来源于较大裂伤的肺组织裂口、裂伤的气管或支气管且形成单向活瓣，气体随每次吸气从破裂口进入胸腔，而呼气时活瓣关闭，气体不能排出，致使胸膜腔内积气越来越多，压力进行性升高，胸膜腔压力高于外界大气压，又称为高压性气胸（high pressure pneumothorax）（图15-9）。由于胸腔内压力不断升高使患侧肺严重被压缩，纵隔推

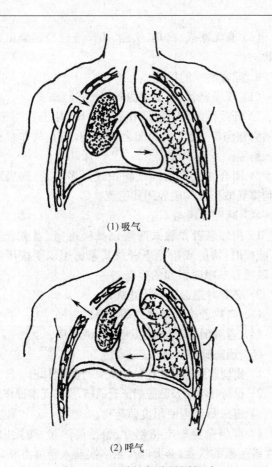

(1) 吸气

(2) 呼气

图 15-8　开放性气胸纵隔摆动

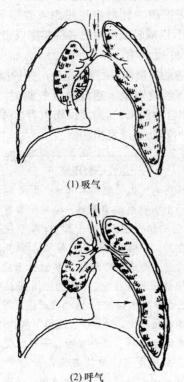

(1) 吸气

(2) 呼气

图 15-9　张力性气胸和纵隔移位

向健侧,挤压健侧肺组织而使其萎缩,同时影响静脉回流,严重地影响呼吸和循环功能。当胸内高压气体挤入纵隔或冲破胸膜顶部,可向皮下扩散,导致纵隔

气肿或颈、面、胸部等处皮下气肿(subcutaneous emphysema)(图 15-10)。

🖙考点:气胸的病理生理

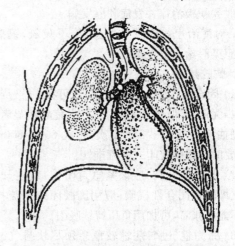

图 15-10　张力性气胸和皮下气肿

(三)临床表现

1. 闭合性气胸

(1)症状:肺萎缩在 30% 以内者为小量气胸,多无明显症状;肺萎缩在 30%～50% 者为中等量气胸或肺萎缩在 50% 以上者为大量气胸,可出现胸闷、胸痛、气促和呼吸困难,出现明显的缺氧症状。

(2)体征:①视诊:气管向健侧移位,患侧胸廓饱满,肋间隙增宽;②触诊:患侧语颤减弱或消失;③叩诊:患侧呈鼓音;④听诊:呼吸音减弱或消失。

(3)辅助检查:胸部 X 线检查可见不同程度的肺萎缩和胸膜腔积气或纵隔移位,有时可伴少量胸腔积液。

2. 开放性气胸

(1)症状:患者有明显气促、烦躁不安、呼吸困难;重者口唇发绀,或出现休克症状。

(2)体征:①视诊:可见患侧胸壁的伤口,呼吸时可闻及空气进出胸腔而使伤口处胸膜弹响出现"嘶嘶"声,气管明显向健侧移位;②触诊:患侧语颤减弱或消失;胸部和颈部皮下可触及捻发音或握雪感;③叩诊:患侧呈鼓音;④听诊:呼吸音减弱或消失。

(3)辅助检查:胸部 X 线检查可见患侧肺完全萎缩、胸腔大片透亮区,气管和心脏向健侧移位。

3. 张力性气胸

(1)症状:患者可出现极度呼吸困难、口唇黏膜和面部发绀、烦躁、意识障碍甚至昏迷、休克或窒息。

(2)体征:①视诊:气管明显向健侧移位,颈静脉怒张,患侧胸廓饱满,肋间隙增宽,呼吸运动明显减弱,可出现皮下气肿;②触诊:患侧语颤明显减弱或消失;③叩诊:呈强鼓音;④听诊:呼吸音消失。

(3)辅助检查:胸部 X 线检查可见患侧胸腔大量积气、肺完全萎缩,气管和心脏向健侧移位。

（四）处理原则

根据气胸的不同类型适当进行排气，以解除胸腔积气对呼吸、循环功能的影响，使肺尽早复张，恢复功能，同时要积极治疗并发症和原发病。

1. 对症治疗　应卧床休息，给予吸氧、镇痛、止咳，有感染时给予抗生素治疗。

2. 胸腔减压

（1）闭合性气胸：小量积气一般可在1～2周内自行吸收，无需处理；肺压缩20%以上，症状明显者应胸腔穿刺抽气，一般1～2天1次，每次600～800ml为宜；必要时应用胸腔闭式引流排气。

（2）开放性气胸：应该紧急封闭伤口，使开放性气胸立即转为闭合性气胸；应用胸腔闭式引流排气，肺仍不能复张者，可加用负压持续吸引。

（3）张力性气胸：病情较危急须尽快排气减压，同时准备立即行胸腔闭式引流或负压持续吸引。

3. 手术　对保守治疗效果不佳、双侧气胸、部分开放性气胸、张力性气胸以及有复合损伤者需行手术治疗。可采取传统的开胸手术及电视胸腔镜手术等。

4. 积极治疗原发病和并发症。

（五）护理问题

1. 气体交换受损　与胸部损伤疼痛、胸廓活动受限或肺萎缩有关。

2. 清理呼吸道无效　与局部创伤疼痛不敢咳嗽等因素有关。

3. 疼痛　与胸部组织损伤、手术创伤有关。

4. 体温过高　与损伤、感染有关。

5. 潜在并发症：肺炎、脓胸　与胸部损伤有关。

6. 焦虑或恐惧　与胸部损伤和惧怕手术有关。

（六）护理措施

1. 基础护理

（1）体位：病情稳定者取半坐卧位，有利改善呼吸和引流；有支气管胸膜瘘者取患侧卧位，以免脓液流向健侧或发生窒息。

（2）饮食：加强营养支持，给予高热量、高蛋白、高维生素饮食。

2. 密切观察病情变化

（1）观察生命体征：每30～60分钟测脉搏、呼吸、血压一次，病情平稳后可适当延长监测时间。

（2）注意观察患者有无烦躁、口渴、面色苍白、呼吸急促、脉搏快弱、血压下降等情况，如发现上述情况应及时查找原因并处理。

（3）观察患者有无气促、呼吸困难、发绀和缺氧等症状；呼吸的频率、节律和幅度，气管移位或皮下气肿有无改善。

（4）有无寒战、高热、头痛、头晕等全身感染中毒症状。

3. 配合治疗的护理

（1）现场急救：护士应协同医生进行急救。

1）开放性气胸：立即用无菌敷料（凡士林纱布）封闭胸壁伤口，使之成为闭合性气胸，阻止气体继续进入胸腔。

2）闭合性或张力性气胸积气量多者，行胸膜腔穿刺排气减压或胸膜腔闭式引流。

（2）减轻疼痛与不适

1）指导患者作腹式呼吸以减轻疼痛；当患者咳嗽、咳痰时，协助或指导患者及其家属用双手按压患部，以减轻咳嗽时引起的疼痛。

2）必要时遵医嘱给予止痛剂。

（3）高热者给予物理或药物降温。

（4）遵医嘱给予补液以维持体液平衡。

（5）预防肺部和胸腔感染。

1）密切监测体温变化。每4～6小时测体温一次。

2）保持呼吸道及胸腔引流管通畅，严格无菌操作。

3）遵医嘱合理使用抗菌药物。

4）加强全身的支持治疗：给予高热量、高蛋白、富含维生素的饮食，必要时少量多次输入新鲜血液。

（6）做好胸膜腔闭式引流的护理。

4. 心理护理　针对出现焦虑或恐惧的原因，做好心理护理，以减轻或消除患者的焦虑或恐惧。

（七）健康教育

1. 预防意外损伤，加强安全生产保护措施。

2. 宣传急救知识　遇开放性气胸时，先变开放性气胸为闭合性气胸；当胸部损伤患者合并昏迷或休克时取平卧位，防止继发损伤。

链接 »»

急性心脏压塞

心脏损伤时，当心脏伤口较大，而心包伤口较小或伤口周围组织有血块堵塞时，容易导致急性心脏压塞征。急性心包内出血100～200ml即可使心包腔内压力急剧上升，影响心脏的正常舒张。最先受压的是腔静脉和心房，造成中心静脉压和舒张末期压升高，而使周身静脉压逐渐上升。起初因周围血管反射性收缩，血压正常或略偏高。当心脏舒张严重受限时，每搏排血量明显减少，动脉压会迅速下降。急性心脏压塞症状有周身冷汗、面唇发绀、呼吸急促、颈部浅静脉怒张、血压下降、脉搏细速及奇脉等，可出现Beck三联症：心音遥远、心搏动减弱；动脉压降低、脉压减小；静脉压升高、颈静脉扩张。

四、损伤性血胸患者的护理

损伤性血胸（hemothorax）即胸部损伤导致的胸

膜腔内积血。血气胸指血胸与气胸同时存在。

（一）病因

多因肋骨骨折断端或利器损伤胸部刺破肋间血管、胸廓内动脉，肺组织裂伤、心脏及胸腔内大血管破裂等出血积聚于胸腔内所致。

（二）病理生理

随损伤部位、程度和范围而有不同的病理生理变化。肺裂伤出血时，出血量少而缓慢，或因积血压迫破裂口而自行停止；肋间血管、胸廓内血管常需手术止血；心脏和大血管受损破裂，出血量多且急，难于控制，常因呼吸和循环功能障碍而死亡。

大量出血可导致失血性休克；同时胸膜腔内积血增多，使伤侧肺受压萎缩，纵隔被推向健侧，致健侧肺也受压而部分萎缩，由于胸腔内积血使胸膜腔内压升高使得静脉回流受阻，严重影响呼吸和循环功能，由于心包、肺和膈肌的运动具有去纤维蛋白作用，故积血不易凝固。出血快而多时，来不及去纤维蛋白，血液即可凝固成血块，称为凝固性血胸（coagulated hemothorax）。凝血块机化后形成的纤维组织束缚肺和胸廓活动，限制呼吸运动，导致呼吸功能障碍，即形成机化性血胸（organizing hemothorax）。细菌侵入胸腔并发感染，最终形成脓胸（empyema）。

（三）临床表现

临床表现与出血速度、出血量和患者的体质有关。

1. 小量血胸（成人在500ml以下）　多无明显的症状。

2. 中量血胸（500～1000ml）和大量血胸（1000ml以上）　特别是急性出血时，可出现失血性休克表现；由于肺组织受压，患者可出现呼吸困难、胸闷、气促等；伴有胸腔积液的相应体征。血胸并发感染时，可表现为寒战、高热、乏力、头痛和出汗，甚至水电解质及酸碱平衡紊乱和感染性休克。

3. 辅助检查

（1）实验室检查：血常规可见血液稀释的改变；合并感染者，血白细胞计数和中性粒细胞均可升高。

（2）影像学检查

1）胸部X线检查：少量血胸者，显示肋膈角消失或变钝；大量血胸时，可见胸内大片阴影，纵隔移向健侧；有血气胸者可见液平面。

2）胸部B型超声检查：可见大片液性暗区，也可明确其位置和量。

（3）胸膜腔穿刺：抽得不凝固血液可明确诊断。

（四）处理原则

1. 非进行性血胸　少量血胸可自行吸收，不必特殊处理；积血量多者，应及早行胸腔穿刺抽出积血，

必要时行胸腔闭式引流，以促进肺膨胀，改善呼吸。

2. 进行性血胸　边抗休克边手术止血。进行性血胸的判断指标：①平均每小时引流出血性液体超过200ml，连续3小时以上；②症状逐渐加重，血压逐渐下降，虽经快速输血输液后血压有短暂回升以后又迅速下降；③血常规示红细胞计数、血细胞比容和血红蛋白含量进行性下降；④胸腔穿刺或胸腔闭式引流出大量不凝固血后，胸内积血又很快增多；⑤胸部X线检查示胸内阴影逐渐增大。

☞考点：进行性血胸的判断指标

3. 凝固性血胸　出血停止后数日开胸手术或行胸腔镜下手术清除积血和血块。

4. 机化性血胸　应行纤维板剥脱术。

5. 血胸已感染　应按脓胸处理。

6. 预防并发症。

（五）护理问题

1. 体液不足　与失血、失液等有关。

2. 气体交换受损　与胸内积血使肺组织受压有关。

3. 疼痛　与损伤、穿刺或放置引流管有关。

4. 心排血量减少　与大量出血有关。

5. 潜在并发症：肺不张、肺部感染或胸腔内感染。

6. 焦虑或恐惧　与外伤及惧怕手术有关。

（六）护理措施

1. 基础护理

（1）体位：若生命体征平稳，可取半卧位，以利于改善呼吸、循环和促进引流。

（2）饮食：加强营养支持，给予高热量、高蛋白、高维生素饮食。需手术者，术前常规禁饮、禁食。

2. 观察病情变化

（1）监测生命体征：每30～60分钟测脉搏、呼吸、血压一次，病情平稳后可适当延长监测时间。

（2）观察胸腔引流液颜色、性状和量，若监测指标提示有活动性出血的可能，应积极做好开胸手术的术前准备。

（3）观察呼吸型态、频率和呼吸音变化。

3. 配合治疗的护理

（1）维持有效地心排血量和组织灌注量：建立静脉输液通道，积极补充血容量；根据患者的情况及监测指标调整输液速度和量。

（2）促进气体交换，维持有效呼吸。

1）保持呼吸道通畅：鼓励患者有效地咳嗽排痰和深呼吸，必要时给予超声雾化吸入或蒸汽吸入，以利于清除呼吸道分泌物。

2）适当给予吸氧。

4. 预防并发症

（1）有效使用抗菌药物。

（2）保持呼吸道通畅，指导和协助患者咳嗽、咳痰，清理呼吸道分泌物。

（3）伤口的观察及伤口的护理。

（4）保持胸腔闭式引流过程中无菌，引流通畅，并加强护理。

5. 心理护理　针对出现焦虑或恐惧的原因做好心理护理，以减轻或消除患者的焦虑或恐惧。

（七）健康教育

1. 采取确实有效的安全生产防护措施，防止意外事故。

2. 出院后适当进行体育锻炼，若出现胸闷、气促、胸痛、发热等异常，应及时到医院复诊。

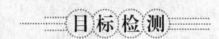

选择题

A₁ 型题

1. 肋骨骨折多见于第几肋骨？（　　）

    A. 第 4~7 肋　　　　　　B. 第 13 肋

    C. 第 8~12 肋　　　　　 D. 第 8~10 肋

    E. 第 2~3 肋

2. 开放性气胸的现场急救中哪一项是最重要的？（　　）

    A. 封闭胸壁伤口　　　　　B. 防止误吸

    C. 立即给氧　　　　　　　D. 胸外按摩

    E. 穿刺排气

A₂ 型题

3. 杨某，男，34 岁，从地震废墟中救出，诉胸痛，无呼吸困难。体检：BP 130/80mmHg、HR 78 次/分、R 20 次/分，患者双眼结膜出血，面部、前胸部青紫，大量瘀斑，胸部无伤口，胸廓有压痛，未见反常呼吸，未触及骨擦感，双肺无啰音，心音无遥远感。请问患者的诊断是什么（　　）

    A. 损伤性气胸　　　　　　B. 创伤性窒息

    C. 心脏压塞　　　　　　　D. 连枷胸

    E. 呼吸道异物

A₃ 型题

（4、5 题共用题干）

刘某，男，24 岁，被人捅伤胸部 20 分钟急诊入院。体检：BP 100/70mmHg，HR 98 次/分，R 34 次/分，神志清楚，面色苍白，四肢湿冷，呼吸困难，右锁骨中线 4 肋间可见 2cm 长伤口，随呼吸有气体进出伤口，有少量渗血，叩诊为鼓音。

4. 首先考虑的诊断是（　　）

    A. 闭合性气胸　　　　　　B. 开放性气胸

    C. 张力性气胸　　　　　　D. 损伤性血胸

    E. 机化性血胸

5. 此时应采取的急救措施是（　　）

    A. 吸氧　　　　　　　　　B. 静脉穿刺输液

    C. 摄胸部 X 线片　　　　 D. 立即闭合胸部伤口

    E. 立即剖胸探查

A₄ 型题

（6~9 题共用题干）

王某，男，43 岁，半小时前被汽车撞击胸部，诉左胸疼痛、胸闷。患者神志清楚，轻度发绀，呼吸困难，左前胸壁可见大片皮下淤血，可见反常呼吸并触及骨摩擦音，两肺未闻及湿啰音，胸部 X 线片见左侧第 4~7 肋各有两处骨折，胸腔少量积液。

6. 此时患者呼吸困难的主要原因是（　　）

    A. 闭合性气胸　　　　　　B. 损伤性血胸

    C. 多根多处肋骨骨折　　　D. 精神过度紧张

    E. 失血性休克

7. 入院后给予牵引固定，补液等处理，患者呼吸困难加重，左肺呼吸音减低，胸片显示胸腔积液较前增多，胸腔穿刺抽出血性液体，该如何处理？（　　）

    A. 输血　　　　　　　　　B. 开胸探查

    C. 胸腔闭式引流　　　　　D. 继续补液观察

    E. 气管插管

8. 该患者经治疗后，病情未改善，诊断为进行性血胸，给予剖胸探查，请问有关进行性血胸的征象描述不正确的是（　　）

    A. 经补液后血压不升或回升后又下降

    B. 血红蛋白、血细胞比容持续降低

    C. 胸片阴影逐渐增大

    D. 闭式引流量连续 3 小时，每小时超过 200ml

    E. 给氧后缺氧症状不能缓解

9. 剖胸探查术后，护理措施中不正确的是（　　）

    A. 麻醉未醒时采取平卧位　　B. 麻醉醒后采取半卧位

    C. 止痛药掩盖病情不能用　　D. 术后 48 小时内给氧

    E. 帮助患者排痰

第 3 节　脓胸患者的护理

学习目标

1. 熟悉脓胸的临床分类。

2. 熟悉脓胸患者的临床表现。

3. 熟悉脓胸的治疗原则。

4. 掌握脓胸患者的护理问题和护理措施。

/// 案例 15 - 3

张某，男，46 岁。因咳嗽、胸痛、高热 1 周，呼吸困难 2 天来院。体检：T 39.8℃，P 108 次/分，R 38 次/分，BP 120/80mmHg，神志清楚，精神差，中毒面容。右侧胸廓饱满，呼吸减弱，叩诊呈浊音，听诊呼吸音消失。实验室检查：WBC 16×10^9/L，中性粒细胞 0.85，淋巴细胞 0.15。

问题：

患者应考虑为什么病？如何处理？

病原体侵入胸膜腔产生脓性渗出液，积聚于胸膜腔内，称为脓胸。

一、解剖生理

胸膜腔是脏壁两层胸膜在肺根处相互转折移行形成的一个密闭的潜在的腔隙,左右各一,互不相通,腔内有少量浆液,可减少呼吸时的摩擦,腔内为负压,有利于肺的扩张,有利于静脉血与淋巴液回流,防止肺萎缩。两侧胸腔压力保持平衡使纵隔位置居中。

二、分 类

根据病程、病理可分为急性脓胸(acute empyema)(6周以内)和慢性脓胸(chronic empyema)(6周以上);根据感染波及的范围,可分为全脓胸或局限性脓胸(包裹性脓胸)(encapsulated empyema)(图15-11);按引起感染的病原体则可分为化脓性、结核性和特异病原性脓胸。

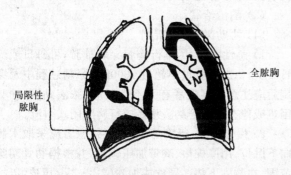

图 15-11　脓胸类型示意图

局限性脓胸

全脓胸

三、病因及发病机制

脓胸多数是继发性的,由来自胸腔内或胸腔附近脏器或组织间隙感染的致病菌侵入胸膜腔所致,如细菌性肺炎、支气管扩张感染、肺脓肿破溃或肝脓肿、膈下脓肿、纵隔脓肿、肾脓肿破溃穿入胸膜腔等,其中约半数继发于肺部炎症;手术后和胸外伤直接引起的胸膜腔感染也是脓胸的发病原因。致病菌也可通过淋巴途径和血源性播散侵入胸膜腔。常见的致病菌为金黄色葡萄球菌、肺炎链球菌、链球菌、大肠埃希菌等,支原体、真菌、寄生虫等也可成为脓胸的病原体。

四、病理生理

脓胸的自然发展过程,可分为3个阶段。早期胸水是稀薄的,呈浆液性,称为 I 期或渗出期,在此期排除渗液,控制感染,脓胸可获得治愈,肺可获良好复张。随着病程的进展,脓细胞及纤维蛋白增多,胸膜腔内的渗出液逐渐由浆液性转为脓性,大量纤维蛋白沉积形成纤维素膜可将胸膜腔分隔成2个或更多个间隙。随着这些间隙的积液增厚,凝胶状团块附着于胸膜表面限制了肺膨胀,这一时期称为 II 期或纤维素

及脓性期。在此期,要想通过非外科手段排除胸水、阻止感染扩散是很困难的。如果病变广泛、脓液布满全胸膜腔称为全脓胸;由于纤维组织机化等原因引起粘连,使脓液局限于一定范围内,形成局限性或包裹性脓胸,常位于肺叶间、膈肌上方、胸膜腔后外侧及纵隔面等;脓液被分割成多个脓腔时称为多房脓胸;若伴有气管食管瘘,则脓腔内可有气体,称为脓气胸;有时脓胸可侵犯到胸壁及皮下,形成自溃性脓胸。随着纤维素膜机化形成纤维板并钙化,脓胸进入 III 期(慢性或机化期),纤维板包绕肺脏,影响肺功能,严重的可导致身体畸形,需采用纤维板切除术、胸膜肺切除术或胸廓成形术等外科手术治疗。

> **链 接 >>>**
>
> **什么是乳糜胸**
>
> 乳糜胸是由于胸导管堵塞或破裂引起乳糜液积聚于胸腔,其原因有多种,以损伤、结核、丝虫病、肿瘤引起的最为常见。乳糜液含有比血浆更多的脂肪物质、丰富的淋巴细胞以及相当数量的蛋白质、糖、酶和电解质。一旦胸导管破裂,富有营养的乳糜液大量损失可引起机体的严重脱水、电解质紊乱、营养障碍以及大量抗体和淋巴细胞的耗损,降低机体的抵抗力;胸膜腔内大量乳糜液必然导致肺组织受压,纵隔向对侧移位以及回心血流的大静脉受到部分梗阻,血流不畅,加剧了体循环血容量的不足和心肺功能衰竭。乳糜胸容易误诊为脓胸,简单的鉴别方法是把脓液静置或离心后观察,脓胸的上清液清晰,而乳糜胸积液呈云雾状或牛奶状。

五、临床表现

(一)急性脓胸

主要表现为由感染产生的全身症状和胸腔内积液产生的局部症状,病因不同症状也有差异,常见症状有高热、咳嗽、咳痰、胸痛、胸闷、呼吸困难、厌食、全身疲乏等,严重者甚至发生休克。继发于肺炎后的急性脓胸常在肺炎症状好转后7~10天再发生持续高热、胸痛、呼吸困难等。婴儿肺炎后脓胸中毒症状严重。手术并发症引起的脓胸常在手术热基本消退后体温又复上升,出现高热、胸闷、呼吸困难、虚弱等症状。支气管胸膜瘘常有明显的呼吸困难、烦躁甚至休克等张力性气胸的表现。

体格检查:患者呈急性病容,心率增快,呼吸急促;患侧胸廓呼吸运动减弱,肋间隙饱满,叩诊呈浊音,语颤减弱,听诊呼吸音减弱或消失;伴发脓气胸者上胸部叩诊呈鼓音,下胸部为浊音;大量积液时,气管和心浊音界向健侧移位;局限性脓胸可发现局部有体征,而叶间隙及纵隔局限性脓胸时可无体征。

(二)慢性脓胸

慢性脓胸大多数是急性脓胸治疗不及时、不得当所

致。患者有慢性中毒症状,如低热、消瘦、乏力、食欲不振、贫血和低蛋白血症等,并有咳嗽、咳脓痰、气促等症状。

体格检查:患侧胸廓内陷,肋间隙变窄,呼吸运动减弱或消失,叩诊呈实音,听诊呼吸音减弱或消失,纵隔、气管移向患侧,脊柱侧弯。部分患者有杵状指(趾)。

☞考点:脓胸的临床表现

（三）辅助检查

1. 实验室检查　急性期患者血白细胞计数和中性粒细胞升高;慢性期患者红细胞计数、血红蛋白和血清蛋白水平降低。

2. 胸部 X 线及 CT 检查　因胸膜腔积液量和部位不同而表现各异。急性期少量胸腔积液示胸膜反应及肋膈角消失;多量积液可示肺组织受压萎缩;大量积液呈现患侧一片均匀模糊阴影,胸膜腔横径增宽,纵隔向健侧移位;慢性期示胸壁及肺表面有增厚层阴影或钙化,患侧肺容积缩小、活动减弱,纵隔向患侧偏移,患侧膈肌抬高,以及包裹性积液征象。

3. B 超　可探测到胸腔积液,临床常用于胸膜腔穿刺定位。

4. 胸膜腔穿刺　可抽出脓液。

（四）处理原则

1. 急性脓胸　治疗原则是有效控制感染,排尽脓液,促使肺早日膨胀。

（1）全身支持治疗:如补充营养和维生素、注意水电解质平衡、纠正贫血和低蛋白血症等。

（2）消除病因:如胸膜腔异物等。

（3）控制感染:给予有效抗生素。

（4）胸膜腔穿刺抽出脓液。

（5）胸膜腔闭式引流。

（6）手术治疗:如脓胸早期廓清术等。

2. 慢性脓胸

（1）改善全身情况,消除中毒症状和营养不良、贫血、低蛋白血症等。

（2）积极治疗病因,消除脓腔。

（3）尽力使受压的肺复张,恢复肺的功能。

（4）手术治疗:胸膜纤维板剥除术、胸廓成形术、胸膜肺切除术等。

链 接 >>>

胸腔穿刺的目的是什么

胸腔穿刺术可分为诊断性穿刺和治疗性穿刺。诊断性穿刺是为了确定胸腔内有无液体（或气体）,并将穿刺液送化验及病理检查,以确定积液的性质和病因;治疗性穿刺是通过抽液或抽气减轻胸腔压迫症状,促进液体（或气体）吸收,或进行胸腔内注入药物治疗。脓胸患者可进行反复穿刺抽脓引流及胸腔注射药物治疗。

（五）护理问题

1. 气体交换受损　与胸腔积液压迫肺组织、胸膜粘连、胸壁运动受限有关。

2. 疼痛　与炎症刺激和治疗有关。

3. 体温过高　与感染有关。

4. 营养不足:低于机体需要量　与营养摄入不足、代谢增高、消耗增加有关。

5. 焦虑　与缺乏对疾病的了解、惧怕手术及胸部损伤导致自我形象紊乱有关。

（六）护理措施

1. 改善呼吸功能

（1）体位:取半坐卧位,以利于呼吸和引流,有支气管胸膜瘘者取患侧卧位,以免脓液流向健侧或发生窒息。

（2）保持呼吸道通畅:痰液较多者协助排痰或体位引流,给予雾化吸入稀释痰液。

（3）酌情给氧。

（4）协助医师进行治疗

1）急性脓胸:尽早行胸腔穿刺抽脓,可每日或隔日 1 次,每次抽脓量不超过 1000ml;穿刺过程中及穿刺后应注意观察患者有无不良反应;脓液黏稠、抽吸困难或伴有支气管胸膜瘘者应行胸腔闭式引流。

2）慢性脓胸:行胸部成形术后,患者应采取术侧向下卧位,用厚棉垫、胸带加压包扎,并根据肋骨切除范围,在胸廓下垫一硬枕或加沙袋 1~3kg 压迫,以控制反常呼吸;行胸膜纤维板剥脱术后,患者易发生大量渗血,应严密观察生命体征及引流液的颜色、性状和量的变化。

（5）呼吸功能训练:鼓励患者有效地咳嗽、排痰、吹气球,行呼吸功能训练,促使肺充分膨胀,增加通气容量。

（6）保持胸腔引流管通畅,维持有效引流:急性脓胸患者如能及时彻底排除脓液,使肺逐渐膨胀,脓腔闭合,一般可治愈。对慢性脓胸患者应注意引流管不能过细。引流位置要适当,勿插入太深,以免影响脓液排出。若脓腔明显缩小,脓液不多,纵隔已固定,可将闭式引流改为开放式引流。开放式引流应保持局部清洁,按时更换敷料,妥善固定引流管,防止滑脱。引流口周围皮肤涂氧化锌软膏,防止发生皮炎。

2. 减轻疼痛　指导患者作腹式深呼吸,减少胸廓运动,减轻疼痛,必要时药物镇痛。

3. 降温　高热者给予冷敷、乙醇擦浴等物理降温措施,鼓励患者多饮水,必要时应用药物降温。

4. 加强营养　鼓励患者多进食高蛋白、高热量和富含维生素的食物。必要时给予少量多次输血或肠内、外营养支持,以纠正贫血、低蛋白血症和营养不良。

5. 心理护理　多关心体贴患者,坦诚回答患者有关治疗及预后方面的问题,消除患者的疑虑,鼓励患者树立战胜疾病的信心,积极配合治疗和护理。

6. 健康教育　教会患者掌握出院后进行自我保健的知识与方法;预防感冒;加强功能锻炼,尤其是胸廓成形术后患者;定期来院复查。

☞考点:脓胸患者的护理措施

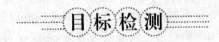

选择题

A₁ 型题

1. 导致脓胸的最主要感染途径是(　　)

　　A. 胸腔内脏器感染直接侵入

　　B. 外伤后感染　　　　　　　C. 由淋巴途径侵犯

　　D. 由血源性途径　　　　　　E. 手术后感染

2. 通常脓胸患者的体位应该是(　　)

　　A. 平卧位　　　　　　　　　B. 半坐卧位

　　C. 侧卧位　　　　　　　　　D. 俯卧位

　　E. 以上都不是

A₂ 型题

3. 姚某,男,40 岁,右侧胸痛、咳嗽、发热 4 天,胸片提示右侧肺炎,给予抗感染等处理,病情有好转,1 周后再次出现发热,并有呼吸困难。体检:右肺叩诊呈浊音,听诊呼吸音减弱,该患者最可能的并发症是(　　)

　　A. 败血症　　　　　　　　　B. 脓胸

　　C. 气胸　　　　　　　　　　D. 支气管胸膜瘘

　　E. 肺大疱

A₃ 型题

(4、5 题共用题干)

　　章某,男,60 岁,因右侧胸痛、呼吸困难 1 周,加重 1 天入院,体检:患者消瘦,营养差,右侧胸部饱满,呼吸减弱,叩诊呈浊音,听诊呼吸音消失,胸片提示右侧大量胸腔积液,行胸腔穿刺,穿刺液浑浊,离心后上清液呈云雾状。

4. 该患者可能的诊断是(　　)

　　A. 脓胸　　　　　　　　　　B. 乳糜胸

　　C. 血胸　　　　　　　　　　D. 气胸

　　E. 都不正确

5. 该患者最适合的处理是(　　)

　　A. 抗感染　　　　　　　　　B. 继续观察病情变

　　C. 胸腔闭式引流　　　　　　D. 胸腔注射化疗药物

　　E. 都不正确

A₄ 型题

(6~9 题共用题干)

6. 于某,男,25 岁,胸部刀刺伤清创术后 96 小时,出现高热、呼吸困难,考虑是(　　)

　　A. 伤口感染　　　　　　　　B. 脓胸

　　C. 败血症　　　　　　　　　D. 支气管胸膜瘘

　　E. 吸收热

7. 对该患者应该进行如何处理?(　　)

　　A. 抗感染　　　　　　　　　B. 胸腔闭式引流

　　C. 加强全身支持治疗　　　　D. 积极查找可能的原因

　　E. 都正确

8. 患者应该采取何种体位来改善他的呼吸困难?(　　)

　　A. 患侧卧位　　　　　　　　B. 健侧卧位

　　C. 仰卧位　　　　　　　　　D. 半坐卧位

　　E. 俯卧位

9. 患者经积极抗感染,持续胸腔闭式引流术等处理后,发热下降,呼吸困难改善,但患者仍存在胸部积液,低热,你认为最可能的原因是(　　)

　　A. 患者营养不足,病情恢复差

　　B. 患者有结核等潜在疾病

　　C. 清创术不彻底,胸腔内可能有异物

　　D. 患者不是脓胸,而是乳糜胸

　　E. 以上因素都不可能

第 4 节　肺癌患者的护理

📖 **学习目标**

1. 熟悉肺癌的临床表现及诊断治疗。
2. 熟悉肺癌手术后患者的护理措施。

一、解剖生理概要

(一) 解剖

肺位于胸腔内,纵隔两侧,左右各一,通过肺根和肺韧带固定在纵隔的两侧。肺尖紧贴于胸膜顶而突入颈根。肺底坐落在膈肌上面。左肺由斜裂分为上、下两叶,右肺由斜裂和水平裂分为上、中、下三叶。

肺由实质和间质构成,表面覆以脏胸膜。肺实质主要包括肺内各级支气管和肺泡组成,间质是肺内血管、淋巴管、神经、结缔组织的总和。气管在主动脉弓下缘约平胸骨角的部位分为左、右主支气管。主支气管为一级分支,肺叶支气管为二级分支,肺段支气管为三级分支,逐级呈树枝状分布。

肺的内侧面中央有一椭圆形的凹陷称为肺门,是主支气管、肺动脉、肺静脉以及支气管动脉、静脉、淋巴管和神经进出的地方。

(二) 生理功能

肺的主要生理功能是通气和换气。

1. 通气功能　气体通过呼吸道进、出肺组织的过程称为肺通气。肺通气的基本结构包括呼吸道、肺泡、胸廓和胸膜腔。气体进出肺是由于大气和肺泡气之间存在着压力差的缘故,这是肺通气的直接动力,而呼吸肌收缩舒张引起的呼吸运动是肺通气的原动力。

2. 换气功能 吸入肺内的气体在肺泡和毛细血管之间进行交换的过程称为肺换气。肺换气是通过气体扩散的方式进行的。气体扩散的动力是换气部位所存在的气体分压差。混合静脉血 PaO_2 为 40mmHg，比肺泡气的 104mmHg 低，肺泡中 O_2 便由于分压差而向血液扩散，血液的 PaO_2 逐渐上升，直到接近肺泡气的 PaO_2。混合静脉血的 $PaCO_2$ 为 46mmHg，比肺泡气的 $PaCO_2$ 40mmHg 高，所以，PaO_2 向相反的方向扩散，即从血液向肺泡扩散。

二、肺癌患者的护理

肺癌(lung cancer)是最常见的肺原发性恶性肿瘤，绝大多数肺癌起源于支气管黏膜上皮，故亦称原发性支气管肺癌。近年来，肺癌的发病率明显增高，肺癌在男性患者中发病已居首位，是全世界癌症死因的第一名。发病年龄大多在 40 岁以上。

///| 案例15－4

患者，男，58 岁，间断性咳嗽 5 个月余、症状加重伴气促半个月。患者 5 个月前无明显诱因出现刺激性咳嗽，咳少量血痰及胸痛，给予抗感染对症治疗，病情无缓解。患者有长达 40 年的吸烟史，无结核病史。CT 提示：右肺多发结节，右肺门淋巴结大，右肺不张，有少量胸腔积液。行右全肺切除术。病理活检证实为鳞状上皮癌。

（一）分类

1. 按解剖学部位分类

（1）中央型肺癌：即发生在肺段支气管以上至主支气管的癌肿，约占原发性肺癌的 75%。

（2）周围性肺癌：即发生在肺段支气管以下的癌肿。

2. 按组织学分类

（1）鳞状上皮癌（简称鳞癌）：是最常见的类型，占原发性肺癌的 40%～50%，多见于老年男性，与吸烟关系非常密切，以中央型肺癌多见。

（2）小细胞未分化癌（即小细胞癌）：是肺癌中恶性程度最高的一种，约占原发性肺癌的 1/5。患者年龄较轻，多在 40～50 岁，多有吸烟史。

（3）大细胞未分化癌（即大细胞癌）：可发生在肺门附近或肺边缘的支气管，细胞较大，但大小不一。

（4）腺癌：多见于女性患者，与吸烟关系不大，多生长在肺边缘小支气管的黏液腺，在周围型肺癌中以腺癌最为常见。腺癌约占原发性肺癌的 25%。

☞考点：肺癌的分类

3. 肺癌的分期 分期是定义癌症扩散程度的方法。分期非常重要，对患者的治疗和预后判断起重要作用。小细胞和非小细胞肺癌的分期体系不一样。最常用于描述非小细胞肺癌生长和扩散的是 TNM 分期

系统。小细胞肺癌也可以像非小细胞肺癌一样分期，但临床上多采用更简单的 2 期系统分期。这个系统将小细胞肺癌分为局限期和广泛期（也称扩散期）。

4. 转移途径

（1）直接扩散：癌肿在支气管壁发生后可向支气管腔内生长，导致管腔狭窄或完全阻塞。可直接扩散侵入邻近的肺组织，甚至穿过肺叶间隔侵入其他肺叶。

（2）淋巴转移：是支气管肺癌常见的主要扩散途径。未分化小细胞癌在较早阶段即可经淋巴转移，鳞状上皮细胞癌经淋巴转移甚为多见，腺癌亦可发生淋巴转移。癌细胞先侵入肺叶或肺段支气管淋巴结，继而可累及到纵隔或气管旁淋巴结，最后累及到锁骨上和颈部淋巴结。

（3）血行转移：多发生在肺癌的晚期。未分化癌可较早呈现血行转移，腺癌经血行转移较为多见，晚期鳞状上皮细胞癌经血行转移亦不少见。常见转移部位有肝、骨骼、脑、肾上腺等。

（二）病因

肺癌的病因目前尚不完全明确，现认为与下列因素有关。

1. 长期大量吸烟 是导致肺癌的首要的危险因素，吸烟过程中可产生 40 多种致癌物质，其中与肺癌关系密切的主要有多环芳烃类化合物、苯、砷、丙烯、烟碱（尼古丁）、一氧化碳和烟焦油等。吸烟与肺癌危险度的关系与烟草的种类、开始吸烟的年龄、吸烟的年限、吸烟量有关。吸烟量越多，吸烟年限越长，开始吸烟年龄越小，肺癌的发病率和死亡率越高。被动吸烟者也容易患肺癌。

2. 职业致癌因子 如长期接触石棉、钴、镍、铜、锡、无机砷化合物、二氯甲醚等及放射性物质，肺癌的发病率较高。

3. 空气污染 大气受工业废气和致癌物质（主要是苯并芘）污染。

4. 肺部慢性感染或瘢痕组织的刺激 慢性支气管炎、肺结核、弥漫性肺间质纤维化患者，肺癌发生率较正常人群高。

病毒感染，真菌毒素（黄曲霉素），维生素 A 缺乏，机体免疫状态低下，内分泌失调及家族遗传，原癌基因活化如基因突变、扩增、过度表达，以及抑癌基因缺失、突变，失去了对细胞调控的平衡能力等因素，对肺癌的发生可能起综合性的作用。

（三）临床表现

肺癌的临床表现与肺癌的部位、大小，是否压迫及是否侵犯邻近器官，有无转移等密切相关，早期特别是周围型肺癌多无症状，常经胸片检查而发现。

1. 原发癌灶引起的症状

（1）咳嗽：中央型肺癌患者咳嗽出现较早，常以

阵发性、刺激性干咳为首发症状,肺泡癌可出现大量黏液痰,继发感染者可呈黏液脓性痰,伴发热。

(2) 血性痰:以中央型肺癌多见,常为痰中带血丝,大量咯血者很少见。

(3) 肿瘤可引起支气管不同程度阻塞,而出现胸闷、喘鸣、气急等症状。

(4) 全身消耗性症状:消瘦、乏力、纳差、低热、贫血等症状,甚至出现恶病质。

2. 癌肿压迫和转移引起的症状

(1) 压迫或侵犯胸膜、肋骨和胸壁,可出现胸痛、血性胸水。

(2) 压迫或侵犯喉返神经,可出现声音嘶哑。

(3) 压迫气管可出现吸气性呼吸困难。

(4) 压迫上腔静脉,使回流受阻致头面部、颈部、上肢和胸部静脉曲张等。

(5) 癌肿压迫食管,引起吞咽困难。

(6) 癌肿压迫或侵犯颈交感神经出现 Horner 综合征,表现为同侧上眼睑下垂、瞳孔缩小、眼球内陷、面部无汗或少汗等。

(7) 癌灶转移到脑,可出现头痛、眩晕、呕吐、复视等,重者出现颅内压升高。

(8) 癌灶转移到骨骼,出现局部疼痛与压痛。

(9) 癌灶转移到肝脏,出现肝区疼痛、肝脏肿大、黄疸和腹水等。

(10) 癌灶转移到淋巴结,引起淋巴结肿大。

☞考点:肺癌的临床表现

3. 辅助检查

(1) 胸部 X 线检查:是诊断肺癌最常用的手段。通过 X 线检查可以了解肺癌的部位和大小。早期肺癌 X 线检查虽尚未能显现肿块,但可能看到由于支气管阻塞引起的局部肺气肿、肺不张(图 15-12)或病灶邻近部位的浸润性病变或肺部炎性病变。当癌肿突入支气管腔时可见块状阴影,边缘不清或呈分叶状,周围有毛刺、管壁增厚、不规则或管腔狭窄(图 15-13)。

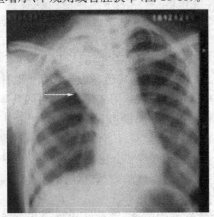

图 15-12　肺不张 X 线片

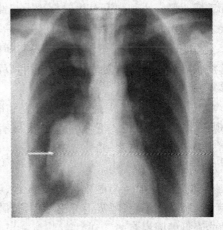

图 15-13　中心型肺癌 X 线片

(2) CT、MRI 检查:可发现 1cm 以下的肿块阴影,并能发现隐藏区(如心脏后、脊柱旁沟、肺尖、膈上等)的病灶。可了解肿瘤的大小与肺叶、肺段、支气管及大血管的关系(图 15-14)。

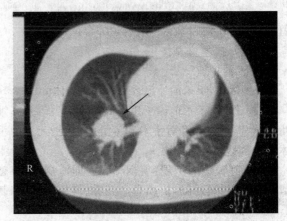

图 15-14　肺癌的 CT 片

(3) 痰细胞学检查:反复查痰中癌细胞,可获阳性结果,有确诊价值。

(4) 支气管镜检查:可直接观察病变情况,同时可取活组织病理检查及取支气管分泌物涂片查癌细胞,对中心型肺癌的诊断阳性率较高。

(5) 肺穿刺检查:定位准确者,穿刺物涂片检查一般可获得阳性结果,有确诊价值。

(四) 处理原则

目前公认的肺癌治疗原则主要是诊断和分期必须先于治疗,并依据分期选择合适的治疗方案。手术仍是最有效的治疗方法,但往往不适于晚期患者。另有放射治疗、化学药物、中医中药以及免疫疗法等辅助治疗方法。

1. 手术治疗　临床上肺癌手术治疗常遵守两个"最大"的原则,即最大限度地切除肺肿瘤、最大限度地保留肺功能。

2. 放射治疗　是手术前后从局部消除肺癌病灶

的一种重要手段。小细胞癌对放射疗法敏感性较高，鳞癌次之，腺癌和细支气管肺泡癌最低。

3. 化学疗法 临床上可单独用于晚期肺癌患者以缓解症状，或与手术、放射疗法综合应用，以防止癌肿转移复发，提高治愈率。

4. 免疫治疗 近年来通过实验研究和临床观察，发现人体的免疫状态与癌肿的生长发展有关，免疫治疗成为研究的热点之一。

（五）护理问题

1. 气体交换受损 与肿瘤阻塞支气管、肺组织病变、手术、肺膨胀不全、呼吸道分泌物潴留、肺通气、交换功能降低等因素有关。

2. 焦虑与恐惧 与疾病的预后、担心手术、疼痛等因素有关。

3. 疼痛 与手术创伤有关系。

4. 营养失调：低于机体需要量 与营养物质摄入不足、消耗过多等有关。

5. 潜在并发症：术后大出血、肺炎、肺不张、支气管胸膜瘘、肺水肿、成人呼吸窘迫综合征。

（六）护理措施

1. 术前护理

（1）体位：手术前让患者采取舒适的体位。

（2）饮食：手术前给予患者高热量、高蛋白、高维生素饮食，增强患者对手术和麻醉的耐受能力，为手术成功创造条件。

（3）呼吸道的护理：吸烟患者立即戒烟；预防感冒；保持呼吸道通畅，协助患者咳嗽、排痰；积极控制呼吸道感染。

（4）手术前指导：指导患者练习腹式深呼吸、有效咳嗽排痰和翻身，可促进肺扩张，利于配合术后康复锻炼。教会患者学会使用深呼吸训练器及各种功能锻炼，从而预防肺部并发症的发生。

（5）向患者家属及患者介绍术后行胸腔闭式引流的意义，可能出现的不适、应付方法及注意事项。

（6）加强心理护理，减少或纠正恐惧焦虑等，使患者能够正确面对疾病和手术，有一个良好的心态面对手术及手术后的后续治疗及康复治疗。

2. 术后护理

（1）病情观察：手术后2～3小时，每15分钟监测生命体征1次；24小时内每30分钟观察1次呼吸状态，重点观察呼吸频率、节律、幅度及听诊双肺呼吸音，同时观察其余的生命体征，并注意有无气促、发绀等缺氧征象以及动脉血氧饱和度等情况；生命体征平稳后逐渐延长监测时间。若有异常及时报告医生处理。

（2）体位：手术后患者未清醒前取平卧位，头偏向一侧以免呕吐物误吸，患者清醒后改为半坐卧位，

有利于改善呼吸和胸腔闭式引流。

（3）呼吸道护理

1）术后24小时常规持续吸入氧气，以后改为间断吸氧。

2）鼓励并协助患者进行深呼吸及有效的咳嗽排痰，帮助患者翻身、拍背，必要时可行纤维支气管镜吸痰。若患者呼吸道分泌物黏稠，可行超声雾化吸入以稀释痰液、解痉和抗感染。

3）对术后带气管插管返回病房者，应严密观察插管的位置，防止滑出或移向一侧支气管。

（4）疼痛的护理：适当使用止痛药，但应避免使用吗啡等抑制呼吸的药物。

（5）补液的护理：严格掌握输液的量和速度，记录24小时液体出入量，全肺切除术应控制钠盐摄入量，24小时补液量宜控制在2000ml内，速度以20～30滴/分为宜。

（6）饮食：患者麻醉清醒拔除气管插管后，如无恶心、呕吐，肠蠕动恢复后可适当给予饮水，以后逐渐改为流质、半流质饮食直至普食，饮食给予高蛋白、高热量、高维生素饮食。

（7）鼓励患者及早进行活动，可改善呼吸功能，减少并发症。

（8）胸腔闭式引流者做好相应的护理。全肺切除术的患者平时应夹闭胸管，根据其胸膜腔内压情况做短时间的开放，一次放液量不能超过500ml，并注意观察有无皮下气肿或气管向健侧移位等情况，观察心脏位置，防止纵隔摆动。

（9）术后并发症的观察及护理

1）出血：常由肺手术后血管结扎线松脱、肋间血管破裂、凝血机制障碍等引起。术后出现血压下降、脉搏增快、面色苍白、烦躁不安等低血容量性休克的表现；胸腔引流管引流出鲜红色的血液，如果平均每小时超过200ml，连续3小时；切口敷料及切口旁有渗血；以上情况均应考虑内出血，应及时输液或输血，扩充血容量，适当使用止血药。若出血不止，休克无好转，则应报告医生并做好剖胸探查的术前准备。

2）肺不张：原因是手术切口疼痛限制了呼吸，不利于清理呼吸道，容易导致呼吸道堵塞。临床表现为烦躁不安、呼吸困难、胸闷气促，肺部可闻及哮鸣音或湿啰音。应鼓励并协助患者进行深呼吸及有效的咳嗽排痰，帮助患者翻身、拍背，必要时可行纤维支气管镜吸痰。若患者呼吸道分泌物黏稠，可行超声雾化吸入，以达到稀释痰液、解痉、抗感染的目的。遵医嘱使用有效抗生素防治感染。

3）支气管胸膜瘘：是肺叶切除术后严重的并发症。常发生在术后1周，表现为刺激性咳嗽、胸腔积

气积液征,胸穿抽出的液体与咳出的液体相似。支气管胸膜瘘很容易继发感染形成脓胸,需要胸腔闭式引流,全身性使用抗生素控制感染,输液维持水、电解质平衡,必要时手术修补破裂口。

☞考点:肺癌的术前术后护理

(10) 健康教育:加强防范意识,对高危人群进行普查,如对 40 岁以上者应定期进行胸部 X 线普查,对职业暴露人群实行定期检查等,争取早发现早治疗。对中年以上人员,久咳不愈或出现血痰者,需作进一步的检查。加强戒烟宣传的力度,劝阻患者终身戒烟。

(11) 出院前指导

1) 定期来院接受检查。若有伤口疼痛、剧烈咳嗽及咯血等,随时来院检查。

2) 有后续治疗的患者要遵医嘱进行治疗,注意药物的不良反应。

3) 坚持进行深呼吸运动及有效咳嗽排痰。

4) 注意加强营养,合理安排膳食,注意劳逸结合。

5) 保持口腔卫生,注意保暖,避免感冒。

6) 坚持肩臂功能锻炼。

目标检测

选择题

A₁ 型题

1. 早期肺癌患者的治疗方法以什么为主?(　　)
   A. 手术　　　　　　　B. 放射治疗
   C. 化学治疗　　　　　D. 中医中药
   E. 免疫疗法

2. 有关肺癌的描述不正确的是(　　)
   A. 男性肺癌发病率高于女性
   B. 多见于 40 岁以上患者
   C. 中央型肺癌多见血性痰
   D. 长期大量吸烟是肺癌的一个重要致病因素
   E. 女性患者多为鳞癌

A₂ 型题

3. 费某,男,60 岁,因刺激性咳嗽、痰中带血丝 2 个月,经抗感染治疗无好转,CT 提示肺癌入院,体检时发现患者左侧上眼睑下垂、瞳孔缩小、眼球内陷、面部无汗,患者最可能的原因是(　　)
   A. 癌肿压迫或侵犯颈交感神经
   B. 癌肿压迫或侵犯喉返神经
   C. 癌肿压迫气管
   D. 癌肿压迫上腔静脉
   E. 癌肿压迫食管

A₃ 型题

(4、5 题共用题干)

杨某,男,57 岁,咳血性痰 2 周入院,胸片右肺门肿块影,伴远端大片状阴影,抗感染治疗后阴影不吸收。

4. 有助于尽快明确诊断的检查首选(　　)
   A. CT　　　　　　　　B. 磁共振
   C. 胸腔镜　　　　　　D. 核素扫描
   E. 纤维支气管镜检查

5. 该患者最可能的癌症类型是(　　)
   A. 中央型肺癌　　　　B. 周围性肺癌
   C. 腺癌　　　　　　　D. 肺上沟瘤
   E. 转移癌

A₄ 型题

(6~9 题共用题干)

王某,男,65 岁,咳喘 4 周、咳血痰 1 周入院。既往有老慢支、右肺结核病史,烟龄长达 30 年。较消瘦,双肺有干啰音,肺部 CT 提示肺癌。

6. 该患者准备行全肺切除手术治疗,术前哪项准备是不正确的?(　　)
   A. 不必立即戒烟,但术前必须戒烟
   B. 控制感染
   C. 指导患者练习腹式深呼吸
   D. 患者采取舒适的体位
   E. 给予患者高热量、高蛋白、高维生素饮食

7. 手术后,哪项护理措施是正确的?(　　)
   A. 为减轻患者痛苦应给予吗啡镇痛
   B. 患者失水多,故 24 小时补液量需在 2000ml 以上
   C. 术后患者可间断给氧
   D. 患者清醒后血压平稳可改为半卧位
   E. 早期活动容易导致引流管脱落,应避免

8. 有关患者术后饮食护理不正确的是(　　)
   A. 患者清醒后可进普食
   B. 肠蠕动恢复前不得饮水
   C. 进食应该遵从流质、半流质到普食的渐进过程
   D. 拔除气管插管前不得进食
   E. 给予患者高热量、高蛋白、高维生素饮食

9. 该患者术后 1 周,出现刺激性咳嗽,胸腔有积气积液征,胸穿抽出的液体与咳出的液体相似,可能的原因是(　　)
   A. 术后出血　　　　　B. 肺部感染
   C. 肺不张　　　　　　D. 支气管胸膜瘘
   E. 肺癌转移

第 5 节　食管癌患者的护理

📖 学习目标

1. 熟悉食管癌患者手术前后的护理。

2. 熟悉食管癌的病因、病理生理及预防措施。

案例 15-5

患者,女,66岁,因进行性吞咽困难6个月余入院。患者6个月前进食后有梗阻感,近1个月进食后梗阻感日渐加重伴消瘦,无反酸及呕吐。患者平时喜热食,有40年吸烟史。患者精神好,全身皮肤、巩膜无黄染,浅表淋巴结无肿大,心肺未见异常,腹软,无压痛,肝脾肋下未及,无移动性浊音,肠鸣音正常。辅助检查:胸部CT提示食管中段占位性病变。胃镜示食管中段癌,病理报告为鳞癌。

问题:

食管癌的典型临床表现是什么?如何进行处理?有哪些常见术后并发症?

食管癌(carcinoma of the esophagus)是一种常见的消化道恶性肿瘤,发病率在消化道恶性肿瘤中仅次于胃癌。在所有恶性肿瘤中,食管癌的地域分布差异最大,在我国河南省发病率最高,最典型的代表是河南省林县。我国既是世界上食管癌高发地区之一,也是世界上食管癌死亡率最高的国家之一。男多于女,发病年龄多在40岁以上,65~69岁较多。

一、食管解剖生理概要

食管是一输送饮食的肌性管道,食管上端在第6颈椎下缘与咽相接,下与胃的贲门相续,全长25~28cm。食管分为颈、胸、腹三部。食管的全长有3处狭窄:第1处狭窄位于食管的起始处,距中切牙约15cm;第2处狭窄位于食管与左主支气管交叉处,相当于胸骨角水平,距中切牙约25cm;第3处狭窄位于食管穿经膈处,相当于第10胸椎水平,距中切牙约40cm。这些狭窄是异物易停留的地方,也是食管癌的好发部位。食管由黏膜层、黏膜下层、肌层和外膜层构成。食管无浆膜层,是术后易发生吻合口瘘的因素之一。

二、病 因

目前食管癌的确切病因尚不明确,饮食结构和生活习惯的变化、外部环境中的某些致癌物质是重要的致病因素。食管癌的发病主要与以下因素有关。

1. 长期食用含亚硝胺类食物,比如腌制酸菜等。

2. 食管黏膜的损伤,比如长期喜进烫食、粗食,饮浓茶,多食辣椒等刺激性食物可引起食管黏膜损伤、引起食管黏膜增生间变,也可能是致癌因素之一。吸烟、饮烈性酒与食管癌发病有一定关系。各种长期不愈的食管炎可能是食管癌的癌前病变。

3. 长期食用霉变食品可以诱发小鼠食管和胃的癌前病变或鳞状上皮癌。这类霉菌与亚硝胺促癌有协同作用。

4. 某些微量元素、维生素的缺乏可能是食管癌发病地区差异大的原因之一。

5. 食管癌具有显著的家族聚集现象,遗传易感因素也可能起到一定作用。

三、病 理 分 型

食管癌以中段最为多见,下段次之,上段较少见。

1. 早期病理形态

(1) 隐伏型:是食管癌的最早期改变,局限性黏膜潮红,光泽较差,常因食管脱落细胞检查而发现。

(2) 糜烂型:病变黏膜轻度糜烂或略显凹陷,与周围组织边界清楚,病变长度半数在2cm以上,限于黏膜固有层,病变形状与大小不一。

(3) 斑块型:局部扁平隆起呈灰白色,最大直径在2cm以内,边界清楚。

(4) 乳头型:局部呈结节、乳头状突起。

2. 中晚期食管癌 按病理形态可分为4型。

(1) 髓质型:肿瘤边缘呈坡状隆起,表面有深浅不一的溃疡,切面呈灰白色,恶性程度最高。

(2) 蕈伞型:肿瘤呈圆形或椭圆形肿块状,向腔内呈蘑菇状突起,表面可有溃疡。

(3) 溃疡型:肿瘤达深肌层,呈深陷而边缘清楚的大小与外形不一的溃疡,边缘可有隆起及悬空,底部凹凸不平。

(4) 缩窄型:肿瘤呈环形生长,累积食管全部周径,使食管狭窄,较早出现梗阻状况。向食管外浸润较少。

3. 食管癌的TNM分期 由美国癌症联合委员会(AJCC)和国际抗癌联盟(UICC)联合制定的恶性肿瘤TNM分期标准,将恶性肿瘤按肿瘤大小(T)、区域淋巴结转移(N)、远处转移(M)情况进行分期,是目前国际通用的决定癌症病期、选择治疗方案、判断预后、比较疗效的"金标准"。

4. 转移途径 主要通过淋巴转移,血行转移发生较晚。

(1) 淋巴转移:是食管癌最主要的转移途径。先进入黏膜下层淋巴管,通过局部淋巴管扩散至相关的区域淋巴结。

(2) 直接扩散:癌肿直接扩散侵入邻近组织器官,如喉、气管、支气管、纵隔、肺门、脊柱等。

(3) 血行转移:通过血液循环向远处器官如肺、肝、脑、肾、骨等转移。

四、临 床 表 现

1. 症状 早期常无症状,患者可出现进食后停滞感;胸骨后烧灼痛、针刺样疼痛及闷胀不适;唾液增多现象;食管内异物感并与进食无关;部分患者有咽喉干燥感。中晚期典型表现是进行性吞咽困难,即先可进食干硬食物→进半流质→流质→最后无法下咽。还可出现压迫症状,比如压迫气管可出现气急、干咳等,肿瘤转移可出现相应症状。

2. 体征　食管癌早期可无明显体征;中期可有营养不良、消瘦;至晚期营养不良加重,消瘦,脱水,全身衰竭呈恶病质。出现肿瘤转移所引起的体征,如锁骨上淋巴结肿大;压迫上腔静脉,引起上腔静脉压迫综合征;肝转移引起黄疸、腹水等。

☞考点:食管癌的临床表现

3. 辅助检查

(1) 食管 X 线钡餐检查:是诊断食管癌并确定病变部位、范围和侵犯程度的主要手段,确诊率在 80% 以上。早期可见局限性管壁僵硬,蠕动中断;局部食管黏膜皱襞紊乱、粗糙或中断现象;小的充盈缺损或龛影;食管有明显的不规则狭窄,钡剂潴留(图 15-15)。

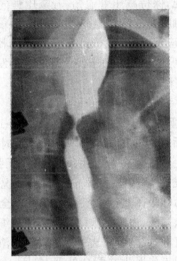

图 15-15　食管癌吞钡检查

(2) 脱落细胞学检查:带网气囊食管拉网脱落细胞检查是诊断食管癌并确定其组织分类和分化程度的重要方法,对早期食管癌的诊断和普查尤为实用。早期病变阳性率 90%～95%,是一种简便易行的诊断方法。

(3) 纤维食管镜检查:早期诊断阳性率可达 95% 以上,可在直视下观察肿瘤大小、形态和部位,同时可在病变部位配合刷片和活检。

(4) CT:可用于判断食管癌的浸润层次、向外扩展深度以及有无纵隔、淋巴结或腹内脏器转移等。

五、处 理 原 则

食管癌实行以手术切除及放射治疗为主的综合治疗原则。依据肿瘤的部位、分期、病理、生物学特点,结合患者全身情况等全面考虑选取手术、术前放疗、术后放疗、诱导化疗、同期放化疗等方法。食管癌诊断一旦成立,且病变较局限,无远处转移,尤其是中下段食管癌,应首先考虑外科手术治疗。手术可以作为早期局部病变的食管癌的治愈方法。对于中晚期有远处转移的食管癌患者已无法达到治愈标准。病理分期是食管癌患者生存最重要的预后因素,Ⅰ 期食管癌患者手术切除后总的 5 年生存率为 80%～90%,甚至 90% 以上。肿瘤局部区域达到晚期(Ⅲ 期和 Ⅳ 期)的患者 5 年生存率则不到 15%。颈段食管癌以放疗为主,放疗失败后可行手术。

根据患者具体情况,常采用以下 3 种手术类型。

1. 癌肿根治性切除手术　是食管癌首选治疗方法。食管癌比较局限时,可以切除瘤体及其淋巴结,原则上应切除食管大部分,用胃代食管是最常用的重建方式(图 15-16),也可用空肠或结肠代食管。

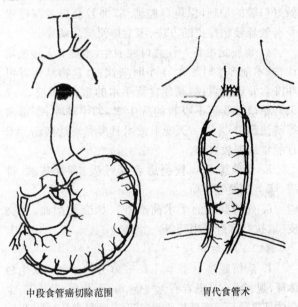

中段食管癌切除范围　　　　胃代食管术

图 15-16　食管癌切除术示意图

2. 姑息性切除手术　食管癌已属晚期,与周围器官粘连较紧密或已有广泛淋巴结转移。

3. 减轻症状手术　癌肿不能切除,患者又不能进食者,可施行减轻症状的手术达到患者能进食、补充营养、延长生命的目的。

六、护 理 问 题

1. 吞咽障碍　与食管管壁受肿瘤侵犯有关。

2. 营养失调:低于机体需要量　与吞咽困难、手术后禁食、进食量减少或不能进食、消耗增加等有关。

3. 体液不足　与吞咽困难、水分摄入不足有关。

4. 疼痛　与肿瘤刺激、手术创伤有关。

5. 清理呼吸道无效　与疼痛、咳嗽无力有关。

6. 焦虑或恐惧　与对癌症的恐惧和担心疾病预后等有关。

7. 潜在并发症:吻合口瘘、肺不张、肺炎、胸腔内活动性出血、脓胸等。

七、护 理 措 施

（一）术前护理

1. 心理护理 患者有进行性吞咽困难，日益消瘦，对手术的耐受能力差，对治疗缺乏信心，同时对手术存在着一定程度的恐惧心理。因此，应针对患者的心理状态进行解释、安慰和鼓励，建立充分信赖的护患关系，使患者认识到手术的重要性，能够接受手术。

2. 加强营养 尚能进食者，应给予高热量、高蛋白、高维生素的流质或半流质饮食。不能进食者，应静脉补充水分、电解质及热量。低蛋白血症的患者，应输血或血浆蛋白给予纠正。

3. 呼吸道准备 吸烟者手术前两周开始戒烟，做好口腔的护理，保持口腔清洁，并教会患者深呼吸及有效地咳嗽排痰的方法、床上排便与活动等。

4. 胃肠道准备 注意口腔卫生，术前 3 天进流质饮食，术前 8 小时禁食，4 小时禁饮；有食物潴留者可冲洗食管或洗胃；结肠代食管手术的患者，术前 3～5 天开始口服肠道不吸收的抗生素，如甲硝唑、新霉素等清洁肠道；术前一天晚上或术日晨做清洁灌肠。术日晨常规安放胃管。

5. 术前练习 教会患者深呼吸、有效咳嗽、排痰、床上排便等活动。

6. 做好其他的手术前准备 如交叉配血、药物皮试、执行麻醉前用药等。

（二）术后护理

1. 病情观察 手术后 15～30 分钟监测一次生命体征，观察重点是患者有无气促、胸闷、胸痛、发热等，生命体征平稳后逐渐延长监测时间，发现异常及时处理。

2. 体位 麻醉未清醒前采取平卧位，头偏向一侧；患者清醒、血压平稳后改为半卧位，以改善呼吸及引流。

3. 饮食 由于食管缺乏浆膜层，愈合速度较慢，故手术后应严格禁饮、禁食。禁食期间持续胃肠减压，注意经静脉补充营养，输液维持水、电解质平衡。停止胃肠减压 24 小时后，若无呼吸困难、高热、胸痛及呼吸音异常等吻合口瘘的症状时，可开始进食。先试经十二指肠营养管滴入少量的 0.9％氯化钠溶液（每次 30～50ml），若无异常第 2 天改为 41～43℃的营养液，术后 10 天左右可经口进流质饮食，每 2 小时 100ml。术后 3 周患者若无特殊不适可进无渣普食，但仍应注意少食多餐。指导患者进食时应由稀到干，由少到多，尽量选择一些易消化的饮食，避免生、冷、硬及刺激性食物。告知患者饭后 2 小时内不能平卧，睡眠时应把枕头抬高，以防止贲门切除后食管反流。

☞考点：食管癌的饮食护理

4. 保持引流管通畅 胃肠减压管应保持通畅，并注意观察记录引流液的颜色、量及性质，术后 3～4 天待肛门排气、胃肠减压引流量减少后，拔除胃管；保持胸腔引流管通畅，注意观察有无血性液体、气体、脓液等异常液体流出，发现异常及时报告医生作出处理。

5. 呼吸道的护理 继续鼓励并协助患者深呼吸及有效地咳嗽排痰；术后 48 小时内常规吸氧；病情平稳、拔除胸腔闭式引流管后鼓励患者尽早下床活动。

6. 适当镇静与止痛 可采用镇静剂或止痛剂。

7. 切口的护理 观察切口情况并加强换药。

8. 防止意外损伤 患者下床活动时应有专人照顾，防止意外损伤的发生。

9. 遵医嘱使用有效抗生素防治感染。

10. 结肠代食管手术后的护理 重点观察结肠的血运情况，保持减压管通畅，若减压管内抽出血液或呕吐出咖啡样液体并伴有全身症状，提示代食管的结肠坏死，应及时报告并配合医生进行抢救。手术后患者可嗅到粪臭味，是由于代食管的结肠发生了逆蠕动，一般半年后可缓解。

（三）手术后并发症的观察和护理

1. 食管吻合口瘘 多发生在术后 5～10 天，是食管癌手术后最严重的并发症，处理不及时死亡率很高。其发生原因与吻合方式、吻合口有无张力、吻合口有无继发感染、患者手术前的营养状况等因素有关。表现为呼吸困难、胸痛、胸腔积液和全身中毒症状，如高热、寒战、血白细胞计数及中性粒细胞计数升高甚至休克等，或胸腔闭式引流出食物残渣等。一旦发现应立即报告医生并配合处理，包括：①嘱患者立即禁食；②严密观察生命体征，若出现休克症状，应积极抗休克治疗；③抗感染治疗及输液维持水、电解质平衡；④保持胸腔闭式引流通畅；⑤需再次手术者，应积极做好术前准备。

2. 胸腔内活动性出血 常由于手术后血管结扎线松脱、凝血机制障碍等引起。出现血压下降、脉搏增快、面色苍白、烦躁不安等低血容量性休克的表现；胸腔引流管引流出大量鲜红色的血液，如果平均每小时超过 200ml，连续 3 小时；切口敷料及切口旁有渗血，应考虑内出血，及时输液或输血扩充血容量，适当使用止血药，镇静，稳定患者情绪；若出血不止，休克无好转，则应报告医生并做好剖胸探查的术前准备。

3. 肺不张 原因是手术切口疼痛限制呼吸及不利于清理呼吸道，致呼吸道堵塞。患者出现烦躁不安、呼吸困难、胸闷气促，肺部可闻及哮鸣音或湿啰音。鼓励并协助患者进行深呼吸及有效地咳嗽排痰，帮助患者翻身、拍背，必要时可行纤维支气管镜吸痰。若患者呼吸道分泌物黏稠，可行超声雾化吸入，以达到稀释痰液、解痉、抗感染的目的。遵医嘱使用抗生素防止感染。

☞考点：食管癌的手术后并发症的观察和护理

八、健 康 教 育

1. 指导患者进食

（1）指导患者进食时应少量多餐，由稀到干，由少到多，尽量选择一些易消化、营养丰富的饮食，避免生、冷、硬及刺激性食物。

（2）告知患者饭后 2 小时不能平卧，睡眠时应把枕头抬高，以防止贲门切除后食管反流。

（3）改变不良的饮食习惯，戒烟戒酒。

2. 定期来院接受检查，若有吞咽困难等不适及时来院检查；有后续治疗的患者要遵医嘱进行治疗，注意治疗中的不良反应。

3. 注意休息，适当进行锻炼，劳逸结合。

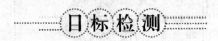

选择题

A_1 型题

1. 食管癌术后最严重的并发症是（　　）

　　A. 食管吻合口瘘　　　　　B. 肺不张

　　C. 胸腔内活动性出血　　　D. 肺部感染

　　E. 泌尿系统感染

2. 食管癌中晚期的典型表现是（　　）

　　A. 进食后停滞感或异物感

　　B. 胸骨后烧灼痛、针刺样疼痛

　　C. 进行性吞咽困难

　　D. 消瘦

　　E. 低热

A_2 型题

3. 余某，女，68 岁，胸骨后疼痛 3 个月，吞咽困难 2 周，消瘦，贫血外貌，该患者最可能的诊断是（　　）

　　A. 食管炎　　　　　　　　B. 食管息肉

　　C. 食管癌　　　　　　　　D. 胃癌

　　E. 胃、十二指肠溃疡

A_3 型题

（4、5 题共用题干）

廖某，女，42 岁，进食后哽噎感 2 个月余，X 线钡餐检查显示中段食管黏膜破裂紊乱、粗糙并可见 3cm 中断。

4. 下一步应该进行何种检查？（　　）

　　A. 脱落细胞学检查　　　　B. CT

　　C. 磁共振　　　　　　　　D. 纤维食管镜检查

　　E. 超声检查

5. 应该如何治疗？（　　）

　　A. 手术　　　　　　　　　B. 化疗

　　C. 放疗　　　　　　　　　D. 中医中药

　　E. 姑息治疗

A_4 型题

（6～9 题共用题干）

杨某，男，42 岁，来自某食管癌高发地区，自觉进食时胸骨后刺痛，经纤维食管镜活检，诊断为食管癌。

6. 请问该患者术前准备不正确的是哪一项？（　　）

　　A. 手术前两周开始戒烟　　B. 做好口腔的护理

　　C. 术前一天晚上清洁灌肠　D. 教会患者深呼吸

　　E. 术前 3 天开始禁食

7. 术后患者一般何时能够进流质？（　　）

　　A. 术后 10 天左右　　　　B. 术后 3 天

　　C. 术后 3 周　　　　　　　D. 肛门排气后

　　E. 停止胃肠减压后

8. 患者术后 6 天，突然出现高热、呼吸困难、胸痛、胸腔积液，请问最可能的原因是（　　）

　　A. 食管吻合口瘘　　　　　B. 肺部感染

　　C. 手术热　　　　　　　　D. 脓胸

　　E. 切口感染

9. 下列哪一项处理是不合适的？（　　）

　　A. 可再次手术

　　B. 保持胸腔闭式引流通畅

　　C. 抗感染治疗

　　D. 可以饮水，但必须禁食

　　E. 预防休克

第 6 节　心血管疾病外科治疗患者的护理

学习目标

1. 了解常见先天性心脏病的病理生理及临床表现。

2. 了解常见后天性心脏病的病理生理及临床表现。

3. 了解体外循环的概念、基本装置。

4. 了解体外循环术后的监护。

案例 15 - 6

谢某，男，10 岁，全身发绀 10 年，患者自出生就全身发绀，哭闹时更明显，活动后出现气促，喜爱蹲踞。体检：患者营养状况差，全身发绀，杵状指，胸骨左缘第 2～4 肋间能扪及震颤，并闻及Ⅱ～Ⅲ级喷射性收缩期杂音。

问题：

该患儿可能是何种疾病？该如何进行检查和治疗？

一、心脏的解剖生理

心脏是一个中空的肌性器官，由内向外分三层构成心壁，即心内膜、心肌和心包脏层；心脏由房间隔和室间隔分隔为左右两部分,每一部分的上部是心房,下部是心室;心房与心室之间被瓣膜(房室瓣)分隔,这样心脏就有 4 个腔:左心房、右心房、左心室和右心室;左心房与左心室之间的瓣膜称为二尖瓣;右心房与右心室之间的瓣膜称为三尖瓣;心脏共有 4 个瓣膜,其他两个(半月瓣)分别位于肺动脉、主动脉与右心室和左心室连接部,称为肺动脉瓣和主动脉瓣;心脏各瓣膜只能单向开放,保证了血液向一个方向循环。瓣膜损伤时可能形成狭窄或关闭不全。心脏的外层覆盖心包,它由脏层和壁层组成,两层之间的间隙是心包腔,内含 10～20ml 浆液,起润滑作用。

心脏是循环系统的动力来源,通过心脏的收缩,起到"泵"的作用。舒张期右心房接受来自上、下腔静脉和冠状窦的回心血液,并通过三尖瓣到达右心室,然后在收缩期将血液通过肺动脉瓣射入肺动脉而入肺。而舒张期左心房接受来自肺静脉的氧合血,并通过二尖瓣到达左心室,然后在收缩期将血通过主动脉瓣射入主动脉而供应全身。

供应心脏的动脉有左冠状动脉和右冠状动脉,它们的病变可导致心脏缺血等损害。心脏的节律性收缩是由心脏传导系统控制的,它的病变可导致心律失常等一系列损害。心脏还受到交感、副交感神经纤维支配,但它们只能影响心率的快慢,而不能代替传导系统。

链接 »»

肺循环与体循环

肺循环(小循环):从右心室射出的静脉血入肺动脉,经过肺动脉再到肺动脉在肺内的各级分支,流至肺泡周围的毛细血管网,在此进行气体交换,使静脉血变成含氧丰富的动脉血,经肺内各级肺静脉属支,再经肺静脉注入左心房。肺循环的特点是路程短,只通过肺,主要功能是完成气体交换。

体循环(大循环):由左心室射出的动脉血入主动脉,再经过动脉各级分支,流向全身各器官的毛细血管。血液经过毛细血管壁,借助组织液与组织细胞进行物质和气体交换,这样动脉血变成了静脉血,再经过小静脉、中静脉,最后经过上、下腔静脉流回右心房。体循环主要特点是路程长,流经范围广泛,以动脉血滋养全身各部,并将其代谢产物经静脉运回右心。

二、体外循环

体外循环(extracorporeal circulation)是指用一种特殊装置暂时代替人的心脏和肺脏工作,进行血液循环及气体交换的技术。这一装置统称人工心肺机(artificial heart-lung machine)。体外循环时,静脉血经上、下腔静脉引入人工肺进行氧合并排出二氧化碳,氧合后的血液又经人工心保持一定压力泵入体内动脉系统,从而保证了手术时心脏以外其他重要脏器的供血,是心脏大血管外科发展的重要保证措施,1953 年首次应用于临床。

1. 人工心肺机的装置(图 15-17)

(1)人工心(血泵):是替代心脏功能的主要部件,具有泵血功能,能将血从静脉引流回来再将血泵入动脉。

(2)人工肺(氧合器):是代替肺进行气体交换的部件,具有氧合静脉血、排出二氧化碳的功能。

(3)变温器:是用来调节血液温度的。

(4)过滤器:是用来滤除血液中各种成分形成的微栓。

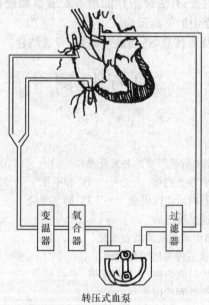

转压式血泵

图 15-17 体外循环装置示意图

2. 体外循环的准备 灌注师术前应详细了解患者的情况,充分理解手术方案对体外循环的要求,根据患者体重或体表面积和体温等计算人工心肺机的转流量和制订个体化的体外循环方案,确保人工心肺机处于良好工作状态。

3. 体外循环的心肌保护 施行心内直视手术时阻断心脏血流可导致心肌缺血、缺氧。若阻断时间较长,可致心肌损害,甚至坏死。因此,术中对心肌的保护直接关乎心脏手术患者的安危,历年来曾先后采用缺血心停搏法、深低温心停搏法、药物心停搏法和连续冠状动脉灌血法。

4. 体外循环后的病理生理变化

(1)代谢与电解质变化:在体外循环中,由于低灌注流量、低血压、低血容量等引起组织缺氧,容易导致代谢性酸中毒。低温引起周围组织中的氧耗,亦可导致代谢性酸中毒。

（2）血液变化：各种机械因素可使血液成分破坏，红细胞、血小板破坏较严重，血浆血红蛋白增加。转流时间长可由于溶血、凝血活酶释放、血小板第Ⅲ因子释放，引起弥散性血管内凝血（DIC）的产生。

（3）大脑：体外循环时，如二氧化碳张力过低可使脑血管收缩，阻力增加。血压平均压低可影响脑血流量，而脑静脉压力不能太高，任何影响脑静脉回流的情况都可产生脑水肿。血压过低、缺氧、酸中毒等都可使脑功能受抑制。

（4）心脏：在严重心脏病患者或灌注不良的患者中，常可发生低心排血量综合征，影响患者血压，进而引起组织缺氧、酸中毒等连锁反应。

（5）肺：可导致肺泡中毒型肺水肿（灌注肺）。体外循环血液中微栓可以阻塞肺小动脉而产生局部DIC；血液中补体被激活后可产生血栓素等有害物质；术中和术后低灌注压、低通气量和低氧血症，都可能损害肺泡和肺毛细血管上皮，致使其通透性增强而发生灌注肺。

（6）肾脏：如术中低血压将影响肾脏功能，低温、低灌注量、酸中毒和红细胞破坏过多均可导致肾衰竭。

5. 术后常见并发症　出血、心律失常、心力衰竭、低心排血量综合征、灌注肺、急性肾衰竭、感染、脑功能障碍等。

6. 体外循环术后的监护

（1）呼吸系统的护理

1）呼吸功能的监测：观察患者呼吸的频率、节律、深浅度及呼吸音；密切观察患者有无发绀、鼻翼扇动、点头呼吸及神志情况；注意观察呼吸机是否与患者呼吸同步；随时监测动脉血气分析，根据其结果及时调整呼吸机参数。

2）保持呼吸道通畅：及时清理呼吸道，保持呼吸道通畅。做好呼吸道加温、湿化、雾化；随时吸痰，吸痰前后充分给氧，吸痰时间＜15秒/次。及时清除呕吐物，频繁呕吐和腹胀的患者给予胃肠减压。

3）气管插管的护理：定时观察气管插管的深度，防止气管插管脱出或移位。拔除气管插管后，注意观察有无喉头水肿并预防感染。

（2）循环系统的护理

1）血压的监测：术后常规进行动脉测压，常用部位是桡动脉。

2）心功能监测：术后48小时内连续监测记录生命体征的变化，每15分钟1次，平稳后改为每30分钟1次；观察左心房压、右心房压、肺动脉压和肺动脉楔压，为术后维持和恢复正常的血流动力学提供依据。

3）体温的监测：注意体温的监测，保持体温在常温水平。

4）肤色、皮温的观察：密切观察患者的皮肤颜色、温度、湿度、动脉搏动，以及口唇、甲床毛细血管充盈情况和静脉充盈情况，以及早发现微循环灌注不足和组织缺氧，及时处理。

（3）肾功能监护：每1小时测尿量1次，每4小时测尿pH及相对密度1次，注意尿色的改变。注意有无身体水肿现象。

（4）神经系统的监测：严密观察患者的意识、瞳孔、运动及感觉有无异常。

（5）心包及纵隔引流管的护理：体外循环手术一般不打开胸膜腔，术毕为防止心脏压塞、便于引流，通常放置心包及纵隔引流管。术后应保持引流管的通畅，每小时观察并记录引流液的颜色、性质与量的变化。密切注意有无心脏压塞征象。

（6）并发症的观察、预防与护理：根据患者情况，密切观察有无并发症的征象，一旦发现报告医师，积极参与治疗与处理。

1）出血：严密观察生命体征、心包及纵隔引流的量和性状，如有持续出血征象等异常情况，应及时报告并配合医生处理。

2）心律失常：持续心电监护，如发现心律失常，遵医嘱给予抗心律失常药物。在用药期间应严密观察心率、心律、血压、意识变化，观察药物的疗效及毒副作用。

3）低心排血量综合征：观察中若发现血压低、中心静脉压增高、呼吸急促、动脉血氧分压下降、心率快、脉压变小、脉搏细弱、尿少、皮肤湿冷出现花纹、面色苍白、发绀、肛温和皮温相差3～5℃以及烦躁不安等，表示存在低心排血量综合征的可能，应及时报告医生，并协助处理。

4）心力衰竭：一旦发生，应指导患者合理休息，给氧；限制钠盐摄入；控制输液速度，记录出入量；遵医嘱给予强心剂，并观察用药后反应。

5）脑功能障碍：应严密观察意识、瞳孔、肢体活动情况；有无头痛、呕吐、躁动、嗜睡等异常表现及神经系统的阳性体征，发现异常及时报告医生，并协助处理。

6）急性肾衰竭：应考虑人工肾或透析治疗。透析治疗的患者按透析治疗护理常规护理。

7）感染：监测体温变化；严格无菌操作；各种管道在病情平稳后及时撤除；若发现纵隔炎或心内膜炎表现，及时报告医生，并积极协助处理。为预防感染应合理应用抗生素，加强营养支持。

链接 »»

心脏不停搏下心内直视手术

体外循环心内直视手术时，心肌保护一直是心脏外科的重要环节之一，其经历了单纯低温、冷晶体、冷血和温血心脏停搏液灌注以及综合心肌保护方法，心肌保护有了较大的发展，但仍不能避免心肌缺血再灌注损伤，众多改良心肌保护液尚无一种公认的配方能解决心肌缺血、缺氧和复灌的损伤。在此背景下，出现了心脏不停搏下心内直视手术，引起普遍关注。该技术是在浅低温(31~35℃)、心脏不停搏条件下进行心内畸形或瓣膜病变的直视手术方法，也称为连续冠状动脉灌血法。其特点是在体外循环辅助下，整个心内手术期间不阻断冠脉血流，心肌可以持续得到氧合血流供应，心肌的缺血、缺氧和再灌注性损伤将十分轻微，是一种比较有效的心肌保护方法。

☞考点：体外循环术后的监护

三、先天性心脏病

先天性心脏病是指胎儿时期由于心脏血管发育异常而导致的一组畸形疾病。随着超声心动图、心导管检查、选择性心血管造影术等检查广泛应用；深低温麻醉和体外循环下心脏直视手术技术的高速发展，以及先天性心脏病介入治疗技术的广泛开展，先天性心脏病的诊断和治疗水平得以提高。

（一）室间隔缺损

室间隔缺损(ventricular septal defect, VSD)是胚胎发育期心室间隔发育不全而形成的左、右心室间异常通道，在心室水平产生左向右分流的先天性心脏病。

1. 病理生理　室间隔缺损时，左心室血液向右分流，分流量取决于两侧心室间的压力阶差、缺损大小和肺血管阻力。缺损小时，左向右分流量小，很少引起明显的血流动力学改变，可无临床症状。缺损较大时，左向右分流量大，肺动脉压力随右心负荷增大而逐渐增高。早期肺小动脉发生痉挛而产生动力型肺动脉高压，随后出现血管内膜和中层增厚、管腔部分阻塞、肺循环阻力增大、肺间质纤维化等器质性变化，形成梗阻性肺动脉高压，右心室肥厚，左向右分流明显减少，甚至出现双向分流或右向左分流，即为艾森门格(Eisenmenger)综合征。

2. 临床表现

（1）症状：取决于缺损直径和分流量的大小。小型缺损可无症状；缺损大者在出生2~3个月后即开始出现症状，出现消瘦、乏力、气短、多汗、生长发育迟缓、反复呼吸道感染、心力衰竭等。

（2）体征：可见心前区隆起，胸骨左缘第2~4肋间能扪及收缩期震颤，并闻及Ⅲ级以上粗糙响亮的全收缩期杂音。

3. 辅助检查

（1）X线检查：小型缺损X线片显示心肺基本正常或仅有肺纹理稍多。大量分流者左、右心室增大，左心房也可增大，肺纹理增多、增粗，肺动脉段突出。重度梗阻性肺动脉高压时，肺门血管影明显增粗，肺外周纹理减少，甚至肺血管影呈残根征。

（2）心电图检查：小型缺损者心电图显示正常或轻度左心室肥大。大型缺损者显示双室肥大。

（3）超声心动图检查：左心房、左心室内径增大。并可明确缺损大小、部位及分流情况。

4. 处理原则

（1）缺损小、无血流动力学改变者，可暂观察，部分病例可自行闭合。

（2）缺损大、分流量大或伴有肺动脉高压者，应尽早行心脏修补术。

（3）严重肺动脉高压、有右向左分流者，即艾森门格综合征者禁忌手术。

（二）房间隔缺损

房间隔缺损(atrial septal defect, ASD)系胚胎发育期心房间隔上残留未闭的缺损而形成。根据房间隔缺损发生的部位，一般分为原发孔型房间隔缺损和继发孔型房间隔缺损，以后者最为多见。

1. 病理生理　由于左心房压力高于右心房，左心房血液通过缺损向右心房，分流量取决于两侧心房压力差和缺损大小。由于左向右分流，右心容量负荷增加，右心房、右心室扩大，肺动脉扩张，肺循环血流量增加，肺动脉压力增高。随病情发展，肺动脉高压从动力性发展为阻力性。晚期出现艾森门格综合征。

2. 临床表现

（1）症状：原发孔缺损症状主要为轻度劳动后气急、心悸或反复呼吸道感染等；也有症状重、进展快的，早期就出现明显的心脏扩大和严重的肺部充血等现象。继发孔缺损一般到青年期才有劳动后气急、心悸、乏力、心房颤动，肺循环血量增多时易发生右心衰竭和呼吸道感染。

（2）体征：可见心前区隆起，心界扩大，叩诊可有抬举性搏动，少数可触及震颤，肺动脉瓣区可闻及Ⅱ~Ⅲ级吹风样收缩期杂音，伴第二心音亢进和分裂。

3. 辅助检查

（1）X线检查：可见右心房、右心室扩大，肺动脉段隆凸，肺门影增大，肺血增多，主动脉结偏小，呈典型梨状心。

（2）心电图检查：原发孔缺损者电轴左偏，P—R间期延长，可有左心室高电压、肥大；继发孔缺损者电轴右偏，呈不完全性或完全性右束支传导阻滞、右心室肥大、P波高大等。

（3）超声心动图检查：可显示缺损部位、大小及血液反流情况，可显示右心房、右心室、左心室增大等。

4. 处理原则 以手术治疗为主。无症状但有右心房室扩大者也应手术治疗。合并有肺动脉高压者应尽早手术。出现艾森门格综合征者禁忌手术。

链接 »»

先天性心脏病的分类

先天性心脏病的种类繁多，临床上最常根据有无分流及是否出现青紫分为3大类。

1. 左向右分流型（潜在青紫型） 此型有心脏左右两侧血流循环途径之间异常的通道。早期由于左侧心腔及体循环的压力大于右侧心腔及肺循环压力，所以平时血流从左向右分流而不出现青紫。当啼哭、屏气或病理情况致使肺动脉或右心室压力增高，并超过左心压力时，可使血液自右向左分流而出现暂时性青紫，如房间隔缺损、室间隔缺损、动脉导管未闭等。

2. 右向左分流型（青紫型） 此型畸形也构成了左右两侧心血管腔内的异常交通。右侧心血管腔内的静脉血通过异常交通分流入左侧心血管腔，大量静脉血注入体循环，故可出现持续性青紫，如法洛四联症等。

3. 无分流型（无青紫型） 心脏左右两侧或动静脉之间无异常通路和分流，不产生发绀，如肺动脉瓣狭窄等。

（三）动脉导管未闭

动脉导管未闭（patent ductus arteriosus，PDA）指主动脉和肺动脉之间存在有先天性异常通道，多位于主动脉峡部和左肺动脉根部之间。临床上按照动脉导管的形态分为漏斗形、管形、窗形、哑铃形及动脉瘤形。

1. 病理生理 动脉导管是胎儿血液经肺动脉流入主动脉的通道，出生后应自行闭合，若未闭合即为动脉导管未闭。可导致主动脉血液持续分流进入压力较低的肺动脉内，形成左向右的分流，肺循环血量增加。分流量大小取决于导管直径及主、肺动脉之间的压力阶差。肺循环血量增加，回流到左心的血量也增加，使左心容量负荷增加，而出现左心房、左心室扩张及室壁肥厚。主动脉血流大量流入肺动脉，使外周动脉舒张压降低而导致脉压增宽。随着病情发展，形成肺动脉高压，致使右心室肥厚。肺动脉压力达到或超过主动脉时，产生右向左分流即艾森门格综合征。临床可出现双下肢和左上肢较头面部及右上肢青紫明显的情况，称"差异性发绀"。

2. 临床表现

（1）症状：导管细、分流量小者，多无自觉症状，常在体检时发现；导管粗、分流量大者，可出现气促、咳嗽、心悸、乏力、多汗等症状或反复发生呼吸道感染；

（2）体征：在胸骨左缘第2肋间可闻及粗糙响亮的连续性机器样杂音，杂音占据整个收缩期和舒张期，并向颈部或背部传导，局部可触及震颤；脉压增大，可触及水冲脉。晚期可见差异性发绀。

3. 辅助检查

（1）X线检查：分流量大者，显示左心室、左心房增大，肺动脉段突出，肺门血管影增粗。由于主动脉结、肺动脉段突出，形成特征性的"漏斗征"。

（2）心电图检查：可有不同程度的左心室肥大或左、右心室肥大。

（3）超声心动图检查：左心房、室内径增宽，主动脉内径增宽，可显示导管的位置和大小、形态及分流情况。

4. 处理原则 主要为手术治疗，一般根据动脉导管的大小和临床表现的轻重决定手术时机。

（四）法洛四联症

法洛四联症（tetralogy of Fallot，TOF）是存活婴儿最常见的复杂的青紫型先天性心脏病，包括肺动脉狭窄、室间隔缺损、主动脉骑跨和右心室肥厚四种畸形，其中肺动脉狭窄最为重要，决定了患者的病理生理和临床表现。

☞考点：法洛四联症的概念

1. 病理生理 血流动力学改变取决于右心室流出系统的梗阻程度及室间隔缺损的大小。梗阻重者产生右向左分流或双向分流，发绀明显；梗阻轻者血液以左向右分流为主，患者可无明显发绀。由于右心室阻力负荷加重，右心室壁肥厚。肺动脉狭窄导致肺血流量减少，加重缺氧。骑跨于室间隔上的主动脉同时接受来自左、右心室的血液，加重了青紫，这也是造成青紫的原因之一。长期的低氧刺激使血液中红细胞数量代偿性增多，血液的黏滞度增大。

2. 临床表现

（1）症状：发绀，出生即可出现，随着年龄增大而逐年加重。气促和呼吸困难，喜欢蹲踞，蹲踞时发绀和呼吸困难有所改善。易出现缺氧性晕厥和抽搐，甚至死亡。

（2）体征：多伴有发育障碍，口唇、指（趾）甲床发绀，杵状指。胸骨左缘第2~4肋间能扪及震颤，并可闻及Ⅱ~Ⅲ级喷射性收缩期杂音。

3. 辅助检查

（1）X线检查：心影正常或稍扩大，肺动脉段凹陷，心尖钝圆上翘，呈靴状心。升主动脉增宽，肺血减少，肺纹理纤细。

（2）心电图检查：右心室肥大，电轴右偏。

（3）超声心动图检查：可探查主动脉骑跨、右心室流出道狭窄等一系列病变情况。

4. 处理原则　根据患者情况，可选择法洛四联症根治术或减状性的体-肺分流术。

链接 》》》

支架植入术和心脏冠脉搭桥术

支架植入术和冠状动脉旁路移植手术（俗称"搭桥手术"）都是为缓解冠心病症状采用的一种方式。支架置入术是通过血管穿刺，使导管在血管中前行，到达冠状动脉开口处，用特殊的传送系统将支架输送到狭窄冠状动脉的部位，从而改善心肌供血，手术创伤相对较小。但对于患者一般情况较重、支架植入术做不了的情况，可考虑搭桥术。它是取患者自身的血管（如胸廓内动脉、胃左动脉、下肢的大隐静脉等）或血管替代品，将狭窄冠状动脉的远端和主动脉连接起来，让血液绕过狭窄的部分，到达缺血的部位，以改善心肌供血不足。

四、后天性心脏病

后天性心脏病指出生后由于各种原因导致的心脏疾病。后天性心脏病是临床常见的心脏病之一。需要外科手术治疗的常见后天性心脏病有冠状动脉粥样硬化性心脏病、二尖瓣狭窄、二尖瓣关闭不全、主动脉瓣狭窄、主动脉瓣关闭不全等。

（一）冠状动脉粥样硬化性心脏病

冠状动脉粥样硬化性心脏病（coronary heart disease）简称冠心病，是由于冠状动脉粥样硬化、管腔狭窄或堵塞，导致心肌供血不足和缺氧而引起的心脏病。此病多见于中年以上人群，男性的发病率和死亡率明显高于女性，近年来，我国冠心病的发病率呈逐年上升趋势，而发病年龄呈年轻化趋势。

1. 病理生理　由于冠状动脉管腔的狭窄，一旦心肌需氧量增加，冠状动脉的供血就可能不足，即可导致心肌缺血。若冠状动脉急性阻塞或长时间痉挛，血管腔内形成血栓，可使部分心肌发生严重持久的缺血，而导致局部心肌坏死，即心肌梗死。

2. 临床表现

（1）心绞痛：轻者可无症状，重者可在情绪激动或体力劳动时等情况下出现心绞痛。

（2）心肌梗死：突发的剧烈、持续性心前区绞痛，可出现大汗、心律失常、呼吸困难、发绀、血压下降、休克等。

（3）心功能不全。

3. 辅助检查　心电图检查对识别心绞痛、心肌梗死有很大帮助。心脏超声可以对心脏形态、室壁运动以及左心室功能进行检查。

4. 处理原则　包括药物治疗、介入治疗和外科手术治疗等多种治疗方法。介入治疗主要包括经皮冠状动脉腔内成形术、支架植入术等。手术治疗主要有冠状动脉旁路移植手术（搭桥）等。

（二）二尖瓣狭窄

二尖瓣狭窄（mitral stenosis）指二尖瓣瓣膜受到损害，瓣膜结构和功能异常导致瓣膜口狭窄。主要是风湿热所致，多见于女性。

1. 病理生理　风湿病反复发生并侵及二尖瓣后，两个瓣叶在交界处相互黏着融合，导致瓣口狭窄，瓣叶增厚、挛缩、变硬和钙化等进一步加重瓣口狭窄，并限制瓣叶活动。瓣口出现狭窄将导致血流障碍，在运动后血流量增大时更为明显。瓣口狭窄可致左心房压力升高、左心房逐渐扩大；肺静脉和肺毛细血管扩张、淤血，造成肺部慢性梗阻性淤血，影响肺泡换气功能，在活动后易导致肺水肿；由于肺小动脉阻力和肺动脉压力增高，加重了右心室排血负担，致右心室逐渐肥厚、扩大，最终导致右心衰竭。

2. 临床表现

（1）症状：患者表现为气促、咳嗽、咯血、发绀、心悸、乏力和心前区疼痛等，常可见端坐呼吸，容易发生急性肺水肿。

（2）体征：可见二尖瓣面容，心尖区多可扪及舒张期震颤，并可闻及舒张中期隆隆样杂音。

考点：二尖瓣狭窄的临床表现

3. 辅助检查

（1）X线检查：轻度狭窄者可无异常，中度、重度狭窄常可见左心房扩大，典型表现为二尖瓣型心特征，可见肺间质水肿征象。

（2）心电图：中度以上狭窄者表现为电轴右偏、P波增宽、呈双峰或电压增高；易出现房颤。

（3）超声心动图：可显示二尖瓣的形态改变、瓣口活动等情况。

4. 处理原则

（1）非手术治疗：减少体力活动、限制钠盐摄入、口服利尿剂、强心、纠正水电解质紊乱及抗心律失常等。

（2）手术治疗：心功能Ⅱ级以上者均宜手术治疗。常用手术有经皮穿刺球囊导管二尖瓣交界扩张分离术、闭式二尖瓣交界分离术、直视分离术，严重患者需行人工瓣膜替换术。

（三）二尖瓣关闭不全

二尖瓣关闭不全（mitral regurgitation）指二尖瓣瓣膜受损害、瓣膜结构和功能异常导致的瓣口关闭不全。

1. 病理生理　二尖瓣关闭不全时，左心室收缩部分血液反流入左心房,使排入体循环的血流量减少,左心房则因血量增多而压力随之升高,逐渐发生扩大和肥厚。舒张期,左心房过多的血量流入左心室,使之负荷加重,也逐渐扩大和肥厚,最终导致左心衰竭。二尖瓣的关闭不全可引起肺静脉淤血、肺循环压力升高而引起右心衰竭。

2. 临床表现

(1)症状:可有气促、心悸、乏力、咯血等。

(2)体征:心尖区可闻及全收缩期杂音,向左侧腋中线传导;肺动脉瓣区第二音亢进,第一音减弱或消失。

3. 辅助检查

(1)X线检查:左心房和左心室扩大。

(2)心电图检查:可出现电轴左偏、二尖瓣型P波、左心室肥大和劳损。

(3)超声心动图检查:可显示二尖瓣的形态改变、瓣口活动及血流改变情况等。

4. 处理原则

(1)非手术治疗:强心、利尿、纠正水电解质失衡和心律失常。

(2)手术治疗:常用手术有二尖瓣修复成形术、二尖瓣替换术。

(四)主动脉瓣狭窄

主动脉瓣狭窄(aortic stenosis)指主动脉瓣受损害导致的瓣叶增厚粘连和瓣口狭窄。

1. 病理生理　主动脉瓣狭窄可导致左心室排血受阻、左心室收缩压升高和排血时间延长,左心室和主动脉出现收缩压力阶差,左心室壁逐渐增厚,最后导致左心衰竭;左心室肥厚,心肌耗氧量增大,而主动脉压又相对低,进入冠状动脉的血流量减少,常导致心肌供血不足。

2. 临床表现

(1)症状:轻度可无症状;中度和重度可表现为乏力、劳累后气促、心绞痛、眩晕或昏厥、端坐呼吸、急性肺水肿等。

(2)体征:胸骨右缘第2肋间能扪及收缩期震颤,并可闻及粗糙喷射性收缩期杂音。

3. 辅助检查

(1)X线检查:可出现左心室增大,升主动脉显示狭窄后扩大。

(2)心电图检查:电轴左偏,左心室肥大、劳损,T波倒置,可出现左束支传导阻滞、房室传导阻滞或房颤。

(3)超声心动图检查:可以显示瓣膜的异常情况。

4. 处理原则

(1)非手术治疗:无症状者定期追踪观察,中、重度狭窄者应避免剧烈活动;有心绞痛可服用抗心绞痛药物;心力衰竭者可强心利尿等处理。

(2)手术治疗:常用的手术有经皮穿刺气囊导管扩张分离术、人工瓣膜替换术。

(五)主动脉瓣关闭不全

主动脉瓣关闭不全(aortic insufficiency)指主动脉瓣受损害引起的瓣叶纤维化、增厚和缩短,而导致的瓣口关闭不全。

1. 病理生理　主动脉瓣关闭不全时,左心室需同时接受来自左心房和主动脉反流的血液而导致过度充盈,使左心室逐渐扩大、肥厚,继而可导致左心房和肺动脉压力升高,可导致左心衰竭;由于舒张压低,冠状动脉灌注量降低,而左心室肥厚又增加耗氧量,可导致心肌供血不足。

2. 临床表现

(1)症状:心前区不适、心悸、心绞痛、气促、阵发性呼吸困难、端坐呼吸或急性肺水肿等。

(2)体征:心尖部可见抬举性搏动,胸骨左缘第3、4肋间和主动脉瓣区可闻及叹息样舒张早、中期或全舒张期杂音。重症可出现水冲脉、枪击音等。

3. 辅助检查

(1)X线检查:左心室增大;主动脉结隆起,升主动脉和弓部增宽。

(2)心电图检查:电轴左偏,左心室肥大、劳损。

(3)超声心动图检查:可显示主动脉瓣口活动及血流改变情况等。

4. 处理原则　尽早进行人工瓣膜替换术。

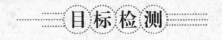

选择题

A₁ 型题

1. 下面哪一项不包括在法洛四联症中?(　　)

　A. 主动脉骑跨　　　　　　B. 肺动脉口狭窄

　C. 室间隔缺损　　　　　　D. 右心室肥大

　E. 房间隔缺损

2. 导致二尖瓣狭窄的主要原因是(　　)

　A. 梅毒感染　　　　　　　B. 风湿热

　C. 黏液瘤　　　　　　　　D. 细菌性心内膜炎

　E. 川崎病

A₂ 型题

3. 章某,女,26岁,气促、乏力2年,体检:面颊和口唇发绀,心尖部扪及舒张期震颤,并可闻及舒张中期隆隆样杂音。胸部X线检查主动脉结缩小,肺动脉段隆出,左心房隆起,肺门区血管影纹增粗。最可能的诊断是(　　)

　A. 二尖瓣狭窄　　　　　　B. 二尖瓣关闭不全

　C. 主动脉瓣狭窄　　　　　D. 主动脉瓣关闭不全

　E. 法洛四联症

A₃ 型题

(4、5 题共用题干)

　　姚某,女,62 岁,心前区疼痛 2 年,呼吸困难、大汗淋漓 1 小时,面色苍白,口唇发绀,全身湿冷,血压下降,心律不规则。

4. 该患者可能的诊断是( )

　　A. 心绞痛　　　　　　　B. 心肌梗死

　　C. 风湿性心脏病　　　　D. 天性心脏病

　　E. 以上都不是

5. 处理该患者的正确选项是( )

　　A. 抗感染　　　　　　　B. 立即手术

　　C. 继续观察病情　　　　D. 抗休克治疗

　　E. 口服糖水

A₄ 型题

(6～9 题共用题干)

　　患者,男,15 岁,自出生后就有全身发绀现象,活动后发绀更明显,并喜欢蹲踞,胸骨左缘第 2～4 肋间能扪及震颤,并可闻及Ⅱ～Ⅲ级喷射性收缩期杂音。

6. 应该进行何种检查?( )

　　A. X 线检查　　　　　　B. 心电图

C. 超声心动图　　　　　D. 心导管检查

E. 都需要

7. 可能的诊断是( )

　　A. 法洛四联症　　　　　B. 室间隔缺损

　　C. 房间隔缺损　　　　　D. 动脉导管未闭

　　E. 二尖瓣狭窄

8. 该病决定病情最重要的损害是( )

　　A. 主动脉骑跨　　　　　B. 肺动脉口狭窄

　　C. 室间隔缺损　　　　　D. 右心室肥大

　　E. 都不是

9. 应该如何治疗?( )

　　A. 继续观察病情

　　B. 姑息手术

　　C. 修补室间隔缺损

　　D. 解除肺动脉的狭窄和修补室间隔缺损

　　E. 冠状动脉支架植入术

(张万玲)

第16章 腹部疾病患者的护理

第1节 腹外疝患者的护理

学习目标

1. 了解腹外疝的病因、病理。
2. 熟悉腹外疝的临床类型和常见腹外疝的区别。
3. 熟悉腹外疝的治疗原则。
4. 掌握腹外疝患者的护理问题和护理措施。

案例 16-1

赵某,男,65岁。因腹痛、恶心、呕吐、停止肛门排便排气一天入院。3年前因胆囊结石曾行胆囊切除术。查体:T 37.2℃,P 98次/分,R 25次/分,BP 140/90mmHg,心肺无明显异常,腹胀,广泛压痛,无腹肌紧张、反跳痛,肠鸣音亢进。X线检查腹部有多个气液面,结肠无充气,膈下无游离气体。入院诊断为"小肠梗阻",给予胃肠减压、补液、抗菌药物等治疗。第2天查房发现右腹股沟部有一质硬、肿胀、压痛的肿块,阴囊、睾丸正常。

问题:

该患者小肠梗阻的原因可能是什么?

一、概 述

体内任何脏器或组织离开原来的部位,通过正常的或不正常的薄弱点、缺损或间隙进入另一部分,称为疝(hernia)。疝多发生于腹部,称为腹部疝(abdominal hernia)。腹部疝又可分为腹内疝(abdominal internal hernia)和腹外疝(abdominal external hernia)。腹内疝是由腹腔内脏器或组织异常,进入原有腹腔内间隙或病变手术后形成的间隙内而造成的,例如小网膜孔疝、膈疝等。腹外疝是腹腔内脏器连同壁腹膜通过腹壁先天性或后天性的缺损、薄弱区向体表突出,在局部形成一包块,是腹部外科最常见的疾病之一。其中以腹股沟疝发生率最高,占90%以上,股疝次之,占5%左右。其他腹外疝还有切口疝、脐疝和白线疝等。

(一)病因

主要有腹壁强度降低和腹内压增高两大因素。

1. 腹壁强度降低 是疝发病的基本因素,包括:①先天存在的腹壁解剖缺陷所致,如腹膜鞘状突未闭(图16-1)、精索或子宫圆韧带穿过腹股沟管、腹内股动静脉穿过股管、脐血管穿过脐环等处,腹白线发育不全等;②后天见于手术切口愈合不良,腹部损伤、感染造成的腹壁缺损,腹壁神经损伤、年老体弱、肥胖等造成的肌萎缩等(图16-2)。

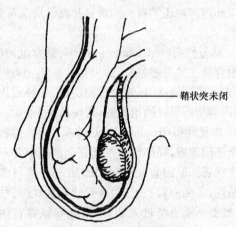

图 16-1 先天性腹股沟斜疝

鞘状突未闭

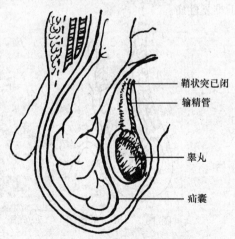

图 16-2 后天性腹股沟斜疝

鞘状突已闭
输精管
睾丸
疝囊

2. 腹内压增高 是形成疝的诱发因素。如慢性咳嗽、便秘、排尿困难、腹水、妊娠、举重、婴儿长期啼哭等都可使腹内压增高,诱发疝的发生。正常人虽时有腹内压升高情况,但如果腹壁强度正常,亦不发生腹外疝。

☞考点:腹外疝的病因

（二）病理解剖

典型的腹外疝由疝环、疝囊、疝内容物及疝外被盖4部分组成：①疝环：又称疝门，是疝从腹腔突向体表的门户，即腹壁缺损或薄弱处，各类疝多依疝门部位而命名，如腹股沟疝、股疝、脐疝等。②疝囊：为壁腹膜向外突出的囊袋结构，可分颈部、体部、底部三部分。③疝内容物：指从腹腔突出而进入疝囊的脏器和组织。以小肠最多见，其次为大网膜，其他有盲肠、阑尾、乙状结肠、横结肠、膀胱等。④疝外被盖：指疝囊外的各层组织，通常由筋膜、皮下组织和皮肤组成，可因疝的部位不同而有所增减。

☞考点：腹外疝的病理

（三）临床类型

以疝内容物还纳腹腔的难易及血供情况可分为4种类型。

1. 易复性疝（reducible hernia） 最常见，凡疝内容物很容易还纳入腹腔的，称为易复性疝。当患者站立、行走或腹压增高时，疝内容物突出；平卧或用手轻推，疝内容物即可以回纳腹腔，疝块消失。

2. 难复性疝（irreducible hernia） 指疝内容物不能完全还纳腹腔，局部包块不能完全消失但并不引起严重症状者。原因有：①病程长，疝内容物与疝囊颈发生粘连；②疝内容物过多，腹壁缺损大；③有些病程长者，脏器不断下降进入疝囊，最终导致器官（盲肠、膀胱多见）成为疝囊壁的一部分，称为滑疝（图16-3），也属于难复性疝。

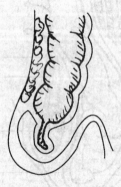

图16-3 滑疝示意图

3. 嵌顿性疝（incarcerated hernia） 疝环较小而腹内压突然增高，较多疝内容物强行扩张疝环挤入疝囊而被卡住不能还纳腹腔时，称为嵌顿性疝。如嵌顿的疝内容物为肠管时可出现肠梗阻表现。

4. 绞窄性疝（strangulated hernia） 指嵌顿性疝继而发生血运循环障碍者。绞窄性疝是嵌顿性疝的进一步发展，是不能截然分开的两个连续性阶段。嵌顿性疝不及时解除，肠管及其系膜受压情况不断加重，使动脉血供不断减少最终停止，成为绞窄性疝。如肠壁逐渐失去原有的光泽、弹性、蠕动能力，最终变黑坏死，囊内渗出液转为血性，若继发感染，渗出液则为脓性。虽然腹股沟疝较股疝常见，但后者发生嵌顿的几率高出一倍。儿童的疝由于疝环组织一般比较柔软，嵌顿后发生绞窄的机会较小。

☞考点：腹外疝的类型

（四）处理原则

腹外疝总的治疗原则是以手术治疗为主，同时根据患者的年龄、身体状况、既往疾病和腹外疝的类型又有所区别。

1. 易复性疝 一般应择期进行手术治疗。但1岁以内患儿及年老体弱或合并严重心肺疾病不能耐受手术者，可用疝带保守治疗。

2. 难复性疝 一般应尽早手术。

3. 嵌顿性疝 一般应紧急手术。少数嵌顿时间在3～4小时内、全身状况良好者，确认无绞窄的情况下，可试行手法复位，但即使成功，也必须严密观察，若有腹膜炎表现，应立即转为手术；若手法回纳失败应立即手术治疗。

4. 绞窄性疝 必须紧急手术。

二、常见的腹外疝

（一）腹股沟疝

1. 概念与分类 凡腹腔内脏通过腹股沟区的间隙或薄弱处向体表突出者，统称腹股沟疝。根据疝囊的突出部位不同，又可分为腹股沟斜疝（indirect inguinal hernia）和腹股沟直疝（direct inguinal hernia）两种。斜疝的疝环是腹股沟管的内环，位于腹壁下动脉外上方，疝囊从内环突出，进入腹股沟管或继续穿出外环进入阴囊，称斜疝。临床最多见，占腹股沟疝的95%，绝大多数发生在男性，男女之比约为15∶1，右侧多见；直疝位于腹壁下动脉内侧，由直疝三角直接向前突出，不入阴囊。斜疝多见于婴儿和中年男子，直疝常见于老年体弱者。

链接 >>>

腹股沟管解剖

腹股沟管位于腹股沟韧带内上方，经外上向内下，由深而浅斜行走向，成人长4～6cm。男性有精索，女性有子宫圆韧带通过。腹股沟管内口是腹横筋膜的一个卵圆形裂痕，体表位于腹股沟韧带中点上方1.5cm；外口是腹外斜肌腱膜的三角形裂隙，位于耻骨结节旁。腹股沟管的前壁有皮肤、皮下组织和腹外斜肌腱膜，外侧1/3部分尚有腹外斜肌覆盖；后壁的外2/3为腹横筋膜，内侧1/3为腹股沟镰。上壁是腹内斜肌、腹横肌的弓状下缘；下壁为腹股沟韧带。

2.腹股沟斜疝　有先天性和后天性两种。

(1)发病机制:①先天性斜疝:胚胎早期,睾丸位于腹膜后第 2~3 腰椎旁,以后逐渐下降,随之下移的腹膜形成一鞘状突,鞘状突在婴儿出生后不久,除阴囊部分成为睾丸固有鞘膜外,其余部分即自行萎缩闭锁而遗留一纤维索带。如环不闭锁,可形成先天性斜疝,而未闭的鞘状突就成为先天性斜疝的疝囊。有时,未闭的鞘状突只是一条非常细小的管道,则在临床上并不表现为疝,仅形成交通性睾丸鞘膜积液。右侧睾丸下降比左侧略晚,鞘状突闭锁也较迟,因此,右侧腹股沟斜疝较为多见。②后天性斜疝:是因为腹股沟区存在着解剖上的缺陷即腹股沟管,又有精索通过而造成局部腹壁强度减弱所致。腹横筋膜和腹内斜肌发育不全对内环括约作用减弱,再加上腹内压增高因素可诱发后天性斜疝。

(2)临床表现:因疝囊大小不同或有无并发症而异。腹股沟区出现一可复性肿块,开始肿块较小,仅在患者站立、行走、跑步、劳动、咳嗽或婴儿啼哭时因腹内压增高出现,平卧或用手轻推肿块可回纳。包块隆起时有的感局部坠胀。随着疾病的发展,肿块可逐渐增大,自腹股沟下降至阴囊内或大阴唇,肿块呈带蒂柄的梨形,上端小,下端大。

检查时,患者仰卧,易复性疝肿块可自行消失或用手将包块向外上方轻轻推挤而回纳消失,疝内容物为小肠时常听到"咕噜"声。疝块回纳后,用示指尖伸入扩大的外环,嘱患者咳嗽,指尖有冲击感。用手指紧压腹股沟管内环处(在腹股沟韧带中点上方 1.5~2cm 处),然后嘱患者直立并用力咳嗽,肿块不再出现,移开手指后可见肿块从腹股沟中点自外上方向内下突出。

难复性斜疝除胀痛稍重外,主要特点是疝块不能完全回纳。嵌顿性疝常发生在重体力劳动或排便等腹内压骤增时,表现为疝块突然增大并伴有明显疼痛;平卧或用手推送肿块不能回纳;肿块紧张发硬,有明显触痛。如嵌顿的是大网膜,局部疼痛较轻;如嵌顿的是肠襻则疼痛明显,伴有阵发性腹部绞痛、恶心、呕吐、肛门停止排便排气、腹胀等机械性肠梗阻的表现。

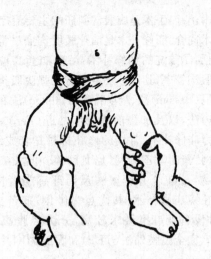

图 16-4　棉束带使用法

如不及时处理,终将成为绞窄性疝,绞窄时间长者,由于疝内容物发生感染,侵及周围组织,引起急性炎症表现,严重者可发生脓毒症,但在肠襻坏死穿孔时,疼痛可因疝内压力骤然降低而暂时有所缓解,如疼痛减轻而肿块仍存在者,不可轻易认为是病情好转。

腹股沟斜疝与其他腹外疝鉴别见表 16-1。

(3)治疗原则与手术简介

治疗原则:①诊断明确后,一般均应尽早施行手术;②非手术疗法仅适于婴幼儿及年老、体弱者;③术前应对慢性咳嗽、排尿困难、腹水、便秘、肿瘤或妊娠等可致腹内压增高的因素进行纠正,术后 3 个月内应避免重体力劳动,否则易复发。

非手术治疗:①婴儿在成长过程中,腹肌逐渐强壮,部分有自愈可能,1 岁内的婴儿可暂不手术,用棉线束带压迫腹股沟管内环(图 16-4),以防疝的突出;但是,有反复嵌顿史或嵌顿时间较长的仍需手术。②对于年老体弱或伴其他严重疾病不宜手术者,可配用疝带。方法是回纳疝内容物后,将疝带一端的软压垫对着疝环顶住,可阻止疝块突出。疝带可以白天佩带,晚间除去。长期使用疝带可使疝囊颈经常受到摩擦变得肥厚坚韧而增高疝嵌顿的发病率,并有促使疝囊与疝内容物粘连的可能。

表 16-1　斜疝与其他腹外疝鉴别

临床表现	斜疝	直疝	股疝	脐疝	切口疝
性别、年龄	儿童、青壮年多	多见于老年男性	中年以上妇女	婴儿	任何年龄(近期腹部手术者)
突出途径	经腹股沟管突出	经腹股沟三角突出	经股管从卵圆窝突出	脐环	手术切口的瘢痕处
肿块形态	椭圆形或梨形	半球形,基底宽大	半球形	卵圆形	形态不一
是否入阴囊	可降入阴囊	不会	不会	不会	不会
压迫内环时能否阻止突出	可阻止疝突出	不能	不能	不能	不能
疝囊颈与腹壁下动脉关系	在腹壁下动脉外侧	在腹壁下动脉内侧	无关系	无关系	无关系
嵌顿机会	较多	少	最多	较少	少见

☞考点:腹股沟疝的表现

手术治疗:手术是腹股沟斜疝的主要治疗手段。

手术简介:疝修补术是治疗腹股沟疝最常用的方法。包括:①传统的疝修补术:游离疝囊高位结扎后加强腹股沟管壁,其修补法主要有加强腹股沟管后壁的巴西尼(Bassini)法、哈斯特德(Halsted)法和麦克威(McVay)法,以及加强前壁的佛格逊(Ferguson)法。②无张力疝修补术:常用的修补材料是合成纤维网。如涤纶网、聚四氟乙烯网、尼龙网等。但人工材料毕竟属异物,故在合并糖尿病及局部感染者应慎用。③经腹腔镜疝修补术:其优点为微创,痛苦少,恢复快,但对设备及麻醉要求较高,分为经腹腹膜前法(TAPP)、完全腹膜外法(TEP)和腹腔内网片帖置法(IPOM)。

━ 链 接 ❯❯❯
无张力疝修补术为何比传统疝修补术可更早下床活动

无张力疝修补术 1986 年正式命名,相对于传统的疝修补术克服了缝合张力大、组织愈合差、术后手术部位有牵扯感、疼痛等缺点。无张力疝修补术是利用人工合成网片材料,在无张力的情况下进行疝修补术,克服了传统修补术的许多弊端,因此患者下床早、恢复快。该式将疝复发率由 5% 降为不足 1%,现已广泛用于中老年患者及复发疝的治疗。

3. 腹股沟直疝 疝囊从直疝三角区突出者为直疝,约占腹股沟疝的 5%,多见于老年男性。

(1)病因:绝大多数为后天性,老年人腹壁肌肉萎缩退化、腹股沟三角区筋膜薄弱,当长期咳嗽、便秘或排尿困难等腹内压增高时,腹内脏器可从该处突出。

(2)临床表现:主要为腹股沟区可复性肿块,多为双侧,疝块常于中线两侧互相接近。肿块位于耻骨结节外上方呈半球形,多无疼痛及其他不适。站立时疝块立即出现、平卧时消失。肿块不进入阴囊,由于直疝颈部宽大,极少嵌顿。还纳后可在直疝三角直接扪及腹壁缺损,咳嗽时指尖有膨胀性冲击感。

(3)治疗原则:多应行疝修补或疝成形术。修补方法与斜疝相似。

案例 16-1 分析

赵某被送入手术室,进行右侧腹股沟部探查,术中发现为斜疝,疝囊内有一段小肠,肠管呈暗红色,松解狭窄的内环口后肠管颜色恢复正常,将肠管还纳回腹腔,行疝囊高位结扎、补片修补缺损。术后 3 天肛门排气。嵌顿疝是肠梗阻的常见原因之一,对于肠梗阻患者,必须常规检查疝的好发部位。

(二)股疝

股疝(femoral hernia)是腹内脏器连同疝囊通过股环,沿股管下行并从卵圆窝突出的疝。占腹外疝

3%~5%,多见于中年以上的妇女。

1. 病因病理 女性骨盆较宽阔,联合肌腱及陷窝韧带常发育不全或变薄,导致股环宽大松弛,加上腹内压增高的诱因,使下坠的腹腔内脏经股环进入股管,自卵圆窝突出。疝内容物多为小肠和大网膜。因疝内容物经股环进入股管时垂直而下,然后出卵圆窝转向前,构成锐角;同时疝囊颈狭小,故最易发生嵌顿和绞窄。

2. 临床表现 股疝的疝块通常不大,主要表现为卵圆窝处有一半球形隆起,大小似鸡蛋,质地柔软,可还纳,因疝囊外有丰富的脂肪组织,肿块并不完全消失。易复性股疝的症状较轻,若发生嵌顿,可出现局部明显疼痛,同时常伴较明显的机械性肠梗阻表现。故对急性肠梗阻患者,尤其是中年肥胖妇女,应注意检查有无股疝,以免漏诊。

3. 治疗原则 因较易嵌顿并进而发生绞窄,故一经诊断应及早行疝修补术。发生嵌顿时应紧急手术,解除嵌顿,修补疝环,有经腹股沟部修补法和经股部修补法两种。

(三)脐疝

腹腔脏器经脐环(脐孔)突出而成疝,称为脐疝(umbilical hernia)。多见于 1 岁以内婴儿,也可见于中年妇女,故分为小儿脐疝和成人脐疝两种。

1. 病因病理 因婴儿脐孔闭锁不全,若有腹压增高的诱发因素则可发生脐疝。成人多发生在肥胖的经产妇,因脐部组织薄弱,腹内压增高而导致脐疝。疝内容物多为大网膜和小肠。婴儿脐环组织软弱,富有弹性,很少嵌顿,2 岁内有自愈可能。成人脐环小,且周围有坚韧的瘢痕组织,容易嵌顿。

2. 临床表现 脐部有可复性包块,啼哭或站立时突出。嵌顿时肿块不能还纳,有腹痛和局部压痛,若为肠管则有肠梗阻表现。

3. 治疗原则 2 岁以内多能自愈,除发生嵌顿等紧急情况外,一般用非手术疗法,可用一大于脐环的、外包纱布的硬币压住脐环,再用胶布或绷带固定;若超过 2 岁或疝环直径大于 1.5cm,则需手术修补腹壁缺损。成人脐疝易于嵌顿,应及早手术治疗。

(四)切口疝

腹腔脏器自腹部手术切口瘢痕处突出称切口疝(incisional hernia)。以下腹部中线切口发生率较高,发生率约为 1% 以下,但切口感染者可达 10%。

1. 病因病理 多为手术操作不当、术后感染、腹壁切口张力过大、肥胖、营养不良等因素导致切口愈合不良。疝环一般较大,疝囊不完整,多为易复性疝,很少嵌顿。疝内容物也多为小肠和大网膜。

2. 临床表现　手术切口处膨隆,站立更明显,平卧时缩小。有时可摸到腹壁缺损区。疝块较大者,可有腹胀、消化不良、牵拉感等症状。

3. 治疗原则　一般应手术修补。对老年体弱不宜手术者,或疝小易还纳者,可用疝带等非手术疗法。

三、护 理 问 题

（一）术前护理问题

1. 疼痛　与腹外疝嵌顿、绞窄有关。

2.（有）体液不足（的危险）　与腹外疝嵌顿、绞窄引起机械性肠梗阻有关。

3. 知识缺乏　缺乏有关疝形成原因及预防疾病复发的保健知识。

（二）术后护理问题

1. 疼痛　与手术创伤有关。

2. 潜在并发症:阴囊血肿、术后感染等。

四、护 理 措 施

（一）术前护理

1. 心理护理　向患者解释腹外疝的病因和诱发因素、手术治疗的必要性和手术的方法。了解患者的顾虑,消除患者的紧张情绪,以配合手术治疗,并对医护人员的措施有充分的信任。

2. 消除腹内压增高的因素　除紧急手术外,对术前存在的腹内压增高的因素,应给予积极的治疗,待症状控制后方可施行手术,以免疝复发,是术前准备的最重要措施。

3. 严格备皮　是预防切口感染、术后复发的重要措施。会阴部阴毛多且阴囊处皮肤皱褶多,备皮是难点,既要剃净阴毛又要防止剃破皮肤。

4. 灌肠和排尿　术前晚灌肠,清除肠内积粪,防止术后腹胀及排便困难。进手术室前嘱咐患者排空膀胱,以防术中误伤膀胱。

5. 病情观察　观察腹部情况,患者若出现明显腹痛伴疝块突然增大、紧张发硬且触痛明显,不能回纳腹腔,应高度警惕嵌顿疝发生的可能,需立即通知医生,并配合紧急处理。

6. 急诊手术前的准备　腹外疝发生嵌顿或绞窄时须进行急诊手术。除一般护理外,应给予禁食、输液、胃肠减压、纠正水电解质及酸碱平衡失调,并备血、抗感染等。

（二）术后护理

1. 体位和活动　术后平卧,膝下垫一软枕,使髋关节微曲,以减少手术缝合处的张力。一般术后3～6天后可考虑离床活动。采用无张力修补术的患者可以早期离床活动。年老体弱、复发性疝、绞窄性疝、巨

大疝患者卧床时间延长至术后10天方可下床活动,以防止术后初期疝复发。

2. 饮食　一般患者于术后6～12小时若无恶心、呕吐可进流质,次日可进软食或普食。行肠切除肠吻合术者术后应禁食,待肠道功能恢复后,方可进流质饮食,逐渐过渡到半流质、普食。

3. 预防阴囊血肿　切口渗血是引起阴囊血肿的主要原因,手术时仔细止血是预防的关键。术后注意切口敷料有无渗血渗液,及时给予加压包扎,必要时用0.5kg沙袋压迫24小时,以减轻渗血;使用丁字带或阴囊托托起阴囊,减少渗血、渗液的积聚,促进回流和吸收。加强病情观察,如有异常及时报告医生处理。

4. 预防腹内压增高　术后剧烈咳嗽和用力大小便等均可引起腹内压升高,不利伤口愈合。所以术后应注意保暖,防止着凉而引起咳嗽。如有咳嗽应及时用药治疗,并指导患者在咳嗽时用手掌保护切口,以减轻腹内压增高对伤口愈合的不利影响,保持大小便通畅,便秘者给予及时处理;尿潴留者,可注射卡巴胆碱或以针灸治疗,必要时导尿。

5. 预防切口感染　切口感染是疝复发的主要原因之一。严格无菌操作,注意保持切口敷料清洁、干燥、不被污染;绞窄性疝行肠切除、肠吻合术者,易发生切口感染,术后需应用抗生素。

（三）健康指导

1. 出院后注意休息,术后3个月内应避免重体力劳动或提举重物。

2. 预防和及时治疗使腹内压增高的各种疾病,如有咳嗽、便秘、排尿困难等,以防疝复发。保持大便通畅,多饮水,多食含纤维丰富的食物,养成定时排便的习惯。

3. 若出现疝复发,应及早诊治。

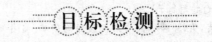
考点:腹外疝的护理措施

目 标 检 测

选择题

A₁ 型题

1. 最多见的疝内容物是（　　）

　A. 小肠　　　　　　　　B. 大网膜

　C. 盲肠　　　　　　　　D. 乙状结肠

　E. 膀胱

2. 嵌顿疝与绞窄疝的鉴别要点是（　　）

　A. 疝块是否压痛　　　B. 疝块不能回纳的时间长短

　C. 有无休克表现　　　D. 有无肠梗阻表现

　E. 疝内容物有无血循环障碍

3. 疝内容物与疝囊发生粘连而不能完全回纳入腹腔的疝是（　　）

A. 易复性疝   B. 滑动性疝

C. 难复性疝   D. 嵌顿性疝

E. 绞窄性疝

4. 护理传统疝修补术后患者时,下列哪项是错误的( )

     A. 及时处理大便秘结

     B. 切口部位压沙袋

     C. 咳嗽时注意保护切口

     D. 术后 3 个月内避免重体力劳动

     E. 鼓励患者早期下床活动

A₂ 型题

5. 孙某,男,6 小时前负重物时,右侧斜疝被嵌顿,哪项临床表现说明疝内容物已发生缺血坏死,应做好急诊手术前准备?( )

     A. 疝块增大,不能还纳   B. 局部有剧烈疼痛

     C. 疝块紧张发硬,有触痛   D. 阵发性腹痛伴呕吐

     E. 全腹有压痛,肌紧张

6. 郑某,男,69 岁,右侧腹股沟斜疝嵌顿 2 小时,经手法复位成功。留院观察重点是( )

     A. 疝块有无再次嵌顿   B. 呼吸、脉搏、血压

     C. 腹痛、腹膜刺激征   D. 呕吐、腹胀、发热

     E. 疝块部位红、肿、痛

A₃ 型题

(7、8 题共用题干)

     患儿,8 个月,哭闹时右侧腹股沟处有一包块,有时进入阴囊,躺着时包块消失,压迫内环,抱起患儿并诱使大哭,包块不再突出。

7. 问该患儿可能是何种疾病( )

     A. 肿瘤   B. 斜疝

     C. 直疝   D. 脐疝

     E. 阴囊鞘膜积液

8. 应如何处理( )

     A. 立即手术治疗   B. 尽早手术治疗

     C. 择期手术   D. 急诊手术

     E. 先采取非手术治疗,有必要采取手术治疗

A₄ 型题

(9~11 题共用题干)

     患者,男,55 岁。患者右侧腹股沟斜疝。1 小时前背重物时疝块突然增大,不能还纳,疝块紧张发硬伴疼痛和压痛。

9. 考虑其可能是( )

     A. 易复性疝   B. 难复性疝

     C. 滑动性疝   D. 嵌顿性疝

     E. 绞窄性疝

10. 该患者术后早期,最适宜的卧位是( )

     A. 半卧位   B. 仰卧位,膝下垫枕

     C. 俯卧位   D. 斜坡卧位

     E. 侧卧位

11. 术后护理,哪项错误?( )

     A. 避免腹内压增高   B. 预防切口感染

     C. 预防阴囊血肿   D. 保持大小便通畅

     E. 鼓励早期下床活动

B 型题

     A. 腹股沟斜疝   B. 腹股沟直疝

     C. 股疝   D. 切口疝

     E. 脐疝

12. 最易发生嵌顿的疝是( )

13. 最常见的疝是( )

14. 多见于男性老年人( )

第 2 节   急性腹膜炎患者的护理

学习目标

1. 了解急性腹膜炎的分类、病因及病理生理。

2. 熟悉急性化脓性腹膜炎的治疗原则。

3. 掌握急性化脓性腹膜炎的临床表现和护理措施。

案例 16-2

     马某,男,40 岁。曾经有胃溃疡病史,近期发作,今午餐后上腹部突然剧烈刀割样疼痛,迅速遍及全腹;查体:T 38℃,P 88 次/分,R 20 次/分,BP 110/70mmHg,痛苦面容,心肺无明显异常,上腹及右下腹均有压痛、反跳痛,腹肌紧张如板状,肠鸣音及肝浊音消失;实验室检查:WBC 15×10^9/L,中性粒细胞 0.80;X 线立位片示膈下有游离气体。

问题:

     该患者应考虑为何种疾病?依据是什么?

一、概 述

     腹膜炎(peritonitis)是由细菌感染、化学刺激或物理损伤等因素所致的腹腔壁腹膜与脏腹膜的急性炎症,是外科最常见的疾病之一,其主要表现为腹膜刺激征和全身中毒症状。

链接

腹膜的特点

     腹膜是由间皮细胞组成的一层很薄的浆膜,可分为相互连续的壁腹膜和脏腹膜两部分。两层腹膜之间的潜在间隙称腹膜腔,包括大腹膜腔和网膜囊,两者经网膜孔相通。壁腹膜主要受肋间神经和腰神经支配,属躯体神经,故痛觉敏感、定位准确。膈肌处腹膜受到刺激时,可通过膈神经传导引起肩部牵涉痛、呃逆。脏腹膜受内脏交感和副交感神经支配、痛觉定位差。腹膜面积大,成年人约 2m²。具有分泌、吸收和修复的功能。大网膜有丰富的血液供应和大量脂肪组织,活动度大,能移动到所及的病灶将其包裹、填塞,使炎症局限,起修复病变和损伤的作用。

(一)分类

     依发病机制分为原发性和继发性。依病因可分

为细菌性和非细菌性;细菌性腹膜炎又可分化脓性和特异性两种。依病变范围可分为弥漫性和局限性两种。此外,以发病过程可分为急性和慢性两种。临床上以急性、继发性、化脓性和弥漫性腹膜炎最多见。

（二）病因

1. 继发性腹膜炎 是急性化脓性腹膜炎中最常见的一种,占98%。继发于腹腔内炎症、穿孔、破裂或手术污染等。主要致病菌多为大肠埃希菌,其次为厌氧杆菌和链球菌等,大多为混合感染。最常见的病因是急性阑尾炎穿孔,急性胰腺炎,胃、十二指肠溃疡穿孔,绞窄性肠梗阻所致的肠坏死,女性生殖器化脓性炎症或产后感染等(图16-5)。

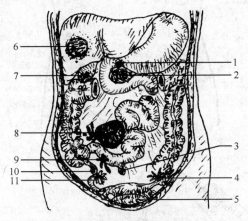

图 16-5 急性腹膜炎的常见病因

1. 胃、十二指肠溃疡急性穿孔;2. 急性胰腺炎;3. Meckel 憩室炎;4. 输卵管妊娠破裂;5. 产后感染;6. 肝脓肿破裂;7. 急性胆囊炎穿孔;8. 绞窄性肠梗阻,肠穿孔;9. 外伤性肠破裂;10. 急性阑尾炎;11. 急性输卵管炎

2. 原发性腹膜炎 临床少见,是指腹腔内无原发病灶,病原菌经血液或淋巴途径进入腹腔引起的腹膜炎。病原菌多为溶血性链球菌或肺炎链球菌。好发于儿童,常和全身抵抗力低下有关,多数是在肾病、猩红热、营养不良等情况下,并发上呼吸道感染后

发生。

（三）病理与转归

腹膜受到刺激后发生充血水肿,并失去固有光泽,随之产生大量浆液性渗出液。一方面可以稀释腹腔内毒素及消化液,以减轻对腹膜的刺激。另一方面也可导致脱水、电解质紊乱、酸碱平衡失调及蛋白质丢失等。死亡的白细胞、细菌、坏死组织和凝固的纤维蛋白,使渗出液浑浊,成为脓液。

腹膜炎形成后的转归,根据患者抗菌能力和感染的严重程度及治疗的效果而定。抵抗力强、致病菌毒力弱、治疗适当时炎症逐渐消散,腹膜病变修复而痊愈。如果感染局限包裹即形成腹腔脓肿,根据部位分为盆腔脓肿、肠间脓肿、膈下脓肿等,常需切开引流治疗。抵抗力弱、病变严重、治疗不当则感染可迅速扩散而形成弥漫性腹膜炎,此时腹膜严重充血、水肿,炎性渗出不断增加,腹腔内积存大量脓液,肠管浸泡在脓液中,肠管内充满大量液体和气体,肠管高度膨胀、肠蠕动减弱或消失,形成麻痹性肠梗阻。腹膜吸收大量毒素可致中毒性休克。膨胀的肠管压迫膈肌升高,影响呼吸;压迫下腔静脉致回心血量减少;因脱水、酸中毒、中毒性休克等,最后可导致多脏器功能不全、死亡。

腹膜炎被控制后,根据病变损伤的范围和程度,常遗留有相应的纤维粘连,但大多数粘连并不产生任何后果,而部分患者可造成粘连性肠梗阻。

病理与转归见图16-6。

（四）临床表现

1. 症状

（1）腹痛:是最主要的症状。原发病不同,腹痛的性质也不一样。疼痛程度随炎症的轻重有所不同,一般呈持续性痛,多较剧烈,在深呼吸、咳嗽、转动体位时加重,故患者常取屈曲侧卧体位,以减轻腹肌紧张、疼痛。多由原发病灶开始,扩散至全腹部疼痛,并且以原发病灶处疼痛最为显著。

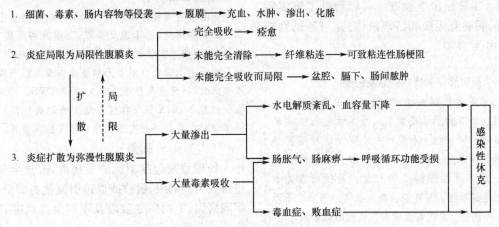

图 16-6 腹膜炎的病理与转归

（2）恶心、呕吐：早期是因腹膜受刺激反射性引起，吐出胃内容物；后期因肠麻痹，吐出肠内容物，有粪臭味。

（3）全身中毒症状：可出现高热、脉快、出汗、疲乏、食欲差等全身中毒症状；大量体液丧失，可导致口渴、尿少、皮肤干燥、眼窝凹陷、呼吸加深加快等脱水、代谢性酸中毒的表现。严重者可出现感染性休克的表现。

2. 腹部体征

（1）视诊：腹式呼吸减弱或消失；随病情发展出现腹胀，腹胀加重常是判断病情发展的一个重要标志。

（2）触诊：急性腹膜炎的典型体征是腹膜刺激征，即腹部压痛、反跳痛和腹肌紧张同时存在。压痛以原发病灶部最显著。腹肌紧张的程度与腹膜炎的严重程度相一致，与病因和机体状态也有关系；胃肠和胆囊穿孔时因胃酸和胆汁化学性的刺激，可引起强烈的腹肌紧张，甚至呈"木板样"强直，临床上称"板状腹"。极度虚弱患者、小儿和老年人腹肌紧张不明显，易被忽视。当全腹压痛剧烈难以用触诊的方法辨别原发病灶部位时，轻轻叩诊全腹部常可发现原发病灶部位（有较显著的叩击痛），对定位诊断很有帮助。

（3）叩诊：多为鼓音。若腹腔渗液超过 500ml 时，可有移动性浊音；若胃肠道穿孔、破裂，腹腔内有大量游离气体时，肝浊音界缩小或消失。

（4）听诊：肠鸣音减弱或消失。

3. 直肠指诊　若直肠前窝饱满并有触痛提示盆腔感染或盆腔脓肿。

☞考点：腹膜炎的临床表现

（五）辅助检查

可以帮助明确原发病的诊断，选择检查项目时既要注意防止遗漏，又要突出重点、节约时间。

1. 实验室检查　白细胞计数及中性粒细胞比例增高。

2. X线检查　胃肠道穿孔时可有膈下游离气体；肠麻痹时可有大小肠管普遍胀气。

3. B超、CT等影像学检查　可以帮助了解实质脏器的病变，明确有无腹腔游离液体；亦可帮助判断腹腔脓肿和引导穿刺。

┌─ 链接 ≫≫
│　　　　据腹腔穿刺液判断原发病变
│　　若抽出液呈黄色浑浊状，无臭味，带食物残渣，可判断为胃、十二指肠溃疡穿孔；而急性化脓性阑尾炎时，腹穿液呈稀脓性，有臭味；绞窄性肠梗阻可抽出血性脓液，臭味重；若是血性渗出液且淀粉酶含量高，提示出血坏死性胰腺炎的可能；若抽出液为血液，抽出后迅速凝固，则可能误刺入血管；若抽出不凝固血液，有外伤史，说明有腹腔内实质性脏器破裂。
└─

4. 诊断性腹腔穿刺　根据腹腔穿刺液的颜色、性质和显微镜检查结果，常可提供有价值的诊断资料。穿刺时先让患者向穿刺侧侧卧 5 分钟，穿刺点多选用脐和髂前上棘连线的中、外 1/3 交界处或经脐水平线与腋前线交界处（图 16-7）；在局麻后，用穿刺套管针，缓慢刺向腹腔，穿透腹膜时有落空感，拔出针芯，经针管送入有多个侧孔的细塑料管，进行抽吸（图 16-8）。抽到液体后可推断腹腔内病变性质，但抽不到液体不能完全排除腹腔病变。

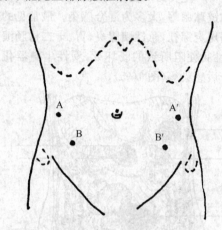

图 16-7　常用的腹腔穿刺部位

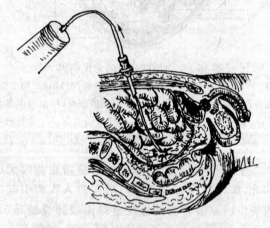

图 16-8　诊断性腹腔穿刺抽液示意图

案例 16-2 分析

患者曾经有胃溃疡病史，近期发作，午餐后上腹部突然剧烈刀割样疼痛，迅速遍及全腹；上腹及右下腹均有压痛、反跳痛、腹肌紧张如板状，说明上腹部是病灶所在位置，而右下腹是由于消化液沿着升结肠旁沟流入右下腹刺激该处腹壁所致；肠鸣音及肝浊音消失；化验：WBC 15×10^9/L，中性粒细胞 0.80；X线立位片示膈下有游离气体。根据以上依据诊断为胃溃疡并发穿孔导致弥漫性腹膜炎。

（六）处理原则

处理原则包括消除原发病因，改善全身状况，促进腹腔炎症局限、吸收或通过引流使炎症消退。根据不同病因、不同病变阶段及不同全身状况，采取手术疗法或非手术疗法。

1. 非手术疗法

(1) 适应证：①原发性腹膜炎和盆腔脏器感染所致的腹膜炎；②急性腹膜炎已趋于局限或已局限成脓肿者；③急腹症术前准备。

(2) 具体措施：包括半卧位、禁食、持续胃肠减压、输液、输血、抗生素应用、镇定、止痛、给氧等。

2. 手术疗法　目的是消除病因，减少毒素吸收，改善全身情况。

(1) 适应证：①腹腔内原发病灶严重，患者情况差；②弥漫性腹膜炎无局限趋势或原因不明者；③经非手术疗法 6～8 小时（一般不超过 12 小时）无好转或加重者；④炎症重、有大量积液，如合并休克的应在抗休克的基础上积极手术治疗。

(2) 手术处理原则：①处理原发病因：如阑尾切除、溃疡病穿孔修补或胃大部切除、肠坏死切除等；②清理腹腔：吸净腹腔内脓液及渗液，清除食物残渣、粪便、异物等，可用甲硝唑溶液冲洗，再用 0.9% 氯化钠溶液冲洗干净，关腹前可向腹腔内放入适量抗生素；③充分引流：术后在腹腔内放置引流物，将残余液体和继续产生的渗液排出体外，以防止发生腹腔脓肿。

二、腹腔脓肿

脓液在腹腔内积聚，由肠管、内脏、网膜或肠系膜等粘连包围，与游离腹腔隔离，形成腹腔脓肿。腹腔脓肿可分为盆腔脓肿、膈下脓肿和肠间脓肿。一般均继发于急性腹膜炎或腹腔内手术，原发性感染少见。致病菌常为大肠埃希菌、葡萄球菌和厌氧菌等混合感染（图 16-9）。

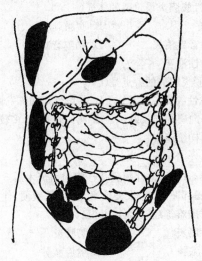

图 16-9　常见腹腔脓肿部位

（一）盆腔脓肿

盆腔脓肿是最常见的一种腹腔脓肿，脓液积聚于膀胱直肠凹或子宫直肠凹。其临床特点为局部表现明显而全身表现轻微。患者有里急后重，大便次数增

多、带黏液，或尿频、尿急、排尿困难等。直肠指检可发现直肠前壁饱满、有触痛或波动感。B 超有助诊断。排空膀胱后经直肠或阴道后穹隆穿刺抽得脓液可确诊。治疗原则为：除积极治疗原发病外，早期宜用温盐水保留灌肠或热水坐浴，并给予抗生素以促进炎症消散吸收。若直肠指诊发现有明显波动感，经穿刺抽得脓液后，应及时切开引流。排尽脓液后安放软质多孔乳胶管引流。一般 3～4 天拔除，行高锰酸钾热水坐浴，让其自然愈合。对已婚妇女，脓肿向阴道突出者，可经阴道后穹隆切开引流。

（二）膈下脓肿

膈下脓肿指所有位于膈肌之下、横结肠和其系膜以上间隙内的局限性脓肿。虽发生率较低，但早期表现不明显、不易发现，诊断后难处理，预后较差，故应高度警惕。膈下发生感染的临床特点是全身中毒症状严重，如持续弛张热，伴寒战、出汗、脉快、食欲差、乏力、消瘦、白细胞计数和中性粒细胞比例增高等表现，要注意上述的临床表现往往发生在急性腹膜炎的恢复期，或腹腔手术后 1 周左右。此外 B 超、X 线检查、CT、膈下诊断性穿刺均有助于诊断。治疗原则：膈下感染未形成脓肿前，宜用抗生素等非手术疗法控制感染；一旦脓肿形成须及时引流。

（三）肠间脓肿

肠间脓肿指脓液积聚于肠管、肠系膜与网膜之间，大小不等，可单个或多个。因脓肿周围有广泛粘连，常伴不同程度的粘连性肠梗阻表现。腹痛及肠鸣音亢进；X 线检查有肠间隙增宽及肠曲充气或气液平面；B 超、CT 可确定脓肿的部位，治疗一般可采用抗生素疗法，较大脓肿需剖腹引流。

☞考点：腹腔脓肿的类型

三、护理问题

1. 疼痛　与腹膜炎症刺激有关或手术有关。

2. (有)体液不足(危险)　与体液丢失(呕吐、腹腔积液、肠内积液、禁饮食、胃肠减压等)有关。

3. 低效性呼吸型态　与腹痛、腹胀有关。

4. 体温过高　与腹腔内感染、毒素吸收有关。

5. 潜在并发症：感染性休克、盆腔脓肿、膈下脓肿、粘连性肠梗阻等。

四、护理措施

（一）非手术治疗与术前护理

1. 禁食、胃肠减压　以减轻胃肠内积气，特别是胃肠道穿孔时可减少消化道内容物流入腹腔，减轻对腹膜的疼痛刺激，减少毒素吸收，降低肠壁张力，改善胃肠壁的血供，有利于炎症局限和吸收以及胃肠功能

的恢复。

2. 半卧位 在无休克的情况下采取半卧位,以利于腹腔渗出液积聚盆腔,因腹膜上部的吸收能力较下部强,故可减轻感染中毒症状,并利于炎症局限及引流;同时使腹肌放松、膈肌下降,利于呼吸及循环。休克患者可取平卧位。

3. 输液或输血 建立通畅的静脉输液通道,遵医嘱静脉输液,补充足够的水、电解质和营养,必要时输全血或血浆,以维持有效的循环血量。要安排好输液顺序,根据病情和补液监测指标及时调整输液速度、量和种类。对长期不能进食的患者,应及早采用完全胃肠外营养,以补充患者高热量、高蛋白、高维生素,增强其机体抵抗力。

4. 抗感染 应选用广谱抗生素,或根据细菌药物敏感试验结果选择抗生素控制感染。注意给药途径及配伍禁忌等。

5. 疼痛护理 对诊断不明仍需观察或治疗方案未明确的患者,禁用吗啡、哌替啶等镇痛剂,以免掩盖病情。

6. 病情观察 定时监测生命体征、测定血电解质,必要时测中心静脉压以指导补液量等。准确记录24小时出入量,对重患者应测每小时尿量,必要时留置尿管。观察腹痛、腹胀等情况。遵医嘱抽取血液标本进行血液常规及生化测定。

7. 心理护理 注意观察患者的心理及情绪变化,关心、体贴患者,有针对性地对患者及家属做好解释工作,消除或减轻患者焦虑情绪。及时向家属或患者说明病情变化及有关治疗,护理措施的意义,帮助患者树立信心,积极配合治疗与护理。

8. 做好急诊手术准备。

9. 其他护理 做好高热护理,口腔护理,生活护理等。

（二）手术后护理

1. 体位和活动 血压平稳后,取半卧位。病情允许,鼓励患者早期活动,以促进术后恢复,防止粘连性肠梗阻的发生。

2. 禁食、胃肠减压 术后患者应禁饮食并胃肠减压,在2~3天后,待肠蠕动恢复,拔除胃管后,可进流质饮食,少量多餐。如无腹胀、腹痛、呕吐等不适,逐渐改半流质饮食或普食。行胃肠吻合者,术后进食时间、进食性质更须严格控制。

3. 补液及营养 术后继续补充水、电解质、维生素及蛋白质,以维持术后机体高代谢与修复的需要,维持水、电解质代谢的平衡。

4. 用药护理 术后遵医嘱适当应用镇痛剂或镇痛泵减轻疼痛,继续使用抗生素控制感染。

5. 伤口护理 预防伤口污染或感染。观察切口敷料是否干燥,有渗血或渗液应及时更换;观察切口

愈合情况,及早发现切口感染征象。对腹胀明显的患者可加用腹带,以使患者舒适及防止伤口裂开。

6. 腹腔引流护理 腹腔引流常用的引流管有硅管、乳胶管或双腔引流管等。护理时应掌握每条引流管的引流部位和作用,及时接通并妥善固定引流管,不要受压或扭曲,保持引流通畅、有效。准确观察并记录引流液的量、颜色和性状。当患者体温及血细胞计数恢复正常,腹部症状体征缓解,引流液量明显减少,色清,即可考虑拔管。

7. 严密病情观察 监测血压、脉搏、体温、呼吸功能、尿量、腹部体征、引流情况及伤口情况等,并观察有无脱水、休克和代谢紊乱情况。

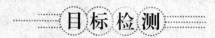
考点:腹膜炎的护理措施

（三）健康指导

1. 指导患者早期进行适当活动,防止肠粘连。

2. 进食易消化食物,少食多餐,避免进食过凉、过硬及辛辣食物,以防止在肠粘连基础上诱发肠梗阻。

3. 如有腹痛、腹胀、恶心、呕吐、发热等不适时,应及时去医院复诊。

目标检测

选择题

A₁ 型题

1. 急性腹膜炎的最主要症状是（　　）
   A. 腹痛　　　　　　　　B. 发热
   C. 恶心　　　　　　　　D. 呕吐
   E. 腹泻

2. 诊断急性腹膜炎最重要的体征（　　）
   A. 腹胀　　　　　　　　B. 腹膜刺激征
   C. 肝浊音界消失　　　　D. 肠鸣音减弱
   E. 移动性浊音

3. 急性腹膜炎腹痛的特点是（　　）
   A. 阵发性绞痛　　　　　B. 持续性疼痛阵发性加剧
   C. 腹痛向肩胛部放射　　D. 持续性疼痛,多较剧烈
   E. 钻顶样绞痛

A₂ 型题

4. 患者,男,50 岁,急性腹膜炎性腹腔引流术后 5 天,患者出现下腹部坠胀感,大便次数增多,黏液便,伴尿频、尿急、排尿困难等症状,考虑并发（　　）
   A. 急性肠炎　　　　　　B. 膀胱炎
   C. 膈下脓肿　　　　　　D. 盆腔脓肿
   E. 肠襻间脓肿

5. 急性腹膜炎患者治疗过程中,发现高热、呃逆和上腹疼痛,季肋区有深压痛和叩击痛,宜考虑（　　）
   A. 急性胸膜炎　　　　　B. 急性胆囊炎
   C. 肠间脓肿　　　　　　D. 膈下脓肿
   E. 肝脓肿

第3节 腹部损伤患者的护理

案例 16-3

患者,男,44 岁。腹部损伤 1 小时入院,自述腹痛,检查:P 112 次/分,BP 80/60mmHg。面色苍白、四肢湿冷。腹膨隆,全腹压痛、反跳痛,移动性浊音(+),肝浊音界存在,肠鸣音稍弱。

问题:

该患者应诊断为何脏器损伤?为明确诊断还应做哪些必要检查?应如何处理?

一、概　　述

腹部损伤(abdominal injury)包括腹壁和腹腔脏器的损伤,发病率占全身损伤的 0.4%～0.8%,其严重性在于腹内脏器损伤可致大出血或腹膜炎。腹部损伤的死亡率可高达 10%～20%。早期正确的诊断和及时合理的处理是降低腹部损伤患者死亡率的关键。

链接 »

腹部损伤早期诊治的重要性

腹部创伤的关键在于有无合并内脏器官的损伤,单纯腹壁外伤对伤员生命没有多大威胁,重要的是内脏损伤后引起的大出血、休克、感染、腹膜炎等,病情多较危重。腹部创伤的死亡率与伤后迅速准确的判断、及时正确的处理有密切关系;伤后 2 小时内获得正确治疗者,90% 可望治愈,随着时间的延迟,死亡率明显增加。故要降低死亡率,首先要尽力缩短受伤至确定性手术时间,同时要提高抢救及诊治技术,防止漏诊。

(一)病因与分类

临床上将腹部损伤分为闭合性损伤和开放性损伤两大类:

1. **闭合性腹部损伤**　多因坠落、碰撞、挤压、冲击、拳打脚踢等钝性暴力所致,可分为单纯腹壁损伤和合并内脏损伤两种情况。与开放性比较,闭合性损伤更具重要的临床意义,因为闭合性损伤体表无伤口,要确定有无内脏损伤,有时较困难。如果不能及早确定内脏是否受损,很可能贻误手术时机而导致严重后果。

2. **开放性腹部损伤**　多因刀刺、枪弹、弹片等锐器所致。可分为三种情况:①开放性单纯腹壁损伤;②穿透性伤,经腹壁穿破腹膜入腹腔者;③贯通伤,致伤物穿破对侧腹壁,有入口和出口。后两者均为开放性腹内脏器损伤。

腹部损伤的范围、严重程度、是否伤及内脏以及伤及哪些内脏等情况,在很大程度上取决于暴力的强度、速度、着力部位和作用方向等因素;此外,内脏本身的解剖特点、功能状态以及是否有病理改变等内在因素对上述情况也有影响。如肝、脾、肾等实质器官组织脆弱、血供丰富、位置比较固定,在受到暴力打击后,比其他内脏容易破裂,尤其是原来已有病理情况存在者;肠道的固定部分比活动部分更容易受损;充盈的空腔脏器比排空者更易破裂。

(二)临床表现

对腹部损伤者必须判断是单纯腹壁损伤还是腹腔内脏器损伤;腹腔内脏损伤时应判断是实质性脏器损伤还是空腔脏器损伤;是否合并其他部位损伤。

1. **单纯腹壁损伤**　①全身症状轻,一般情况妤;②腹部疼痛局限,有压痛、肿胀和瘀斑,其程度随时间延长逐渐减轻;③辅助检查一般无异常。

2. **腹腔内脏器损伤**　出现下列情况之一,即应考虑腹腔内脏器损伤:①早期出现休克;②腹痛和腹膜刺激征有进行性加重或范围扩大者;③有气腹征或移动性浊音;④有呕血、便血或血尿等;⑤直肠指检、腹腔穿刺、腹腔灌洗等有阳性发现;⑥红细胞计数进行性下降,白细胞计数上升。

(1)实质性脏器(脾、肝、肾、胰等)损伤,伤后以腹腔内出血为主要表现,根据出血的量和速度,患者常表现不同程度的失血性休克。如面色苍白、脉搏加快、出冷汗、血压下降等。若肝、胰损伤时,伴有胆汁或胰液溢入腹腔,则有明显的腹膜刺激征。

(2)空腔脏器(胃、肠、胆道、膀胱等)损伤,伤后以急性腹膜炎为主要表现,即患者出现持续性剧烈腹痛,伴恶心、呕吐;严重的腹膜刺激征和气腹征,肝浊音界缩小或消失,肠鸣音减弱或消失;随后出现体温升高、脉快、呼吸急促等全身中毒表现,最终可发生感染性休克。

(三)辅助检查

1. **实验室检查**　实质性脏器破裂时,血常规检查红细胞计数、血红蛋白值、血细胞比容进行性下降;空腔脏器破裂时,白细胞计数及中性粒细胞明显增高;胰腺损伤时,血、尿淀粉酶值增高;尿常规检查发现红细胞,提示有泌尿系统损伤。

2. **影像学检查**　X 线立位腹部平片见到膈下游离气体,提示胃肠道破裂;B 超检查、CT 检查主要用于判断实质性脏器损伤。

3. **腹腔穿刺和腹腔灌洗**　腹腔穿刺是简单、快捷、安全及诊断率高的辅助诊断措施,阳性率可达90%。通过观察穿刺抽出液的性状,如血液、胆汁、胃肠内容物、尿液等并收集标本做细胞计数、细菌涂片及培养,必要时测淀粉酶来分析受损脏器的情况。对疑有内脏器官损伤而腹穿为阴性者,应密切观察病情,可重复腹腔穿刺或改行腹腔灌洗术。

☞考点:腹部损伤的表现和诊断

链接 »»»

诊断性腹腔灌洗术

在腹中线上取穿刺点,穿刺方法与诊断性腹腔穿刺术相同。将有多个侧孔的细塑料管经针管送入腹腔深处后,在管的尾端连接一盛有500~1000ml无菌0.9%氯化钠溶液的输液瓶,倒挂起输液瓶,使0.9%氯化钠溶液缓慢流入腹腔。当液体流完或患者感到腹胀时,将瓶放正置于床面以下,利用虹吸作用使腹内灌注液流回输液瓶内。取瓶中液体进行肉眼或显微镜下检查,必要时涂片、培养或检测淀粉酶含量。符合以下任何一项者,均可确定检查结果为阳性:①灌洗液被染红(25ml血液可染红1000ml灌洗液或含黄绿色的胆汁、肠内容物等);②灌洗液涂片发现有细菌;③取样本送检红细胞计数超过$100×10^9$/L或白细胞计数超过$0.5×10^9$/L;④送检淀粉酶高于100(Somogyi)单位。

案例16-3分析

患者有腹外伤史,有失血性休克表现,腹膨隆,有腹膜刺激征,移动性浊音(+)。考虑为实质性脏器损伤,需进行诊断性腹腔穿刺检查。做好手术准备,急诊行剖腹探查术。术中发现为脾破裂,行脾切除术。

(四)治疗原则

1. 现场急救 以挽救生命为首要目的,先处理危及生命的因素。如心搏骤停、窒息、开放性气胸以及损伤处大量出血等。若腹部有开放性伤口,应采取措施及时止血,对已脱出的内脏切忌强行将其回纳入腹腔,以免加重腹腔污染,应用干净的大碗(或用宽皮带作为保护圈)盖住脱出之内脏,防止受压,外面再加以包扎,适当处理后迅速送往医院救治。

2. 院内处理

(1)对单纯性开放性腹壁损伤,应及早行清创术,并注射抗生素及TAT;对闭合性腹壁损伤,须密切观察病情变化,警惕合并内脏损伤。

(2)对不能肯定内脏损伤而又怀疑者,应酌情严密观察24~72小时,在此期间应注意让患者卧床休息,不得下床活动,连续监测生命体征和腹部情况,积极防止休克和感染,禁食、禁灌肠、禁用泻剂、禁用吗啡类药物。

(3)对确诊或高度怀疑内脏损伤者,应立即做好急诊手术前准备,尽早施行手术治疗,手术治疗的基

本原则是先处理出血性损伤脏器,后处理穿孔性脏器。对实质性脏器破裂所致的腹腔内大出血,应边抗休克边手术;对空腔脏器破裂的患者,应先抗休克后手术;若经治疗休克仍未好转,则在继续抗休克的同时进行手术,术中根据脏器的损伤情况作相应处理。

二、常见腹内脏器损伤

(一)脾破裂

1. 分类 脾破裂占各种腹部损伤的40%~50%,按脾破裂的部位和程度可分为:①中央型破裂(脾实质深部破裂);②被膜下破裂(脾被膜下实质部分破裂);③真性破裂(脾实质和被膜均破裂)。前两种因被膜完整,出血量受到限制,可形成血肿而被吸收,但较大的被膜下血肿,在某些轻微力量作用下,造成被膜破裂发生腹腔内大出血。临床所见脾破裂,约85%是真性破裂。

2. 临床表现 有左下胸或左上腹外伤史,左上腹痛,若膈神经受激惹,可有左肩背放射痛。真性脾破裂出血量大,多有腹内出血征、积血征,如失血性休克、血性腹膜炎、腹部移动性浊音、左下腹穿刺得不凝固血液、红细胞计数进行性下降等。脾被膜下和实质内破裂者,因脾被膜完整,出血量受到限制,可出现脾包膜下血肿征;临床可无明显内出血征象而不易被发现,尤其是被膜下血肿在某些微弱外力的作用下,即可突然发生破裂,导致严重后果,一般发生在腹部外伤后1~2周,应予警惕。B超显示脾增大,有积液,X线检查可见脾影加宽、左膈抬高、活动受限等,诊断即可确立。

3. 治疗原则

(1)真性脾破裂:对无休克或容易纠正的一过性休克,B超、CT等影像学检查证实脾裂伤表浅、局限,无其他腹腔内脏损伤者可在严密观察下行非手术治疗,如发现继续出血,应中转手术。不符合非手术治疗条件者,应剖腹探查:①抗休克同时紧急手术;②脾手术首先是止血,可通过局部填塞止血剂(微纤胶原)、脾动脉结扎;③脾处理,争取脾修补、部分切除,尽可能保留脾组织,只有情况不允许修补时才做脾全切;④清理腹腔,必要时腹腔引流。

链接 »»»

脾切除后OPSI

1952年King等就提出脾切除术后发生全身性凶险性感染(overwhelming post-splenectomy infection, OPSI)的危险性,促使人们重新认识脾脏的生理功能,尤其是免疫功能。现已认识到脾脏是人体中有着重要功能的器官,不能轻易切除,脾切除后免疫功能受损,易发生感染,所以尽可能采用保留脾脏的手术。

（2）包膜完整的脾破裂：①因确诊不易，故对有怀疑者，应严密观察，尽量卧床 3 周以上。因伤后 1～2 周，即使轻微外力也可突然诱发完全性破裂。②一旦变为完全破裂，应及时手术处理。

（二）肝破裂

肝位于右季肋部，因体积较大、组织脆弱，受暴力后可发生肝破裂，导致肝组织破坏及肝内管道系统断裂。

1. 分类　类似脾破裂，分为中心型、被膜下和真性破裂 3 种。后者因有胆汁流入腹膜腔，故腹膜炎表现严重。

2. 临床表现　有右下胸、右上腹、右腰部受伤史，右上腹痛，右肩背放射痛。肝被膜下和实质内肝破裂者，有包膜下血肿，叩诊肝浊音界增大，B 超、CT、X 线检查可有阳性发现。真性肝破裂的患者除失血性休克外，常有较重的胆汁性腹膜炎，有移动性浊音、肠鸣音消失、腹腔穿刺抽出混有胆汁的血液等表现。偶尔血液经胆管流入十二指肠，会出现呕血或柏油样便，临床上把有腹外伤、胆绞痛及消化道出血三联症者，称为外伤性血胆症。

3. 治疗原则　虽类似脾破裂，但肝破裂病情严重，处理复杂，故凡有怀疑者，均应在抗休克处理下，尽早手术处理。肝破裂的手术原则是尽量保留肝脏，彻底清创，妥善止血，清理腹腔，通畅引流。

（三）小肠损伤

空腔脏器损伤包括十二指肠、空回肠、结肠、直肠损伤等。前两者可统称小肠损伤，因十二指肠损伤较少且常合并其他损伤，处理较复杂。以下主要介绍临床上较多见的空、回肠损伤。

1. 临床表现　有腹部外伤史，特别是腹中部外伤史。肠破裂后肠内容物流入腹腔致急性腹膜炎表现，腹腔穿刺抽出稀薄的肠内容物等。气体溢入腹腔致气腹征，肝浊音界缩小或消失，X 线检查示膈下有游离气体。

2. 治疗原则　空、回肠破裂的诊断一旦明确，应立即手术治疗。手术方式以简单修补为主。必要时行肠部分切除吻合术。空、回肠损伤经修补或切除吻合后，应禁食、胃肠减压，并用抗生素预防感染等。

（四）结肠损伤

结肠损伤较常见于腹内多器官损伤时，多为单发穿孔，破损早期症状和体征常不明显，易漏诊。结肠的肠壁薄、蠕动强、血运差、愈合力弱，肠内细菌量多，易在晚期出现弥漫性腹膜炎或腹膜后严重感染，预后不良，须高度警惕。

1. 临床表现　有腹、腰背部，尤其是腹周围部位受伤史。局部腹痛或压痛轻，而全身感染中毒症状较重。腹腔内结肠穿孔，有腹膜炎表现，膈下有游离气体，腹穿可得粪性液体；腹膜后结肠穿孔，可有腰部胀痛、血便、腹膜外气肿和积存粪液等，容易漏诊，常导致严重的腹膜后感染。

2. 治疗原则　对可疑结肠损伤患者，及早剖腹探查，疗效好坏取决于能否早期手术。手术方式：①一期修补或加造口术；②肠外置术；③肠切除吻合（限于右半结肠）。

三、护理问题

1. 焦虑和恐惧　与突然遭受暴力致伤、害怕死亡、内脏脱出的视觉刺激等有关。

2. 疼痛　与腹部损伤、手术有关。

3.（有）体液不足（的危险）　与损伤致腹腔内出血、严重腹膜炎失血失液有关。

4. 潜在并发症：失血性或感染性休克、急性腹膜炎、腹腔脓肿、切口感染等。

四、护理措施

（一）急救措施

现场抢救仍坚持抢救生命第一，恢复功能第二的原则。对开放性腹部损伤，应及时包扎腹壁伤口，如肠管脱出，原则上用大块敷料覆盖或大容器覆盖固定，不向腹腔内回纳，以免污染腹腔。如有大量肠管脱出时，由于肠系膜受到牵拉或被伤口缩窄，可引起休克或肠缺血坏死，故应先送回腹腔暂时包扎，同时迅速建立静脉通道，进行补液，预防休克，及时送往医院做好术前准备。

（二）非手术治疗及手术前护理

1. 心理护理　应关心、体贴、同情患者，及时向患者解释病情变化及相应检查的目的和手术治疗的必要性，并进行相关知识的指导，减轻患者焦虑、恐惧感，以取得患者各方面的配合。

2. 病情观察　加强生命体征的监测，每 15～30 分钟测定一次；动态检测红细胞计数、血细胞比容和血红蛋白值，必要时每小时检查一次，并加强腹部症状、体征的变化观察，每 30 分钟巡视一次；注意有无失血性休克、急性腹膜炎等并发症的发生。如有异常，及时报告医生，如腹痛和腹膜刺激征有进行性加重或范围扩大；肠鸣音逐渐减少、消失或明显腹胀；积极救治休克情况不见好转反而恶化；膈下出现游离气体；腹腔穿刺吸出气体、不凝固血液或肠内容物；红细胞计数进行性下降，白细胞计数上升等。

3. 体位　休克者采取平卧位或中凹卧位（即上下肢各抬高 10°～30°）；如无休克，应采取半卧位，避免过多活动,不随意搬动;如需作 X 线、B 超等检查,应有专人护送。

4. 禁食 对病情严重或疑有内脏损伤的患者,须绝对禁食,必要时行胃肠减压,以减轻腹胀,减少胃肠内容物漏入腹腔。

5. 输液、抗感染 禁食期间及时补充体液,以维持水电解质平衡及供给热量、维生素等,并按医嘱应用抗生素防治感染。

6. 其他 诊断未明确前,禁用吗啡、哌替啶等镇痛药物,以免掩盖病情。协助做诊断性腹腔穿刺或腹腔灌洗。一旦决定手术,应及时完成腹部急症手术的术前准备。

(三)术后护理

原则上与急性腹膜炎患者的护理措施相同。对不同脏器损伤的术后特殊护理,见有关章节器官损伤护理。

☞考点:腹部损伤的护理措施

(四)健康指导

1. 加强宣传安全教育知识,如劳动保护、安全生产、安全行车、遵守交通规则等,避免意外损伤的发生。

2. 普及各种急救知识,在发生意外事故现场,能及时进行简单有效的急救或自救。

3. 一旦发生腹部损伤,无论轻重,都应经专业医务人员检查,以免延误诊治。

4. 出院后要适当休息,保持好的心态,适当锻炼,增加营养,促进康复。若有腹痛、腹胀、肛门停止排便排气等不适,应及时到医院就诊。

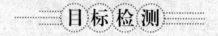

选择题

A₁ 型题

1. 鉴别实质性脏器损伤与空腔脏器损伤最有意义的是( )
   A. 受伤程度　　　　　B. 腹痛性质
   C. 腹胀轻重　　　　　D. 腹膜刺激征程度
   E. 腹腔穿刺液的性质

2. 确诊腹部实质性脏器损伤的主要依据是( )
   A. 腹痛、腹胀的程度　　B. 腹腔穿刺抽出不凝固血
   C. 移动性浊音存在　　　D. 膈下游离气体
   E. 板状腹

3. 早期易漏诊的腹内脏器损伤是( )
   A. 胃穿孔　　　　　　B. 小肠损伤
   C. 结肠破裂　　　　　D. 脾破裂
   E. 肝破裂

4. 处理疑有腹腔内脏损伤的患者,错误的是( )
   A. 尽量少搬动患者　　B. 注射镇痛剂

   C. 安置半卧位　　　　D. 禁食、输液
   E. 注射广谱抗生素

5. 哪一种腹腔内脏器损伤检查时腹膜刺激征不明显?( )
   A. 肝破裂　　　　　　B. 脾破裂
   C. 胰破裂　　　　　　D. 肠穿孔
   E. 胃穿孔

6. 救治严重腹部损伤患者的首要措施是( )
   A. 禁食、输液　　　　B. 应用抗生素
   C. 预防休克　　　　　D. 禁用吗啡类止痛剂
   E. 应用 TAT

A₂ 型题

7. 某男,20 岁,因车祸撞击右上腹部,表现出腹腔内出血症状,同时伴有明显的腹膜刺激征,应首先考虑( )
   A. 脾破裂　　　　　　B. 肝破裂
   C. 肾破裂　　　　　　D. 胃破裂
   E. 胆囊破裂

A₃ 型题

(8~10 题共用题干)

李某,男,38 岁。腹部撞伤 4 小时,面色苍白,四肢厥冷,BP 75/55mmHg,P 140 次/分,全腹轻度压痛、反跳痛与肌紧张,腹部透视无异常。

8. 该患者应考虑可能是( )
   A. 严重的腹壁软组织挫伤
   B. 腹膜后血肿
   C. 十二指肠破裂
   D. 肝脾破裂
   E. 胃破裂

9. 以下处理措施错误的是( )
   A. 给予清淡流质
   B. 观察生命体征变化
   C. 注意腹部症状体征变化
   D. 输液、给氧
   E. 避免活动

10. 在观察期间应禁用的是( )
    A. 甲硝唑　　　　　　B. 多巴胺
    C. 酚磺乙胺　　　　　D. 吗啡
    E. 青霉素

第 4 节　胃、十二指肠溃疡患者的护理

📖 **学习目标**

1. 熟悉胃、十二指肠溃疡手术适应证。

2. 掌握胃、十二指肠溃疡急性穿孔、大出血及幽门梗阻的主要临床表现。

3. 熟悉溃疡病行胃大部切除术后的并发症及表现。

4. 掌握胃大部分切除术前、术后护理及健康指导。

孙某,男,56岁。既往溃疡病史十余年,近期发作频繁,未作系统治疗。饱餐后突发上腹部剧痛,难以忍受,很快漫及全腹,呈持续性。发病不久即出现恶心、呕吐。呕吐物为胃内容物。发病4小时入院。查体:T 37℃,P 90次/分,R 22次/分,BP 105/75mmHg。抬入病房,痛苦面容,屈曲卧位。心肺正常。腹平坦,腹部触诊呈板状,全腹压痛、反跳痛均阳性,并以上腹部为重;叩诊肝浊音界消失;听诊肠鸣音消失。辅助检查:血常规:WBC 19.6×10^9/L,腹透可见膈下半月形游离气体影。

问题:

请提出患者的初步诊断,应如何处理?

一、胃、十二指肠溃疡的外科治疗

胃、十二指肠溃疡是消化系统的常见病,发病率约为10%。胃溃疡多见于中老年,而十二指肠溃疡多见于青壮年,并且男性多于女性。大多数患者经严格的内科治疗可以治愈,仅少数需外科治疗。其主要手术适应证有以下三类:①胃、十二指肠溃疡的严重并发症——急性穿孔、溃疡大出血、瘢痕性幽门梗阻;②胃溃疡不能除外恶变或已经恶变者;③顽固性溃疡。

(一)胃、十二指肠溃疡急性穿孔

胃、十二指肠溃疡急性穿孔(acute perforation of gastroduodenal ulcers)是溃疡病常见的严重并发症,也是外科较常见的急腹症之一,以中老年男性多见。穿孔的位置常在胃小弯和十二指肠壶腹部前壁。溃疡穿孔大部分为十二指肠溃疡穿孔,与胃溃疡穿孔的比为15:1。

┌─ 链 接 >>> ─────────────
穿孔为何后壁少见

溃疡穿孔是活动期的溃疡逐渐向深部侵蚀,穿透浆膜的结果。位于后壁的溃疡在侵蚀浆膜层前多与邻近器官发生粘连,形成慢性穿透性溃疡,因而很少出现急性穿孔。
└────────────────────

1. 临床表现

(1)多数患者有溃疡病史,穿孔前常觉溃疡病症状加重;约10%患者没有溃疡病史而突然发生穿孔。穿孔前常有暴饮暴食、进食刺激性食物、情绪激动、过度疲劳或服用皮质激素药物等诱发因素。穿孔多在夜间空腹时或饱餐后发生。

(2)症状:典型的症状为突发上腹部刀割样持续性剧痛并很快波及全腹,但以上腹部为重;消化液可顺结肠旁沟流至右下腹,可有右下腹痛;常伴有恶心、呕吐,腹痛剧烈时可发生休克,主要是腹膜受刺激后引起

的神经性休克;数小时后,由于穿孔液受腹膜渗出液的稀释,腹痛可有所减轻,而后又因细菌性腹膜炎的发展,症状又再次明显,最终可出现中毒性休克现象。

(3)体征:患者痛苦面容,被动体位,不敢活动、咳嗽或深呼吸,腹式呼吸减弱或消失;全腹有明显的压痛、反跳痛和腹肌紧张,以上腹部最明显,严重时可出现"板状腹";肝浊音界缩小或消失,腹腔积液多时可叩出移动性浊音;晚期因肠麻痹而全腹膨胀,肠鸣音消失。

☞考点:溃疡病急性穿孔的临床表现

2. 辅助检查
站立位X线检查有80%～90%患者膈下见到半月状的游离气体影,对诊断帮助很大;血常规见白细胞计数及中性粒细胞增高;腹腔穿刺可抽得黄色浑浊液体等。

3. 治疗原则

(1)非手术治疗:适用于一般情况好的空腹小穿孔,腹膜炎较局限,无出血、幽门梗阻及恶变等并发症的患者。方法:①禁饮食,胃肠减压;②静脉补液,维持水、电解质平衡并给予营养支持;③联合应用广谱抗生素控制感染;④再配合以H_2受体阻断剂或质子泵抑制剂等抑酸药。

(2)手术治疗:适用于经非手术治疗6～8小时后病情无好转或反复加重的患者。穿孔时间在12小时以内、腹腔污染轻、全身情况较好者可施行胃大部切除术;对不能耐受大手术或穿孔时间超过12小时、腹腔感染严重者可行单纯穿孔修补术。

┌─ 链 接 >>> ─────────────
穿孔修补术与胃大部切除术有何特点

单纯穿孔缝合术的优点是操作简便易行、手术时间短、危险性小,即便设备较差的医院也可以施行;缺点是未能治疗原发病;胃大部切除术的优点是一次手术既解决了穿孔问题又解决了溃疡病的治疗问题,远期效果满意者达95%以上,但操作较复杂、危险性较大,需要一定的手术设备及技术条件。究竟是选择穿孔单纯缝合术还是选择胃大部切除术,目前观点趋于统一,因内科治疗溃疡病效果满意,且费用较前明显减少,建议一期行穿孔修补术,术后患者继续治疗溃疡病。但胃癌穿孔或可疑恶变的患者应行胃大部切除术或根治性手术。
└────────────────────

案例 16-4 分析

患者有溃疡病史,腹痛发作突然,为全腹痛,有腹膜刺激征及气腹征。诊断为溃疡急性穿孔。患者为饱餐后穿孔,腹腔污染重,所以应手术治疗。

(二)胃、十二指肠溃疡急性大出血

出血是胃十二指肠溃疡最常见的并发症。由于溃疡侵蚀溃疡基底血管并导致破裂,多数患者曾有典型的溃疡史,常因服用阿司匹林等药物而诱发。

1. **临床表现** 主要表现为呕血或柏油样便。呕血前有恶心,便血前突感便意,便血后常感心悸、乏力、虚弱、头晕甚至晕厥。一般出血量 5ml 粪便潜血实验即呈阳性,50ml 以上可呈柏油样便,出血量超过 400ml 或出血速度快,可出现头晕、心悸、脉速等血容量不足表现,出血量超过 800ml 者可出现出血性休克症状。

☞考点:溃疡病急性大出血的临床表现

2. **辅助检查** 血常规检查可见血红蛋白值、红细胞计数及血细胞比容下降;在出血间歇还可行纤维胃镜检查确诊。

3. **治疗原则**

(1)非手术治疗:大多数患者经非手术治疗可以止血;方法包括输液、输血、应用止血剂、应用 H_2 受体阻断剂和质子泵抑制剂等制酸药、急诊胃镜止血等。

(2)手术治疗:适用于非手术治疗无效或出血量大、短期内出现休克者或年龄在 60 岁以上的老年患者,应及时手术治疗。方法包括胃大部切除术或单纯的溃疡基底部出血动脉贯穿缝合结扎术。

(三)胃、十二指肠溃疡瘢痕性幽门梗阻

瘢痕性幽门梗阻(pyloric obstruction)多为十二指肠溃疡反复发作形成瘢痕并发生狭窄之后的并发症。

1. **临床表现** 有长期溃疡病反复发作史。多见于十二指肠溃疡以及幽门附近的胃溃疡。主要表现为呕吐,常发生在晚间或下午,呕吐量大,含隔夜或隔餐食物,有酸臭味,不含胆汁。呕吐后自觉胃部舒适,故患者常自己设法诱吐。由于长期呕吐,可出现营养不良、脱水、电解质紊乱、低钾低氯性碱中毒,体重减轻。体检上腹部膨隆,可见扩大的胃型及自左向右的胃蠕动波,手拍上腹可闻及振水音。

2. **辅助检查** X 线钡餐检查可见胃高度扩张,胃内钡剂排空延迟。

3. **治疗原则** 瘢痕性幽门梗阻是手术治疗的绝对适应证。治疗的目的是解除梗阻,使食物和胃液进入小肠,从而维持营养及纠正水、电解质和酸碱平衡失调。手术方法包括胃大部切除术,但对胃酸低、全身情况差的老年患者,以胃空肠吻合术为宜。

链 接 >>>

世界上第一例成功的胃切除术

Theodor Billroth (1829—1894) 出生于挪威的卑尔根 (Bergen),曾在威尼斯大学任外科学教授。他在 1881 年 1 月 29 日为一位因胃癌引起幽门梗阻的 43 岁的女患者作了胃切除术,术后患者生存了 14 个月。这是世界上第一例成功的胃切除术,所行的术式后来被命名为毕氏 I 式胃大部切除术。他于 5 年后又发明了毕氏 II 式胃大部切除术。

(四)胃手术简介

胃、十二指肠溃疡的外科治疗方法有胃大部切除术和胃迷走神经切断术等。胃大部切除术是治疗胃、十二指肠溃疡的首选术式。

1. **胃大部切除术(subtotal gastrectomy)**

治愈溃疡的主要理论依据是:①切除了溃疡和溃疡的好发部位;②切除胃体大部,使分泌胃酸和胃蛋白酶原的腺体减少;③切除了胃窦部,消除了促胃液素引起的胃酸分泌等。吻合方式:胃大部切除术,是将胃远端 2/3 至 3/4,包括幽门窦和十二指肠壶腹部的一部分切除(图 16-10),然后再吻合。其术式分为两大类:①毕氏(Billroth) I 式,将残胃与十二指肠直接对端吻合(图 16-11)。术后并发症少,较适于胃溃疡患者;②毕氏 II 式,先将十二指肠断端缝闭,再将残胃与空肠行端侧吻合(图 16-12)。该手术比 I 式复杂,并发症很多,应注意防治。

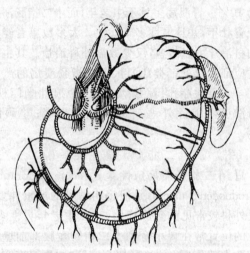

图 16-10 胃大部切除术范围

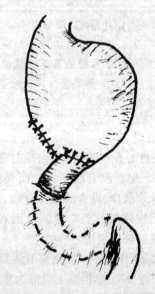

图 16-11 毕氏 I 式胃大部切除术

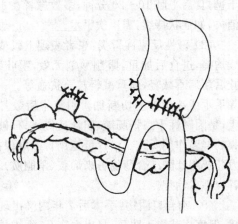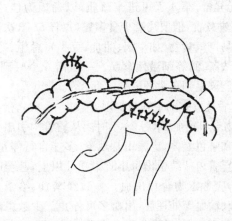

图 16-12　毕氏Ⅱ式胃大部切除术的两种术式

2. 迷走神经切断术（vagotomy）　胃迷走神经切断术主要用于治疗十二指肠溃疡。其理论依据是：迷走神经切断术，既消除神经性胃酸分泌，又消除迷走神经引起的促胃液素分泌，从而使体液性胃酸分泌减少。手术类型有：①迷走神经干切断术；②选择性胃迷走神经切断术；③高选择性迷走神经切断术。其中高选择性迷走神经切断术是临床上实施迷走神经切断的主要式。

二、护理问题

1. 疼痛　与胃、十二指肠疾病本身及其并发症或手术创伤有关。

2. 营养失调：低于机体需要量　与摄入不足、消化吸收障碍、消耗增加有关。

3. （有）体液不足（的危险）　与禁食、急性穿孔、大出血、幽门梗阻等引起的失血、失液有关。

4. 潜在并发症：术后出血、吻合口梗阻、十二指肠残端破裂、空肠输入段或输出段梗阻、倾倒综合征、胃潴留及胃小弯坏死穿孔等。

三、护理措施

（一）术前护理

1. 心理护理　对患者要关心、体贴，解释手术的必要性和注意事项，及时解答患者的疑惑，增强患者对手术治疗的信心。

2. 择期手术患者的准备　饮食应少食多餐，选择高营养、高维生素、高热量、高蛋白、易消化、无刺激性的食物，避免进食刺激性食物。必要时行肠外营养。拟行迷走神经切断术的患者，术前应作基础胃酸分泌量和最大胃酸分泌量测定，以鉴定手术后效果。

3. 急性穿孔患者术前准备　立即禁饮食，胃肠减压，以减少胃肠内容物继续流入腹腔，有利于穿孔自行闭合及腹膜炎的好转。无休克者采取半卧位，输

液、应用抗生素等，并加强生命体征、腹痛、腹膜刺激征及肠鸣音等变化监测。

4. 急性大出血患者术前准备　患者取平卧位，可给镇静剂，一般应暂禁食。定时测血压、脉搏，观察有无口渴、面色苍白、肢冷、尿少等循环血量不足的情况；记录呕血及便血量；复查红细胞、血红蛋白和血细胞比容等；按医嘱输液、输血，及时补充血容量，输入速度根据出血速度、脉搏和血压而定，一般以维持稍低于患者原有血压水平为宜，以免血压过高而再次出血。若经积极抗休克治疗，各项指标未改善，反而迅速恶化，均说明出血仍在继续，即应迅速手术。

5. 瘢痕性幽门梗阻患者术前准备　患者在术前应改善全身状况，如纠正水、电解质和酸碱平衡失调，补充营养以纠正营养不良状况，提高手术耐受力。必要时，术前 2～3 天行胃肠减压并每晚用温的高渗盐水洗胃，以减轻长期梗阻所致的胃黏膜水肿，有利于手术进行和创面愈合。

（二）术后护理

1. 一般护理

（1）体位及活动：患者病情平稳后采取半卧位，指导深呼吸，有效咳嗽咳痰，协助翻身、拍背，防止肺部并发症的发生；鼓励早期活动，促进肠蠕动恢复，预防粘连性肠梗阻。

（2）密切病情观察：定时测量生命体征，观察神志、皮肤色泽温度、切口敷料及引流的情况，并详细记录 24 小时出入量等。

（3）胃肠减压的护理：术后继续胃肠减压，保持有效吸引，注意观察引流的量和性状，待肠蠕动恢复、肛门排气后，停止胃肠减压，拔除胃管。

（4）饮食：一般术后 2～3 天拔除胃管，当日可给少量温水，每次 4～5 汤匙，1～2 小时一次；若无不适，第 2 天可给半量流质饮食，每次 50～80ml，2 小时一次；第 3 天给全量流质，每次 100～150ml，2～3 小时

一次,若无异常,第 4 天可进半流质,以稀饭为佳;第 7~8 天可进软食,但要注意少食多餐(每日 5~6 次)。应避免给易产气食物(如牛奶、甜食、豆类),忌生、冷、硬、油炸、浓茶、酒等刺激性食品。一般需 6 个月到 1 年时间才能恢复到正常的三餐饮食。

2. 术后并发症的观察与护理

(1)吻合口出血:术后 24 小时内从胃管中引出少量暗红或咖啡色液体,应属正常现象,多能自行停止。若术后从胃管内持续引出每小时 100ml 以上,甚至呕血或黑便,应考虑吻合口出血。多数经禁食、给予止血剂、输液、输血等处理后,出血多可停止。少数患者经以上处理无效者,需再次手术止血。

(2)吻合口破裂:少见,常发生于术后 5~7 天。多因缝合技术不佳、吻合口张力过大、局部水肿或低蛋白血症等所致。术后突然出现急性腹膜炎征象,须立即手术处理。

(3)十二指肠残端瘘:是术后严重的并发症,一般发生在术后 4~7 天。表现为右上腹突然剧烈疼痛和明显腹膜刺激征,须立即进行有效的十二指肠残端造瘘负压引流术,同时采用输血、抗感染、维持水及电解质平衡和供给营养等综合治疗,并做好局部皮肤护理。

(4)吻合口梗阻:表现为进食后呕吐,呕吐物不含胆汁。多因吻合口过小、吻合时胃肠壁内翻过多、水肿、术后组织粘连和胃无张力等所致。一般经禁食、胃肠减压、补液等措施,即可缓解;少数需手术解除梗阻。但胃吻合口排空障碍者,切忌再次手术。

(5)空肠输出段梗阻:表现为上腹饱胀,呕吐食物和胆汁。多因粘连、大网膜水肿压迫或做结肠后胃空肠吻合术时,横结肠系膜裂孔未固定在胃壁上,导致裂孔瘢痕收缩压迫输出段所致。若经禁食、胃肠减压、输液等保守治疗无效者,应及时手术处理。

(6)空肠输入段梗阻:梗阻常为不完全性,呕吐物主要为胆汁;若为完全梗阻,其特点是上腹部突然剧烈腹痛,呕吐频繁,呕吐物不含胆汁,上腹部可触及压痛的包块,可伴随血压下降或脉速等。多因空肠输入段太长或太短,使空肠输入段被拉紧,在吻合处形成锐角所致。不完全性梗阻多数采取非手术治疗,少数需手术处理;完全性梗阻属闭袢性,易发生绞窄,一旦明确诊断,应及早手术解除梗阻。

(7)倾倒综合征:患者进食后,特别是进甜的流质或半流质食物 10~20 分钟后感上腹不适、恶心、呕吐、心悸、出汗、头晕、乏力,甚至虚脱等。主要因胃大部切除术后丧失了幽门括约肌正常功能,食物排空过快,尤其是高渗食物突然进入空肠,将大量细胞外液体吸入肠腔,使循环血量迅速减少,而肠腔突然膨胀,释放 5-羟色胺,肠蠕动增快,腹腔神经丛受刺激。治疗为少食多餐,避免过甜、过咸、过浓的食物,食物要

干稠,食后平卧 10~20 分钟,多数患者在 1 年内症状消失,如症状持续,需再次手术。

(8)碱性反流性胃炎:患者表现上腹或胸骨后持续灼痛,进食后加重,服制酸剂无效,呕吐物含胆汁,吐后疼痛不减轻,体重减轻甚至贫血等。一般在胃切除手术或迷走神经切断加胃引流术后数月或数年发生,是因碱性十二指肠液、胆汁反流入胃,破坏了胃黏膜的屏障作用所致。治疗可运用胃黏膜保护剂、胃动力药及胆汁酸结合药物考来烯胺(消胆胺);症状严重者应手术治疗。

(9)吻合口溃疡:手术后 2 年内又出现溃疡病症状,但疼痛节律不明显,易出血穿孔,纤维胃镜可明确诊断,药物治疗常无效,须手术治疗。

(10)残胃癌:指因良性疾病行胃大部分切除术,术后 5 年以上,发生在残胃的原位癌。随访资料统计显示发生率在 2% 左右,大多数在术后 20~25 年出现,故应定期作内镜检查,发现癌变应行全胃切除。

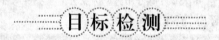

考点:胃大部切除术的护理

四、健康指导

1. 适当运动,劳逸结合,6 周内不要举过重的物品。

2. 饮食要有规律,注意科学调理饮食。术后忌食生硬及刺激性食品,以免复发和营养不良发生。

3. 定期复查。

目标检测

选择题

A₁ 型题

1. 溃疡病急性穿孔非手术治疗的最重要措施为( )
   A. 抗生素治疗　　　　　　B. 禁食
   C. 补液、输血　　　　　　D. 胃肠减压
   E. 中医中药治疗

2. 瘢痕性幽门梗阻的最主要的治疗方法是( )
   A. 抗酸治疗　　　　　　　B. 禁食、胃肠减压
   C. 补液、输血　　　　　　D. 胃大部切除术
   E. 胃空肠吻合术

3. 幽门梗阻呕吐的特点不包括( )
   A. 呕吐量大　　　　　　　B. 有隔宿食物残渣
   C. 呕吐物有酸臭味　　　　D. 吐后患者感舒适
   E. 呕吐物含大量胆汁

4. 胃溃疡合并幽门梗阻患者的术前准备,下列哪项可减轻胃黏膜水肿?( )
   A. 术前每晚用温等渗盐水洗胃
   B. 纠正脱水
   C. 纠正酸中毒

D. 术前给予流质饮食

E. 术前晚灌肠

5. 胃大部切除术后第一天应注意观察的并发症是（　　）

　A. 吻合口破裂　　　　　B. 吻合口出血

　C. 吻合口梗阻　　　　　D. 十二指肠残端瘘

　E. 倾倒综合征

A₂ 型题

6. 患者,女,50 岁,胃大部切除术后 2 周,患者进食 10～20 分钟后出现上腹饱胀、恶心、呕吐、头晕、心悸、出汗、腹泻等,应考虑并发为（　　）

　A. 吻合口炎症　　　　　B. 吻合口梗阻

　C. 倾倒综合征　　　　　D. 低钾血症

　E. 代谢性酸中毒

7. 患者,男,24 岁,胃穿孔并发弥漫性腹膜炎手术后 6 天,出现发热、寒战,右上腹疼痛,伴有呃逆,首先考虑（　　）

　A. 膈下脓肿　　　　　　B. 切口感染

　C. 门静脉炎　　　　　　D. 肝脓肿

　E. 肠粘连

A₃ 型题

(8～10 题共用题干)

　叶某,男。因胃溃疡穿孔,在全麻下行毕氏Ⅰ式胃大部切除术、腹腔引流术。术后返回病室,患者已清醒,生命体征稳定,切口敷料干燥,胃肠减压吸出暗红色血性液体 50ml。

8. 全麻已完全清醒的依据是（　　）

　A. 睫毛反射恢复　　　　B. 呼之能睁眼看人

　C. 能正确回答问题　　　D. 四肢有主动活动

　E. 针刺有痛苦表情

9. 该患者术后拔除胃管的指征是（　　）

　A. 术后 2～3 天　　　　B. 生命体征稳定

　C. 无腹胀　　　　　　　D. 肛门排气

　E. 有饥饿感

10. 该患者术后容易发生的并发症是（　　）

　A. 胃肠吻合口出血　　　B. 十二指肠残端瘘

　C. 输入段肠襻梗阻　　　D. 输出段肠襻梗阻

　E. 倾倒综合征

第 5 节　胃癌患者的护理

学习目标

1. 了解胃癌疾病的病因、病理。

2. 熟悉胃癌的临床表现、处理原则及护理措施。

案例 16-5

　王某,男,46 岁。胃溃疡病史 8 年。近 1 个月来上腹不适,疼痛、反酸、嗳气等症状明显加重,服制酸剂无效,体重下降 3kg。粪便潜血实验阳性。

问题:

　最可能的医疗诊断是什么？为明确诊断需作何检查？

一、概　　述

　胃癌(carcinoma of stomach)是我国最常见的消化道恶性肿瘤。在我国,男性胃癌的发病率仅次于肺癌占恶性肿瘤的第二位,在女性恶性肿瘤中居第四位。40～60 岁多见,男性多于女性,比例为 2∶1。

　(一)病因

　胃癌的病因尚未明确,可能与下列因素相关。

　1. 幽门螺杆菌　是胃癌发病的重要因素。我国胃癌高发区成人 Hp 感染率在 60% 以上,较低发区明显增高。幽门螺杆菌所分泌的毒素能使胃黏膜病变,从而发生癌变。

　2. 生活饮食因素　长期摄取腌制、熏制、含防腐剂以及霉变等食品,可能增加胃癌发生的危险性;嗜烟者发病率较高。

　3. 遗传因素　遗传的易患性在胃癌的发病中占有重要地位。胃癌常见于近亲中,同时 A 型血人群的发生率要高于其他血型的人群。

　4. 环境因素　胃癌的发病率在不同国家之间或同一国家不同地区之间有明显差异,这可能与环境及当地生活习惯有关。

　5. 癌前期病变　如胃溃疡、慢性萎缩性胃炎、胃息肉、胃切除术后残胃等,其癌变率均较正常人群高。胃黏膜上皮异型增生者中大多数患者有可能发展为胃癌。

> 链接 >>>
> **为何防治幽门螺杆菌感染应从儿童开始**
> 　幽门螺杆菌 (Hp) 是一种致癌因子,在胃癌的发病中起病因作用,这是世界卫生组织 (WHO) 国际癌症研究机构得出的结论。一个国家或地区的 Hp 感染率与胃癌的发病率成正比,而且胃癌的危险性随着 Hp 抗体滴度的升高相应增加。儿童期感染 Hp 可致发生胃癌的危险性增加,而成年后感染 Hp 多不足以发展成胃癌。所以防治 Hp 感染应从儿童做起。

　(二)病理

　1. 好发部位　胃癌多见于胃窦部,占 50%～70%,其次为胃小弯和贲门,胃体部较少。

　2. 大体分型

　(1) 早期胃癌:即胃癌仅限于黏膜或黏膜下层者。癌灶直径在 10mm 以下称小胃癌,5mm 以下为微小胃癌。根据形态可分隆起型、浅表型及凹陷型。不论癌变范围的大小,其手术切除后 5 年存活率达 95%。

　(2) 进展期胃癌:癌组织超过黏膜下层侵入胃壁肌层为中期胃癌;病变达浆膜下层或超出浆膜向外浸润至邻近脏器或有转移为晚期胃癌,可分肿块型、溃疡型及浸润型(图 16-13)。手术与非手术治疗效果都不佳。

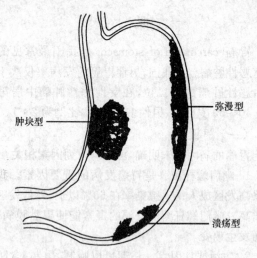

肿块型

弥漫型

溃疡型

图 16-13 胃癌的类型

3. 组织学分型 按世界卫生组织分类法分为：①乳头状腺癌；②管状腺癌；③低分化腺癌；④黏液腺癌；⑤印戒细胞癌；⑥未分化癌；⑦特殊类型癌，包括类癌、腺鳞癌、鳞状细胞癌、小细胞癌等。其中腺癌最多见，未分化癌恶性程度最高。

4. 转移途径 有四种转移途径，即直接浸润、淋巴转移、血行转移和腹腔种植。其中淋巴转移是主要转移途径。

（三）临床表现

1. 早期胃癌 多无典型临床表现，类似慢性胃炎或胃溃疡，易被忽视。若有下列情况，尤其 40 岁以上的男性，即应警惕有胃癌发生可能：①原因不明的上腹不适、隐痛、食欲缺乏和消瘦；②原因不明呕血、便血或粪便潜血实验阳性者；③原有长期胃病史，近期症状加重，并且疼痛失去节律或变为持续性、抗酸剂运用效果不佳或无效者。

2. 进展期胃癌 常有疼痛、体重减轻、乏力、消瘦；贲门胃底癌可有进行性吞咽困难，幽门部癌有幽门梗阻表现；癌肿破溃或侵蚀血管，能导致急性胃穿孔或上消化道出血；腹部持续性痛提示肿瘤已扩散至周围，部分患者可出现锁骨上淋巴结肿大、腹水、黄疸、腹部包块等表现。

（四）辅助检查

1. 实验室检查 粪便潜血试验呈持续阳性；胃液游离酸测定显示酸缺乏或减少。

2. 纤维胃镜检查 是早期诊断胃癌最有效方法。可直接观察病变的部位和范围，并可取病变组织作病理学检查。

3. 影像学检查

（1）X 线钡餐检查：是诊断胃癌的常用方法。可显示不规则充盈缺损或腔内龛影。气钡双重对比造影可发现直径小于 1cm 的早期胃癌。

（2）B 超和 CT 检查有助于诊断及分期。

案例 16-5 分析

该患者为 40 岁以上的男性，胃溃疡病史较长，近期胃溃疡症状明显加重，服制酸剂无效，体重下降 3kg，而且粪便潜血实验呈阳性，因此判断最可能为胃癌。为了明确诊断建议做胃镜检查。

☞考点：胃癌的临床表现和诊断

（五）治疗原则

胃癌治疗仍然是以手术为主综合治疗。胃癌对放射治疗不敏感。

1. 手术疗法 胃癌一旦明确诊断，即应积极争取作根治性胃大部切除术或胃全切术，是治疗胃癌的有效方法。若晚期胃癌不能行根治术者，可采用姑息性手术。

2. 化学疗法 在术前、术中、术后辅助化疗可抑制癌细胞扩散，杀死残存的癌细胞，提高手术治疗效果。晚期胃癌不能手术治疗者也可联合化疗。常用药物有氟尿嘧啶（5-Fu）、丝裂霉素（MMC）、亚叶酸钙（CF）、多柔比星（ADM）等。

3. 其他疗法 包括生物治疗、免疫治疗、中医中药治疗等。

二、护理问题

1. 恐惧/焦虑 与担心手术和胃癌预后等有关。

2. 营养失调：低于机体需要量 与恶性肿瘤的高代谢以及胃肠功能低下进食不足有关。

3. （有）体液不足（的危险） 与禁食、急性穿孔、大出血、幽门梗阻等引起的失血、失液有关。

4. 潜在并发症 出血、感染、吻合口瘘、消化道梗阻、倾倒综合征等。

三、护理措施

（一）术前护理

1. 心理护理 对患者关心体贴，富有同情心，掌握患者情绪变化，根据患者的需要，及时解答有关问题以及提供治疗和疾病的相关知识，消除患者的顾虑和消极心理，增强患者对治疗的信心和勇气，积极配合治疗和护理。

2. 改善营养状况 给予高蛋白、高维生素、高热量、易消化饮食，纠正低蛋白血症，提高手术耐受力，有利术后身体修复。必要时进行肠外营养。

3. 协助患者做好手术前各项检查及术前常规准备。

（二）术后护理

1. 体位与活动 麻醉清醒、血压平稳后采取半卧位。指导患者有效咳嗽、咳痰，深呼吸运动；协助其翻身、拍背。病情许可，鼓励早期下床活动，减少并发症发生,同时有利于身体恢复。

2. 病情观察　定时监测生命体征、意识、皮肤色泽温度、尿量以及记录 24 小时出入量等。

3. 胃肠减压和饮食　同胃大部分切除术后。

4. 术后并发症护理　同胃大部分切除术后。

四、健康指导

1. 已确诊为胃溃疡、胃息肉、萎缩性胃炎或有 *Hp* 感染者,应系统治疗,定期检查。

2. 广泛宣传不良饮食,如熏制、腌制、霉变等食物长期摄入,可增加胃癌发生率。

3. 定期进行综合治疗和门诊复查。

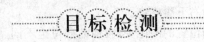

选择题

A_1 型题

1. 诊断早期胃癌最有效的方法是(　　)
   A. B 超　　　　　　　　B. CT
   C. X 线钡餐造影　　　D. 胃液分析
   E. 纤维胃镜

2. 胃癌的主要治疗手段是(　　)
   A. 手术　　　　　　　　B. 化疗
   C. 放疗　　　　　　　　D. 免疫治疗
   E. 中医药治疗

3. "皮革胃"多见于(　　)
   A. 早期胃癌　　　　　　B. 溃疡局限性胃癌
   C. 结节型胃癌　　　　　D. 溃疡浸润型胃癌
   E. 弥漫浸润型胃癌

4. 胃癌的好发部位是(　　)
   A. 贲门部　　　　　　　B. 幽门部
   C. 胃大弯　　　　　　　D. 胃小弯
   E. 胃窦部

A_2 型题

5. 吴某,男,52 岁。既往无胃溃疡病史,近期感上腹部疼痛,食欲差、乏力。检查:BP 120/76mmHg,P 80 次/分,巩膜无黄染。上腹胀满,隐约可触及肿块,肝脾未触及。粪便潜血试验阳性。最可能的诊断是(　　)
   A. 慢性胃炎　　　　　　B. 急性胃炎
   C. 胃溃疡　　　　　　　D. 胃癌
   E. 十二指肠溃疡

A_3 型题

(6～10 题共用题干)

患者,男,46 岁。一个月前觉上腹部不适,疼痛,食欲减退,并有反酸、嗳气,服制酸剂未见疼痛缓解,3 天前出现黑便。近一个月体重下降 4kg。

6. 初步考虑在可能的诊断是(　　)
   A. 胃溃疡　　　　　　　B. 胃癌

   C. 急性胃炎　　　　　　D. 胃出血
   E. 胃息肉

7. 为明确诊断,首选哪项检查?(　　)
   A. 胃酸测定　　　　　　B. 胃镜检查
   C. X 线钡餐　　　　　　D. B 超检查
   E. 粪便潜血试验

8. 该病的发生可能与下列哪项因素无关?(　　)
   A. 进食腌制食物　　　　B. 胃溃疡
   C. 遗传　　　　　　　　D. 内分泌紊乱
   E. 幽门螺杆菌感染

9. 若发生血行转移,最常见的转移部位是(　　)
   A. 肝　　　　　　　　　B. 肺
   C. 胰　　　　　　　　　D. 肾
   E. 骨骼

10. 若行手术治疗,术前准备不包括(　　)
    A. 备皮　　　　　　　　B. 配血
    C. 洗胃　　　　　　　　D. 肠道清洁
    E. 口服肠道不吸收抗生素

第 6 节　急性阑尾炎患者的护理

📖 学习目标

1. 了解急性阑尾炎的病因、病理分型和病理生理变化。

2. 理解急性阑尾炎的临床表现和治疗原则。

3. 掌握急性阑尾炎患者的术前和术后护理。

案例 16 - 6

患者,男,23 岁,公司职员。因转移性右下腹疼痛 2 天,伴恶心、呕吐入院。患者 2 天前打球后开始出现腹部疼痛,以脐周为主,并出现恶心、呕吐,未做特殊处理。后腹痛加重,腹痛转移至右下腹,来院就诊。患者既往体健。查体:T 39℃,P 100 次/分,R 20 次/分,BP 120/80mmHg。神志清、急性痛苦面容,体型偏瘦,心、肺(一)。腹肌紧张,未触及包块,右下腹压麦氏点痛(＋),反跳痛(＋),肠鸣音减弱,结肠充气试验(＋)。辅助检查:血常规 WBC $19×10^9$/L。腹部 B 超示阑尾肿大。请问该患者可能的医疗诊断是什么?

急性阑尾炎(acute appendicitis)是外科最常见的急腹症之一,多发生于青年人,20～30 岁为发病高峰,男性的发病率高于女性。

链接 »»»

阑尾的解剖生理概要

阑尾位于盲肠末端,是一段长 5～10cm 的细长盲管,直径 0.5～0.7cm。阑尾的体表投影约在脐与右髂前上棘连线中外 1/3 交界处,称为麦氏(McBurney)点(图 16-14)。阑尾系膜为两层腹膜,包裹阑尾,短并且呈三角形,内有血管、淋巴管及神经。

供应阑尾的动脉是终末动脉,一旦发生血运障碍,易引起阑尾坏死。阑尾静脉与阑尾动脉伴行,可回流至门静脉,因此阑尾的炎症可能会引起细菌性肝脓肿。阑尾是个淋巴器官,黏膜和黏膜下层有丰富的淋巴滤泡,在儿童时期具有一定的免疫功能,成人时逐渐消失,因此切除成人的阑尾,对免疫功能不会造成影响。

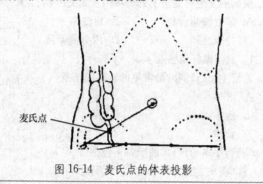

麦氏点

图 16-14　麦氏点的体表投影

一、病　　因

1. 阑尾管腔阻塞　急性阑尾炎最常见的病因。阑尾是位于盲肠末端管腔狭小的盲管,由于阑尾系膜较短,易使阑尾卷曲阻塞。引起阻塞的原因有淋巴滤泡增生(约占 60%)、粪石(约占 35%)、食物残渣、蛔虫和肿瘤等。

2. 细菌入侵　阑尾腔内存在大量需氧菌和厌氧菌,阑尾管腔阻塞后,细菌大量繁殖产生毒素,引起炎症反应。

二、病 理 分 型

根据急性阑尾炎的病情发展和病理解剖学的变化,可分为 4 种基本类型,由轻到重逐步演变。

1. 急性单纯性阑尾炎　炎症局限于黏膜和黏膜下层。阑尾轻度肿胀,浆膜充血失去光泽,表面有少量纤维素性渗出物。属于阑尾病变的早期阶段。

2. 急性化脓性阑尾炎　又称急性蜂窝织炎性阑尾炎。炎症深达肌层和浆膜层。阑尾明显肿胀,浆膜高度充血,表面和腔内有脓性渗出物。多由急性单纯性阑尾炎发展而来,可形成局限性腹膜炎。

3. 急性坏疽性阑尾炎　阑尾管腔阻塞和大量积脓可引起压力升高,阻断阑尾的血运供应,致阑尾管壁缺血坏死呈暗紫色或黑色,严重时可引起阑尾穿孔,导致弥漫性腹膜炎。

4. 阑尾周围脓肿　急性阑尾炎化脓、坏疽或穿孔后,大网膜可移至阑尾包裹形成粘连,即阑尾周围脓肿。

急性阑尾炎的转归如下:①炎症消退:部分单纯性阑尾炎经及时非手术治疗后,炎症可以消退,但化脓性阑尾炎经非手术治疗后容易复发;②炎症局限:

部分化脓性、坏疽性和穿孔性阑尾炎可被大网膜包裹,炎症局限,形成阑尾周围脓肿;③炎症扩散:阑尾炎症未及时药物治疗或手术切除,大网膜未及时包裹,感染扩散,形成弥漫性腹膜炎,少数可发展为化脓性门静脉炎,细菌性肝脓肿或感染性休克。

☞考点:急性阑尾炎的类型

三、临床表现与诊断

(一)症状

1. 转移性右下腹痛　约 80% 的患者出现转移性右下腹痛,即开始发病时为上腹和脐周隐痛,6~8 小时后疼痛转移至右下腹,并呈持续性。部分患者在发病时即为右下腹疼痛。

不同位置的阑尾炎,腹痛的部位也不同。盲肠后位阑尾炎患者可右侧腰部疼痛;盆位阑尾炎,患者疼痛在耻骨上区;肝下阑尾炎患者右上腹疼痛;阑尾位于左侧时患者会左下腹疼痛。

2. 胃肠道症状:多数患者伴有厌食,恶心和呕吐。患者可有腹泻和便秘,盆位阑尾炎时,炎症刺激直肠可出现大便次数增多,里急后重等表现。

3. 全身表现　化脓性和坏疽性阑尾炎有发热、脉速、头痛、胃纳减退等感染中毒症状,但体温多在 38℃以下。发生腹膜炎、门静脉炎、肝脓肿时则会出现明显的高热、寒战。门静脉炎的患者会出现轻度黄疸。

(二)体征

1. 右下腹固定压痛　是急性阑尾炎最常见和最重要的典型体征。压痛点位于麦氏点,压痛的程度和病变的程度有关。当阑尾炎合并弥漫性腹膜炎出现全腹压痛时,仍以右下腹最为明显。

2. 腹膜炎体征　当阑尾化脓、坏疽和穿孔时,脓液和炎性渗出物刺激壁腹膜引起的腹膜刺激征,即腹肌紧张、压痛和反跳痛。但小儿、老人、孕妇、肥胖、虚弱者或盲肠后位阑尾炎引起腹膜炎时,腹膜刺激征不明显。

3. 右下腹压痛性包块　当形成阑尾周围脓肿时,可在患者右下腹扪及压痛性包块,边界不清并且固定。

4. 特殊检查　可以帮助诊断和判断阑尾位置,在阑尾炎时不一定都出现。

(1)结肠充气试验(Rovsing 征):患者仰卧位,检查者一手按压左下腹降结肠区,另一手反复挤压其上部,结肠内的气体被压向盲肠和阑尾,如患者出现右下腹疼痛,则为阳性。

(2)腰大肌试验:患者左侧卧位,检查者将其右下肢向后过伸,如引起右下腹疼痛则为阳性,提示阑尾为盲肠后位或靠近腰大肌。

（3）闭孔内肌实验：患者仰卧位，检查者使其右髋和右膝屈曲 90°并内旋，患者出现右下腹疼痛则为阳性，提示阑尾靠近闭孔内肌。

（4）直肠指诊：直肠右前壁有触痛说明阑尾位于盆腔。直肠前壁广泛触痛提示炎症波及盆腔。若发生盆腔脓肿时，可触及有波动感的痛性包块。

（三）辅助检查

1. 实验学检查　多数急性阑尾炎患者血中白细胞计数升高，多在 10.0×10^9/L 以上。中性粒细胞比例升高。

2. 影像学检查　B 超或 CT 检查时可发现肿大的阑尾或脓肿。

☞考点：急性阑尾炎的表现和诊断

四、处 理 原 则

案例 16-6 分析

该患者诊断为急性阑尾炎。患者入院后立即予以禁食、补液等治疗。密切观察病情变化，并积极进行术前准备。于入院后 2 小时在硬膜外麻醉下行剖腹探查、阑尾切除术。

急性阑尾炎一经确诊，应尽早手术治疗。部分急性单纯性阑尾炎可经非手术治疗而痊愈。

（一）非手术治疗

非手术治疗适用于急性单纯性阑尾炎和早期阑尾周围脓肿的患者，包括禁食、补液、应用广谱抗生素。若在非手术治疗期间，患者出现右下腹疼痛加剧，体温上升，血白细胞计数和中性粒细胞比例升高，应立即手术治疗。

（二）手术治疗

各种类型的阑尾炎均适合手术治疗，根据急性阑尾炎的不同临床类型，选择不同的手术方法；反复发作的慢性阑尾炎也应该手术治疗。

┌─ 链接 ▶▶▶ ─────────────
│ **不同急性阑尾炎的手术方法**
│ 　1. 急性单纯性阑尾炎　行阑尾切除术，切口行一期缝合。
│ 　2. 急性化脓性和坏疽性阑尾炎　行阑尾切除术，腹腔清除脓液。切口置乳胶片引流。
│ 　3. 穿孔性阑尾炎　切除阑尾，腹腔清除脓液后放置引流管。
│ 　4. 阑尾周围脓肿　先非手术治疗，肿块缩小局限、体温正常，3 个月后行阑尾切除术。如果在非手术治疗期间，体温逐渐升高，肿块增大，应行脓肿切开引流术，待伤口愈合，3 个月后行阑尾切除术。
└───────────────────────

五、特殊类型阑尾炎

小儿、老年人及妊娠期急性阑尾炎因解剖和生理的特点，临床表现和预后与一般类型阑尾炎有所不同，均应早期诊断，早期手术治疗。

（一）小儿急性阑尾炎

发病率低于成年人，病情发展快，病情重，穿孔率高，并发症和死亡率均比成人高。

1. 临床表现　临床症状不典型，早期出现胃肠道反应，频繁呕吐，持续性腹泻，个别患儿起病时伴有 39～40℃的高热。上呼吸道感染、扁桃体炎和急性肠炎多为诱发因素。小儿查体多不合作，右下腹体征不明显，但小儿大网膜发育不健全，对炎症的局限力差，因此就诊的 80%患儿有不同程度的化脓性腹膜炎。

2. 处理原则　确诊后立即手术切除阑尾，加强术前术后的综合治疗，减少并发症的发生。

（二）老年人急性阑尾炎

比较少见，但老年人常患有各种重要器官的疾病，如冠心病、脑血管疾病、糖尿病等，因此发生急性阑尾炎时死亡率较高。

1. 临床表现　临床表现不典型。老年人由于反应力低，腹痛不明显，体温和血白细胞计数升高也不明显，因此容易漏诊和误诊。老年人阑尾壁薄，血管硬化，阑尾容易穿孔、缺血和坏死。由于老年人大网膜萎缩，穿孔后炎症不易局限而发生化脓性腹膜炎。同时由于老年人常伴有心血管疾病、慢性肺疾病、糖尿病等，使病情更加严重。

2. 处理原则　明确诊断后，除急性单纯性阑尾炎在严密观察下保守治疗外，其他类型的均应手术治疗，但要加强术前准备和术后护理，防止并发症的发生。

（三）妊娠期急性阑尾炎

较常见。由于孕妇生理上的变化，发生阑尾炎后的危险性比一般人大。妊娠期急性阑尾炎孕妇的死亡率比一般患者高 10 倍，胎儿的死亡率约为 20%。

1. 临床表现　妊娠期，由于子宫增大，盲肠和阑尾被推向上腹部，因此压痛点上移。大网膜移位，阑尾炎穿孔时不易局限，可合并弥漫性腹膜炎，但患者压痛、反跳痛、肌紧张不明显，易误诊。炎症刺激子宫，容易引起流产和早产，对母子的生命造成威胁。

2. 处理原则　妊娠 3 个月内发病者，与非妊娠期相同，行阑尾切除术。妊娠中期、症状严重者，以手术治疗为主。妊娠晚期的阑尾炎约 50%孕妇可能早产，胎儿的死亡率也较高，手术时应减少对子宫的刺激。临产期的急性阑尾炎可行剖宫产术，同时切除阑尾。

六、护理问题

1. 焦虑 与腹痛、缺乏相关知识有关。
2. 疼痛 与阑尾炎症刺激、腹膜炎、手术创伤有关。
3. 潜在并发症:切口感染、出血、粘连性肠梗阻、腹腔脓肿、阑尾残株炎等。

七、护理措施

(一)术前护理

1. 心理护理 了解患者和家属的心理特点,进行有效沟通,稳定患者情绪,减轻患者焦虑。向患者和家属简单讲解疾病的相关知识,使其积极配合治疗。

2. 生活护理 告知患者暂禁饮食或选择清淡、易消化的饮食。做好口腔护理。

3. 病情观察 定时测量体温、脉搏、呼吸和血压。观察患者腹痛的变化和全身症状体征,一旦发现腹痛加剧、高热寒战、黄疸时应及时通知医生,并协助处理。禁用吗啡,以免掩盖病情。

4. 治疗配合 遵医嘱输液,应用抗生素。禁止灌肠和服用泻药,以免阑尾穿孔和炎症扩散。做好术前准备,如备皮、导尿、打术前针等。

(二)术后护理

1. 体位安置 根据麻醉的方法选择合适的体位。全身麻醉的患者,清醒前安置平卧位,头偏向一侧,防止呕吐引起窒息;清醒后,血压、脉搏平稳可改为半卧位,利于呼吸和腹腔引流,同时减轻腹壁张力,减轻疼痛。椎管内麻醉平卧6小时,待血压、脉搏平稳后可改为半卧位,蛛网膜下隙麻醉患者应去枕平卧。

2. 饮食和活动 患者术后禁食、胃肠减压。肠蠕动恢复、肛门排气后才可经口饮食,由流质、半流质、软食逐步过渡到正常饮食。患者术后可在床上翻身和活动肢体,鼓励患者早期下床活动,以预防肠粘连的发生。

3. 病情观察 术后每30分钟测量一次体温、脉搏、呼吸和血压,平稳后每2小时测量一次。如发现有异常情况及时报告医生。

4. 治疗配合 遵医嘱给予输液和应用抗生素。用药期间观察药物的疗效和副作用。

5. 切口的护理 注意观察切口敷料的渗液和渗血情况,保持切口敷料的干燥清洁,定时更换。观察切口愈合情况,及时发现切口出血和感染,报告医生。

6. 引流管的护理 妥善固定引流管,消除使引流管不通畅的因素,防止引流管扭曲、受压,巡视病房时经常从近端到远端挤压引流管,防止引流管堵塞。观察引流液的量、颜色和性状,并作好记录。当引流

液量逐渐减少,颜色逐渐变淡,患者病情稳定时,可通知医生,考虑拔管。

7. 并发症的预防和观察

(1)出血:较少见,常发生在术后24小时,临床表现为腹痛、腹胀、面色苍白、血压下降、脉速等失血性休克表现,腹腔引流管可见鲜红的血液引出。护士在术后24小时内应严密监测生命体征,发现患者上述表现时应及时通知医生,嘱患者平卧,做好紧急手术准备和备血,必要时输血。

(2)切口感染:是最常见的并发症。表现为术后2~3天切口局部红肿、胀痛或跳痛,体温升高。发生切口感染时,护士应遵医嘱使用抗生素、理疗等,必要时协助医生穿刺抽脓或拆开缝线敞开伤口,引流脓液。

(3)腹腔感染或脓肿:多见于化脓性和坏疽性阑尾炎术后,尤其是阑尾穿孔伴腹膜炎的患者。由于炎性渗出物积聚于膈下、盆腔和肠间隙引起腹腔感染和脓肿。一般发生在术后5~7天,体温升高或下降后又升高,出现腹胀、腹膜刺激征、腹部肿块以及直肠、膀胱刺激症状和全身中毒症状。应告知医生,及时处理。

(4)粘连性肠梗阻:阑尾炎术后易发生肠粘连,严重时可引起粘连性肠梗阻。与手术创伤和术后长期卧床有关,因此应鼓励患者术后早期下床活动。患者发生粘连性肠梗阻时为典型的肠梗阻表现(见本章第7节),应及时通知医生,发生完全性梗阻应手术治疗。

(5)阑尾残株炎:阑尾切除时保留的残端过长超过1cm时,容易复发炎症,表现与阑尾炎相同。症状较重时,应配合医生再次手术切除发炎的阑尾残株。

(6)粪瘘:较少见。多因残端结扎线脱落,盲肠原有病变和手术时盲肠组织水肿所致。临床表现类似阑尾周围脓肿的表现,右下腹可扪及压痛性包块。大多数粪瘘可经非手术治疗愈合,只有少数需手术治疗。

☞考点:急性阑尾炎患者的护理措施

八、健康教育

(一)对非手术治疗的患者

向其解释禁食和胃肠减压的目的,简单讲解阑尾炎发生的原因,告知其可能会复发,平时要注意饮食和生活节律,教会其观察复发时的表现,以便及时就诊。

(二)对手术治疗的患者

鼓励患者早期下床活动,防止粘连性肠梗阻的发生。嘱其进食营养丰富的食物,便于伤口愈合。教会患者以及家属观察生命体征和切口的情况,以便预防和及

时发现并发症的发生。出院后如有不适,及时复诊。

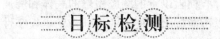

选择题

A₁ 型题

1. 阑尾炎的患者,术后第一天应特别注意观察的并发症是
( )
    A. 肠粘连　　　　　　B. 盆腔脓肿
    C. 内出血　　　　　　D. 门静脉炎
    E. 切口感染

2. 急性阑尾炎患者腹痛典型的特点是( )
    A. 右上腹隐痛　　　　B. 转移性右下腹痛
    C. 左上腹刀割样疼痛　D. 腹部绞痛
    E. 全腹压痛、反跳痛

A₂ 型题

3. 患者,女,38 岁,转移性右下腹痛 4 小时,伴恶心、呕吐、
发热。最能提示该患者患有阑尾炎的体征是( )
    A. 移动性浊音　　　　B. 右下腹固定压痛
    C. 肠鸣音亢进　　　　D. 肠型、蠕动波
    E. 肝浊音界缩小

4. 患者,男,40 岁,阑尾穿孔腹膜炎手术后第 7 天,体温
39℃,伤口无红肿,大便次数增多,混有黏液,伴有里急
后重,应考虑并发( )
    A. 盆腔脓肿　　　　　B. 细菌性痢疾
    C. 肠粘连　　　　　　D. 膈下脓肿
    E. 肠炎

5. 患者,男,50 岁,阑尾切除术后 5 天,体温 38.8℃,诉伤口
疼痛,无咳嗽,应首先考虑( )
    A. 肺不张　　　　　　B. 肺炎
    C. 伤口裂开　　　　　D. 伤口缝线反应
    E. 伤口感染

A₃ 型题

(6~8 题共用题干)

患者,男,转移性右下腹痛 8 小时,体温 38℃,血压正
常,右下腹有固定压痛,无腹肌紧张,临床诊断为急性阑尾
炎,经术前准备后,在腰麻下行阑尾切除术。

6. 该患者阑尾病变属于( )
    A. 单纯性阑尾炎　　　B. 化脓性阑尾炎
    C. 坏疽性阑尾炎　　　D. 阑尾周围脓肿
    E. 阑尾穿孔

7. 手术前准备,错误的是( )
    A. 禁食、禁水　　　　B. 静脉输液
    C. 备皮、皮试　　　　D. 通便灌肠
    E. 术前用药

8. 术后鼓励患者早期下床活动,主要是为了防止( )
    A. 腹腔内出血　　　　B. 肠粘连
    C. 切口感染　　　　　D. 门静脉炎
    E. 盆腔脓肿

第 7 节　肠梗阻患者的护理

📖 **学习目标**

1. 了解肠道的解剖生理。
2. 熟悉肠梗阻的分类、病理生理。
3. 掌握肠梗阻的定义、临床表现及处理原则。
4. 掌握肠梗阻非手术治疗的护理及手术后患者的护理。

一、概　　述

肠梗阻(obstruction of intestine)是指肠内容物不
能正常、顺利通过肠道,是外科常见的急腹症之一,约
90% 的肠梗阻发生于小肠。

> **链 接** »»
>
> **小肠的解剖生理概要**
>
> 小肠包括十二指肠、空肠和回肠。成人小肠全
> 长 3~5m,活动性较大。小肠是食物消化和吸收的
> 主要部位,吸收食糜分解后的葡萄糖、氨基酸、短肽
> 和脂肪酸,此外还吸收水、电解质、各种维生素以及
> 胃肠道分泌液,这些液体在成人每天约达 8000ml,
> 因此,肠梗阻时小肠正常的生理功能发生紊乱,可引
> 起严重的水、电解质、酸碱平衡紊乱和营养障碍。

(一)病因和分类

1. 按发生的原因可分为

(1)机械性肠梗阻:最常见的肠梗阻。原因有:
①肠腔阻塞,如寄生虫、粪块、结石、异物等阻塞肠腔;
②肠壁病变,如肠道肿瘤,先天性肠道狭窄、闭锁,肠套
叠等;③肠管受压,如粘连带压迫、嵌顿疝、肠扭转等。

(2)动力性肠梗阻:肠壁本身没有病变,梗阻是
由于神经反射或毒素刺激引起肠壁肌肉功能紊乱,使
肠内容物不能顺利通过,分为麻痹性肠梗阻和痉挛性
肠梗阻两种类型。前者肠管丧失蠕动功能,常见于急
性弥漫性腹膜炎,腹部大手术和腹部损伤之后;后者
肠壁肌肉异常收缩,见于急性肠炎和铅中毒。

(3)血运性肠梗阻:肠系膜血管栓塞或血栓形成
引起肠管血运障碍,发生肠麻痹,较少见但后果严重。

2. 按肠壁血运有无障碍分为

(1)单纯性肠梗阻:没有肠管壁的血运障碍称单
纯性肠梗阻。

(2)绞窄性肠梗阻(strangulated intestinal ob-
struction):发生肠梗阻后出现了肠管壁的血运障碍。

3. 其他分类

(1)按肠梗阻发生的部位:空肠上段梗阻为高位
肠梗阻,回肠末端和结肠梗阻为低位肠梗阻。

(2)按肠梗阻的病程:分为急性和慢性肠梗阻。

(3)按肠梗阻的程度:分为完全性和不完全性肠梗阻。

　　　　　　　　　　📖考点:肠梗阻的病因和分类

（二）病理生理

1. 肠管局部变化

（1）肠管膨胀:肠梗阻发生后,梗阻以上部位大量积液积气,引起肠管膨胀。积液主要是消化液,如胆汁、胰液、胃液和肠液。积气主要是口腔咽下的气体,少部分是血液弥散和肠道细菌发酵产生的气体。梗阻以下的部位则瘪陷、空虚。

（2）肠蠕动增强:机械性肠梗阻时,梗阻以上的肠管蠕动增强。

（3）肠壁血运障碍:若肠梗阻未能及时解除,肠腔压力持续增加,可使肠壁发生静脉回流受阻,肠壁淤血,进而发生动脉供血受阻,最后肠管缺血坏死。

2. 水、电解质和酸碱平衡紊乱

（1）脱水:发生高位肠梗阻时,患者大量呕吐,引起消化液的大量丢失;发生低位肠梗阻时,大量消化液积聚在肠腔,致使有效循环血量骤减,发生不同程度的脱水。

（2）电解质和酸碱平衡失调:高位肠梗阻时患者严重呕吐可丢失大量氢离子和氯离子,引起代谢性碱中毒。低位肠梗阻时主要丢失钠离子和钾离子。肠壁血运障碍时发生缺氧,可发生严重的代谢性酸中毒。

3. 全身感染和毒血症　由于肠腔内容物积聚,肠腔内的细菌繁殖,产生大量毒素,若渗入腹腔经腹膜吸收入血,则会引起全身感染和毒血症。

（三）临床表现

1. 症状

（1）腹痛:不同类型的肠梗阻腹痛的性质不同。①单纯性机械性肠梗阻:阵发性腹部绞痛,系梗阻部位上方肠管强烈蠕动所致。腹痛发作时,患者感觉有气体在腹中窜动,到某一部位时突然停止,此时腹痛最剧烈;②绞窄性肠梗阻:腹痛为剧烈的持续性腹痛,并阵发性加重;③麻痹性肠梗阻:为持续性腹部胀痛。

（2）呕吐:与梗阻的部位和性质有关。呕吐在梗阻早期即可发生,为反射性。①高位肠梗阻:呕吐出现早,较频繁,呕吐物为胃内容物、十二指肠液和胆汁;②低位肠梗阻:呕吐出现较晚,呕吐物为带臭味的粪汁样物;③绞窄性肠梗阻:呕吐物为棕褐色或血性液体;④麻痹性肠梗阻:溢出性呕吐,呕吐物为粪样物。

（3）腹胀:在梗阻发生一段时间后出现,程度与梗阻的部位有关。①高位肠梗阻由于患者呕吐频繁,因此腹胀不明显;②低位肠梗阻为全腹膨胀,常伴有肠型;③麻痹性肠梗阻全腹膨胀明显,但不伴有肠型。

（4）停止排气排便:不完全性肠梗阻可有少量排气、排便。完全性肠梗阻则停止肛门排便排气,但在梗阻早期,梗阻以下的肠腔积聚的气体和粪便仍可排出,所以不能排除肠梗阻的诊断。发生绞窄性肠梗阻时,可自肛门排出血性黏液便或果酱样便。

2. 体征

（1）腹部体征:①视诊:机械性肠梗阻可见腹胀、肠型和蠕动波。肠扭转时腹胀多不对称。麻痹性肠梗阻则呈全腹均匀腹胀。②触诊:单纯性肠梗阻时腹部仅有轻微压痛,没有压痛、反跳痛和腹肌紧张等腹膜刺激征。发生绞窄性肠梗阻时可有固定压痛和腹膜刺激征。③叩诊:因肠管积气叩诊呈鼓音,绞窄性肠梗阻时,如腹腔渗液可叩及移动性浊音。④听诊:在机械性肠梗阻时可闻及气过水声或金属音,肠鸣音亢进。麻痹性肠梗阻时,肠鸣音减弱或消失。

（2）全身体征:单纯性肠梗阻患者早期多无明显全身表现,晚期可出现脱水休克和中毒表现,如唇干、眼窝凹陷、面色苍白,血压下降,脉搏细速,四肢发凉等。

3. 辅助检查

（1）X线检查:肠梗阻发生4～6小时后,X线平片可见肠积气和阶梯状排列的气液平面(图16-15)。发生绞窄性肠梗阻时,则有孤立、突出和胀大的肠襻,其位置不随时间的改变而改变(图16-16)。

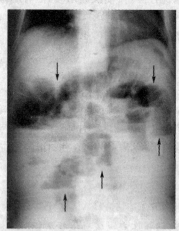

图16-15　单纯性肠梗阻

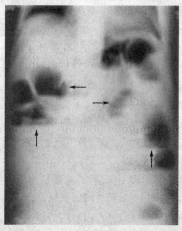

图16-16　绞窄性肠梗阻

（2）实验室检查：绞窄性肠梗阻时，白细胞计数和中性粒细胞比例增加，呕吐物可含有红细胞，粪便检查可见潜血实验阳性。

（3）其他：绞窄性肠梗阻时，腹腔穿刺可抽出血性液体；直肠指检发现黏液血便。

☞考点：肠梗阻的临床表现

（四）处理原则

尽快消除引起肠梗阻的病因，解除肠梗阻，纠正水、电解质和酸碱平衡紊乱。

（1）非手术治疗：适用于单纯粘连性肠梗阻、动力性肠梗阻、蛔虫或粪块堵塞引起的肠梗阻，肠结核等炎症引起的不完全性肠梗阻和肠套叠早期等。主要措施包括：①持续胃肠减压，禁食禁饮：胃肠减压是治疗肠梗阻的重要措施，通过胃肠减压，可吸出肠管内的积液和积气，从而减轻腹胀，降低肠管压力，改善肠壁血液循环；②补液，纠正水、电解质和酸碱平衡紊乱；③使用抗生素；④支持治疗；⑤针对病因治疗，对老年人粪块性肠梗阻可用温盐水低压灌肠，对小儿早期肠套叠可试用空气灌肠复位。

在非手术治疗期间，要密切观察患者病情，及时发现病情的进展和绞窄性肠梗阻的发生，以便及时进行手术治疗。

┌─ 链 接 ≫≫ ─────────────────────┐
绞窄性肠梗阻的临床特征

1. 发病急骤，早期即出现休克并且难以纠正，体温、脉搏、白细胞计数明显升高。

2. 腹痛剧烈，持续性腹痛伴阵发性加剧，疼痛无间歇期，吐后不缓解。出现腹膜炎体征和全身中毒症状。

3. 腹胀不均匀，局部隆起或有压痛性肿块。

4. 呕吐物或胃肠减压物为血性。大便带血或直肠指检有黏液血便。

5. 经积极非手术治疗，症状体征不缓解或者加重。

6. 腹部 X 线见孤立、突出胀大的肠袢、位置不因时间的改变而改变。
└────────────────────────────┘

（2）手术治疗：适用于经非手术治疗无效的患者、绞窄性肠梗阻、肿瘤和先天性肠畸形引起的肠梗阻。原则是尽快解除肠道梗阻，恢复肠道通畅。常用的手术方式有梗阻解除术，如肠扭转复位术、肠套叠复位术、粘连松解术、肠切开取出异物等，肠切除术，肠短路吻合术和肠造口术。

二、常见的机械性肠梗阻

（一）粘连性肠梗阻

粘连性肠梗阻是最常见的机械性肠梗阻，占各类肠梗阻的 20%～40%。

1. 病因和机制　肠粘连的原因有先天性和后天性两个方面。先天性较少见，由发育异常所致。后天性多由腹部损伤、感染、损伤、出血以及异物残留所致。

粘连性肠梗阻是指肠与肠或其他组织粘连引起肠管牵扯成角［图 16-17（1）］或粘连带压迫肠管［图 16-17（2）］，引起肠道不通畅，多为单纯性和不完全性，少数为绞窄性。

2. 临床表现和诊断要点

（1）有腹部外伤、手术和感染史。

（2）机械性肠梗阻的表现，可发生绞窄性肠梗阻。

（3）X 线检查可见多个气液平面。

3. 治疗

（1）非手术治疗：单纯性肠梗阻宜先行非手术疗法，包括胃肠减压，纠正水、电解质和酸碱平衡，支持治疗和防治感染。

（2）手术治疗：粘连性肠梗阻发生绞窄时，应及时进行手术治疗。

4. 预防　粘连性肠梗阻重在预防，要及时治疗腹部损伤和感染，腹部手术后应鼓励患者早期下床活动。

（二）肠扭转

肠扭转（volvulus）是指一段肠襻沿其系膜长轴旋

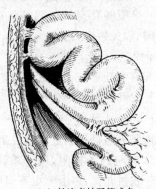

（1）粘连牵扯肠管成角

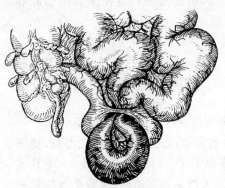

（2）粘连带压迫肠管

图 16-17　粘连性肠梗阻

转,形成闭襻性肠梗阻,是一种严重的机械性肠梗阻。由于肠襻两端完全阻塞,肠腔高度膨胀,肠管容易在短期内发生缺血坏死,患者死亡率高达 15%～40%。

1. 病因与病理　肠内容物骤然增多,肠管动力发生异常以及体位突然改变时,容易诱发肠扭转。肠扭转时,肠系膜血管受压,容易发展成绞窄性肠梗阻。

2. 临床表现和诊断　肠扭转常发生的部位是小肠,其次是乙状结肠(图 16-18)。不同部位的肠扭转临床表现不同。

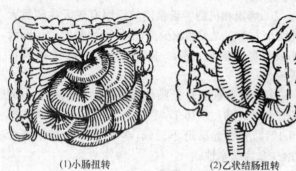

(1)小肠扭转　　　(2)乙状结肠扭转

图 16-18　肠扭转

(1)小肠扭转:多见于饱餐后立即进行剧烈活动的青壮年。患者突发腹部绞痛,呈持续性伴阵发性加剧,常取蜷曲卧位。呕吐频繁且呕吐后疼痛不缓解,可有局限性腹胀和局限性腹部包块,较早出现腹膜刺激征和休克。

(2)乙状结肠扭转:多见于有慢性便秘习惯的老年男性,也可继发于结肠肿瘤。患者出现腹部绞痛,明显腹胀,呕吐一般不明显,肛门停止排气、排便。体检患者左下腹触及膨胀、固定和有压痛的肠襻,晚期可有腹膜刺激征。X线检查可见马蹄状肠襻,钡剂灌肠检查可见受阻部呈锥形或鸟嘴形;低压灌肠盐水量少于 500ml 可明确诊断。

3. 治疗　肠扭转需紧急手术治疗,否则可导致肠坏死。手术方法包括肠扭转复位术和肠切除吻合术。

(三)肠套叠

肠套叠(intussusception)是指一段肠管及其系膜套入其相连的另一段肠管内,从而导致绞窄性肠梗阻。

1. 病因　分为原发性和继发性肠套叠。

(1)原发性肠套叠:占肠套叠的绝大部分,属于急性肠套叠。多见于 2 岁以下的小儿,4～6 个月多见,是婴儿期最常见的急腹症之一,发病率男性患儿为女性患儿的 3 倍。病因不明,可能与食物性质改变引起肠蠕动功能紊乱有关,最常见的肠套叠部位是回

盲部(图 16-19)。

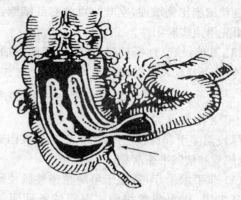

图 16-19　回盲部肠套叠

(2)继发性肠套叠:多为慢性肠套叠,常为成人,继发于肠道肿瘤、憩室或息肉。临床上一旦明确诊断应手术治疗。

2. 临床表现和诊断　急性肠套叠典型的临床表现是腹痛、呕吐、便血和肿块。

(1)阵发性腹痛:患儿因腹部绞痛发生突发性哭闹,脸色苍白,双腿蜷缩,发作数分钟后缓解,如同正常儿,间隔十余分钟后又再次发作。

(2)反射性呕吐:出现较早,为反射性。呕吐物多为胃内容物,如乳汁,可含胆汁。

(3)黏液血便:发病 4～6 小时后患儿可排出果酱样黏液血便,直肠指检指套上附有黏液和血迹。

(4)腹部肿块:出现较晚,多位于右上腹或中腹部,表面光滑,右下腹部有空虚感。

(5)晚期表现:患儿会出现发热、酸中毒、休克和腹膜炎等表现。

(6)辅助检查:X 线、空气灌肠和钡剂灌肠造影,可有典型的杯状阴影。B 超检查也可明确诊断。

3. 治疗原则

(1)非手术治疗:空气灌肠复位,既是诊断手段又是治疗方法。适用于病程在 48 小时内、全身情况良好、无肠坏死的患儿。先用 60mmHg 压力注入空气,经腹部透视明确诊断,再注气逐渐加压至 80mmHg。全腹肠管充气表明复位成功。复位后嘱禁食数小时,以免再次套叠。

(2)手术治疗:适用于病程超过 48 小时、非手术治疗无效和有穿孔者。手术方式包括单纯手法复位、肠套叠整复术和肠切除吻合术。

(四)蛔虫性肠梗阻

蛔虫性肠梗阻是指蛔虫扭结成团,堵塞肠腔并引起肠管痉挛引起的肠梗阻,属于单纯性机械性肠梗阻。多见于农村儿童,多由驱虫不当引起。堵塞部位多在回肠,多为不完全性梗阻。

1. 临床表现与诊断　症状为阵发性腹痛,伴有

呕吐。腹胀不明显,腹肌柔软。脐周可触及条索样团块,肠鸣音可亢进或正常。X 线平片可见蛔虫团阴影。

2. 治疗原则　多数可经非手术治疗治愈,只有少数需手术治疗。

(1) 非手术治疗:①禁食、补液;②口服或从胃管注入生豆油等生植物油 50~150ml,同时轻揉腹部肿块,使蛔虫团松散开;③腹痛剧烈时,可给予解痉剂,如肌内注射阿托品;④3%~5%温盐水低压灌肠;⑤病情稳定后 1 周后进行药物驱虫。

(2) 手术治疗:非手术治疗无效或出现肠扭转和腹膜炎等并发症时,应手术治疗,术中可在肠管外将蛔虫团块挤散,也可切开肠管取虫。术后继续驱虫治疗。

☞考点:常见机械性肠梗阻的临床表现

三、护理问题

1. 疼痛:腹痛　与肠梗阻和手术创伤有关。
2. 不舒适:腹胀　与肠梗阻导致肠腔积液、积气有关。
3. 体液不足　与呕吐、肠腔积液、禁食和胃肠减压有关。
4. 潜在并发症:休克、肠坏死、切口感染和腹腔感染。

四、护理措施

(一) 非手术治疗期间的护理

1. 生活护理　入院后患者应禁食、胃肠减压,向患者及家属解释禁食和胃肠减压的必要性,期间做好口腔护理,观察和记录胃肠减压液的颜色、性质和量,若发现引出血性液体时,提示绞窄性肠梗阻的发生,应及时通知医生。梗阻解除,患者腹痛、腹胀消失,排气排便后可进食少量流质饮食,但避免食用产气的牛奶和甜食,以免加重肠道负担。患者生命体征平稳后可取半卧位,利于膈肌下降,减轻腹胀对呼吸和循环的影响。

2. 症状护理　①对腹痛剧烈的患者,如果肠管没有发生绞窄和麻痹,可遵医嘱使用阿托品类抗胆碱药解除肠道痉挛,缓解疼痛。但禁用吗啡,以免掩盖病情。也可热敷腹部,针刺双侧足三里穴缓解腹痛。②呕吐的患者嘱其呕吐时头偏向一侧,防止误吸导致窒息,呕吐完及时漱口,保持口腔清洁,并观察呕吐物的颜色、性状和量。

3. 治疗护理　①遵医嘱给予患者输液并记录出入量,根据患者的病情变化和血生化分析,配合医生合理调节输液种类和量,观察药物的疗效和不良反

应;②正确、及时使用抗生素,防治细菌感染;③协助医生实施特殊的治疗措施:肠套叠行空气灌肠,先遵医嘱皮下注射阿托品 0.5mg 解除肠痉挛,复位时协助将气囊肛管(Foley 管)插入直肠,复位后注意观察有无腹膜刺激征和全身的表现,发现异常及时通知医生;④粪块性肠梗阻遵医嘱经胃管注入液状石蜡,蛔虫性肠梗阻经胃管注入生豆油,每次不超过 100ml,并遵医嘱适时给予驱蛔虫治疗。

4. 严密观察病情　定时测量生命体征,加强巡视患者,观察其腹部体征和全身表现的变化,密切注意有无绞窄性肠梗阻的发生。

(二) 手术治疗后的护理

1. 病情观察　定期测量体温、呼吸、脉搏和血压,观察切口渗血渗液和全身有无感染征象,如有异常立即汇报医生。观察腹部体征,有无胀痛及腹腔引流管情况。

2. 生活护理　术后禁食期间做好胃肠减压管的护理,待肠蠕动恢复、排气后进食少量流质饮食,以后逐渐过渡到半流质饮食、软食。切忌暴饮暴食。患者血压平稳后可半卧位。鼓励患者早期下床活动,防止肠粘连。

3. 腹腔引流管的护理　妥善固定引流管,防止脱出、扭曲和受压。定期挤压引流管,防止血块堵塞引流管。观察并记录引流液的量、颜色、性状,如有异常,及时汇报医生。当引流液的量逐渐减少,颜色变淡,患者一般情况良好时可考虑拔管,协助医生进行拔管。

4. 术后并发症的预防、观察和护理

(1) 内出血:术后 24 小时内加强巡视,定时测量生命体征,如发现面色苍白、血压下降,脉搏细速,腹腔引流管有血液流出,提示有内出血,应立即使患者平卧,告知医生,遵医嘱补液和进行术前准备,必要时输血,做好备血工作。

(2) 切口感染:保持切口敷料的干燥清洁,定时更换敷料。询问患者切口是否疼痛,如果术后 3~5 天切口疼痛并且出现体温升高,局部红肿、压痛,应遵医嘱使用抗生素和理疗,协助医生拆开缝线,引流脓液。

(3) 腹腔感染和肠瘘:观察患者腹部体征,有无胀痛。全身有无发热,白细胞计数是否升高,腹腔引流管是否带有粪臭样液体,应警惕腹腔感染和肠瘘的发生,应告知医生并做好术前准备。

☞考点:肠梗阻的护理措施

五、健康教育

1. 注意饮食规律,不暴饮暴食,不吃刺激性食物

和不消化食物,避免腹部受凉和饭后剧烈运动。

2. 保持大便通畅,老年便秘者需及时服用缓泻剂,避免粪块引起肠梗阻。

3. 出院的患者如有腹痛、腹胀、呕吐、停止排气排便等不适,应及时就诊。

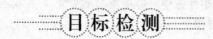

选择题

A_1 型题

1. 粘连性肠梗阻属于哪种类型的肠梗阻?(   )
   A. 动力性肠梗阻
   B. 麻痹性肠梗阻
   C. 血运性肠梗阻
   D. 机械性肠梗阻
   E. 绞窄性肠梗阻

2. 急性肠梗阻非手术治疗期间最重要的治疗措施是(   )
   A. 输血　　　　　　B. 纠正水、电解质紊乱
   C. 胃肠减压　　　　D. 应用抗生素
   E. 灌肠

A_2 型题

3. 患者,男,35 岁,因肠梗阻收入院。非手术治疗期间,护士发现腹部出现固定性压痛及腹膜刺激征,提示肠梗阻的性质演变为(   )
   A. 痉挛性　　　　　B. 麻痹性
   C. 粘连性　　　　　D. 绞窄性
   E. 单纯性

4. 患者,男,21 岁,饱餐后打球,突然全腹持续性疼痛,阵发性加剧,向腰背部放射,呕吐,应考虑为(   )
   A. 肠扭转　　　　　B. 肠套叠
   C. 肠肿瘤　　　　　D. 肠粘连
   E. 肠系膜动脉栓塞

第 8 节　直肠肛管疾病患者的护理

学习目标

1. 了解肛管直肠周围脓肿、肛瘘、肛裂和痔的病因与病理。

2. 熟悉肛管、直肠周围脓肿,肛瘘,肛裂和痔的处理原则、临床表现与诊断要点。

3. 掌握肛瘘和痔的护理。

一、肛管直肠周围脓肿

肛管直肠周围脓肿(perianorectal abscess)是指发生在直肠和肛管周围的急性化脓性感染,多见于青壮年。脓肿破溃或切开引流后易形成肛瘘。

链接 >>>

直肠与肛周的间隙

直肠与肛管周围的间隙充满脂肪结缔组织,极容易发生感染,形成脓肿。常见的直肠与肛管周围间隙有①肛门周围间隙,在坐骨肛管横膈与肛门周围皮肤之间;②坐骨肛管间隙,在坐骨肛管横膈以上,肛提肌以上;③骨盆直肠间隙,位于肛提肌以上,盆腔腹膜以下,在直肠两侧(图16-20)。

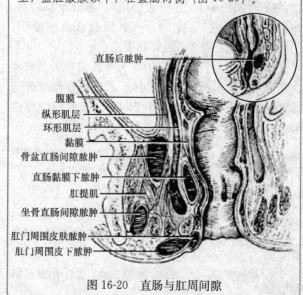

图 16-20　直肠与肛周间隙

1. 病因　粪便擦伤肛窦,累及肛腺引起感染,或者肛周皮肤发生感染、损伤。由于直肠肛管周围为疏松结缔组织,因此感染极容易扩散,形成直肠肛管周围脓肿。

2. 临床表现和诊断　脓肿部位不同,临床表现也不同。

(1)肛周皮下脓肿:最常见,脓肿位置表浅,肛周局部出现持续性跳痛,排便时加重,患者常坐卧不安。局部红、肿、热、痛明显,脓肿形成后有波动感。全身症状较轻。

(2)坐骨肛管间隙脓肿:间隙较大,可形成较大的脓肿,局部持续性胀痛,可发展为显著跳痛,排便时加重,可刺激直肠产生里急后重感。直肠指检有触痛和波动感。局部形成脓肿的同时,全身症状较重,如乏力、寒战高热、食欲减退等。

(3)骨盆直肠间隙脓肿:较为少见,患者全身症状较重而局部症状不明显。患者出现高热、寒战、头痛、恶心甚至脓毒血症的表现。局部症状则为直肠刺激症状如里急后重感,若脓肿刺激膀胱可引起尿频、尿急和排尿困难。直肠指检可触到直肠壁隆起、触痛和波动感。

☞考点:肛管直肠周围脓肿的表现

3. 处理原则　早期使用抗生素,配合局部理疗

和高锰酸钾温水坐浴。患者排便疼痛可口服缓泻剂。脓肿形成后应及时切开引流：①肛旁皮下脓肿做放射状切口；②坐骨肛管间隙脓肿穿刺抽到脓液后，距肛门 3～5cm 作前后方向的弧形切口，放置乳胶管引流脓液；③骨盆直肠间隙脓肿在腰麻下进行。以上手术均应保持引流通畅彻底，避免形成肛瘘。

二、肛　　瘘

肛瘘(anal fistula)是肛门周围和直肠下端形成的肉芽肿性管道，多好发于青壮年男性。

1. 病因和病理　多由直肠肛管周围脓肿破溃或引流不畅所致，少数由结核杆菌感染引起。肛瘘包括内口、瘘管和外口。如果只有一个内口、一个外口称单纯性肛瘘；如有一个内口，多个外口称复杂性肛瘘。瘘管位于肛门外括约肌深部以上称高位肛瘘，位于肛门外括约肌深部以下则为低位肛瘘。骨盆直肠间隙脓肿易形成高位肛瘘，肛门周围脓肿易形成低位肛瘘。

2. 临床表现和诊断

(1) 症状：肛周流脓是主要症状，脓液刺激肛周皮肤可引起瘙痒不适。高位肛瘘可有粪便或气体从外口排出。当外口阻塞或假性愈合，脓液在瘘管内积聚，可引起局部肿胀疼痛，当封闭的瘘管破溃时症状才消失。肛瘘可反复形成脓肿。

(2) 体征：外口为红色的乳头状突起或肉芽组织隆起，可挤出少量脓性或脓血性分泌物。直肠指诊可扪及条索样瘘管和内口，内口处有轻度压痛。

(3) 辅助检查：可通过肛门镜检查，或自外口注入亚甲蓝溶液、碘油瘘管造影检查明确内口位置和瘘管的走向。

3. 处理原则　肛瘘不能自愈，应手术治疗。低位肛瘘适用于瘘管切开术和切除术，手术时应避免损伤肛门括约肌，造成肛门失禁。高位肛瘘适用于挂线疗法，此法可防止术后肛门失禁。

┌─ 链接 ≫≫ ─────────────────
挂线疗法
挂线疗法是一种缓慢切开瘘管的治疗方法。系利用橡皮筋或药线的机械作用和药物腐蚀作用，使结扎处发生血运障碍，同时结扎线可引流出瘘道内的渗液，防止发生感染。这种方法虽然肛门括约肌被切断，但不致因括约肌收缩过多而改变位置，一般不会造成肛门失禁。
└────────────────────────────

三、肛　　裂

肛裂(anal fissure)是指因肛管皮肤全层裂开，继发感染形成的慢性溃疡，好发部位多在肛管后正中线。多见于中青年人。

1. 病因和病理　肛裂的直接原因是长期便秘、粪便干结的患者排便时用力过猛，导致肛管皮肤全层裂伤。因排便时肛门后方承受压力较大，因此是肛裂的好发部位。

肛裂多为单发的纵向、椭圆形溃疡，反复损伤和感染。肛裂下端皮肤因炎症，静脉和淋巴回流受阻，形成结缔组织性外痔，称"前哨痔"。肛裂上端肛瓣和肛乳头因炎症和纤维变性，形成肥大乳头。肛裂"三联症"，即肛裂、"前哨痔"和肥大肛乳头。

2. 临床表现和诊断　肛裂的典型表现为排便痛、便秘和大便带血。

(1) 排便痛：肛裂患者的疼痛特点是排便时和排便后肛门剧烈疼痛。前者是由于肛门扩张，干结粪便牵拉和撕扯溃疡创面所致，便后缓解；后者是由于肛门括约肌痉挛引起持续性疼痛，可长达数小时。

(2) 便秘：患者因疼痛害怕排便而出现严重便秘，便秘又可使疼痛加重，形成恶性循环。

(3) 大便带血：排便时因发生粪便撕拉溃疡创面，可出现便血，粪便表面可见少量鲜血，也可于便时滴出。

局部检查可见肛管后正中线的慢性溃疡裂隙，溃疡上方为肥大肛乳头，下方可见"前哨痔"，即可明确诊断。此类患者不进行直肠指检和肛镜检查，否则会增加患者痛苦。

☞考点：肛裂的临床表现

3. 处理原则

(1) 非手术治疗：①软化大便，保持大便通畅。可口服缓泻剂或液状石蜡，调节饮食，增加纤维素饮食，定时大便；②局部温水坐浴。可改善局部血液循环，缓解肛门括约肌痉挛，减轻疼痛，保持清洁；③解除肛门括约肌痉挛，促进溃疡愈合，可行扩肛疗法。

(2) 手术治疗：非手术治疗无效或陈旧性肛裂患者应进行手术治疗，包括肛裂切除术和肛管内括约肌切断术。

四、痔

痔(hemorrhoid)是指末端直肠黏膜下和肛管皮肤下静脉丛淤血、扩张形成的静脉团。

1. 病因　主要原因有长期久坐、便秘、妊娠、腹水等引起腹内压升高的因素；此外，直肠下端和肛管慢性炎症及饮酒、辛辣食物都可以引起痔。

2. 临床表现和诊断　根据痔的位置不同可分为内痔、外痔和混合痔，不同类型临床表现不同。

(1) 内痔：最多见，位于齿状线以上，表面被直肠黏膜所覆盖。内痔可分为四期。第一期：大便排出时有鲜血滴出,有时可为喷射状,可自行停止;饮酒、便秘或进食刺激性食物可诱发出血,无痛。肛门镜可见暗红色痔核。好发部位是截石位的3、7、11点位置(图16-21)。第二期:主要症状为便血,量多,长期出血可致贫血。排便时痔块可脱出肛门,便后可自行回纳。痔块脱出时可有黏液流出,刺激肛门周围皮肤,引起瘙痒和湿疹。第三期:痔块脱出肛门,需要用手才能回纳肛门。第四期:便血量少,痔块长期脱出肛门,不能回纳。痔块经常受摩擦可致黏膜损伤、糜烂和感染,甚至发生嵌顿,引起剧烈疼痛。

(2)外痔:位于齿状线以下,表面被肛管皮肤覆盖,肛管皮肤下可见一个或多个椭圆形突起。最常见的是血栓性外痔,可见皮下蓝紫色半球形肿块,患者触痛明显,排便时剧烈疼痛。

(3)混合痔:齿状线上下均发生静脉曲张。具有内痔和外痔的临床特点,严重时可发生环状痔。

📖考点:痔的临床表现

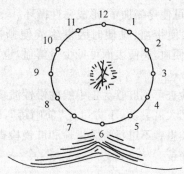

图 16-21 痔的好发部位(截石位)

3.处理原则

(1)非手术治疗:①改变饮食结构,保持大便通畅。多进食富含膳食纤维的食物,多饮水,忌酒和刺激性食物。便后温水坐浴,血栓性外痔可局部热敷。肛门内可注入消炎、润滑、收敛的栓剂。②用于一、二期内痔,注射5%鱼肝油酸钠、复方明矾注射液、5%苯酚植物油等硬化剂,使痔块产生无菌性炎症反应,痔内静脉闭塞,痔块萎缩。外痔禁用注射疗法。③胶圈套扎疗法:用于一、二、三期内痔,将特制乳胶圈扎至内痔根部,使痔缺血坏死脱落。术后有继发出血的可能。

(2)手术治疗:适用于血栓性外痔、混合痔、病程长、出血严重的内痔以及经非手术治疗无效者。手术方式包括痔切除术、痔结扎术和血栓外痔剥脱术。

五、护 理 问 题

1.疼痛 与直肠肛管疾病或手术创伤有关。

2.便秘 与肛周疼痛、惧怕解大便有关。

3.舒适的改变 肛周皮肤瘙痒与脓性渗出物和黏液刺激肛周皮肤有关。

4.潜在并发症:肛门狭窄、肛门失禁、尿潴留、感染。

六、护 理 措 施

(一)术前护理

1.调节饮食,保持大便通畅 鼓励患者多吃新鲜蔬菜、水果和富含纤维素的食物,少吃辛辣等刺激性食物,尽量不饮酒。养成定时排便的习惯,便秘者可服用缓泻剂,即蓖麻油、液状石蜡等。

2.温水坐浴 可清洁肛门,改善局部血液循环,促进炎症吸收,并能够缓解肛门括约肌痉挛,起到减轻疼痛的作用。一般用1:5000高锰酸钾温水坐浴,温度为40~43℃,坐浴盆应事先消毒,大而深,能使肛门会阴部完全浸泡在温水中,每日2~3次,每次20~30分钟。水温下降时应补充热水加温。

3.适当运动 长期站立或久坐的人,应适当运动或做保健操。年老体弱者除适当运动外,可进行肛门括约肌的舒缩练习,增强肛门括约肌的舒缩功能。

4.术前准备

(1)纠正贫血:长期内痔便血的患者会出现贫血,严重贫血时需输血,并且排便和坐浴时应找人陪伴,以防因贫血头晕而受伤。

(2)肠道准备:手术前3天进食少渣饮食,并口服缓泻剂和肠道杀菌剂,每晚温水坐浴。手术前1天进全流质饮食,手术前晚或手术日晨进行清洁灌肠。

(3)皮肤准备:做好手术野皮肤准备,保持肛门皮肤的清洁干净。已婚女性患者术前应冲洗阴道。

(二)术后护理

1.病情观察 术后伤口出血是最常见的,应定时观察患者的呼吸、血压、脉搏和伤口的渗血情况。患者发生内出血时,可出现面色苍白、出冷汗、心率加快、脉速等表现,大量血液在直肠积聚时可有肛门坠痛和急切排便感,大便可排出大量鲜血和血块。

2.饮食 术后3天进流质饮食,以后逐步过渡到少渣半流质饮食,普食。尽量避免术后3天排大便,利于切口愈合。可在术后两天内服用阿片酊减少肠蠕动,控制排便。有便秘者可口服液体石蜡和缓泻剂,但禁忌灌肠。

3.症状护理

(1)疼痛:肛管手术后,因手术创伤、肛门括约肌痉挛或肛管内填塞敷料过紧,可引起伤口剧烈疼痛,可适当使用止痛剂或放松填塞敷料。

(2)尿潴留:因手术创伤、麻醉和肛门填塞物等可引起尿潴留,可通过诱导排尿、针灸和导尿的方法处理。

4.伤口护理 术后取仰卧位时为防止伤口受压,臀部垫气圈。肛门部手术后伤口敞开不缝合,每天换药,换药时注意引流通畅,以促进伤口愈合。排便后和换药前应用 1：5000 的高锰酸钾溶液温水坐浴。

5. 预防并发症　预防肛门狭窄和肛门失禁。注意患者有无大便变细和大便失禁的现象。为预防肛门狭窄,术后 5～6 天进行扩肛,每日一次。肛门松弛的患者,手术后 3 天进行肛门收缩和舒张运动。

☞考点:直肠肛管疾病患者的护理措施

七、健康教育

1. 调整饮食,保持大便通畅　平时多饮水,多吃水果和适量纤维素饮食。戒烟酒、进食辛辣刺激食物。养成定时排便的习惯,便后清洗肛门,保持肛门清洁。每天坚持适量体育运动。

2. 预防并发症　防止肛门狭窄,如出现排便困难和大便变细的情况,应及时去医院就诊。

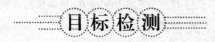

选择题

A₁ 型题

1. 使痔核逐步缺血脱落坏死的治疗方法是(　　)
   A. 注射疗法　　　　　B. 冷冻疗法
   C. 切除法　　　　　　D. 结扎法
   E. 剥离法

2. 一患者,排便后肛门剧烈疼痛,并有一肿块,触痛明显,最可能的诊断是(　　)
   A. 内痔脱出　　　　　B. 肛周脓肿
   C. 血栓性外痔　　　　D. 肛裂并前哨痔
   E. 直肠息肉脱出

3. 治疗痔注射疗法的机制是(　　)
   A. 局部产生细菌性炎症,使痔核化脓
   B. 使痔核缺血坏死
   C. 局部产生无菌性炎症,痔核萎缩
   D. 局部产生高热,使痔核液化
   E. 药物溶化痔核

4. 肛管手术后,能促进炎症吸收,缓解肛门括约肌痉挛的措施是(　　)
   A. 保持大便通畅　　　B. 早期适当活动
   C. 温水肛门坐浴　　　D. 保持局部清洁
   E. 避免仰卧位

5. 患者,肛门周围脓肿手术切开引流后当日,伤口疼痛,夜间不能入睡采取的护理措施,哪项不正确?(　　)
   A. 适当使用止痛药　　B. 温水坐浴
   C. 涂敷消炎止痛软膏　D. 伤口内填塞敷料
   E. 局部热敷

6. 内痔手术后出院指导不正确的是(　　)
   A. 定时排便　　　　　B. 提肛运动

C. 少吃水果　　　　　D. 避免辛辣食物
E. 排便后清洁肛周皮肤

7. 直肠肛管疾病不适宜下列哪种食物或饮料?(　　)
   A. 菠菜　　　　　　　B. 芹菜
   C. 辣椒　　　　　　　D. 香蕉
   E. 苹果

A₂ 型题

8. 患者,男,37 岁,3 天前肛门周围持续性跳痛,肛周皮肤红肿,有硬结和压痛,他最可能患了(　　)
   A. 内痔　　　　　　　B. 外痔
   C. 肛裂　　　　　　　D. 直肠息肉
   E. 肛门周围脓肿

9. 在开展社区护理时,白女士诉其患内痔多年,经常便秘。护士对她的健康指导中,不妥的措施是(　　)
   A. 鼓励多喝水　　　　B. 多食水果蔬菜
   C. 坚持每日定时排便　D. 每日服用泻药
   E. 坚持适当体育活动

10. 冯某,男,用力排便后出现肛门剧痛,无便血。检查见肛管皮下暗紫色肿块,有触痛,首先考虑的是(　　)
    A. 嵌顿性内痔　　　　B. 血栓性外痔
    C. 肛旁皮下脓肿　　　D. 肛裂
    E. 直肠息肉

A₃ 型题

(11～13 题共用题干)

某男,70 岁,较长时间大便干燥,近 2 周来排便时疼痛伴出血,经检查,肛管皮肤全层裂开,形成溃疡,诊断为肛裂。采用坐浴等非手术治疗。

11. 该患者做直肠肛管检查时最合适的体位是(　　)
    A. 蹲位　　　　　　　B. 左侧卧位
    C. 右侧卧位　　　　　D. 膝胸位
    E. 截石位

12. 该患者肛门坐浴的水温应为(　　)
    A. 20～26℃　　　　　B. 30～36℃
    C. 40～46℃　　　　　D. 50～56℃
    E. 60～66℃

13. 上述患者的有关处理哪项不妥?(　　)
    A. 避免辛辣食物　　　B. 少吃水果
    C. 服缓泻药　　　　　D. 避免肛门指检
    E. 外用消炎软膏

第 9 节　大肠癌患者的护理

📖 **学习目标**

1. 熟悉结肠癌、直肠癌的病因和病理。
2. 掌握结肠癌、直肠癌的临床表现、辅助检查方法及治疗原则。
3. 掌握结直肠癌的术前、术后护理措施要点。

一、结 肠 癌

结肠癌(carcinoma of colon)是指发生在升结肠和乙状结肠之间的恶性肿瘤,是消化道常见的恶性肿瘤之一,成人41~50岁发病率最高,男性为女性的2倍。

(一)病因

病因不明,但与下列因素有关。

1. 慢性肠道炎症　近年来,溃疡性结肠炎和结肠克罗恩病被认为和结肠癌的发病有关,已经列为癌前病变。

2. 结肠息肉和腺瘤　家族性结肠息肉和结肠腺瘤可发生癌,发病率和息肉的数量以及腺瘤的类型有关。

3. 寄生虫病　晚期血吸虫病与结肠癌密切相关,血吸虫病越严重,结肠癌的死亡率越高。

4. 饮食习惯　长期低纤维、高蛋白、高脂肪饮食可诱发结肠癌。

(二)病理

结肠癌好发于乙状结肠,根据大体类型,可分为:

1. 肿块型　多发于右侧结肠,尤其是盲肠。肿瘤向肠腔内生长,可呈菜花状,容易破溃、出血和感染。预后较好。

2. 浸润型　多发于左侧结肠。肿瘤沿肠壁浸润,容易导致肠腔狭窄和梗阻。预后差。

3. 溃疡型　是结肠癌最常见的类型。肿瘤向肠壁深层生长,形成溃疡,表面易糜烂、出血和感染。恶性程度较高,预后差。

镜下组织学分为腺癌、黏液癌和未分化癌。其中腺癌占结肠癌的大部分,预后最差的是未分化癌。

转移方式有直接浸润、淋巴转移、血行转移和种植转移。最常见的转移方式是淋巴转移。血行转移常见部位为肝和肺,少数可转移至肺和脑。

(三)临床表现

早期结肠癌患者多无明显的临床表现或症状较轻,容易被忽视。病情进一步发展可出现一些症状。根据癌肿发生的位置不同,临床表现有所差异。

1. 右半结肠癌　多为肿块型和溃疡型。右半结肠肠腔较大,粪便呈流体状态,临床表现为:①腹痛:是最常见的症状,初为间歇性隐痛或阵发性痛,以后逐渐转变为持续性腹痛;②排便习惯和粪便性状改变:腹泻和便秘交替存在,粪便稀薄,带血;③腹部肿块:患者可发现腹部肿块;④全身症状:患者出现发热、乏力、恶心、贫血和消瘦等症状。

2. 左半结肠癌　多为溃疡型或浸润型。左半结肠肠腔较细,粪便呈固体状态。主要临床表现特点是:①腹痛,最常见的症状;②便血,约有一半的患者表现为黏液血便或脓血便;③肠梗阻,患者腹部阵发性绞痛,腹胀和便秘。当发生完全性肠梗阻时,患者症状加剧。部分患者常因急性肠梗阻就诊。

(四)诊断要点

1. 中年以上的患者,出现腹部隐痛不适或阵发性疼痛,排便习惯和大便形状发生改变时,应警惕结肠癌的发生。

2. 粪便潜血实验　结肠癌患者粪便潜血实验多呈阳性。

3. 乙状结肠镜或纤维结肠镜检查　是确诊结肠癌最有效最可靠的方法。

4. X线钡剂灌肠或气钡双重对比造影检查。B超和CT可检查腹部肿块和发现肝内转移癌。

5. 癌胚抗原(CEA)测定　约60%结肠癌患者CEA升高,对判断患者预后有一定作用。

☞考点:结肠癌的表现和诊断

(五)处理原则

主要的治疗方法是以手术切除为主,结合化疗、放疗、免疫治疗等的综合治疗。

1. 手术治疗　手术方法有:①结肠癌根治术,包括右半结肠切除术、横结肠切除术、左半结肠切除术和乙状结肠切除术;②姑息手术,不能做根治术时可进行姑息手术,包括肿瘤远侧与近侧的短路手术或结肠造口术。

2. 非手术治疗　包括化疗、放疗、免疫治疗、中医药治疗等,配合手术治疗,可提高患者的五年生存率。

二、直 肠 癌

直肠癌(carcinoma of rectum)是指发生在直肠齿状线以上至乙状结肠起始部之间的癌肿,是最常见的消化道肿瘤之一,好发于45岁左右的中年人。

(一)病因和病理

直肠癌的病因和结肠癌有共同之处,即与直肠慢性炎症、腺瘤、血吸虫病和低纤维素、高蛋白、高脂肪饮食有关。病理大体分型为溃疡型、肿块型和浸润型,其中溃疡型为最多见的类型;浸润型恶性程度较高,易导致肠腔狭窄和肠梗阻。组织分型可分为腺癌、黏液癌、未分化癌以及其他类型,腺癌最为多见。直肠癌的转移方式为直接浸润、淋巴转移、血行转移和种植转移。直肠癌直接浸润可侵入邻近的膀胱、输尿管、子宫、阴道、前列腺等。淋巴转移为最主要的转移方式。血行转移可转移至肝、肺、骨和脑。

(二)临床表现

早期直肠癌因仅局限于黏膜,无明显症状。当病情进一步发展,肿瘤增大或发生出血、溃破和感染时,会出现相应的临床表现。

1. 大便习惯和性状的改变　为早期症状,患者出现便意频繁、排便不尽、里急后重、腹泻与便秘交替存在等大便习惯改变的表现。当肿瘤破溃、出血和感染时,可出现黏液血便和黏液脓血便。

2. 肠梗阻表现　肿瘤增大阻塞肠腔或发生肠壁浸润时,出现肠梗阻表现,粪便变细、变扁或不成形,发生排便困难。

3. 晚期表现　晚期患者可有消瘦、贫血、乏力、食欲减退、营养不良等恶病质表现。肿瘤侵及膀胱时可引起膀胱刺激征,如尿频、尿急和尿痛;侵及盆腔、骶尾部神经时出现持续性剧痛;癌转移至肝可引起肝大、黄疸和腹水等。

（三）诊断要点

1. 成年人出现病因不明的大便习惯改变,尤其是发现黏液血便,应怀疑有无直肠癌的发生。

2. 粪便潜血实验　用于早期诊断和人规模的普查、对高危人群的初步筛查。

3. 直肠指检　是诊断直肠癌最重要的检查方法。80%的患者可触及肿块,可判断肿块的部位、形态、大小、范围和有无黏液、脓血等。

4. 内镜检查　包括直肠镜、乙状结肠镜,可在镜下取部分组织做病理检查,是诊断直肠癌最有效最可靠的方法。

5. X线钡剂灌肠、B超和CT检查　可排除其他疾病和确定直肠癌的浸润及扩散程度,有无其他脏器转移等。

6. 测定 CEA　可判断诊断、治疗及预后。

☞考点:直肠癌的表现和诊断

（四）处理原则

以手术治疗为主,放疗化疗为辅的综合治疗。

1. 手术治疗　①直肠癌根治术:是主要治疗方法,包括局部切除术、腹会阴联合直肠癌根治术(Miles 手术)、经腹直肠癌切除术(Dixon 手术)和经腹直肠癌切除、近端造口、远端封闭手术(Hartmann 手术);②姑息性手术:晚期患者不能耐受手术的患者可进行结肠造口术。

2. 非手术治疗　手术前后配合放疗和化疗可提高患者的五年生存率。非手术治疗还包括中医中药治疗、免疫治疗、局部治疗等。

三、护 理 问 题

1. 焦虑　与患癌症及术后排便型态的改变有关。

2. 知识缺乏　缺乏结、直肠癌的预防知识和结肠造口的护理知识。

3. 自我形象紊乱　与排便方式改变有关。

4. 潜在并发症:切口感染、出血和吻合口瘘。

四、护 理 措 施

（一）术前护理

1. 增加营养　为使结、直肠癌患者耐受手术,术前应加强营养。多给予高蛋白、高热量、高维生素易于消化的少渣饮食。必要时可输血和白蛋白,以纠正贫血和低蛋白血症。

2. 术前准备

（1）肠道准备:可清洁肠道,减少术中污染,防止切口感染。术前第 3 天进少渣半流质饮食,术前两天进流质饮食。手术前 3 天番泻叶泡茶饮或术前两天口服泻剂硫酸镁 15～20g 或蓖麻油 30ml,每日上午一次。手术前第 2 天晚上用 1%～2%肥皂水灌肠,手术前 1 天晚行清洁灌肠。口服抑制肠道细菌的抗生素,如卡那霉素和甲硝唑,并补充维生素 K。

（2）阴道冲洗:女性患者,如肿瘤已经侵犯阴道后壁,则手术前 3 天须每晚冲洗阴道。

（3）放置胃管和导尿管:如患者有肠梗阻症状,应早期放置胃管,以减轻腹胀。为避免手术损伤膀胱和预防术后尿潴留,患者术前留置导尿管。直肠癌根治术后,需长时间留置导尿管,应使用气囊(Foley)导尿管。

3. 心理护理　针对患者的心理特点给予患者心理护理。患者会因为身患癌症会有焦虑、难以接受的心理问题,应关系安慰患者,注意和患者交流的方式,给患者讲解疾病的知识,鼓励其积极治疗,建立生活的信心。对结肠造口的患者,告知其并不会对消化功能带来影响,只要处理得当,仍能正常生活。

（二）术后护理

1. 观察病情　术后 24 小时内密切观察患者病情,定时测量呼吸、脉搏、血压,及时发现异常情况,汇报医生。

2. 饮食和体位　术后应禁食和胃肠减压,期间通过静脉输液补充能量、水和电解质,做好 24 小时出入量记录和口腔护理。2～3 天肛门排气或结肠造口开放后,可进流质饮食,逐步改为半流质饮食、少渣饮食,2 周左右可改为普通饮食,给予高蛋白、高热量、高维生素食物。

3. 腹腔引流管的护理　保持骶前引流管通畅,避免受压、扭曲和阻塞,观察引流液的量、性状和颜色并做好记录。引流管周围皮肤敷料应定期更换,待引流液的量减少,颜色变清,可协助医生拔管,一般引流 5～7 天后可拔管。

4. 结肠造口的护理

（1）造口开放前后的护理：结肠造口一般在术后2～3天开放，开放前用凡士林或0.9%氯化钠溶液纱布外敷结肠造口，敷料浸湿后应及时更换，防止感染。注意有无肠段回缩和出血、坏死的情况发生。结肠开放后取侧卧位，应用塑料薄膜将腹部的切口和造口分隔开，以免粪便污染切口，引起感染。

（2）保护造口周围的皮肤：选择合适的造口袋，避免袋口过大，粪便腐蚀皮肤，若袋口过小，则损伤肠道黏膜。当造口袋内充满三分之一排泄物时应及时更换，更换时，用蘸取温水的毛巾擦拭造口黏膜的排泄物，用中性皂液或0.5%氯己定溶液清洁造口周围皮肤，再涂上氧化锌软膏，防止皮炎和皮肤溃烂。换造口袋时注意观察造口周围皮肤有无破溃和感染。

（3）注意饮食：避免使用产气性食物和有刺激性气味的食物，避免肠胀气。防止便秘和腹泻，注意饮食卫生，避免食物中毒。

（4）预防并发症：预防造口狭窄，可在造口缝线处愈合后，每天扩肛一次。观察患者有无肠梗阻症状，如腹痛、腹胀、恶心呕吐、停止排气和排便。观察患者是否存在造口回缩、造口脱垂和造口出血等情况的发生。

5. 并发症的预防和处理

（1）切口感染：术后遵医嘱给予抗生素。保持伤口周围的清洁干燥，定期换药。换药时观察伤口的愈合情况和有无渗血渗液、红肿热痛。会阴部的切口应在术后的4～7天，每天进行两次温水坐浴。如果发生切口感染，则应彻底清创，开放伤口。

（2）吻合口瘘：是结、直肠癌术后的严重并发症，如果不及时处理，会引起患者死亡。吻合口瘘的发生和术前肠道准备、全身状况、手术时的操作以及引流情况等因素有关，多发生于术后4～9天，常见于左半结肠。手术后7～10天不能进行灌肠，以免发生吻合口瘘。发生吻合口瘘时应首先改善患者的全身情况，给予全胃肠外营养。提高机体的抗感染能力，联合使用抗生素，如抗生素治疗后不见好转，症状加重，应及时做近端肠造口术。

☞考点：直肠癌的护理措施

五、健康教育

1. 积极预防，早期发现，及时治疗结、直肠慢性炎症、息肉、腺瘤等癌前病变，控制血吸虫病。避免长期高蛋白、高脂肪、低纤维素饮食。定期体检，早期发现，早期治疗。

2. 教会患者做好结肠造口的护理和并发症的预防。教会患者及家属学会更换造口袋，掌握其注意事项。发现造口狭窄、脱垂时应及时到医院就诊。每1～2周扩张造口一次，持续2～3个月。

3. 合理安排生活，定期随访。合理安排饮食，作息规律，适当体育运动，保持心情舒畅，多和造口患者交流，消除其自卑、焦虑的情绪。定期随访，每3～6个月复查一次。

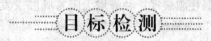

选择题

A₁型题

1. 结肠癌最早出现的症状是（　　　）
  A. 排便习惯及粪便性状改变
  B. 腹痛   C. 腹部包块
  D. 肠梗阻   E. 全身中毒症状

A₂型题

2. 患者，70岁，有冠心病史，可疑直肠癌，准备进行直肠指检，采用何种体位为宜？（　　　）
  A. 仰卧位   B. 侧卧位
  C. 俯卧位   D. 蹲位
  E. 截石位

3. 患者，男，56岁，近3个月来排便次数增多，每天3～4次，黏液脓血便，有里急后重感，首选的检查方法是（　　　）
  A. B超   B. X线钡剂灌肠
  C. 直肠指检   D. 纤维结肠镜
  E. 血清癌胚抗原

4. 患者，男，58岁，患结肠癌，拟行左结肠癌根治术，术前需几日开始服用肠道消炎药（　　　）
  A. 1天   B. 3天
  C. 5天   D. 2天
  E. 4天

5. 患者，男，结肠癌术后7天，患者剧烈咳嗽后感伤口疼痛，有缝线断裂感，下列哪项处理措施不妥？（　　　）
  A. 安慰患者
  B. 立即在病床上将内脏还纳
  C. 立即用无菌盐水纱布覆盖
  D. 用腹带包扎
  E. 送手术室缝合

第 10 节　肝脏疾病患者的护理

📖 **学习目标**

1. 了解细菌性肝脓肿和原发性肝癌的病因、病理。

2. 掌握细菌性肝脓肿和原发性肝癌的临床表现和诊断。

3. 熟悉细菌性肝脓肿和原发性肝癌的治疗原则。

4. 熟悉肝脏疾病患者的护理问题。

5. 掌握对细菌性肝脓肿和原发性肝癌患者的护理措施。

案例 16-7

　　王先生,51 岁。有乙型肝炎病史 15 年。4 年来反复出现乏力、腹胀、食欲不振,近半年来出现肝脏增大,持续肝区疼痛,逐渐加重而入院。查体:T 36.8℃,P 85 次/分,R 21 次/分,BP 125/77mmHg。神志清楚,消瘦明显,腹部膨隆,叩诊腹部发现有移动性浊音,B 超检查示肝脏硬化,肝脏肿大,表面凹凸不平。

问题:

　　1. 该患者最可能的临床诊断是什么?

　　2. 主要的护理诊断有哪些? 如何正确对其实施护理措施?

　　肝脏是人体最大的实质性器官,重 1200~1500g。肝脏大部分位于右上腹部的膈下和季肋深面,仅小部分超越前正中线达左季肋部。肝脏是人体唯一的双重供血器官,肝内血流丰富,由门静脉和肝动脉双重供血,其中门静脉供血占 70%~75%,肝动脉供血占 25%~30%。肝脏具有以下的生理功能:①分泌胆汁,每天分泌胆汁 600~1000ml,由肝内胆管收集汇入肝总管储存于胆囊。胆汁由胆囊流出,经过胆总管进入肠道,参与脂肪的消化和帮助脂溶性维生素的吸收。②代谢功能:肝脏除了参与三大营养物质糖、蛋白质和脂肪的代谢外,还参与多种维生素的代谢活动。③肝脏还具有合成凝血物质和解毒的作用。

一、细菌性肝脓肿

(一)病因

　　1. **胆道系统病变**　是引起细菌性肝脓肿最常见的病因和最主要的入侵途径,当胆道系统发生病变的时候,细菌沿胆管向上逆行入侵肝脏引起细菌性肝脓肿,大肠埃希菌为主要的致病菌。

　　2. **肝动脉系统**　身体任何部位的化脓性感染的发生,如疖、痈、扁桃体炎等,细菌可以随血液循环沿肝动脉进入肝脏,在肝脏内形成多发性脓肿。

　　3. **门静脉系统**　如发生化脓性阑尾炎时,细菌可沿门静脉系统进入肝脏,引起肝脏内的感染。

　　4. **肝脏的开放性损伤**　细菌经伤口处直接入侵肝脏导致感染。

(二)临床表现

　　1. **症状**

　　(1)全身中毒症状:寒战、高热是最常见的早期症状,体温可达 39~40℃,呈弛张热,伴多汗,脉率增快。严重者可导致感染性休克。

　　(2)肝区疼痛:肝脏肿大,肝被膜急性膨胀,肝区出现持续性胀痛或钝痛,有时可有右肩牵涉痛或胸部疼痛。

　　(3)全身表现:恶心、呕吐、食欲不振、全身乏力;少数患者可有腹泻、腹胀等。

　　2. **体征**　最常见的是肝区压痛和肝大,右下胸部和肝区有叩击痛。若脓肿位于肝前下缘较浅部位,可伴有右上腹肌紧张和局部触痛。巨大的肝脓肿可使右季肋部呈饱满状态,甚至局部隆起。严重者可出现黄疸。

　　3. **辅助检查**

　　(1)实验室检查:血白细胞计数明显增高,中性粒细胞可高达 90% 以上,有核左移现象和中毒颗粒。

　　(2)影像学检查:X 线示肝脏阴影增大,右膈抬高和活动受限;B 超能分辨出肝内直径为 2cm 的液性病灶,并能确定其部位和大小。

　　(3)肝脏穿刺:经肝脏穿刺抽出脓液予以确诊,抽出稠厚、黄白色伴臭味的脓液是细菌性肝脓肿;如抽出大量巧克力色、无臭的脓液为阿米巴性肝脓肿。

☞考点:肝脓肿的临床表现

链接 >>>

肝脏穿刺术前和术后的注意事项

(一)术前准备

1. 患者术前应检查出凝血时间、血小板计数、凝血酶原时间,如有异常需暂缓执行,待纠正后再行穿刺,必要时测血型并备血待用。

2. 术前 3 天肌内注射维生素 K 3~4mg,每日 1 次,并口服钙剂及维生素 C。

3. 向患者解释穿刺目的,练习屏气方法(在深吸气后呼气末屏气片刻)。有咳嗽者,术前 1 小时给服可待因 0.03mg,情绪紧张者于术前半小时给小量镇静剂。

4. 用品准备　无菌肝穿刺包、多头腹带、小沙袋、消毒手套、1%~2%普鲁卡因溶液、0.9%氯化钠溶液、标本固定液等。

(二)术后护理

1. 穿刺后绝对卧床休息 24 小时,术后 2 小时内,每15~30 分钟测血压、脉搏一次,如无变化,改为每小时一次,共 6 次。若发现血压下降、出冷汗、右胸痛、呼吸困难等出血或气胸征象,应给予输血、止血、抽气等处理。

2. 酌情继续用维生素 K 3 天。

(三)处理原则

　　细菌性肝脓肿应加强全身支持疗法,补充营养,纠正水、电解质平衡失调,应用足量、有效的抗生素。必要时在 B 超定位下穿刺抽脓或置管引流,也可行手术切开引流,严重者行肝叶切除术。

　　1. **非手术治疗**

　　(1)支持疗法:给予患者高热量、高蛋白、富含维生素的饮食；积极纠正水、电解质、酸碱紊乱；必要时多次少量输新鲜血液及白蛋白，提高机体抵抗力。

(2) 应用抗生素：早期、大剂量联合使用有效抗生素。

(3) 经皮肝穿刺脓肿置管引流术：对于单个较大的脓肿可在 B 型超声引导下穿刺抽脓，也可穿刺置管、持续冲洗引流，必要时可在冲洗液中加入抗生素冲洗。

2. 手术治疗

(1) 脓肿切开引流术：适用于较大的脓肿，常用的手术途径有经腹腔、经前侧腹膜外和经后侧腹膜外脓肿切开引流术。

(2) 肝叶切除术：适用于慢性厚壁肝脓肿切开引流术后长期不愈或肝内胆管结石合并左外叶多发性肝脓肿且该肝叶功能丧失者。

(四) 护理问题

1. 术前护理问题

(1) 慢性疼痛　与炎症刺激和肝脏被膜紧张有关。

(2) 体温过高　与感染有关。

(3) 营养失调：低于机体需要量　与高代谢分解及慢性消耗有关。

2. 术后护理问题

(1) 慢性疼痛　与手术创伤有关。

(2) 活动无耐力　与手术创伤、营养摄入不足有关。

(3) 潜在并发症：切口感染、腹腔脓肿、腹腔出血、粘连性肠梗阻等。

(五) 护理措施

1. 非手术疗法的护理

(1) 病情观察：加强对生命体征和腹部体征的观察，注意脓肿是否破溃引起腹膜炎、膈下脓肿、胸腔内感染等严重并发症。

(2) 加强营养支持：给予高热量、高蛋白、富含维生素饮食，改善全身营养状况。必要时应补充血浆、新鲜全血和丙种球蛋白，增加机体抵抗力。

(3) 用药的护理：对细菌性肝脓肿的患者，应遵医嘱给予足剂量、足疗程、联合使用有效的抗生素，最好选择静脉内给药，注意药物配伍，长期使用抗生素警惕假膜性肠炎和继发真菌感染。

(4) 高热的护理：保持病室空气新鲜，定时通风，维持室温在 18～22℃，湿度 50%～70%；提供水分的摄入，每日饮水量在 2000ml 以上，预防高热引起脱水；物理降温，如使用冰袋、乙醇擦浴、4℃ 0.9%氯化钠溶液灌肠等；药物降温，必要时使用解热镇痛药。

2. 手术疗法的护理　重点在于脓肿切开引流的

护理，充分引流脓液，促进脓腔的闭合。

(1) 妥善固定引流管，避免引流管脱落。

(2) 体位：安置半卧位的体位，有利于呼吸和引流。

(3) 保证引流的通畅：每日用 0.9%氯化钠溶液冲洗脓腔，记录每日引流的脓液量，少于 10ml 时，即可考虑拔除引流管，改为凡士林纱布条引流，需换药至脓腔愈合。

(4) 防止感染：需每日更换引流瓶。

☞考点：肝脓肿患者的护理措施

(六) 健康指导

1. 指导患者遵循治疗护理计划，增加战胜疾病的信心。指导患者进行正确的饮食，以提高机体的抵抗力。

2. 出院后按期复查，或有明显不适及时就诊。

二、原发性肝癌患者的护理

原发性肝癌 (primary liver cancer) 是指肝细胞或肝内胆管细胞发生的癌肿，简称肝癌。是我国一种常见的恶性肿瘤，分别占男、女恶性肿瘤的第三、四位。尤其以东南沿海地区多见。可发生于任何年龄，多见于 40～60 岁，男性多于女性。原发性肝癌常常直接侵犯门静脉分支，癌栓经门静脉系统在肝内扩散，甚至阻塞门静脉主干或肝静脉导致门静脉高压。肝外血行转移多见于肺，其次为骨、脑等。淋巴转移多转移至肝门淋巴结。

(一) 病因

肝癌的发生是由多因素共同作用的结果造成的，真正的原因尚不明了，与肝癌发病相关的因素有：

1. 病毒性肝炎　临床研究发现多数的原发性肝癌患者具有长期的乙肝病史，乙型肝炎反复发作，易演变为肝硬化，进而引起肝癌，常称之为肝癌发展的"三部曲"。

2. 长期酗酒　长期大量饮酒易导致乙醇性肝硬化，与肝癌的发病有着密切的联系。

3. 化学致癌物质　发霉的食品如玉米、花生中含有的黄曲霉菌，饮食中长期摄入大量的亚硝胺等，这些化学物质均可诱发肝癌生成。

☞考点：我国肝癌的常见原因

> 链接 >>>
>
> **肝癌的前景分析**
>
> 全世界大多数的肝癌患者与慢性乙肝病毒感染有关。现在，中国和其他的亚洲国家的新生儿出生后都要接受乙肝疫苗。因此下一代乙肝的发病率会降低，最终将在以后的 3、4 代人后彻底消失，引起原发性肝癌的最主要的危险因素逐渐会消失。

（二）病理分类

1. 按原发性肝癌的大体类型可分为三类。

（1）结节型：最多见，常为单个或多个大小不等结节散布于肝内，多伴有肝硬化。

（2）巨块型：常为单发，也可由多个结节融合而成，癌块直径较大，易出血、坏死，肝硬化程度较轻。

（3）弥漫型：最少见，结节大小均匀，呈灰白色密布于全肝，病情发展迅速，预后极差。

2. 按组织学分类肝癌可分为肝细胞型、胆管细胞型和混合型，我国 90％的原发性肝癌属于肝细胞型。

（三）临床表现

原发性肝癌早期缺乏特征性的表现，早期可无任何不适，常于普查或体检时发现。症状明显后多数为晚期。

1. 肝区疼痛　肝区疼痛为多数肝癌患者的首发症状，疼痛多为持续性钝痛、刺痛或胀痛，多发生于夜间。肝区疼痛部位与病变部位有密切的关系，如病变位于右肝，可表现为右上腹或右季肋部疼痛；位于肝右叶顶部累及膈，疼痛可牵涉至右肩部；位于左肝常表现剑突下疼痛。当癌肿破裂出血，血液漏入腹膜腔时，可出现右上腹剧痛、压痛等腹膜刺激征。

2. 全身和消化道症状　早期症状常常被忽略，主要表现为乏力、消瘦、食欲减退、腹胀等。部分患者可有恶心、呕吐、发热、腹泻等症状。晚期则出现贫血、黄疸、腹水、下肢水肿、皮下出血及恶病质等。

3. 肝大　是肝癌中、晚期最常见的主要体征，约占 95％。肝大呈进行性，质地坚硬，边缘不规则，表面凹凸不平的局限性肿块，可伴压痛。

4. 转移及并发症　肝内转移是肝癌最主要的转移部位。晚期肝癌多转移至肺脏，出现胸痛和呼吸困难、咳嗽、咯血，转移至骨骼引起压痛，肝癌晚期还可出现肝性昏迷、上消化道出血等。此外，少数患者还可出现低血糖症、红细胞增多症、高血钙和高胆固醇血症等特殊表现。

☞考点：肝癌的临床表现

（四）辅助检查

1. 血清甲胎蛋白（AFP）测定　AFP 属于肝癌血清标志物，是目前公认的简便且确诊率高的原发性肝癌的定性诊断方法。对诊断肝细胞癌有相对专一性，也是常用的普查方法。放射免疫法测定持续血清AFP≥400μg/L，并排除妊娠、活动性肝病、生殖腺胚胎源性肿瘤等，即可考虑肝癌的诊断。

☞考点：肝癌的普查

链 接 >>>

甲胎蛋白（AFP）和肝癌

AFP 主要来自胚胎的肝细胞，胎儿出生约两周后 AFP 从血液中消失；AFP 是诊断肝癌的一项重要指标，但并非只要出现 AFP 阳性，就可确诊为肝癌，确诊肝癌一定要动态观察 AFP 含量的变化，如果连续 1 个月以上时间，AFP 含量检测结果一直大于 400μg/L，则应高度怀疑肝癌可能。如果 AFP 一过性升高或轻度升高，不一定就是肝癌，如妊娠妇女和新生儿也会出现 AFP 的一时性升高。有些肝癌的 AFP 值可以正常。AFP 偏高也可见于生殖细胞肿瘤。

2. 影像学检查

（1）B 超：是目前肝癌重要的非侵入性检查方法。可显示肿瘤的大小、形态、所在部位以及门静脉和肝静脉内有无癌栓，能发现直径 2cm 或更小的病变，其诊断符合率可达 90％，是目前肝癌定位检查中首选的一种方法。

（2）CT：是目前肝肿瘤的主要诊断方法，对肝癌的诊断符合率达 90％以上，可检查出直径为 1cm 左右的早期肝脏占位病变。应用动态增强扫描可提高分辨率，有助于鉴别血管瘤。

（3）肝脏穿刺：诊断困难时，可在 B 超或 CT 引导下对肝肿瘤行细针穿刺检查，但有感染、出血的危险。

（4）选择性腹腔动脉和肝动脉造影：经皮穿刺股动脉，沿血管插管至腹腔动脉或肝动脉，对直径<1cm 的小肝癌的定位诊断是最佳的选择方法。

（五）处理原则

原发性肝癌应该早期发现、早期治疗，实行以手术治疗为主，辅助放疗、化疗的综合治疗原则。

1. 手术治疗　是目前治疗原发性肝癌最有效的方法。常用的术式有肝叶切除术、半肝切除术和局部肝切除术等。

2. 对于不能手术的肝癌，视情况单独或联合应用肝动脉结扎、肝动脉插管化疗、液氮冷冻、激光汽化、微波热凝等方法，有一定的效果。

3. 其他治疗　包括放射治疗、化学治疗、免疫治疗及基因治疗等。

（六）护理问题

1. 术前护理问题

（1）恐惧　与肝癌的诊断及预后不良有关。

（2）慢性疼痛　与癌肿生长导致包膜紧张、手术或放疗、化疗有关。

（3）营养失调：低于机体需要量　与食欲不振、恶心、呕吐、肿瘤消耗有关。

（4）潜在并发症：肝性脑病、上消化道出血、肝癌破裂出血等。

2. 术后护理问题

（1）预感性悲哀 与担忧及病愈后和生存期限有关。

（2）营养失调：低于机体需要量 与治疗引起的食欲不振、恶心、呕吐、有关。

（3）潜在并发症：术后出血、胆汁外漏、肝功能改变、腹腔感染。

（七）护理措施

1. 非手术及术前护理

（1）心理护理：癌对患者及家属都是沉重的打击，医护人员应积极主动与患者及家属沟通和交流，了解患者情绪和心理变化，鼓励患者说出想法和担忧。帮助患者正视现实，增强应对能力，树立战胜疾病信心，积极参与和配合治疗。

（2）疼痛护理：肝癌患者多有中度至重度的疼痛，这也是造成患者焦虑和恐惧的主要因素之一。通过安排患者入住舒适的环境，听音乐转移注意力，遵医嘱使用止痛剂等方法帮助患者减轻痛苦。

（3）营养支持的护理：根据患者对食物的喜好，指导患者进食高热量、高蛋白、富含维生素的饮食，积极为患者创造舒适安静的进食环境；对于低蛋白血症、贫血者遵医嘱给予白蛋白、血浆及新鲜的全血，以纠正营养不良、低蛋白血症和贫血；无法经口进食或进食不足者，应考虑胃肠外营养（PN）。

（4）腹水的护理：指导患者低盐饮食，观察记录每日尿量、尿相对密度的变化，定期测量腹围及下肢水肿程度；给予白蛋白、血浆以提高胶体渗透压，减少腹水；遵医嘱使用呋塞米排出体内过多液体，应注意补钾，防止低钾血症的发生。

（5）保肝的护理：给患者使用肌苷、辅酶 A、葡醛内酯等保肝药，补充维生素 B、C、E，避免使用对肝脏有害的药物，如巴比妥类。术前 3～5 天，每日静脉滴注 GIK 溶液，即每日输注葡萄糖 200～250g，加入适量的胰岛素和氯化钾。此外术前还应该给予 0.9％氯化钠溶液灌肠，以减少血氨生成，避免诱发肝性脑病，同时还可减轻术后腹胀。

（6）改善凝血功能：合并肝硬化的患者肝脏合成的凝血因子减少，因此此前应了解患者的出、凝血时间，凝血酶原时间和血小板的计数，遵医嘱术前三天开始补充维生素 K，以改善凝血功能，预防术中及术后出血。

2. 术后护理

（1）体位：麻醉清醒前平卧位，头偏向一侧。生命体征平稳后改为低半坐卧位，肝脏手术后一般不主张患者早期活动，以防止肝断面术后出血。术后 24 小时内应卧床休息，避免剧烈咳嗽，鼓励患者做深呼吸，以防止肺炎、肺不张并发症的发生。

（2）严密观察病情：肝脏手术后，常因凝血机制障碍或肝脏切除后肝断面血管出血导致严重的出血，引起失血性休克甚至死亡，故术后应随时监测生命体征。密切观察患者的神志及意识状态，有无嗜睡、烦躁不安等肝性脑病症状。观察患者腹部症状，有无腹痛、腹胀和腹膜刺激征，以了解有无术后胆漏发生。

（3）禁食、胃肠减压：待肛门排气、肠蠕动恢复后拔除胃肠减压管，逐步给予流食、半流食直至普食。禁食期间应进行静脉补液，维持体液平衡。

（4）营养支持：同术前的饮食要求。同时应继续给予白蛋白、新鲜冰冻血浆，提高机体血浆胶体渗透压，减少腹水生成。正确输液以维持水、电解质和酸碱平衡。

（5）引流管的护理：肝脏术后多放置双腔引流管或多种引流管，应妥善固定引流管，保持引流通畅，注意无菌操作，每日更换引流袋，并准确记录引流液的量、颜色、性状，警惕内出血发生。

（6）肝动脉插管化疗患者的护理

1）治疗前的准备：向患者及家属解释肝动脉插管化疗的目的及注意事项。注意出凝血时间、血常规、肝肾功能、心电图检查等，做好穿刺处的皮肤准备，术前禁食 4 小时。

2）做好导管的护理：妥善固定导管，严格无菌操作。每次注药前管端消毒，注药后无菌纱布包扎，防止细菌向肝内逆行感染。保持导管通畅，每次注药后用 2～3ml 的肝素液冲洗导管，防止导管内血液凝固。

3）治疗期间应注意观察有无剧烈腹痛、恶心、呕吐及白细胞下降。血白细胞 $<3\times10^9/L$ 时，暂停化疗。

4）预防出血：术后嘱患者平卧位，穿刺处的皮肤用沙袋压迫 1 小时，穿刺侧肢体制动 6 小时，卧床休息 24 小时，预防局部形成血肿。注意观察穿刺侧肢体远端的血液供应情况。

☞考点：肝癌的护理措施

（八）健康指导

1. 有肝炎、肝硬化病史者和肝癌高发地区人群应定期进行体格检查，做 AFP 的测定、B 型超声检查，以便早期发现、早期治疗。

2. 坚持后续治疗，应树立战胜疾病的信心，遵医嘱坚持化疗或其他的治疗。

3. 加强营养：指导患者进食高热量、高蛋白、富含维生素的易消化食物，伴有腹水、水肿的应限制水和盐的摄入量，食物要清淡。

4. 指导患者适当的活动，注意休息，避免过度活动。保持大便通畅，防止便秘，可适当使用缓泻剂，预防血氨升高。

5. 自我观察和定期复查,嘱患者或家属一旦出现水肿、体重减轻、出血倾向、黄疸时,及时就诊。

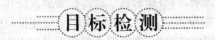

选择题

A₁ 型题

1. 目前非手术治疗原发性肝癌的首选方法为(　　)
　　A. 局部放疗　　　　　　　B. 激光治疗
　　C. 肝动脉栓塞化疗　　　　D. 免疫治疗
　　E. 中医治疗

2. 大多数原发性肝癌患者的首发症状是(　　)
　　A. 发热　　　　　　　　　B. 贫血
　　C. 消瘦　　　　　　　　　D. 黄疸
　　E. 肝区疼痛

3. 与原发性肝癌的发生关系最密切的是(　　)
　　A. 胆道感染　　　　　　　B. 血吸虫性肝硬化
　　C. 肝炎后肝硬化　　　　　D. 乙醇中毒性肝硬化
　　E. 肝脏良性肿瘤

4. 肝叶切除术后的护理,错误的是(　　)
　　A. 应专人护理　　　　　　B. 常规吸氧
　　C. 鼓励患者早期下床活动　D. 术后取平卧位
　　E. 术后给予静脉补充营养

5. 原发性肝癌肝区疼痛特点是(　　)
　　A. 间歇性隐痛　　　　　　B. 持续性胀痛
　　C. 阵发性绞痛　　　　　　D. 刀割样疼痛
　　E. 烧灼样疼痛

6. 细菌性肝脓肿的主要临床症状为(　　)
　　A. 恶心、呕吐
　　B. 寒战,高热,肝大伴疼痛
　　C. 局部皮肤凹陷性水肿
　　D. 出现黄疸
　　E. 可见右膈升高、运动受限

7. 关于细菌性肝脓肿,下列叙述正确的是(　　)
　　A. 大部分是胆源性感染
　　B. 致病菌多为革兰阳性球菌
　　C. 脓液多为棕色
　　D. 多由于溃疡性结肠炎所致
　　E. 多由于阑尾炎所致

A₂ 型题

8. 患者,男,64 岁,肝癌肝叶切除术后第 1 天,患者感腹痛、心慌、气促、出冷汗,血压 90/60mmHg,首先应考虑为(　　)
　　A. 胆汁性腹膜炎　　　　　B. 肠梗阻
　　C. 肝断面出血　　　　　　D. 膈下脓肿
　　E. 心肌炎

9. 患者,男,36 岁,因急性阑尾炎入院,入院后拒绝手术,予以抗感染治疗,出现寒战、高热、右上腹痛。体格检查:急性面容,巩膜黄染,右上腹压痛,肝大,肝区叩击痛明

显。血常规见 WBC 20×10^9/L,中性粒细胞 0.9。B 超检查提示肝占位性病变。该患者可能的诊断是(　　)
　　A. 原发性肝癌　　　　　　B. 继发性肝癌
　　C. 阿米巴性肝脓肿　　　　D. 肝囊肿
　　E. 细菌性肝脓肿

10. 患者,男,33 岁,高热,右上腹痛 7 天。B 超和 CT 检查提示肝脓肿,曾有胆道感染病史,引起该病的最可能原因是(　　)
　　A. 胆道化脓性感染　　　　B. 坏疽性阑尾炎
　　C. 开放性肝损伤　　　　　D. 右侧膈下脓肿
　　E. 肝包虫病

11. 患者黄某,52 岁。确诊为原发性肝癌,某日右上腹剧烈的腹痛,继而血压下降,神志不清,最可能的诊断是(　　)
　　A. 肝癌脑转移　　　　　　B. 上消化道大出血
　　C. 肝癌结节破裂出血　　　D. 败血症
　　E. 肝性脑病

第 11 节　胆道疾病患者的护理

学习目标

1. 了解胆道疾病的病因、病理。
2. 掌握胆道疾病的临床表现和治疗原则。
3. 熟悉胆道疾病特殊检查的护理。
4. 熟悉胆道疾病患者的护理问题。
5. 掌握胆道疾病的患者的护理措施。

案例 16-8

　　患者,女,30 岁,已婚。间断右上腹疼痛 3 年,再次发作伴发热、呕吐 5 小时入院。3 年前于进食油腻食物后出现右上腹疼痛,向右肩背部放射,到当地医院诊断为胆石症,给予抗感染治疗后好转,此间上述症状反复发作,服"消炎利胆片"后好转,未进一步治疗。5 小时前,进食油腻食物后再次出现右上腹剧烈绞痛,向右肩背部放射,伴发热、恶心、呕吐入院。查体:T 38.6℃,P 21 次/分,R 105 次/分,BP 123/73mmHg。急性面容,右上腹明显压痛、反跳痛,Murphy 征阳性。化验:WBC 16.5×10^9/L,中性粒细胞 0.88。B 超示胆囊壁增厚,内有光团伴声影。腹部 X 线片胆囊区可见阳性不透光结石影。

问题:

　　1. 该患者应该优先考虑为何病?
　　2. 作出该患者的护理诊断及制订护理措施。

一、胆道系统的解剖生理概要

　　胆道系统包括胆管、胆囊和 Oddi 括约肌三部分,其中胆管又分为肝内胆管和肝外胆管。肝内胆管起始于肝内毛细胆管,后者逐渐汇集成左、右肝内胆管,其行径与肝内门静脉和肝动脉分支基本一致。肝外

胆管包括肝总管、胆囊管和胆总管，左、右肝内胆管出肝脏汇集成肝总管，肝总管长 2～4cm，直径 0.4～0.6cm，沿十二指肠韧带右前缘下行，与胆囊管汇合成胆总管。胆总管长 7～9cm，直径 0.6～0.8cm，其下端与主胰管在十二指肠肠壁内共同开口于 Oddi 括约肌，Oddi 括约肌具有调节和控制胆汁和胰液的排放，防止消化液反流。胆囊位于肝脏面的胆囊窝内，外观成梨形，长 8～12cm，宽 3～5cm，容积为 40～60ml。胆囊分颈、体、底三部分，胆囊颈上部呈囊性膨大，外科称 Hartmann 袋，是胆囊结石易嵌顿的部位。

胆道系统具有分泌、储存、浓缩和输送胆汁的功能。胆汁由肝细胞和肝管分泌，每天 800～1200ml，胆汁的分泌受神经内分泌调节，迷走神经、促胰液素、促胃液素、胰升糖素等可促进胆汁分泌。胆汁具有乳化脂肪、协助脂溶性维生素的吸收、抑制肠内致病菌生长和内毒素生成等生理作用。正常胆汁中胆盐、磷脂酰胆碱和胆固醇 3 种成分按一定的比例组成，如果胆汁中的胆盐和胆固醇比例失调，则胆汁中的胆固醇容易析出形成容胆固醇结石。当胆道感染时，大肠埃希菌所产生的 β-葡萄糖醛酸酶将结合胆红素水解成游离胆红素，与钙结合形成胆色素结石。胆囊具有浓缩和储存胆汁的功能，胆囊黏膜强大的选择性吸收胆汁中水和电解质功能，可以将胆汁浓缩 5～10 倍储存于胆囊中。胆囊黏膜还具有分泌黏蛋白的作用，保护胆囊黏膜不受胆汁侵蚀，当胆囊管完全梗阻后，胆汁中的胆红素被吸收，胆囊黏膜分泌的黏液积存在胆囊内成为无色透明的液体，称为"白胆汁"。当胆囊炎或 Oddi 括约肌功能失调时，胆汁排出障碍，胆汁淤积，固体成分沉淀，成为结石形成的因素之一。

二、胆道疾病特殊检查及护理

（一）B 型超声检查

B 超为胆道疾病首选的检查方法。超声检查具有无创、简便易行、可重复多次检查、经济、准确率高等特点。B 超对诊断急慢性胆囊炎、胆囊结石、胆道病变等的正确诊断率在 90% 以上。鉴于进食后胆囊排空及肠腔内积气，会对诊断产生一定的影响，故检查前要求禁食 12 小时、禁水 4 小时。

（二）胆道造影检查

1. 经皮肝穿刺胆道造影（PTC）　在超声或 X 线的引导下，利用特制的穿刺针经皮肤直接刺入肝脏内的胆管，再将造影剂注入肝内胆管，使得整个胆道系统显影，显示病变的部位、程度和性质，有助于胆道疾病，特别是阻塞性黄疸的诊断。此检查虽然操作简单、诊断性高，但是由于 PTC 是一项创伤性的诊断技术，有发生胆漏、出血和胆道感染的危险，故术前要做充分的准备工作。①术前检查出凝血时间、血小板计

数和凝血酶原时间；②检查前做碘过敏试验和普鲁卡因皮试；③检查前 3 天使用抗生素预防感染；④检查前晚服缓泻剂，当日晨禁食。造影检查后应卧床休息 4～6 小时，避免术后出血。定时检测生命体征，注意有无胆漏及出血的发生，遵医嘱使用抗生素及止血药。

2. 内镜逆行胆胰管造影（ERCP）　是在纤维十二指肠镜直视下通过十二指肠乳头将导管插入胆管或胰管进行造影。可观察十二指肠有无占位性病变，显示胆道梗阻的部位和原因，同时也可以对胰管病变进行检查。急性胰腺炎和碘过敏者禁忌做此检查。患者于造影后 2 小时才能进食。由于此检查能诱发急性胰腺炎和胆管炎等并发症的发生，故于造影后 1～3 小时及第二日晨各测血淀粉酶一次，注意体温变化和白细胞的变化。

☞考点：胆道疾病常用特殊检查的护理

三、胆石症与胆道感染患者的护理

胆石症是我国的常见病和多发病，随年龄的增长其发病率增高。按照胆石的成分可分为胆固醇结石、胆色素结石和混合结石 3 种。胆固醇结石以胆固醇为主要成分，常由于饮食和代谢因素使胆汁中胆固醇浓度过高所致；胆色素结石以胆红素为主，常与胆道感染有关；混合性结石由胆红素、胆固醇、钙盐等多种成分组成。按结石所在的部位可分为胆囊结石、肝外胆管结石和肝内胆管结石。胆囊结石最多见，约占全部结石的 1/2 以上，多为胆固醇结石或以胆固醇为主的混合结石；肝内、肝外胆管结石多为胆色素结石或以胆色素为主的混合结石，肝外胆管结石多位于胆总管内，可由胆囊结石和肝内胆管结石继发形成。胆石症和胆道感染之间互为因果，一方面胆石症可以引起胆囊管和胆管的梗阻，导致胆汁淤积，胆道内的细菌生长繁殖，产生大量的毒素，而使得胆道感染；另一方面，当胆道感染时，细菌及坏死组织易形成结石的核心，再加上细菌可以将结合胆红素分解成游离的胆红素，促进胆色素结石的形成。

（一）胆囊结石及胆囊炎

1. 病因和病理　胆囊结石是综合性因素的结果。主要与脂类代谢异常、胆囊的细菌感染和收缩排空功能障碍有关。这些因素引起胆汁的成分和理化性质发生改变，使胆汁中的胆固醇呈过饱和状态，沉淀析出、结晶而形成结石。急性胆囊炎的致病因素有：①胆囊管梗阻，80% 是由于胆囊结石引起的，其他因素如蛔虫或胆囊管扭转；②细菌入侵，主要是大肠埃希菌，细菌主要来源于胃肠道，经胆道逆行进入胆囊。根据胆囊内结石是否嵌顿及感染的程度，其病理类型可分为以下几种。

(1) 胆囊积液:胆囊结石长期嵌顿而未合并感染时,胆汁中的胆色素被胆囊黏膜吸收,胆囊黏膜分泌黏液性物质而引起胆囊积液,因其透明无色而称"白胆汁"。

(2) 急性单纯性胆囊炎:胆囊管梗阻后,胆囊内压力增高使得胆囊黏膜的保护作用下降,细菌侵入黏膜和黏膜下层,胆囊壁轻度充血水肿。

(3) 化脓性胆囊炎:炎症继续发展,累及胆囊壁全层,胆囊高度充血水肿,有脓性分泌物渗出。

(4) 急性坏疽性胆囊炎及胆囊穿孔:若胆囊内压力持续增高,使得胆囊壁血液循环障碍,引起胆囊缺血坏死。严重者可使得胆囊壁坏死穿孔,导致胆汁漏出形成胆汁性腹膜炎。穿孔部位多为胆囊颈部和底部。

2. 临床表现

(1) 症状

1) 腹痛:又称为胆绞痛,多数患者具有上腹部疼痛史,表现为右上腹阵发性绞痛,常发生在饱餐、进食油腻食物后。疼痛可向右肩部和背部放射。

2) 消化道症状:患者腹痛发作时常伴有恶心、呕吐及厌食等消化道症状。

3) 发热:多数患者伴有不同程度的体温升高和脉搏加快。

(2) 体征

1) 腹部压痛:右上腹可有不同程度和不同范围的压痛;Murphy 征阳性,即左手拇指压于右上腹肋缘下胆囊区,嘱患者做深呼吸,在深呼吸过程中,如果出现突然屏气,提示胆囊有肿大。

2) 腹膜刺激征:严重的胆囊炎可导致全腹的压痛、反跳痛和肌紧张。

(3) 辅助检查

1) B超:是胆道疾病首选的辅助检查。可发现胆囊内有结石的光团和声影,并随体位改变而移动;如发现胆囊增大和胆囊壁增厚常提示胆囊炎或有积液。

2) 血常规:胆囊炎时常有 WBC 增高,若 WBC 明显增高,常提示胆囊化脓或坏疽。部分患者会有血清胆红素、转氨酶、AKP 及淀粉酶的增高。

3. 处理原则　主要是手术治疗,手术的时机和手术的方式取决于患者的病情。

1) 非手术治疗:①禁食和胃肠减压;②输液纠正水、电解质和酸碱平衡紊乱;③解痉止痛、消炎利胆;④使用抗生素控制感染。

2) 手术治疗:胆囊切除是胆囊结石最佳的治疗方法,对于无症状的胆囊结石,一般认为不需要立即行胆囊切除术。胆囊切除术包括传统的开腹胆囊切除和腹腔镜胆囊切除术。

链 接 ▶▶▶

腹腔镜手术的简介

腹腔镜手术多采用 2～4 孔操作法,其中一个开在人体的脐部,避免在患者腹腔部位留下长条状的伤疤,恢复后,仅在腹腔部位留有 2～4 个 0.5～1cm 的线状瘢痕,可以说是创面小、痛楚小的手术,因此也有人称之为"钥匙孔"手术。腹腔镜手术具有患者创伤小、住院时间短、节省费用、疗效显著、并发症少等传统开腹手术所无法比拟的优点。腹腔镜手术是近年来发展迅速的一个手术项目。

4. 护理问题

(1) 疼痛　与结石嵌顿、胆汁排除受阻致胆囊强烈收缩或激发胆囊炎症有关。

(2) 有体液不足的危险　与呕吐及不能进食有关。

(3) 潜在并发症:胆囊穿孔。

5. 护理措施

(1) 心理护理:稳定患者情绪,用和蔼亲切的语言与患者交流,倾听患者的诉说,耐心向患者解释病情及手术,尽可能降低和消除患者因疾病、疼痛及预后所产生的焦虑和恐惧。

(2) 观察病情:严密监测患者的生命体征及腹部疼痛的程度、性质和腹部体征的变化,注意有无反跳痛及肌紧张出现,提示胆囊穿孔和病情加重。

(3) 减轻和控制疼痛:根据疼痛的程度和性质,采取正确有效的方法。

1) 体位及休息:安置患者于半卧位的体位,指导患者进行有节律的深呼吸,达到放松和减轻疼痛的目的。

2) 合理饮食:对于病情较轻的非手术治疗患者,指导患者清淡饮食,避免油腻食物。拟手术的患者应禁食、胃肠减压,减轻腹胀和疼痛。

3) 药物止痛:诊断明确的患者可使用解痉止痛药,如阿托品、哌替啶,但禁用吗啡,避免因 Oddi 括约肌痉挛,增加胆道压力,加重疼痛。

4) 控制感染:遵医嘱及时合理使用有效抗生素,控制炎症,减轻胆囊肿胀以减轻疼痛。

(4) 维持体液平衡:因禁食、呕吐及胃肠减压等可引起脱水和电解质紊乱。遵医嘱静脉补充适量的水和电解质,以保持体液平衡。

6. 健康教育

(1) 合理安排作息时间,劳逸结合,避免过度劳累及精神高度紧张。

(2) 在饮食上要低脂饮食,忌油腻食物,宜少食多餐,避免过饱。

(3) 遵医嘱按时服药,定期到医院检查,若出现腹痛、发热和黄疸应及时就诊。

（二）胆管结石及胆管炎

胆管结石和胆管炎常同时存在,胆管结石可分为肝内和肝外胆管结石两种。肝外胆管结石可原发于胆总管或继发于肝内胆管结石,一少部分继发于胆囊结石。胆管结石多发生在胆总管的下端。急性胆管炎多数是由于胆管结石所导致的,急性胆管炎和急性梗阻性化脓性胆管炎是同一疾病的不同发展阶段。后者又称为急性重症胆管炎,是在胆道梗阻的基础上并发的急性化脓性感染,发病急骤,病情重,并发症凶险,如不及时治疗可危及生命。

1. 病因 胆道结石和胆道蛔虫是引起胆道梗阻最常见的原因。在胆道梗阻的基础上,细菌突破胆道黏膜的屏蔽作用引起胆道感染,常见的致病菌有大肠埃希菌、变形杆菌、产气杆菌,引起混合感染。

2. 临床表现

（1）夏柯三联症（Charcot 征）:腹痛、寒战高热和黄疸。

1）腹痛:起病急骤,突发上腹部或剑突下阵发性绞痛,常向右肩背部放射。

2）寒战高热:继腹痛发作后常伴有体温的持续升高,体温可达 39～40℃。

3）黄疸:常于腹部绞痛和发热后出现不同程度的黄疸,取决于梗阻的程度和有无继发感染。

以上三者并存的夏柯三联症是结石梗阻胆总管继发胆道感染的典型表现。

（2）雷诺五联症（Reynolds 症）:是在上述三联症的基础上患者又出现了以下两种症状。

1）意识的改变:如神志淡漠、嗜睡、神志不清,甚至昏迷。

2）休克:脉搏快速,达 120 次/分;血压下降。

雷诺五联症是急性梗阻性化脓性胆管炎患者典型的临床表现。

（3）胃肠道症状:多数患者伴有恶心、呕吐。

☞考点:胆石症和胆道感染的临床表现

3. 辅助检查

（1）血常规:可见 WBC 增高,可超过 $20\times10^9/L$,中性粒细胞比例明显增高,可出现中毒颗粒。

（2）影像学检查:B 型超声检查可显示胆管内结石影像,近段胆管的扩张。

（3）肝功能检查:血清转氨酶、谷氨转肽酶、胆红素均升高。

（4）其他检查:PTC 和 ERCP 检查有助于明确梗阻的部位、原因和程度。

4. 处理原则

（1）非手术治疗:既是治疗的手段,也是手术前的准备,包括禁食及胃肠减压,解痉止痛,扩容抗休克及抗感染治疗。

（2）手术治疗:肝外胆管结石以手术治疗为主,原则是尽可能取尽结石,解除胆道狭窄和梗阻,去除感染病灶,保证引流通畅。常用的术式有:①胆总管切开取石加 T 形管引流;②胆肠吻合术。急性梗阻性化脓性胆管炎的治疗原则是紧急行胆总管切开减压,T 形管引流术。

☞考点:急性梗阻性化脓性胆管炎的治疗原则

5. 护理问题

（1）疼痛 与胆道结石、胆道梗阻致胆汁排出不畅及 Oddi 括约肌痉挛、胆道感染有关。

（2）体液不足 与呕吐、禁食及胃肠减压有关。

（3）体温过高 与胆道感染、手术后合并感染有关。

（4）营养失调:低于机体需要量 与发热、恶心、呕吐、感染及手术有关。

（5）皮肤完整性受损 与皮肤瘙痒、引流物刺激有关。

（6）潜在并发症:肝脓肿、胆道出血、胆瘘、休克等。

6. 护理措施

（1）术前护理

1）心理护理:了解患者及家属对手术的心理反应,观察患者有无烦躁不安、焦虑、恐惧的心理。耐心倾听患者及家属的想法,根据具体情况给予详细解释,说明手术的重要性,术后的预期效果,消除患者顾虑,使之能积极配合手术。

2）观察病情:密切观察病情变化,观察腹痛的部位、性质、范围、诱因及持续时间,注意黄疸和腹膜刺激征的变化。每 2 小时检测一次生命体征,警惕休克的发生。

3）饮食的护理:胆道疾病由于对脂肪的消化吸收能力下降,故术前应提供低脂、高热量、富含维生素、易消化食物,肝功能良好者可给予富含蛋白饮食。对于急性腹痛伴有恶心、呕吐者应禁食,注意静脉补液,防止水、电解质及酸碱平衡失调。

4）对症护理:胆绞痛发作者,给予解痉、镇静、止痛药物,如哌替啶 50mg、阿托品 0.5mg 肌内注射,注意切忌使用吗啡,以免 Oddi 括约肌痉挛,加重梗阻。高热患者进行物理降温;对黄疸患者出现皮肤瘙痒时可外用炉甘石洗剂止痒,温水擦浴。

（2）术后的护理:密切观察病情,除生命体征外,重点注意观察神志、黄疸及腹部的症状和体征。记录腹腔引流的量、颜色、性状,以判断有无胆汁漏出及内出血的发生。观察伤口情况。其他护理参照腹部术后的常规护理,胆道疾病术后护理的重点是 T 形管引流的护理。

（3）T形管引流的护理：胆道手术后常在胆总管切开处放置T形管引流，T形管上端通向肝管，下端通向十二指肠。T形管引流的目的是：①引流胆汁，胆总管切开后，胆道水肿常导致胆汁排出受阻，使得胆总管内压力升高，容易发生胆汁外漏，出现腹膜炎；②术后经T形管继续引流出残留的泥沙样结石；③支撑胆道，避免胆道愈合时形成瘢痕狭窄。

1）妥善固定好T形管：T形管由皮肤穿出后用缝线固定于腹壁后，再用胶布粘贴固定于腹壁的皮肤上。连接管不要太短，尽可能不将T形管固定在床上，以免翻身、活动时牵拉脱出。

2）保持有效的引流：术后在病情允许的情况下鼓励患者下床活动，注意引流袋要低于切口高度。随时检查T形管引流是否通畅，避免受压、折叠、扭曲，应经常向远端挤捏。术后5~7天内禁止加压冲洗引流管，以免引流液反流引起感染，若有阻塞，可用细硅胶管插入T形管内进行负压吸引，所有操作均需严格遵循无菌原则。

3）观察记录胆汁量和性状：正常人每日胆汁分泌量是800~1200ml，呈黄色或黄绿色，清亮无沉渣。术后24小时内引流量为300~500ml，恢复饮食后增至每日600~700ml，以后逐渐减少至每日200ml左右。术后1~2天内引流出的胆汁呈浑浊淡黄色，以后逐渐颜色加深、清亮。若引流量突然减少，可能因T形管阻塞、脱出或肝功能衰竭所致；若量多则提示胆道下端有梗阻。

4）预防感染：严格无菌操作，定时更换引流管和引流袋。引流管周围的皮肤每日用75%的乙醇溶液消毒，更换无菌敷料。无论什么情况下引流袋都不能高于引流口，以免引流液反流引起感染。

5）拔管护理：T形管引流一般放置10~14天，当患者体温正常、黄疸消退、无腹部疼痛时，可考虑给予拔管。拔管前需作夹管试验，即拔管前先试行夹闭引流管1~2天，若夹管后患者又出现发热、腹痛、黄疸等，说明胆总管下端仍有阻塞，暂时不能拔管；若无异常可给予拔管。拔管后引流口有少量胆汁溢出，为暂时现象，可用无菌敷料覆盖，术日后自行愈合。

☞考点：T形管引流的护理

7. 健康教育

（1）指导患者选择低脂、高糖、高蛋白、高维生素、易消化的食物，忌食油腻及饱餐，肥胖患者要积极减肥。

（2）告诉患者结石病复发率高，应遵医嘱按时服药，定期检查。一旦出现腹痛、发热和黄疸时应尽早来院就诊。

（3）向带T形管出院的患者解释T形管的重要性，告知出院后的注意事项。应避免举重物或过度活动，防止T形管脱落；尽量穿宽松衣服以防引流管受压；洗澡时用塑料薄膜覆盖留置导管处，敷料湿透应立即更换；引流管口每日换药一次，周围用氧化锌软膏涂抹保护引流口周围皮肤；每日同一时间更换引流袋，记录引流液的量、颜色和性状；引流管一旦脱落立即就诊。

四、胆道蛔虫病

（一）病因

蛔虫是肠道内的寄生虫，由于蛔虫喜碱厌酸，故其常寄生在人体小肠中下段内。当寄生环境发生变化时，如肠道功能紊乱、饥饿、高热、胃酸降低、驱虫不当时，有着喜欢钻孔习性的蛔虫可向上到达十二指肠，经Oddi括约肌进入胆道引起症状。

链 接 ≫

蛔虫简介

蛔虫是人体肠道内最大最常见的寄生线虫，成体略带粉红色或微黄色，体表有横纹，雄虫尾部常卷曲。感染率可达70%以上，农村高于城市，儿童高于成人。因蛔虫喜碱厌酸，故成虫常寄生于小肠，尤其在回肠多见，以半消化的食物为食。蛔虫因其有钻孔的习性，常常经十二指肠的Oddi括约肌进入胆道而引起胆道蛔虫病。

（二）临床表现

胆道蛔虫病的特点是剧烈的腹部绞痛与之不相称的轻微腹部体征，即症状与体征不符。

1. 症状　患者突发剑突下"钻顶样"剧烈绞痛，可向右肩部放射。发作时辗转不安、大汗淋漓、痛苦面容，可伴有恶心、呕吐等消化道症状。疼痛可突然缓解，间歇期宛如常人，继发胆道感染时可出现胆管炎的症状。

☞考点：胆道蛔虫病腹部的疼痛特点

2. 体征　患者常表现为体征轻微，如剑突下或偏右出现轻度深压痛，无反跳痛及肌紧张等。

3. 辅助检查

（1）实验室检查：血常规检查可见白细胞计数及嗜酸粒细胞比例增高。便常规可查到虫卵。

（2）影像学检查：B超是本病的首选检查方法，可显示胆管内蛔虫的影像。

（三）处理原则

胆道蛔虫病主要以非手术治疗为主，包括解痉止痛、利胆驱虫和控制感染等。在非手术治疗无效或出现并发症的时候可进行手术治疗，手术治疗的方法是胆总管切开驱虫加 T 形管引流术。

（四）护理问题

1. 疼痛　与蛔虫刺激导致 Oddi 括约肌痉挛有关。

2. 知识缺乏　缺乏饮食卫生的保健知识。

（五）护理措施

1. 观察病情　当患者发作时密切观察并记录患者腹痛的性质、程度及范围。

2. 减轻和控制疼痛

（1）卧床休息：指导患者取半卧位的舒适体位，进行有节律的深呼吸，达到放松和减轻疼痛的目的。

（2）解痉镇痛：疼痛发作时，可遵医嘱注射阿托品、654-2 等胆碱能阻滞剂，必要时可肌内注射哌替啶。

3. 利胆驱虫　发作时可服用利胆排虫的中药如乌梅汤和 33% 硫酸镁。也可经胃管灌入氧气驱虫。驱虫最好在症状缓解期进行，药物驱虫可用左旋咪唑。

4. 控制感染　可选用氨基糖苷类和甲硝唑等抗菌药物。

5. 对症处理　如患者有呕吐，应做好呕吐的护理，大量出汗应及时协助患者更衣。

6. 手术的护理　参照胆总管切开探查及 T 形管引流术的护理。

（六）健康教育

1. 培养儿童和人群养成良好的饮食卫生习惯。如饭前便后洗手，不喝生水，水果应洗净或削皮后吃等。

2. 正确服用驱虫药，应于清晨空腹或晚上睡前服用，服药后应注意每次大便后是否有蛔虫排出。

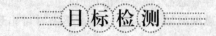
目标检测

选择题

A₁ 型题

1. T 形管引流患者护理哪项不妥？（　　）
   A. T 形管妥善固定　　　B. 保持引流通畅
   C. 每周更换引流瓶一次　D. 记录胆汁量及性质
   E. 观察全身情况

2. 胆总管下端有阻塞时，T 形管引出的胆汁为（　　）
   A. 量过多　　　　　　B. 量过少，色深
   C. 浑浊　　　　　　　D. 量少而色淡
   E. 橙色，稠厚而清

3. 胆道疾病首选的检查方法是（　　）
   A. B 超　　　　　　　B. 腹部平片
   C. 口服胆囊造影　　　D. 静脉胆道造影

E. 经皮肝穿刺胆管造影

4. 急性梗阻性化脓性胆管炎最关键的治疗是（　　）
   A. 及时使用抗生素　　　B. 应用肾上腺皮质激素
   C. 及时用升压药　　　　D. 紧急胆道减压手术
   E. 纠正水电解质酸碱失衡

5. 胆石症患者出现胆绞痛时禁用（　　）
   A. 阿托品　　　　　　B. 硫酸镁
   C. 吗啡　　　　　　　D. 654-2
   E. 地西泮

6. 提示胆道 T 形管引流患者胆道远端通畅的表现是（　　）
   A. 腹痛和黄疸减轻，引流量增多
   B. 体温正常，引流量骤减
   C. 上腹胀痛，引流量增多
   D. 黄疸消退，引流量增多，食欲无变化
   E. 食欲好转，黄疸消退，引流量减少

7. 胆道梗阻患者，为明确梗阻占位，应采用（　　）
   A. 口服胆囊造影术　　　B. 静脉胆道造影术
   C. 经皮肝穿刺胆管造影　D. 腹部 X 线摄片
   E. 肝功能检查

8. 急性梗阻性化脓性胆管炎的最常见的梗阻因素是（　　）
   A. 胆道肿瘤　　　　　B. 胆管结石
   C. 胆道蛔虫　　　　　D. 胆管扭转
   E. 胆管狭窄

9. T 形管拔管的指征是（　　）
   A. 引流液颜色正常
   B. 大便量逐日减少
   C. 大便颜色正常，食欲好转
   D. 黄疸逐日消退，无发热、腹痛
   E. T 形管造影无残余结石，夹管试验无异常变化

10. 胆道蛔虫病腹痛的特点是（　　）
    A. 阵发性腹部绞痛
    B. 阵发性腹部胀痛
    C. 持续性绞痛伴阵发性加重
    D. 阵发性钻顶样绞痛
    E. 刀割样腹痛

A₂ 型题

11. 患者，女，8 岁，阵发性剑突下钻顶样疼痛半天，伴有恶心、呕吐，以前有类似发作史，查体：体温 37.5℃，剑突下深压痛，无腹肌紧张，拟诊为（　　）
    A. 肝内胆管结石　　　B. 胆道蛔虫病
    C. 胆总管结石　　　　D. 急性胆囊炎
    E. 胆囊结石

12. 患者，女，60 岁，急性右上腹阵发性绞痛，伴寒战高热、黄疸，急诊行胆囊切除、胆总管探查、T 形管引流术，术后观察患者排便情况的最主要目的是（　　）
    A. 判断患者对脂肪消化的吸收能力
    B. 判断患者肠道功能恢复情况
    C. 判断患者胆总管通畅情况
    D. 判断患者术后饮食恢复情况
    E. 及时发现患者有无胃肠道出血

13. 患者,女,34 岁,胆道手术后,T 形管引流 2 周,拔管前先试行夹管 1～2 天,夹管期间应注意观察的内容是（　　）
    A. 饮食、睡眠　　　　　B. 腹痛、发热、黄疸
    C. 大便颜色　　　　　　D. 引流部位有无渗液
    E. 神志、血压和脉搏

14. 患者,女,49 岁,出现明显黄疸,粪便陶土色,尿液黄褐色,B 超检查:胆总管及肝内胆管均不扩张,进一步选择下列哪项检查?（　　）
    A. 口服胆囊造影术　　　B. 静脉胆道造影术
    C. 再次 B 型超声波检查　D. 经皮肝穿刺胆道造影术
    E. 逆行胆胰管造影术

A₃ 型题

（15、16 题共用题干）

　　患者,女,53 岁,患胆石症多年,3 天前因腹痛、寒战、高热和黄疸发作,经门诊用抗生素输液治疗无效,今日住院。护理中发现患者神志不清,BP 80/50mmHg。实验室检查:白细胞计数为 $12.4×10^9/L$,核左移。

15. 该患者的临床诊断考虑（　　）
    A. 急性坏疽性胆囊炎　　B. 胆总管结石
    C. 胆道蛔虫伴感染　　　D. 急性重症胆管炎
    E. 胆囊穿孔腹膜炎

16. 该患者此时的治疗关键是哪一项?（　　）
    A. 快速补充血容量
    B. 纠正酸中毒
    C. 应用大剂量有效抗生素
    D. 注射维生素 K
    E. 及时进行手术

（17～20 题共用题干）

　　患者,女,31 岁,行胆总管切开取石、T 形管引流术,目前为术后第 10 天,T 形管引流液每日 200ml 左右。无腹胀、腹痛,手术切口已拆线。体检:皮肤及巩膜黄疸逐渐消退,T 36.5℃,P 80 次/分,BP 105/65mmHg。

17. 根据患者术后时间及病情可考虑（　　）
    A. 拔除 T 形管　　　　　B. 带管出院
    C. 继续保留 T 形管 1 周　D. 继续保留 T 形管 2 周
    E. 继续保留 T 形管 3 周

18. 拔除 T 形管前应试行夹管（　　）
    A. 12 小时　　　　　　　B. 24 小时
    C. 2～3 天　　　　　　　D. 4～5 天
    E. 7 天

19. 拔除 T 形管后应重点观察有无下列哪项并发症?（　　）
    A. 肠瘘　　　　　　　　B. 胰瘘
    C. 胆瘘　　　　　　　　D. 胃瘘
    E. 腹腔脓肿

20. 对该患者的健康教育重点为（　　）
    A. 定期随访　　　　　　B. 活动量指导
    C. 休息时间安排　　　　D. 饮食指导
    E. 注意腹壁切口的愈合

第 12 节　胰腺癌患者的护理

学习目标

1. 了解胰腺癌的病因、病理。
2. 掌握胰腺癌的临床表现和诊断。
3. 熟悉胰腺癌的治疗原则。
4. 熟悉胰腺癌患者的护理问题。
5. 掌握胰腺癌患者的护理措施。

案例 16－9

　　患者,男,55 岁,已婚。因腹痛半个月、进行性皮肤黄染伴皮肤瘙痒一个月入院。一个月前,患者自觉全身皮肤瘙痒,数日后患者发现皮肤逐渐发黄,伴小便颜色加深。大约半个月前,患者出现上腹部持续且逐渐加重的钝痛、胀痛,并且向后腰部放射。发病以来体重下降了 5kg。查体:T 36.7℃,P 82 次/分,R 20 次/分,BP 115/72mmHg。实验室检查:血红蛋白 102g/L,白细胞 $10.5×10^9/L$,中性粒细胞 0.73,尿胆红素（＋）,尿胆原（＋）,B 超可见肝内胆管扩张,胆囊 15cm×9cm×7cm。

问题:
　　对该患者的诊断应优先考虑为什么?

　　胰腺癌（carcinoma of pancreas）是消化系统较常见的恶性肿瘤。近些年来我国胰腺癌的发病有逐年增多的趋势,40 岁以上好发,男性多于女性。胰腺癌早期诊断困难,预后差,多数患者在诊断后 1 年内死亡。胰腺癌好发于胰头部,约占胰腺癌的 2/3,以胰管上皮细胞的导管细胞癌多见。肿瘤坚实,浸润性强,早期即可发生淋巴转移,累及邻近的周围组织和器官,如胃、十二指肠、胆总管等。少数也可经血道转移至肝脏、肺脏、骨骼等处或发生腹膜种植转移。

一、胰腺的解剖生理概要

　　胰腺属于腹膜后器官,横于上腹部第 1～2 腰椎的前方,正常成人胰腺长 15～20cm,分为头、颈、体、尾四部分。胰管是胰液的输出管道,主胰管直径为 2～3mm,其近端多与胆总管汇合成壶腹,共同开口于十二指肠的 Oddi 括约肌。胰腺具有外分泌和内分泌功能,胰腺的外分泌产生胰液,每日 750～1500ml,胰液的分泌受多种因素的影响,其中以体液调节为主。胰液的内分泌由胰岛的多种细胞产生,其中 B 细胞占 75％,分泌胰岛素,促进糖原的合成及糖类氧化分解使血糖降低。

二、病　　因

　　胰腺癌发病的确切因素目前还不清楚,一般认为

与以下因素有关。

1. 吸烟，目前认为吸烟是胰腺癌发病的主要危险因素，吸烟可使本病发病率增加 2～3 倍。

2. 长期高脂、高蛋白饮食会增加胰腺对致癌物质的敏感性。

3. 此外糖尿病、慢性胰腺炎与该病的发生也有着一定的关系。

三、临床表现

(一)腹痛

腹痛是最早出现的常见症状，初期由于胰管或胆管部分梗阻导致胰管和胆道压力增高，表现为上腹部胀痛及隐痛，随病情加重，疼痛逐渐剧烈，并可牵涉到背部。胰头癌疼痛多位于上腹居中或右上腹部，胰体尾部癌疼痛多在左上腹或左季肋部，晚期常向背部放射。当癌肿累及腹膜后神经丛时，疼痛常剧烈难忍，尤以夜间为甚，一般的止痛药物无法缓解。患者常取蜷曲坐位以减轻疼痛。

(二)消化道症状

由于胆汁和胰液的排出受阻，患者早期常出现上腹部饱胀不适、食欲不振、消化不良，晚期由于癌肿累及十二指肠，部分患者会出现恶心、呕吐、呕血和黑便等上消化道的梗阻和出血症状。

(三)黄疸

进行性黄疸加重是胰头癌典型的症状。胆道梗阻越完全，黄疸越深，多数患者出现黄疸已属中晚期。黄疸的出现常伴有皮肤瘙痒，久之有出血倾向。小便深黄，大便呈陶土样。

(四)其他症状

乏力和消瘦、间歇性低热、肝大及腹水，少数患者出现糖尿病等。晚期呈恶病质，极度消瘦，全身乏力、贫血、低蛋白血症等。

(五)辅助检查

1. 实验室检查

(1)血淀粉酶、空腹血糖增高，葡萄糖耐量试验异常常提示胰腺病变；血清总胆红素增高，提示有阻塞性黄疸。

(2)癌胚抗原(CEA)对诊断胰腺癌有一定的特异性和敏感性。胰腺癌手术后如 CEA 再度增高，提示肿瘤复发。

2. 影像学检查

(1)B超：可发现胰腺及壶腹部肿块、胆囊增大，同时可发现有无肝脏及腹腔淋巴结的肿大。胰体和胰尾部癌诊断率为 80%～90%。

(2)CT：可显示直径在 5mm 以上的肿瘤，也可在CT引导下行经皮细针穿刺胰腺活检确诊胰腺癌。此外CT能清楚显示肿瘤部位及毗邻脏器的关系。

(3)内镜逆行胰胆管造影(ERCP)：可了解十二指肠乳头部及胰管和胆管的阻塞受压部位和性质，并可进行活检，对胰腺癌的确诊率高达 90%～95%。

(4)经皮肝穿刺胆道造影(PTC)：可显示胆道系统的变化，了解胆总管下端狭窄的部位及性质。

3. 腹腔镜检查　可直视胰腺病变，并在直视下对可疑病变行细针穿刺抽吸做细胞学检查。

☞考点：胰腺癌的临床表现

四、处 理 原 则

手术切除是治疗胰腺癌最有效的方法。不能手术的可以实施姑息疗法，同时辅助于放疗和化疗。

(一)根治性手术

1. Whipple 术　胰腺癌未有远处转移的，应争取手术切除，所采取的式式为 Whipple 术，即胰头十二指肠切除术。切除远端胃、胆囊、胆总管、十二指肠、胰头及空肠上段，切除后再将胆、胰、胃与空肠重建。

2. 全胰腺切除术　适用于弥漫性或全胰腺癌的患者。切除包括全部的胰腺、脾脏、远端胃、十二指肠、近端 10cm 的空肠、胆囊、胆总管，为达到根治的目的，手术还需将所属的淋巴结一并切除。

(二)姑息手术

对不能实施手术的患者或不能耐受手术的患者，可行内引流术，如胆总管(或胆囊)与空肠(或十二指肠)Y 型吻合术。

(三)辅助治疗

放疗加上化疗对胰腺癌的手术治疗有一定的协同治疗作用，常用的化疗药物有氟尿嘧啶和丝裂霉素。此外还可选用免疫及中药治疗。

五、护 理 问 题

(一)术前护理问题

1. 焦虑　与疼痛、黄疸和担心预后有关。

2. 疼痛　与胆胰管梗阻、癌肿侵犯腹膜后神经丛有关。

3. 营养失调：低于机体需要量　与食欲下降、呕吐及癌肿消耗有关。

4. 潜在并发症：胆瘘、胰瘘、出血、感染、继发性糖尿病等。

(二)术后护理问题

1. 疼痛　与手术创伤有关。

2. 营养失调：低于机体需要量　与术后禁食有关。

3. 潜在并发症：胆瘘、胰瘘、出血、感染、继发性糖尿病等。

六、护 理 措 施

（一）术前护理

1. 心理护理　胰腺癌患者多数就诊晚，预后差。患者多处于中年期，很难接受诊断，常会出现否认、悲哀和愤怒情绪。医护人员要富有同情心，从语言、行为特点去发现其内心的活动，给予热情的关怀和疏导。帮助患者及家属进行心理调节，使患者树立战胜疾病的信心。

2. 疼痛的护理　对剧烈疼痛的患者，及时给予有效的镇静止痛药物，并指导患者学会非药物止痛的方法，如放松心情，听音乐，谈话转移注意力等。争取家属、亲友对患者多关心、体贴和支持，减轻患者的痛苦，提高对疼痛的耐受。

3. 营养支持　给患者提供高热量、高蛋白、富含维生素的低脂饮食。必要时行肠外营养或输注白蛋白改善营养状态，对出现黄疸的患者，静脉补充维生素 K。临床发现，患者的体重每减少 5kg，会导致手术后的并发症成倍的增加，手术死亡率升高，故应加强营养支持。

4. 控制血糖　检查患者的血糖、尿糖，如有高血糖，应在严格监控血糖、尿糖的基础上调整胰岛素的用量，将血糖控制在稳定水平。使用胰岛素过程中，随时监测血糖的变化，以免发生低血糖。

5. 保护肝脏　术前至少 1 周实施保肝措施，给患者使用肌苷、辅酶 A、葡醛内酯等保肝药，补充维生素 B、C、E，避免使用对肝脏有害的药物，如巴比妥类。术前 3～5 天，每日静脉滴注 GIK 溶液，即每日输注葡萄糖 200～250g，加入适量的胰岛素和氯化钾。

6. 皮肤的护理　黄疸致皮肤瘙痒者，指导患者涂抹止痒药物，避免用指甲抓挠皮肤，以免皮肤受损。

（二）术后护理

1. 体位　待患者生命体征平稳，麻醉作用消失后给患者安置半卧位的体位，有利于呼吸和引流。

2. 观察病情　术后应严密观察生命体征变化；监测尿量、血常规、肝肾功能以及患者意识和黄疸的变化。胰腺癌术后，胰腺的内分泌功能会受到明显影响，故对胰腺大部切除的患者，需要监测血糖、尿糖和酮体的变化。

3. 静脉补液　胰腺癌手术范围大、创伤严重，术后引流管多，消化液丢失多，容易导致脱水、低钾、低钙等。应准确记录出入量，及时静脉补液，维持水、电解质和酸碱的平衡，同时应继续保肝和营养支持。补给充分的热量、氨基酸、维生素等营养素。

4. 引流的护理　胰腺术后安置的引流管数目较多，应熟悉每个引流管的部位、作用，如胃肠减压管、胆道 T 形管、胰管引流管和腹腔引流管等。妥善固定好各个部位的引流管，注意观察每个引流管引流的量、颜色和性状，引流是否通畅，警惕胰瘘和胆瘘的发生。腹腔引流管一般留置 5～7 天，胃肠减压管留置胃肠蠕动恢复，T 形管留置约 2 周左右，胰管留置 2～3 周后拔出。

5. 并发症的护理

（1）胰瘘：多发生于术后 5～7 天，是危及生命的主要并发症之一。表现为腹痛、腹胀、发热和腹腔引流液内淀粉酶增高。胰瘘发生后应加强营养支持，应用药物抑制胰液分泌和使用有效抗生素控制感染，同时在引流管周围皮肤涂抹复方氧化锌软膏，保护皮肤。

（2）胆瘘：多发生于术后 5～10 天，表现为发热、腹痛及胆汁性腹膜炎症状，T 形管引流量突然减少，腹壁伤口流出胆汁样液体。术后保持 T 形引流管的通畅，每日做好观察和记录，对胆瘘周围的皮肤护理同胰瘘。

（3）出血：术后 1～2 天的早期出血，多由于创面广泛渗血、止血不彻底或凝血机制障碍所致。发生于术后 1～2 周内的出血可因胰液、胆汁腐蚀及感染所致。表现为呕血、便血、腹痛，以及脉速和血压下降。出血少者可予以止血药、输血等，出血量大的应手术止血。

（4）胆道感染：多由于胆道引流不畅逆行感染所致。表现为腹痛、发热、重者可出现休克。进食后宜取坐位 15～30 分钟，以利于胃肠内容物引流，使用抗生素和利胆药物，防止便秘。

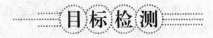
☞考点：胰腺癌患者的护理

（三）健康指导

1. 40 岁以上，近期出现持续性上腹部疼痛、饱胀不适感、食欲明显下降、消瘦者，应注意进行胰腺检查。

2. 指导患者进食高热量、高蛋白、低脂及富含脂溶性维生素的食物。饮食宜少食多餐，避免暴饮暴食，戒烟酒。

3. 指导患者定期监测血糖、尿糖，出现异常及时就诊。

4. 指导患者每 3～6 个月进行一次复查，出现异常情况及时就诊。

------ 目 标 检 测 ------

选择题

A₁ 型题

1. 胰腺癌常见的部位是（　　）

 A. 胰腺头部　　　　　　B. 胰腺颈部

 C. 胰腺体部　　　　　　D. 胰腺尾部

 E. 胰腺头尾部

2. 胰头癌的主要症状是( )

    A. 腹痛、腹部不适

    B. 消化不良、厌食、恶心、腹泻

    C. 进行性黄疸

    D. 肝脾肿大

    E. 消瘦乏力

A_3 型题

(3、4题共用题干)

    患者,男,56 岁,进行性黄疸 2 个月,诊断为胰头癌。行胰、十二指肠切除术,术后第 5 天突然出现上腹疼痛,腹腔穿刺抽出含胆汁的少量液体。

3. 患者最可能出现了( )

    A. 膈下脓肿   B. 术后急性腹膜炎

    C. 嵌顿性内疝   D. 胆囊穿孔

    E. 胰空肠吻合口瘘

4. 合适的处理方法是( )

    A. 立即剖腹探查修补瘘口

    B. 腹腔引流

    C. 补液,抗生素治疗

    D. 在瘘口周围置管吸引及腹腔引流术

    E. 中心静脉营养

第 13 节 急腹症患者的护理

学习目标

1. 了解急腹症的病因和分类。
2. 掌握急腹症的临床表现和诊断。
3. 熟悉急腹症的治疗原则。
4. 熟悉急腹症患者的护理问题。
5. 掌握急腹症的患者的护理措施。

案例 16-10

    患者,男,45 岁,右上腹持续疼痛 2 天,伴寒战、高热、黄疸、血压下降 1 天。患者 2 天前突然出现右上腹持续性疼痛,阵发性加剧,并放射至右肩和右背部,伴有恶心。昨天晚上开始出现上述症状及恶心、呕吐,呕吐物为胃的内容物。今晨发现皮肤与巩膜有黄染,尿液颜色加深。2 年前因急性胆囊炎入院治疗。查体:T 39.5℃,P 116 次/分,R 22 次/分,BP 90/60mmHg。神志清楚,表情淡漠,急性病苦面容。皮肤与巩膜黄染,腹平坦,右上腹肌紧张,有明显的压痛与反跳痛。肝脏右肋下 3cm,Murphy 征(-),移动性浊音(-),肠鸣音减弱,实验室检查:WBC $20×10^9$/L,中性粒细胞 0.90。

问题:

    诊断为何病?需要鉴别的疾病有哪些?

    外科急腹症是以急性腹痛为主要表现,必须早期诊断和紧急处理的腹部外科疾病。其临床特点为发病急、病情重、进展快、变化多,有一定的死亡率,因此,进行及时的护理评估并采取正确的护理措施是非常重要的。急腹症不仅涉及外科疾病,还包括内科、妇科等多种疾病,而外科急腹症又包括炎症、穿孔、出血、梗阻、绞窄等不同病理情况,因此护士必须掌握各科急腹症和不同类型疾病的急性腹痛特点,才能做好门诊或急诊的接诊、分诊工作,才能对住院患者做好及时准确的护理评估和病情观察。

一、病因及分类

(一) 病因

1. 感染性疾病

(1) 外科疾病:如急性腹膜炎、急性阑尾炎、急性胆囊炎、急性胆管炎、上消化道穿孔以及腹腔脓肿破溃。

(2) 妇科疾病:如急性盆腔炎等。

(3) 内科疾病:如急性胃肠炎、大叶性肺炎等。

2. 出血性疾病

(1) 外科疾病:腹部损伤导致的肝脾破裂、腹腔内动脉瘤破裂、肝癌破裂。

(2) 妇科疾病:如异位妊娠、巧克力囊肿破裂。

3. 空腔脏器梗阻

常见于外科疾病,如肠梗阻、肠套叠、结石或蛔虫引起的胆道梗阻、泌尿系统结石等。

4. 缺血性疾病

(1) 外科疾病:如肠扭转、肠系膜动脉栓塞、肠系膜静脉栓塞等。

(2) 妇科疾病:如卵巢囊肿蒂扭转。

(二) 病理分类及特点

1. 炎症性病变

(1) 一般起病缓慢,腹痛由轻到重,常呈持续性。

(2) 体温升高,血白细胞及中性粒细胞增高。

(3) 有固定的压痛点,可有反跳痛和肌紧张。

2. 穿孔性病变

(1) 突然腹痛,呈刀割样持续性腹痛。

(2) 迅速出现腹膜刺激征,容易波及全腹,但仍以病变处最为显著。

(3) 有气腹征的表现:如肝脏浊音界缩小和消失,X 线见膈肌下游离的气体;有移动性浊音,肠鸣音消失。

3. 出血性病变

(1) 多在外伤后迅速发生,也可见于肝癌破裂出血。

(2) 以失血表现为主,常导致失血性休克,可伴有不同程度的腹膜刺激征。

(3) 腹腔积血达到 500ml 以上即可叩出移动性浊音。

(4) 腹腔穿刺可抽出不凝固的血液。

4. 梗阻性病变

(1) 起病较急,常以阵发性绞痛为主。

（2）发病初期多无腹膜刺激征。

（3）常需结合伴随症状如呕吐、黄疸、血尿等，有助于对肠梗阻，胆道梗阻和泌尿系统结石的诊断。

5. 绞窄性病变

（1）病情发展迅速，常呈持续性腹痛阵发性加重或持续性剧痛。

（2）容易出现腹膜刺激征或休克。

（3）可有黏液血便或腹部局限性固定性浊音等。

二、临床表现

（一）症状

腹痛是急腹症的主要临床表现，常同时伴有恶心、呕吐等消化道症状或发热，腹痛的特点和程度随病因或诱因、时间、始发部位、性质和转归而不同。

1. 腹痛的部位　一般说来腹痛开始的部位或最显著的部位往往与病变的部位一致。因此，可根据脏器的解剖位置，初步判断病变所在的脏器。急性腹痛由一点开始然后波及全腹者多为实质脏器破裂或空腔脏器穿孔，如胃、十二指肠溃疡穿孔者疼痛始于上腹，后波及全腹；转移性右下腹痛见于急性阑尾炎；胆囊炎、胆石症、急性胰腺炎、泌尿系统结石可引起一定部位的牵涉痛。

2. 腹痛发生的缓急　腹痛开始时轻，以后逐渐加重，多为炎症性病变。腹痛突然发生，迅速恶化，多见于实质脏器破裂、空腔脏器急性梗阻、绞窄、脏器扭转等，如急性肠扭转、绞窄性肠梗阻。

3. 腹痛的性质　反映了腹腔内脏器病变的性质。持续性钝痛或隐痛多表示炎症性或出血性病变，如阑尾炎、急性胰腺炎、肝破裂内出血等。阵发性腹痛多表示空腔脏器发生痉挛或阻塞性病变，腹痛持续时间长短不一，有间歇期，间歇期无疼痛，如机械性肠梗阻、输尿管结石等。持续性腹痛伴阵发性加重，多表示炎症和梗阻并存，如肠梗阻发生绞窄，胆结石合并胆道感染。上述不同规律的腹痛可出现在同一疾病的不同病程中，并可互相转化。

4. 腹痛的程度　一般可反映腹腔内病变的轻重，但由于个体对疼痛的敏感程度及耐受程度不同而有差别，缺少客观的指标。一般来说，炎症性刺激引起的腹痛较轻。空腔脏器的痉挛、梗阻、嵌顿、扭转或绞窄、缺血、化学刺激所产生的疼痛程度较重，难以忍受，如胆道蛔虫所致胆绞痛，输尿管结石、肾结石所致的肾绞痛，患者腹痛剧烈、辗转不安。胃、十二指肠穿孔时，消化液对腹膜的刺激呈刀割样痛，患者不敢翻动，不敢深吸气，拒按。

5. 相关的伴随症状

（1）呕吐：腹痛初起常因内脏神经末梢受刺激而有较轻的反射性呕吐；机械性肠梗阻因肠腔积液与痉挛，呕吐频繁而剧烈；腹膜炎致肠麻痹，其呕吐呈溢出性，也可因毒素吸收后刺激呕吐中枢所致。幽门梗阻时呕吐物无胆汁；高位肠梗阻可吐出大量胆汁；粪臭样呕吐物提示低位肠梗阻；血性或咖啡色呕吐物常提示发生了绞窄性肠梗阻等情况。

（2）腹胀：若腹胀逐渐加重，应考虑低位性肠梗阻，或腹膜炎病情恶化而发生了麻痹性肠梗阻。

（3）排便：停止排便排气，是肠梗阻典型症状之一；腹腔脏器炎症疾病伴有排便次数增多或里急后重感，考虑盆腔脓肿形成；果酱样血便或黏液血便是肠套叠等肠管绞窄的特征。

（4）发热：腹痛后发热，表示有继发感染。

（5）黄疸：可能系肝胆疾患或继发肝胆病变。

（6）血尿：应考虑泌尿系损伤、结石等疾病。

（二）体征

1. 注意观察腹部形态及腹式呼吸运动，是否出现肠型、胃肠蠕动波，有无局限性隆起或腹股沟肿块等。

2. 腹部压痛处常是病变器官所在处。如有腹膜刺激征，应了解其部位、范围及程度，弥漫性腹膜炎压痛和肌紧张显著处也常为原发病灶处。触及腹部包块时，注意部位、大小、形状、质地、活动度等，并结合其他表现或检查以区别炎性包块、肿瘤、肠套叠或肠扭转、尿潴留等。

3. 胃肠穿孔或内脏器官出血时可有移动性浊音；膈下感染于季肋区叩痛明显。

4. 肠鸣音亢进、气过水声、金属音是机械性肠梗阻的特征；腹膜炎发生时肠鸣音减弱或消失。

5. 直肠指检是判断急腹症病因及病情变化的简易而有效的方法。如急性阑尾炎时直肠右侧触痛；有直肠膀胱陷凹（或直肠子宫陷凹）脓肿时直肠前壁饱满、触痛、有波动感；指套染有血性黏液应考虑肠管绞窄等。

（三）辅助检查

1. 实验室检查

（1）血常规：血白细胞计数升高可提示有腹腔感染；血红细胞、血红蛋白、血细胞比容的连续降低提示腹腔内出血。

（2）尿常规：尿中大量红细胞提示泌尿系损伤或结石；尿胆红素阳性说明存在阻塞性黄疸。

（3）血、尿淀粉酶：血、尿淀粉酶的升高常提示胰腺病变，如急性胰腺炎。

（4）肝功能：肝功能损害常提示有胆道梗阻和急性胰腺炎。

2. 影像学检查

（1）X线检查：消化道穿孔可观察到膈下游离气体；机械性肠梗阻时立位腹部平片可见肠管内存在多个液

气平面;麻痹性肠梗阻可见普遍扩张的肠管;胆结石或泌尿系结石时腹部 X 线片可见阳性结石影。结合临床表现可辅助诊断,是急腹症辅助检查的重要项目之一。

(2) B 超检查:对实质脏器的损伤、破裂等具有重要的诊断价值,对腹腔内出血和积液,不仅可探测积血、积液的量,而且可在 B 超引导下作腹腔穿刺抽液。B 超在探测阑尾粪石、管壁增厚及阑尾脓肿等方面较敏感。

(3) CT 或 MRI 检查:与 B 超检查的意义相似,且不受肠管内气体干扰。对实质性脏器的病变、破裂和占位性病变及急性出血性坏死性胰腺炎的诊断具有价值。

(4) 动脉造影:疑有肝破裂出血、胆道出血或小肠出血等疾病可采用选择性动脉造影确定诊断,部分出血性疾病还可采用选择性动脉栓塞止血。

3. 内镜检查

(1) 胃镜:可发现屈氏韧带以上部位的胃、十二指肠的病变。

(2) 经内镜逆行胆胰管造影(ERCP):有助于明确胆、胰病变。

(3) 肠镜:可发现小肠、结肠和直肠的病变。

(4) 腹腔镜:有助于对部分疑难急腹症或疑有妇科急腹症的诊断。

4. 诊断性腹腔穿刺或灌洗 对诊断不确切的急腹症可选择采用此法协助诊断,根据抽出液体的性质(脓液、血性、粪便性)、颜色深浅、浑浊度或涂片显微镜检查、淀粉酶值测定结果等,可估计急腹症的病因及病情程度。若抽出不凝固的血液,多提示腹腔内出血;若是浑浊液或脓液,多为消化道穿孔或腹腔内感染;若为胆汁性液体,常提示胆囊穿孔;若穿刺液能证实含有淀粉酶的,可考虑急性胰腺炎等。对腹腔穿刺无结果的急性腹膜炎、腹部损伤进行腹腔灌洗,可得到有价值的评估资料。

☞考点:急腹症临床表现

三、处 理 原 则

外科急腹症发病急、进展快、病情危重,处理应以及时、准确、有效为原则。

1. 对于诊断尚未明确的急腹症患者,禁用吗啡等止痛剂,必要时可用阿托品解痉止痛;禁忌给患者灌肠及使用泻药;急腹症患者常需要禁食及胃肠减压,在此期间应注意补液,防止水、电解质及酸碱平衡紊乱。

2. 对于非手术治疗 6~8 小时无效或已明确诊断的急腹症患者,应及早进行剖腹探查,以防病情继续发展,危及生命。

☞考点:急腹症处理原则

四、护 理 问 题

1. 疼痛 与腹腔内器官炎症、出血、穿孔、梗阻或损伤等有关。

2. 体温过高 与腹腔器官炎症或继发腹腔感染有关。

3. 体液不足 与限制摄入(禁饮食)和丢失过多(发热、呕吐、肠麻痹、胃肠减压等)有关。

4. 营养失调:低于机体需要量 与禁食、出血、呕吐、发热等有关。

5. 潜在并发症:休克、腹腔脓肿、肠瘘等。

五、护 理 措 施

(一)术前护理

1. 心理护理 外科急腹症因其发病突然,腹痛较剧烈且病情发展快,患者思想准备不足,担心疾病及预后,往往表现出急躁、焦虑的情绪。对此类患者,医护人员应表现出极大的热情及关心,耐心向患者解释,稳定患者的情绪,争取患者的配合。

2. 体位 患者如无休克,一般给予安置半卧位的体位,有利于呼吸和减轻腹痛。

3. 禁食和胃肠减压 是急腹症患者术前最重要的措施之一,保持有效的引流,并记录引流的量、颜色及性状。

4. 补液、输血 迅速建立静脉通路,根据医嘱对患者进行输液或输血,维持有效的水、电解质和酸碱平衡。

5. 使用抗生素 很多急腹症是由于腹腔感染引起,或急腹症可以加重腹腔感染,应根据医嘱合理有效地使用抗生素。

6. 严密观察病情变化 除观察生命体征的变化外,应重点注意观察腹部的症状和体征,如腹部疼痛的部位、范围、性质和程度,有无放射性疼痛,同时注意伴随症状的出现。腹膜刺激征的出现或加重,常提示病情恶化。在观察病情期间,严格执行"四禁",即禁饮食、禁止痛、禁泻药和禁灌肠。在观察病情期间,如出现下列情况应及早行手术治疗:①出现休克;②出现明显腹膜刺激征者;③有腹腔内出血表现的;④经非手术治疗 6~8 小时,无明显好转的。

7. 必要的术前准备 在观察病情期间,及时做好术前的常规准备工作,如药物准备、备皮、配血、药敏试验、实验室各项检查和脏器的功能检查,以备急症手术的需要。

(二)术后护理

参照其他章节相关的急腹症患者手术后的护理内容。

☞考点:急腹症的护理措施

六、健康教育

1. 向患者或家属恰当介绍急腹症发生的原因、病情转归和目前的治疗与护理计划。

2. 解释有关检查的方法和意义，争取取得患者的配合。

3. 说明饮食护理的必要性，养成良好的饮食和卫生习惯，保持清洁、易消化的均衡膳食。

4. 积极控制诱发急腹症的各类诱因，如有溃疡病者，应遵医嘱定时服药。胆道疾病、慢性胰腺炎者需适当控制油腻饮食；反复发生粘连性肠梗阻者避免暴饮暴食及饱食后剧烈活动。

5. 急腹症行手术治疗者，术后应早期开始活动，以预防粘连性肠梗阻。

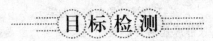

选择题

A_1 型题

1. 急腹症患者行直肠指检时，如指套染有血性黏液，首先考虑为（　　）
   A. 消化道出血　　　　　B. 消化道穿孔
   C. 肠绞痛　　　　　　　D. 急性胰腺炎
   E. 急性阑尾炎

2. 腹内实质性脏器破裂出血时，如腹部叩诊有移动性浊音，提示出血量为（　　）
   A. 200ml　　　　　　　B. 300ml
   C. 400ml　　　　　　　D. 500ml
   E. 1000ml

3. 急腹症患者护理，不正确的是（　　）
   A. 病情允许可取半卧位　B. 胃肠减压
   C. 物理降温　　　　　　D. 禁用吗啡类止痛剂
   E. 做好皮试、灌肠等术前准备

4. 暴饮暴食或酗酒最易引起的急腹症是（　　）
   A. 肠扭转　　　　　　　B. 粘连性肠梗阻
   C. 急性坏死性胰腺炎　　D. 急性胰腺炎
   E. 胆石症

5. 外科急腹症的特点是（　　）
   A. 先腹痛，后发热、呕吐　B. 排便后腹痛可好转
   C. 有停经和阴道流血史　　D. 常伴腹泻、心悸等症状
   E. 腹部压痛不明显

6. 阵发性腹痛常见于（　　）
   A. 急性阑尾炎　　　　　B. 溃疡病穿孔
   C. 机械性肠梗阻　　　　D. 肠绞窄
   E. 脾破裂出血

7. 急腹症患者未明确诊断前应禁用（　　）
   A. 阿托品　　　　　　　B. 安眠药
   C. 索米痛片（去痛片）　D. 哌替啶
   E. 镇静药

8. 急腹症患者手术治疗的指征不包括（　　）
   A. 怀疑消化道穿孔　　　B. 有明显内出血表现
   C. 出现休克表现　　　　D. 腹膜刺激征明显
   E. 腹痛反复发作 4 小时以上

9. 观察急腹症患者的腹部体征中最重要的是（　　）
   A. 肠鸣音的变化　　　　B. 腹膜刺激征的产生
   C. 腹式呼吸运动的强弱　D. 是否有腹部包块
   E. 肝浊音界的大小

A_2 型题

10. 患者，女，35 岁，突发左上腹剧痛 2 小时来院急诊，查体：全腹部均有明显压痛，以左上腹最明显，腹肌呈板样强直，肠鸣音消失，肝浊音界消失。既往有胃溃疡病史。首先考虑的疾病是（　　）
    A. 急性胆囊炎穿孔　　　B. 胃溃疡急性穿孔
    C. 坏疽性阑尾炎　　　　D. 绞窄性肠梗阻
    E. 急性胰腺炎

11. 患者，男，30 岁，突发上腹部阵发性绞痛伴恶心呕吐 5 小时来院急诊。体检：腹稍胀，未见肠型及蠕动波，腹式呼吸减弱，下腹部轻度压痛，叩诊鼓音，移动性浊音阴性，听诊肠鸣音亢进。X 线腹部平片可见肠襻胀气及多个气液平面。首先考虑为（　　）
    A. 急性胆囊炎　　　　　B. 急性阑尾炎
    C. 急性肠梗阻　　　　　D. 急性胰腺炎
    E. 急性胃穿孔

（祝健红　闫婷婷　吕　亮）

第17章 周围血管疾病患者的护理

学习目标

1. 熟悉原发性下肢静脉曲张的病因。
2. 熟悉下肢静脉曲张临床表现和治疗原则。
3. 掌握下肢静脉曲张患者的护理。
4. 熟悉血栓闭塞性脉管炎的临床特点和处理原则。
5. 掌握血栓闭塞性脉管炎患者的护理。

案例 17-1

张先生,42 岁。因左下肢发凉、疼痛 5 年,足趾发黑、破溃半年就诊。5 年前因下肢受冷水浸泡后发病,初期感左足、小腿发凉,乏力,足部感麻木,踇趾与第二趾刺痛,遇冷和劳累后加重。行走约 500 米后感小腿疼痛,休息后可缓解,以后行走距离逐渐缩短。一年前出现持续性疼痛,夜间加重,半年前踇趾与第二趾前端变黑。有 20 年吸烟史。查体:一般情况可,心肺正常,左小腿、足部皮温低,肤色苍白,趾端变黑,溃口有血性液体,左足背动脉搏动消失。

问题:

患者可能为何病? 应作哪些检查?

周围血管疾病的病种繁多,可分为静脉性和动脉性两类,主要有狭窄、扩张、闭塞和破裂等。本章主要介绍原发性下肢静脉曲张和血管闭塞性脉管炎两种周围血管疾病患者的护理。

第1节 原发性下肢静脉曲张患者的护理

下肢静脉有深浅两组。深静脉与动脉伴行,受到其周围肌筋膜的包绕,一般不会发生静脉曲张。下肢浅静脉系统是由大、小隐静脉及其属支组成,大隐静脉自足背静脉弓的内侧开始直向上行,经内踝前方、小腿内侧、大腿内侧,再向上外行,于卵圆窝处注入股静脉。小隐静脉起自足背静脉弓的外侧,在跟腱和外踝后缘之间上行,经小腿后侧进入腘窝注入腘静脉。下肢浅、深静脉之间和大、小隐静脉之间,有许多交通支互相沟通。

原发性下肢静脉曲张(primary lower extremity varicose veins)是指单纯涉及下肢浅静脉和交通支静脉曲张,有大隐静脉和小隐静脉曲张两种,一般先出现于大隐静脉、小隐静脉的主干,继而波及其分支和交通支静脉。

一、病　因

原发性下肢静脉曲张的发病原因,主要为静脉瓣膜缺陷、静脉壁薄弱和静脉内压力持久增高。静脉瓣膜缺陷(如小瓣膜、裂孔、缺如等)和静脉壁薄弱与遗传因素有关。造成下肢静脉压力持久增高的重要原因是长久站立和腹腔内压增高,如重体力劳动、妊娠、慢性咳嗽、习惯性便秘等。

链接

下肢静脉的血流动力学

下肢静脉能够对抗重力向心回流,主要依赖于①静脉瓣膜的单向向心开放功能,静脉瓣膜关闭时可耐受 200mmHg 以上的逆向压力;②肌泵的动力功能,肌肉收缩时,可驱使静脉内血液向心回流,称为"周围心脏";③胸腔吸气与心脏舒张时产生的负压作用;④邻近动脉搏动的压力等。下肢活动时,小腿肌泵每次收缩排血量为 30~40ml,可使足部静脉压下降 60%~80%。所以长时间的静息站立、坐位均可使下肢远侧的静脉处于高压、淤血状态。

二、临床表现

原发性下肢静脉曲张以大隐静脉曲张多见,单独的小隐静脉曲张少见。患者久站后出现患肢酸胀不适、疼痛感觉,站立时明显,行走或平卧时消失。可见小腿内侧浅静脉(大隐静脉)或背后的浅静脉(小隐静脉)迂曲扩张,呈现似蚯蚓状突起。病情继续发展可在足靴区皮肤出现萎缩、脱屑、瘙痒、色素沉着、湿疹、溃疡等,并可伴有血栓性浅静脉炎、曲张静脉血管破裂出血、小腿慢性溃疡甚至恶变等并发症(图 17-1)。

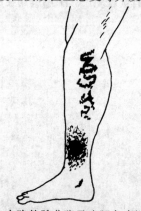

图 17-1　大隐静脉曲张及小腿色素沉着、溃疡

三、诊　　断

在患者站立时见到下肢浅静脉明显迂曲、曲张，即可诊断。为了判定是否需要手术和进行什么样的手术方式，应对下肢静脉曲张患者作一些相关检查。

1. 深静脉畅通试验（Perthes 试验）　主要是检查深静脉回流是否畅通，以决定是否能进行手术治疗。先让患者站立，待患肢浅静脉充分充盈的情况下，于大腿根部扎一弹力止血带以阻断浅静脉血流，然后让患者连续作下蹲、起立运动 20 次左右。如果充盈的浅静脉逐渐消退，表示深静脉通畅，可以手术；若浅静脉充盈更加严重，则表示深静脉阻塞，浅静脉代偿性曲张，不能行手术。

2. 大隐静脉瓣膜功能试验（Trendelenburg 试验）用于检查浅静脉和交通支瓣膜功能是否良好，以决定选择何种手术方式。先让患者平卧，抬高患肢，使浅静脉血液回流排空，在大腿根部扎一弹力止血带以阻断浅静脉回流[图 17-2(1)]，但不能影响深静脉回流，然后让患者站立 30 秒进行观察，如果在 30 秒内浅静脉充盈不变，

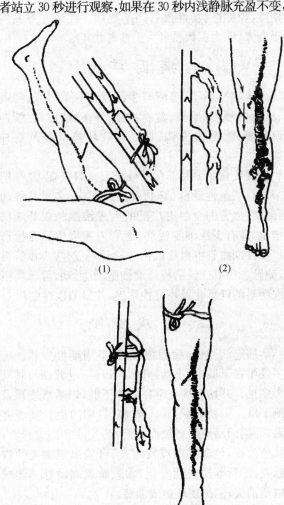

(1)　　　　(2)

(3)

图 17-2　静脉瓣膜功能实验

松开弹力带，若见大隐静脉很快由上而下充盈[图 17-2(2)]，表示其进入股静脉处的瓣膜关闭不全；如果在 30 秒内浅静脉充盈[图 17-2(3)]，则示交通支瓣膜关闭不全。大隐静脉瓣膜功能丧失、交通支瓣膜功能良好，可选用大隐静脉高位结扎术；交通支瓣膜功能丧失，则宜选用大隐静脉高位结扎加剥脱术。

3. 必要时可选用彩色多普勒超声、下肢静脉造影等检查，对诊断与鉴别诊断有重要价值。

原发性下肢静脉曲张应注意与下列疾病进行鉴别：①原发性下肢深静脉瓣膜功能不全，该病症状相对严重，最可靠的检查方法是下肢静脉造影；②下肢深静脉血栓形成后综合征，浅静脉曲张属于代偿性表现，肢体肿胀明显，可做彩色多普勒超声、下肢静脉造影检查；③动静脉瘘，患肢皮温升高，局部可触及震颤，有血管杂音。

四、预防和治疗

1. 预防　凡有原发性静脉曲张家族史者，大都在青春期以后不久发病，因而在儿童和少年时期，应进行适当的体育锻炼，既可增强全身体质又能加强静脉管壁强度。保护浅静脉的措施有：长期从事站立工作或强体力劳动者，宜穿用弹力袜套保护，使浅静脉能处于萎陷状态；长期从事站立工作者，应强调做工作体操或能经常走动，至少多做踝关节的伸屈活动，使腓肠肌能发挥有效的挤压作用，以减轻浅静脉内的压力；改善劳动条件，减轻劳动强度。

2. 非手术治疗　仅能改善症状，适用于病情轻微、妊娠期发病或手术耐受力极差者。主要包括穿弹力袜或缠绕弹力绷带，并要适当休息、多抬高患肢、避免长时间站立。

3. 硬化剂注射和压迫法　局限性的静脉曲张可试用硬化剂注射和压迫法。常用药为 5% 鱼肝油酸钠、酚甘油液等。

链接 >>>

硬化剂注射方法

硬化剂注入曲张静脉后引起炎症反应可使血管闭塞。患者平卧，用细针刺入曲张静脉内，以手指紧压穿刺点的上、下两端，使该段静脉处于空虚状态，向该段静脉内注入硬化剂 0.5ml，维持手指压迫 1 分钟，局部置卷起的纱布垫压迫，再自踝部至注射点近侧绑弹性绷带或穿弹力袜，而后可立即开始主动活动，压迫维持的时间：大腿持续 1 周、小腿持续 6 周左右。硬化剂注射或渗漏至皮下可造成组织炎症、坏死，进入深静脉可并发血栓形成。

4. 手术疗法　是治疗的根本方法，只要无手术禁忌证，能耐受手术者均应考虑手术治疗。一般可采用大隐静脉或小隐静脉高位结扎、高位结扎+曲张静

脉切除或剥脱术。

5. 并发症的处理　①血栓性静脉炎：因曲张静脉内血流缓慢，易形成血栓，可伴有感染性静脉炎；可用抗生素及局部热敷治疗，待炎症消散后行手术治疗。②静脉曲张破裂出血：出血量大且快，须立即抬高患肢加压包扎，必要时可缝扎止血，以后再行手术治疗。③湿疹和慢性溃疡：湿疹常发生在足靴区，预示溃疡即将出现或存在于溃疡周围，易继发感染，根本处理是及早治疗静脉曲张；注意清洁换药、抬高患肢或穿弹力袜控制静脉高压，对经久不愈的溃疡，行溃疡及周围瘢痕切除，并植中厚皮片覆盖创面；如溃疡已癌变，浸润骨膜、骨质，需考虑低位截肢。

五、护理问题

1. 活动无耐力　与下肢静脉曲张致血液淤滞有关。

2. 皮肤完整性受损　与皮肤营养障碍有关。

3. 潜在并发症：术前有血栓性静脉炎、出血可能，术后有并发出血、感染、下肢深静脉血栓形成的可能。

4. 知识缺乏　缺乏下肢静脉曲张的预防知识。

六、护理措施

（一）非手术治疗患者的护理

1. 减少下肢静脉血液淤滞及水肿

（1）避免站立过久或长时间行走，宜卧床休息，将患肢抬高略超过心脏水平，以促进血液回流，减轻下肢静脉内压力。

（2）患肢穿弹力袜或使用弹力绷带，使曲张静脉处于萎瘪状态，减轻患肢症状。

（3）指导患者养成良好的排便习惯，防止便秘。

2. 皮肤保护　注意保持患肢皮肤清洁卫生，避免使用刺激性较强的碱性肥皂或沐浴液洗澡，以免加重病情。

3. 并发症的处理

（1）皮肤溃疡：小溃疡可用等渗盐水或 1：5000 呋喃西林湿敷液；溃疡面积较大时，宜彻底清创，每日给予换药，按医嘱使用抗生素，并观察其疗效。

（2）血栓性静脉炎：局部热敷、理疗，按医嘱使用抗凝药物及抗生素；禁止局部按摩。

（3）出血：立即抬高患肢，加压包扎，必要时手术止血。

（二）手术治疗患者的护理

1. 术前护理

（1）一般护理：患肢水肿者，抬高患肢，减轻水肿，利于术后切口愈合。发生皮肤溃疡者，加强换药。

（2）皮肤准备：备皮范围包括腹股沟部、会阴部和整个下肢，注意清洗肛门、会阴部。需要植皮者做好供皮区准备。

2. 术后护理

（1）一般护理：卧床休息，抬高患肢 30°，指导患者做足背伸屈活动，促进静脉回流，预防深静脉血栓形成。若无异常情况，术后 24～48 小时，鼓励患者下床活动。

（2）应用弹性绷带：弹性绷带应自下而上包扎，不要妨碍关节活动，注意保持弹性绷带的松紧度，一般在术后 2 周拆除绷带。

（3）病情观察：注意观察有无出血、皮下渗血及感染表现。

第 2 节　血栓闭塞性脉管炎患者的护理

血栓闭塞性脉管炎（thromboangitis obliterans, TAO）又称 Buerger 病，是外周中、小动、静脉节段性、周期性、炎症性、慢性血管闭塞疾病。我国北方发病多于南方，绝大多数患者为男性青壮年。

一、病因病理

尚未完全明了，可能与多种因素有关，如长期吸烟、湿冷的环境、感染、营养不良、外伤、遗传、血管神经调节障碍、激素失调、自身免疫功能紊乱及精神因素。

病理变化主要是非化脓性全层血管炎症，急性期为节段性的急性动脉、静脉及其周围炎，多累及伴随神经。在血管的全层有广泛的内皮细胞和成纤维细胞增生，并有炎性细胞浸润、血管内膜增生和血栓形成。慢性期血管内血栓机化，内有新生的细小血管再生，动脉各层有广泛的成纤维细胞增生，动、静脉周围呈现明显的纤维化及炎症性粘连，并呈节段性变化。

二、临床表现

本病起病隐匿，病程缓慢，常呈周期性发作。病变多发生在下肢中、小动静脉，尤以趾、足背、胫、腓动脉为多见。开始时病变常在一侧下肢，以后缓慢累及对侧下肢。主要症状有：①疼痛，早期因血管壁炎症刺激，后期因动脉阻塞缺血引起；②发凉和感觉异常；③肤色改变，色泽苍白或发绀；④可能出现游走性浅静脉炎；⑤营养缺乏性变化；⑥患肢远端动脉搏动减弱以至消失；⑦出现坏疽或溃疡。

临床上根据肢体缺血程度可分为局部缺血期、营养障碍期和坏疽期三期。

1. 局部缺血期　主要特点是间歇性跛行，患肢发凉怕冷、有麻木感，足部、小腿酸痛，行走 1～2km

后因疼痛出现跛行,稍事休息后疼痛缓解或消失,如继续行走时又逐渐出现疼痛,故称间歇性跛行;检查时可见患肢皮肤苍白,足背动脉搏动减弱或消失。

2. 营养障碍期　随着病情加重,间歇性跛行越来越明显,发展为静息痛,患肢呈持续性疼痛,尤以夜间为甚,患者常常不能安睡,抱膝而坐,或将患肢垂于床沿,以增加下肢血液灌注,减轻疼痛。而足部和小腿的皮肤苍白、干冷,小腿肌萎缩,趾甲增厚、变形或脆裂,足背动脉搏动消失。

3. 坏死期　患肢、趾可出现坏死;因动脉完全闭塞,血液循环中断,肢体相应部位缺血坏死,坏死组织可自行脱落,形成经久不愈的溃疡;当合并细菌感染时易形成湿性坏疽,出现全身感染性中毒性症状,如畏寒、高热、烦躁不安等症状。

三、诊　　断

一般依据临床表现作出初步诊断并不难。但要进一步明确诊断,需进行一些相关检查,以确定血管闭塞的部位和程度。

1. 肢体血流图　利用容积描记仪测定搏动血流量。

2. 彩色多普勒超声检查　可显示血流方向、速度和阻力。

3. 动脉造影　可明确动脉狭窄或闭塞的部位、程度、范围及侧支循环建立情况。

本病在诊断过程中,应注意在不同阶段与不同疾病相鉴别:①糖尿病性坏疽:患者有多饮、多尿、多食,以及体重减轻、尿糖阳性、血糖升高等;②动脉粥样硬化性闭塞:常发生于老年人,常有高血压、高脂血症、冠心病等;③雷诺病:多见于年轻女性,好发于上肢,两侧呈对称性,动脉搏动存在,无坏死现象;④严重冻伤:有冻伤史,无间歇性跛行,足背动脉搏动存在。

案例 17-1 分析

患者为壮年男性,有间歇性跛行、静息痛史,足部出现坏死。有吸烟史。足背动脉搏动消失。首先考虑为血栓闭塞性脉管炎。可选择肢体血流图、彩色多普勒超声、动脉造影等检查。并检查血糖、尿糖,以排除糖尿病。经检查患者无糖尿病,彩色多普勒超声示左侧胫前、后动脉闭塞,坏死肢体予以截除。

四、治　　疗

处理原则是防止病变进一步发展,改善和促进下肢血液循环,降低伤残程度。

1. 一般疗法　绝对禁止吸烟;局部防止受寒受潮和外伤,注意保温,但不能加热,以免增加组织耗氧,从而加重组织缺血坏死。保持局部清洁、干燥,预防感染。

对久治不愈的溃疡,应加强换药,早期植皮,消灭创面。疼痛严重者可使用止痛剂和镇静剂,慎用易成瘾药物。患肢应适当进行锻炼,以利于侧支循环的建立。

链 接 »

Buerger 运动

具体方法是:平卧,先抬高患肢 45° 以上,维持 1～2分钟,再垂于床沿 2～3分钟,然后平放 2分钟,如此重复 5遍约 20分钟,并作足部旋转、屈伸活动,每日练习数次,要持之以恒。目的是促进侧支循环的建立。

2. 药物治疗　以血管扩张剂、抗凝剂、激素等为主。血管扩张剂如妥拉唑啉、烟酸、硫酸镁、前列腺素 E_1;低分子右旋糖酐具有减少血液黏稠度、抗血小板黏聚作用,能改善微循环;并发感染者应用抗生素;中医药治疗如毛冬青注射液、复方丹参注射液等,中药须辨证论治,常用阳和汤、四妙勇安汤等。

3. 高压氧疗法　可增加肢体供氧,减轻患肢疼痛,有利于溃疡愈合。

4. 手术治疗　①腰交感神经切除术:能缓解血管痉挛,促进侧支血液循环建立,近期效果尚可,远期效果不理想;②血管重建术:如血栓内膜剥脱术、旁路转流术、大网膜移植术等;③截肢(趾)术:肢体坏死时采用。

五、护 理 问 题

1. 疼痛　与患肢缺血、组织坏死有关。

2. 焦虑　与患肢剧烈疼痛、经久不愈有关。

3. 活动无耐力　与患肢远端供血不足有关。

4. 有皮肤完整性受损的危险。

5. 潜在并发症:溃疡与感染。

6. 知识缺乏　缺乏患肢锻炼方法的知识及本病的预防知识。

六、护　　理

(一)心理护理

由于肢端疼痛和坏死使患者异常痛苦和极度焦虑,护理人员应以极大的同情心关心体贴患者,耐心做好患者的思想工作,使其情绪稳定,积极配合治疗和护理。

(二)一般护理

1. 防止外伤,注意保暖,但不能局部加温,因为热疗可以使组织需氧量增加,加重病情。

2. 保持足部清洁、干燥,有足癣者要及时治疗。

3. 已发生坏疽的部位,应保持干燥,每天消毒包扎,同时应用抗生素防治感染。已发生感染的创面进行湿敷。

(二)疼痛护理

早期轻症患者可用血管扩张剂、中医中药治疗等。

对疼痛剧烈的中晚期患者常需使用麻醉性镇痛剂。若疼痛难以缓解,可采用连续性硬膜外阻滞方法止痛。

（三）术前准备

做好术前的皮肤准备,需植皮者,注意供皮区的准备。

（四）术后护理

1. 体位　静脉血管重建术后,抬高患肢30°,并卧床制动1周;动脉血管重建术后,平放患肢,并卧床制动2周。卧床制动期间,鼓励患者做足背屈伸活动,以利静脉回流。

2. 病情观察　①密切观察血压、脉搏、肢体温度及切口渗血情况;②血管重建术及动脉内膜剥除术后,需观察患肢远端的皮肤温度、色泽、感觉和脉搏强度以判断血管通畅度;③定时用半导体测温计测量皮肤温度,两侧对照,作好记录,以观察疗效。

3. 防止感染　密切观察患者体温变化和伤口情况,及时发现感染征象。

（五）健康教育

1. 绝对戒烟,以消除烟碱对血管的收缩作用。

2. 指导患者做 Buerger 运动,促进侧支循环的形成。

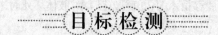

选择题

A₁型题

1. 决定大隐静脉曲张患者能否手术治疗的一项重要检查是（　　）
   A. 浅静脉瓣膜功能试验　　　B. 交通支瓣膜功能试验
   C. 深静脉回流试验　　　　　D. 肢体抬高试验
   E. 浅静脉回流试验

2. 深静脉回流试验的目的是检查（　　）
   A. 下肢静脉有无扩张　　　　B. 交通支瓣膜是否正常
   C. 大隐静脉瓣膜是否健全　　D. 下肢深静脉有无阻塞
   E. 下肢深静脉瓣膜是否正常

3. 下肢静脉曲张术后鼓励患者早期活动的意义在于防止（　　）
   A. 肠粘连　　　　　　　　　B. 肺部并发症
   C. 深静脉血栓形成　　　　　D. 压疮
   E. 小腿肌肉萎缩

4. 血栓闭塞性脉管炎营养障碍期的特征性表现为（　　）
   A. 游走性静脉炎　　　　　　B. 间歇性跛行
   C. 全身中毒症状明显　　　　D. 足背动脉搏动减弱
   E. 静息痛

5. 血栓闭塞性脉管炎的处理哪项错误?（　　）
   A. 解除血管痉挛　　　　　　B. 促进肢体血液循环
   C. 防治局部感染等并发症　　D. 注意保暖
   E. 患肢热敷

A₂型题

一大隐静脉曲张患者,检查时先让患者站立,待患肢浅静脉充分充盈的情况下,于大腿根部扎一弹力止血带以阻断浅静脉血流,然后让患者连续作下蹲、起立运动20次,浅静脉充盈更加严重。

6. 以上试验说明患者存在哪种情况?（　　）
   A. 深静脉通畅　　　　　　　B. 交通支瓣膜正常
   C. 大隐静脉瓣膜健全　　　　D. 下肢深静脉阻塞
   E. 下肢深静脉瓣膜正常

7. 上例患者哪种处理正确?（　　）
   A. 注射硬化剂　　　　　　　B. 大隐静脉高位结扎
   C. 交通支结扎　　　　　　　D. 大隐静脉剥脱
   E. 治疗深静脉病变

（范保兴）

第18章 泌尿、男性生殖系统疾病患者的护理

第1节 常见症状及检查

📖 学习目标

1. 掌握排尿异常、尿液异常以及器械检查患者的护理。
2. 熟悉泌尿系统疾病患者尿道分泌物的改变及其典型症状、体征。
3. 熟悉泌尿系统疾病患者常见的实验室检查。
4. 了解泌尿系统疾病患者X线检查、磁共振成像（MRI）、超声波检查和放射性核素检查。

一、常见症状

（一）排尿异常

1. 尿频 排尿次数明显增多为尿频。正常人膀胱容量男性约400ml，女性约500ml。每日排尿次数因年龄、饮水量、气候和个人习惯而不同，一般白天3～5次，夜间0～1次，每次尿量300～400ml。引起尿频的常见原因可分两种情况：一种为每次尿量正常，次数增多，一天总尿量增多。有生理性的，如饮水增多、食用利尿食品；也有病理性的，如糖尿病、尿崩症或肾浓缩功能障碍等；精神因素有时亦可引起尿频。另一种为每次尿量减少，排尿次数增多，一天尿液总量不变，如泌尿、生殖道炎症、膀胱结石、肿瘤、前列腺增生和各种原因引起的膀胱容量减少。

2. 尿急 有尿意时迫不及待地排尿，但尿量却很少，常与尿频同时存在。多见于下尿路急性炎症或膀胱容量显著减少、顺应性降低，也可见于无尿路病变的焦虑患者。

3. 尿痛 排尿时感到尿道疼痛。可以发生在尿初、排尿过程中、尿末或排尿后，疼痛可表现为烧灼样或针刺样。尿痛常见于膀胱或尿道感染、结石或结核等。尿频、尿急、尿痛三者并存合称为膀胱刺激征。

4. 排尿困难 尿液不能通畅地排出。表现为排尿延迟、费力、射程缩短、尿线变细、尿流不畅、尿末滴沥等，见于膀胱以下尿路梗阻。

5. 尿流中断 排尿过程中突然中断并伴有疼痛，多见于膀胱结石。

6. 尿潴留 膀胱内充满尿液而不能排出。分急性尿潴留和慢性尿潴留，为排尿困难的最终状态，常见于下尿路梗阻。

7. 尿失禁 排尿不能控制，尿液不随意地由尿道流出。根据原因分为4种类型：

（1）真性尿失禁：膀胱失去控尿能力，膀胱空虚。因各种原因致尿道括约肌功能完全丧失，如尿道括约肌受损、先天性或获得性神经源性疾病。

（2）假性尿失禁：又称充盈性尿失禁，膀胱过度充盈，压力增大，当膀胱内压超过尿道阻力时，引起尿液不断溢出。见于前列腺增生等原因所致的慢性尿潴留。

（3）压力性尿失禁：当腹压突然增加如咳嗽、喷嚏、大笑或突然起立时尿液不随意地流出。常由尿道括约肌功能减退引起，见于多产的经产妇。

（4）急迫性尿失禁：严重尿频、尿急时不能控制尿液而致失禁，多见于急性膀胱炎。

8. 少尿、无尿 成人24小时尿量少于400ml为少尿，少于100ml为无尿，提示有肾功能不全或衰竭。

☞考点：尿频、膀胱刺激征、尿失禁、少尿、无尿

（二）尿液异常

1. 血尿 指尿液中含有血液。根据血液含量的多少可分为镜下血尿和肉眼血尿。离心尿液每高倍视野中红细胞计数在3个以上为镜下血尿；1000ml尿中含有1ml血液可呈肉眼血尿。出血部位可根据血尿出现在排尿过程的不同阶段来分析：初始血尿见于排尿起始段，提示病变出血部位在前尿道或膀胱颈部；终末血尿见于排尿终末段，提示病变出血部位在后尿道、膀胱颈部和膀胱三角区；全程血尿见于排尿全程，提示病变出血部位在膀胱或其以上部位。

2. 脓尿 在离心尿液中，每高倍视野内白细胞数目超过5个以上，称为脓尿。提示泌尿系统有感染。对女性，在收集尿液标本时应留取中段尿做检查，防止阴道分泌物污染；为提高检查的准确性，应使用新鲜尿液标本。

3. 乳糜尿 指尿液中含有淋巴液，尿液呈乳白色、米汤样或干酪样，若同时含有血液，尿液呈粉红色，为乳糜血尿。常见于丝虫病。

4. 晶体尿 尿液中盐类呈过饱和状态，其中有机或无机物质沉淀、结晶形成晶体尿，容易引起结石形成。

5. 气尿 尿中含有游离气体称为气尿。多由于肠道与尿路有瘘管相通，或尿路有产气细菌感染所致。

☞考点：血尿、脓尿、乳糜尿

（三）尿道分泌物

正常人可有少量尿道分泌物，为黏液样，常见于性兴奋时。病理性的尿道分泌物可根据病因不同而表现为不同性状。如大量黄色、黏稠的脓性分泌物是淋菌性尿道炎。少量无色或白色稀薄分泌物多为支原体、衣原体所致非淋菌性尿道炎。男性慢性前列腺炎患者常在清晨排尿前或排便时尿道口有少量白色黏稠分泌物。血性分泌物提示尿道癌。

（四）疼痛

疼痛为常见的重要症状。泌尿、男性生殖系统的实质性器官病变引起的疼痛常位于该器官所在部位，而空腔脏器病变常引起放射痛。

1. **肾和输尿管痛** 肾病变所致疼痛常位于肋脊角、腰部和上腹部，一般为持续性钝痛，亦可为锐痛。肾盂输尿管连接处或输尿管急性梗阻时为肾绞痛，绞痛可沿输尿管放射至下腹、膀胱区、外阴或大腿内侧，表现为腰部绞痛、剧烈难忍、辗转不安、大汗，伴恶心、呕吐，间歇期可无任何症状。

2. **膀胱痛** 急性尿潴留引起的疼痛常位于耻骨上区，而慢性尿潴留可无疼痛或仅有不适感。膀胱炎症常引起锐痛或烧灼痛，疼痛常放射至阴茎头部及远端尿道。

3. **前列腺痛** 前列腺炎症可引起会阴、直肠、腰骶部、耻骨上区、腹股沟区及睾丸的疼痛和不适。

4. **阴囊痛** 睾丸及附睾病变可引起阴囊不适、坠胀或疼痛。睾丸扭转和急性附睾炎时，可引起阴囊剧烈疼痛。肾绞痛或前列腺炎症亦可放射至阴囊引起疼痛。

（五）肿块

肿块是泌尿外科疾病重要的体征之一。腹部肿块可见于肾肿瘤、肾结核、肾积水及肾囊肿等。阴囊内肿块多见于斜疝、鞘膜积液、精索静脉曲张及睾丸肿瘤等。

二、常见检查及护理

（一）实验室检查

1. 尿液检查

（1）尿液收集：应以新鲜晨尿为宜，收集时注意清洗尿道外口及外阴部位，女性应避开月经期取中段尿。采集尿细菌培养标本，男性应取中段尿，女性可通过导尿取标本。

（2）尿常规：包括尿液的物理检查、化学定性和显微镜检查。正常尿液呈淡黄色、透明、弱酸性、中性或碱性。大量蔬菜饮食或感染时尿液 pH 升高，而大量蛋白质饮食时尿液 pH 降低。正常尿液尿糖阴性，含极微量蛋白。离心沉淀后尿沉渣进行显微镜检查，观察有无白细胞、红细胞、细菌、管型及结晶尿。

（3）尿三杯试验：收集尿液时尿流应连续不断，将最初的 10ml 左右尿液排入第一杯，最后 10ml 尿液排入第三杯，中间尿液为第二杯，用于判断尿中血液的来源和病变部位。第一杯异常提示病变在前尿道；第三杯异常提示病变在后尿道、膀胱颈部或三角区；三杯均异常提示病变在膀胱或以上部位。

（4）尿细菌学检查：通过尿沉渣革兰染色涂片检查可初步判断细菌种类；细菌培养及菌落计数可明确细菌种类，尿内菌落数超过 $10^6/ml$ 提示为尿路感染；小于 $10^4/ml$ 可能为污染；怀疑结核感染时，可进行抗酸染色检查或结核菌培养。

（5）尿细胞学检查：取新鲜尿液检查尿中脱落细胞的形态变化，可用于膀胱肿瘤的初步筛查或术后随访。

2. 肾功能检查

（1）尿相对密度：是判断肾功能的最简便的方法。正常尿相对密度为 1.010～1.030，清晨时最高。肾功能受损时，肾浓缩功能减弱，尿相对密度降低。尿相对密度固定或接近 1.010，提示肾浓缩功能严重受损。影响尿相对密度的因素较多，如缺水或尿中葡萄糖、蛋白质等大分子物质可使尿相对密度增高。尿渗透压测定较尿相对密度测定能更准确地反映肾功能。

（2）血肌酐和血尿素氮：用于判断肾功能。两者均为蛋白质代谢产物，主要经肾小球滤过排出。当肾实质损害时，体内蛋白质代谢产物潴留，血肌酐和血尿素氮增高，其增高的程度与肾损害程度成正比，故可用于判断病情和预后。由于血尿素氮受肾外因素，如分解代谢、饮食和消化道出血等多种因素影响，故不如血肌酐精确。

（3）内生肌酐清除率：指肾在单位时间内，将若干毫升血浆中的内生肌酐全部清除出体外的比率，是反映肾小球滤过率的简便有效的方法。24 小时内生肌酐清除率正常为 90～120ml/min。

（4）放射性电子计算机 X 线断层扫描（ECT）检查：是将放射性核素或放射性药物引入体内作放射源，通过信息采集，计算机处理，重建图像，显示靶器官的血流动态功能变化及各断面的影像。通过 ECT 检查可测得单侧肾小球滤过率和有效肾血流量。

3. 前列腺液检查 用于前列腺炎的诊断。正常前列腺液呈现淡乳白色，较稀薄。涂片镜检可见多量卵磷脂小体，白细胞<10 个/HP。

4. 前列腺特异性抗原（PSA） 用于鉴别良性前列腺增生和前列腺癌。PSA 是由前列腺腺泡和导管上皮细胞产生的单链糖蛋白，具有前列腺组织特异性。健康男性血清 PSA 浓度小于 4ng/ml，若大于

10ng/ml 应高度怀疑前列腺癌可能。

（二）器械检查

1. 常用器械检查

（1）导尿：目前常用带有气囊的 Foley 导尿管，规格以法制（F）为计量单位，21F 表示其周径为 21mm，直径为 7mm。成人导尿检查，一般选 16F 导尿管为宜。前列腺增生患者急性尿潴留时，普通导尿管不易插入，可选择尖端细而稍弯的前列腺导尿管。

1）适应证：①收集尿液用于培养；②诊断：测定膀胱容量、压力或残余尿量，注入对比剂确定有无膀胱损伤，探测尿道有无狭窄或梗阻；③治疗：解除尿潴留，持续引流尿液，膀胱内药物灌注等。

2）禁忌证：急性尿道炎。

（2）尿道探查：一般首选 18～20F 尿道探条，以免过细探条的尖锐头部损伤或穿破尿道，形成假道。动作要轻柔，以防损伤尿道，避免反复多次扩张尿道，两次尿道扩张的间隔时间不少于 3 天。

1）适应证：①探查尿道狭窄程度；②治疗和预防尿道狭窄；③探查尿道有无结石。

2）禁忌证：急性尿道炎。

（3）膀胱尿道镜

1）适应证：①观察后尿道及膀胱病变；②取活体组织做病理检查；③输尿管插管：收集双侧肾盂尿标本或作逆行肾盂造影，亦可放置输尿管支架管作内引流或进行输尿管套石术；④治疗：早期肿瘤电灼、电切，膀胱碎石、取石、钳取异物。

2）禁忌证：①尿道狭窄；②急性膀胱炎；③膀胱容量小于 50ml。

（4）输尿管镜和肾镜：在椎管麻醉下，将输尿管镜经尿道、膀胱置入输尿管及肾盂。肾镜通过经皮肾造瘘进入肾盂。

1）适应证：①明确输尿管及肾盂内充盈缺损病灶的性质；②诊断上尿路梗阻、输尿管喷血的病因；③治疗输尿管结石；④取活体组织作病理学检查。

2）禁忌证：①全身出血性疾病；②前列腺增生；③病变以下输尿管梗阻；④其他禁忌作膀胱镜检查者。

（5）尿流动力学测定：借助流体力学和电生理学方法，测定尿路各部压力、流率及生物电活动，从而了解尿路输送、储存、排出尿液的功能。上尿路尿流动力学检查包括经皮肾盂穿刺灌注测压和尿路造影时动态影像学观察；下尿路尿流动力学检查可分别或同步测定尿流率、膀胱压力容积、压力/流率、漏尿点压力、尿道压力和肌电图，亦可与影像学同步检查，全面了解下尿路功能。

1）适应证：排尿功能障碍疾病的原因分析、治疗方案选择和疗效判定。

2）禁忌证：①感染急性期；②严重膀胱内出血。

2. 器械检查患者的护理

（1）心理护理：器械检查属有创性检查，应术前做好解释工作，以助于消除患者恐惧心理，使检查顺利完成。

（2）严格无菌操作：侵入性检查可能把细菌带入体内而引起感染，因此，检查前应清洗患者会阴部，操作过程中严格遵守无菌操作原则，必要时根据医嘱预防性应用抗菌药物。

（3）排空膀胱：除导尿和单纯尿流率检查外，其他各项检查患者应在检查前排空膀胱。操作时动作应轻柔，忌用暴力，以减轻患者痛苦和避免损伤。

（4）鼓励患者多饮水：单纯尿流率检查时应嘱患者在检查前多饮水，充盈膀胱。内腔镜检查和尿道探查后，患者大多有肉眼血尿，2～3 天后可自愈；应鼓励患者多饮水，以增加尿量，起到冲刷作用。

（5）并发症处理：发生严重损伤、出血或尿道热者，应留院观察、输液及应用抗菌药物，必要时留置导尿或膀胱造瘘。

☞考点：器械检查患者的护理

（三）影像学检查

1. X 线检查

（1）尿路平片（KUB）：是泌尿系统常用的初查方法。摄片范围包括两侧肾、输尿管及膀胱；①平片可显示肾轮廓、大小、位置、腰大肌阴影、脊柱、骨盆、肿瘤骨转移、钙化及尿路结石等；②侧位片有助于确定不透光阴影的位置。腰大肌阴影消失，提示腹膜后炎症或肾周围感染。为提高检查的准确性，摄片检查前应进行充分的肠道准备。

（2）排泄性尿路造影：又称静脉肾盂造影（IVP），可观察尿路形态和双侧肾的排泄功能。经静脉注射有机碘化物的水溶液如泛影葡胺或碘海醇，分别于注射后 1～2 分钟、15 分钟和 30 分钟摄片。肾功能良好者在注射造影剂 5 分钟后即显影（图 18-1）。

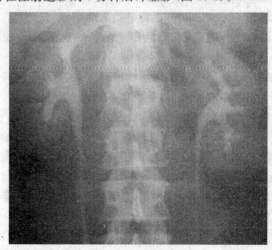

图 18-1 排泄性尿路造影

1）禁忌证：①严重肝、肾、心血管疾病和甲状腺功能亢进者；②造影剂过敏者；③妊娠。

2）注意事项和护理：造影前做①肠道准备，为获得清晰的显影，在造影前日应口服泻剂排空肠道，以免粪块或肠内积气影响显影效果；②禁食、禁水 6～12小时，使尿液浓缩，增加尿路造影剂浓度使显影更加清晰；③碘过敏试验。

（3）逆行肾盂造影：通过尿道、膀胱作输尿管插管，再经插管注入 15％有机碘造影剂，能清晰显示肾盂和输尿管形态。可用于排泄性尿路造影显影不清晰或禁忌者。

1）禁忌证：急性尿路感染及尿道狭窄。

2）注意事项和护理：①造影前作肠道准备；②操作中应动作轻柔，严格无菌操作，避免损伤。

（4）膀胱造影：经导尿管将 10％～15％有机碘造影剂 150～200ml 注入膀胱，可显示膀胱形态及病变。排泄性膀胱尿道造影可显示膀胱输尿管回流及尿道病变。严重尿道狭窄不能留置导尿管者，可采用经耻骨上膀胱穿刺注射造影剂的方法进行排泄性膀胱尿道造影，以判断狭窄程度和长度。

（5）血管造影：主要有经皮动脉穿刺插管、选择性肾动脉造影以及数字减影血管造影（DSA）等方法。经股动脉穿刺插管行腹主动脉-肾动脉造影可显示双肾动脉、腹腔动脉及其分支。选择性肾动脉造影能避免其他腹部血管的干扰，更清晰地显示一侧肾血管形态。DSA 能清晰地显示血管，包括肾实质内 1mm 直径的血管，可发现肾实质内小动脉瘤及动静脉畸形等血管异常。

1）禁忌证：①有出血倾向的患者；②其他同排泄性尿路造影的禁忌证。

2）注意事项和护理：①造影前做碘过敏试验；②造影后穿刺局部加压包扎，平卧 24 小时；③造影后注意观察足背动脉搏动、皮肤温度、皮肤颜色、感觉和运动情况；④造影后鼓励患者多饮水，必要时静脉输液 500～1000ml 以促进造影剂排泄。

（6）淋巴造影：经足背或阴茎淋巴管注入碘苯酯，使腹股沟、盆腔、腹膜后淋巴管和淋巴结显影。主要用于了解男生殖系统恶性肿瘤患者有无淋巴结转移和淋巴系统梗阻，以及乳糜尿患者的淋巴通路，亦可作为细针穿刺淋巴结活检的指标。

（7）CT 扫描：有平扫、增强扫描和造影扫描 3 种方法。适用于确定肾损伤范围和程度；鉴别肾实质性和囊性疾病；肾上腺、肾、膀胱、前列腺等部位肿瘤的诊断与分期；可显示腹部和盆腔转移的淋巴结、静脉内癌栓。

2. 磁共振成像（MRI）　能显示被检查器官组织的功能和结构。通过 3 个切面观察图像，组织分辨力更高，无需造影剂，无 X 线辐射，能提供较 CT 更为可靠的依据。可用于泌尿、男性生殖系统肿瘤的诊断和分期，区别囊性和实质性改变，肾上腺肿瘤的诊断等。体内有起搏器或金属植入物的患者不能作 MRI 检查。

磁共振血管成像（MRA）：能较好地显示肾动脉，多用于明确肾动脉瘤、肾动脉狭窄、肾静脉血栓形成、肾癌分期、血管受损及肾移植术后血管情况等。

磁共振尿路成像（MRU）：又称水成像。无需造影剂和插管即能显示肾盏、肾盂、输尿管的结构和形态，是了解上尿路梗阻的无创性检查。

3. 超声波检查　B 型超声检查方便，无创伤，能显示各器官不同轴线及不同深度的断层图像，可动态观察病情的发展，对禁忌作排泄性尿路造影或不宜接受 X 线检查者更有意义。可用于确定肾肿块的性质、结石和肾积水，鉴别肾移植术后并发症、测定残余尿、测量前列腺体积等，亦应用于精囊、阴茎和阴囊疾病的诊断、治疗和随访。特殊探头在膀胱或直肠内作360°旋转，有助于对膀胱和前列腺肿瘤的诊断及分期。多普勒超声仪可显示血管内血流的情况，主要用于确定动、静脉走向，诊断肾血管疾病和睾丸扭转、移植肾排异的鉴别等。在 B 超引导下，可行穿刺、引流及活检等诊断治疗。

4. 放射性核素检查　放射性核素技术是通过体内器官对放射性示踪剂的吸收、分泌和排泄过程而显示其形态和功能。虽然显示的图像不如 CT 和超声清晰，但可提供功能方面的定量数据。有助于疾病的诊断、治疗评价和随访。

（1）肾图：放射性示踪剂注入静脉后，根据示踪剂在肾内出现和排泄时间以及肾内分布情况，了解肾小管分泌功能和上尿路通畅程度，亦是分侧肾功能测定，可反映尿路通畅和尿排出速率。

（2）肾显像：分静态和动态显像。静态显像仅显示核素在肾内的分布图像。动态显像显示肾吸收、浓集和排泄的全过程。通过显像清晰度、核素分布特征、显像和消退时间，可了解肾形态、大小及有无占位病变等。根据对一系列动态图像的数据处理，定量计算分肾和总肾功能，还可测定肾小球滤过率和有效肾血流量。单光子发射计算机断层扫描（SPECT）能动观察器官功能的全过程，亦有摄取矢状、冠状及横断面的图像和功能。主要用于移植肾监测以及肾功能受损、上尿路梗阻、肾动脉狭窄的诊断。

（3）肾上腺显像：选用不同的显像剂作肾上腺皮质或髓质核素显像有助于肾上腺疾病的诊断。

目标检测

选择题

A₁型题

1. 膀胱刺激征是指（　　）
   A. 血尿、脓尿、乳糜尿　　　　B. 高热、尿频、尿痛
   C. 尿频、尿急、腹痛　　　　　D. 血尿、尿频、尿急
   E. 尿频、尿急、尿痛

2. 膀胱内充满尿液,其压力增高,迫使少量尿液自尿道口溢出,称为（　　）
   A. 真性尿失禁　　　　　　　　B. 尿潴留
   C. 尿瘘　　　　　　　　　　　D. 充盈性尿失禁
   E. 尿频

3. 膀胱镜检查后患者出现血尿和疼痛,下列哪项处理不妥?（　　）
   A. 给止痛药　　　　　　　　　B. 给镇静、安定药
   C. 嘱少饮水,减少排尿　　　　D. 卧床休息
   E. 用抗生素

4. 患者排尿开始时有血尿,以后逐渐变清,表示病变部位在（　　）
   A. 前尿道　　　　　　　　　　B. 后尿道
   C. 膀胱基底部　　　　　　　　D. 输尿管
   E. 肾脏

5. 测定残余尿量,下列哪种方法最准确?（　　）
   A. 排泄性尿道造影　　　　　　B. 膀胱区叩诊法
   C. 超声波检查　　　　　　　　D. 排尿后导尿测定
   E. 耻骨上膀胱穿刺

6. 下列哪项检查可分别收集两肾尿液测定分肾功能?（　　）
   A. 膀胱镜检查　　　　　　　　B. X线平片(KUB)
   C. 静脉肾盂造影　　　　　　　D. B超
   E. 肾动脉造影

A₂型题

7. 王某,男,无痛性血尿待查,准备行静脉肾盂造影,检查前的护理哪项错误?（　　）
   A. 常规肠道准备　　　　　　　B. 准备泛影葡胺造影剂
   C. 做碘过敏试验　　　　　　　D. 鼓励患者多饮水
   E. 禁食,排空小便

第2节　泌尿系统损伤患者的护理

学习目标

1. 掌握男性尿道、肾脏损伤的临床表现和护理措施。

2. 熟悉男性尿道、肾、膀胱损伤的分类、特点及其治疗原则。

3. 熟悉男性尿道、肾、膀胱损伤的护理问题以及健康指导。

4. 了解肾、膀胱损伤的病因和病理。

泌尿系统损伤以男性尿道损伤最多见,肾、膀胱次之,输尿管损伤最少见。泌尿系损伤常合并有胸、腹、腰部或骨盆脏器组织的严重损伤,因此,在作检查时应全面而细致,以免漏诊。泌尿系统损伤的主要表现为出血和尿外渗,可引起继发性感染,严重时可致脓毒血症、周围脓肿、尿瘘或尿道狭窄,因而应尽早诊断,及时合理治疗,以免产生严重后果。

一、肾 损 伤

案例 18-1

患者,男,36岁,农民。在殴斗中被人用木棒击倒,急送至某卫生院救治。感上腹部、腰背部疼痛,有肉眼血尿。B超检查初步诊断为右肾破裂、左肾轻度挫伤。给予输液及止血药物治疗。

问题:

治疗期间应注意观察患者哪些表现?

（一）病因病理

肾深藏于肾窝,其前面有前腹壁及腹内脏器覆盖,其后方有肋骨、腰肌、脊椎和上面膈肌的保护,一般不易受损。但由于肾实质较脆弱,包膜薄而有张力,当肾区受暴力直接或间接打击、刺伤或贯穿伤时,会造成肾脏损伤,且多为肾挫伤或轻微的肾部分裂伤,常是严重多发性损伤的一部分。

1. 开放性损伤　因弹片、枪弹、刀刃等锐器所致损伤,常伴有胸部、腹部等其他脏器的严重复合性损伤。

2. 闭合性损伤　因直接暴力如撞击、跌打、挤压、肋骨骨折等,或间接暴力如对冲伤、突然暴力扭转、坠跌等所致。

临床上多见的是闭合性肾损伤,根据损伤的程度可分为以下病理类型:①肾挫伤:最常见,是肾实质的轻微伤,形成肾瘀斑和(或)包膜下血肿,肾被膜及肾盂、肾盏黏膜完整,常有镜下血尿或轻微短暂的肉眼血尿,一般症状轻微,可以自愈。②肾部分裂伤:较常见,是肾实质与被膜(可伴有肾周血肿)或肾实质与肾盂及肾盏破裂,常有明显的肉眼血尿,多可经积极非手术治疗而愈合。如病情恶化,仍需手术治疗。③肾全层裂伤:少见,其肾实质、肾被膜、肾盂及肾盏黏膜均破裂,常引起广泛的肾周血肿、严重的血尿(或无血尿)和尿外渗,常伴有失血性休克。这类肾损伤后果严重,需紧急手术治疗。④肾蒂裂伤:罕见,是肾蒂血管撕裂或断裂,可引起大出血、休克,多来不及诊治而死亡(图18-2)。

☞考点:肾闭合性损伤的病因及病理类型

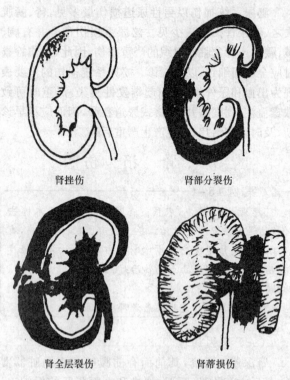

肾挫伤　　　　　　　肾部分裂伤

肾全层裂伤　　　　　　肾蒂损伤

图 18-2　肾损伤的类型

（二）临床表现

肾损伤的临床表现与损伤程度有关，但可不相同，尤其在合并其他脏器损伤时，肾损伤的症状不易被察觉。其主要表现有休克、血尿、疼痛、腰腹部肿块、发热等。

1. 休克　肾损伤严重或合并其他实质性器官损伤时，常发生创伤性或失血性休克。

2. 血尿　一般肾损伤的程度与血尿的程度一致，如肾挫伤常为镜下血尿或轻微短暂的肉眼血尿，重度损伤则为肉眼血尿。但血尿与损伤的程度可不成正比，如血块堵塞输尿管或输尿管、肾盂断裂或肾蒂血管损伤时，血尿往往不明显，甚至无血尿。

3. 疼痛　肾被膜下血肿或肾周软组织积血或尿外渗时，可引起伤侧腰、腹部钝痛或胀痛；血块梗阻输尿管时，则出现肾绞痛；如果血液、尿液进入腹腔或合并腹内器官损伤时，还可出现腹膜刺激症状等。

4. 腰腹部肿块　当肾周围血肿和尿外渗时，则引起腰腹部肿胀或肿块，该区有明显触痛和肌紧张。

5. 发热　当尿外渗继发肾周感染或腹膜炎时，可出现全身感染中毒症状。

☞考点：肾损伤的主要临床表现

（三）辅助检查

1. 实验室检查　血尿是诊断肾损伤的重要依据。尿常规可见多量红细胞；有活动性出血时，血红蛋白与血细胞比容持续降低；继发感染时周围血白细胞增多。

2. 影像学检查　B超、CT可了解肾损伤程度及对侧肾情况。X线尿路平片（KUB）检查可见肾影增大、腰大肌阴影模糊或消失、脊柱弯向伤侧；排泄性尿路造影（IVU）可了解肾损伤的范围、程度和双侧肾功能。

☞考点：肾损伤的实验室检查

（四）处理原则

肾损伤的处理与损伤程度直接相关。轻微肾挫伤经短期休息可以康复，多数肾挫裂伤可采取非手术治疗，仅少数需手术治疗。处理原则为抢救生命，尽量保留肾。

1. 非手术治疗　适用于肾挫伤、轻型肾裂伤及无其他脏器合并损伤的患者。

（1）紧急处理：有大出血、休克的患者，需迅速实施抢救，以维持生命体征的稳定，并尽快进行必要的检查，确定肾损伤的范围、程度及有无其他器官合并损伤，同时做好急诊手术探查的准备。

（2）卧床休息：绝对卧床休息2～4周，待病情稳定、血尿消失后1～2周方可离床活动。通常损伤后4～6周肾挫裂伤才趋于愈合，过早、过多离床活动，有可能再度出血。

（3）对症处理：根据病情选择合适的止血药；及时补液，维持水、电解质酸碱平衡，保持足够尿量，必要时输血；早期使用抗生素预防感染。

2. 手术治疗　手术指征：①积极抗休克治疗未见好转；②经非手术治疗48小时，血尿逐渐加重或腰部肿块增大，血红蛋白和血细胞比容进一步下降；③开放性损伤或合并有腹腔内损伤；④继发严重感染者。手术方式为手术时先探查肾受伤情况，控制肾损伤出血，然后根据探查的结果，酌情选用不同的手术方式，包括肾修补术、肾部分切除术、肾切除术。选用肾切除术应慎重，必须确定对侧肾功能正常才能手术切除病变肾。

链接 »»»

肾切除术时为何先要检查对侧肾情况

每人有两个肾脏，如切除一个对人体无太大影响，所以器官移植时可以接受健康人捐肾。但有的人先天只有一个肾，称为孤立肾，也有的人一侧肾脏的功能因为疾病已经丧失或明显减退，这些情况下不能切除孤立肾或另一侧健康的肾。可惜的是这种错误仍偶有发生。

☞考点：肾损伤的治疗原则及非手术治疗的处理措施

案例 18-1 分析

非手术治疗期间应绝对卧床休息,密切监测伤者的血压、脉搏、呼吸、体温,动态测量腰部肿块大小及变化;动态监测血红蛋白和血细胞比容;比较每次排出尿液的血色变化等。如经非手术治疗 48 小时,血尿逐渐加重或腰部肿块增大,血红蛋白和血细胞比容进一步下降或出现休克征象应立即通知医生并做好手术准备。

（五）护理问题

1. **焦虑、恐惧**　与出现血尿、害怕手术和担心肾损伤后肾切除有关。

2. **组织灌注量改变**　与创伤、肾裂伤引起的大出血有关。

3. **疼痛**　与肾损伤后被膜下血肿及肾周血肿有关。

4. **体温过高**　与血肿、组织坏死、尿外渗和引流不畅继发感染有关。

5. **生活自理缺陷**　与肾损伤后患者绝对卧床有关。

（六）护理措施

1. **减轻焦虑与恐惧**　向患者和家属解释血尿产生的机制及绝对卧床的目的和意义,解释手术治疗的必要性和重要性,缓解其焦虑和恐惧。

2. **休息**　绝对卧床休息 2～4 周,待病情稳定、血尿消失后 1～2 周方可离床活动。

3. **病情观察**　严密监测血压、脉搏、呼吸及意识变化;动态观察记录血尿颜色的变化;随时测量腰腹部包块的大小变化及疼痛情况,注意有无腹膜刺激征的出现。若上述病情加重应及时通知医生进行处理。

4. **维持水、电解质及血容量的平衡**　建立静脉通道,遵医嘱及时补液、输血,以维持有效循环血量,预防休克发生。

☞考点:肾损伤的护理措施

（七）健康指导

1. **休息**　通常损伤后 4～6 周肾挫裂伤才趋于愈合,若过早、过多离床活动易使凝血块脱落,有再度出血的危险。伤愈后 2～3 个月内不宜参加体力劳动或竞技运动。

2. 多饮水,保持尿路通畅,减少尿液对损伤创面的刺激。

3. 肾切除后的患者需注意保护健肾,防外伤,不使用对肾功有损害的药物,如氨基糖苷类抗菌药物及磺胺类等。

☞考点:肾损伤的健康指导

二、膀 胱 损 伤

/// **案例 18-2**

患者,男,32 岁,9 小时前在回家途中被小型拖拉机撞到,车轮从下腹部轧过,当即感觉下腹部及骨盆部疼痛难忍,不能站立,移动下肢时疼痛更加剧烈。逐渐感觉全腹疼痛,伴恶心、呕吐一次,呕吐物为胃内容物。尿频,每次排出少量血性尿液。查体:T36.8℃,P110 次/分,BP98/70mmHg,意识清楚,检查合作,头颈无异常,胸廓对称,无挤压痛,两肺呼吸音清,心率快,心律整齐,全腹平坦,触诊全腹均有压痛、反跳痛及腹肌紧张,肝脾肾均未触及,移动性浊音阳性,听诊肠鸣音消失。骨盆挤压分离试验阳性,直肠指检无异常。导尿检查:导尿管顺利插入,引出淡血性尿液约200ml,向膀胱内注入无菌 0.9% 氯化钠溶液 200ml,几分钟后导出量仅 100ml。

问题:

考虑为何脏器组织损伤? 需与何脏器组织损伤鉴别? 如何治疗与护理?

（一）病因与病理分类

膀胱空虚时位于骨盆深处,受到周围筋膜、肌肉、骨盆及其他软组织的保护,除贯通伤或骨盆骨折外,很少为外界暴力所损伤。膀胱充盈时壁紧张而薄,高出耻骨联合伸展至下腹部,易遭受损伤。

根据损伤的机制,可分为:①开放性损伤:由弹片或锐器所致,通过损伤的皮肤与外界相通;②闭合性损伤:是因膀胱在充盈时下腹遭暴力撞击、挤压或骨盆骨折引起膀胱破裂;③医源性损伤:常见于盆腔手术或经尿道作膀胱器械检查或治疗时误伤。

链接 >>>

骨盆骨折与膀胱破裂的关系

10% 的骨盆骨折患者存在膀胱破裂,反过来80% 左右的膀胱损伤是因骨盆骨折所致。膀胱损伤常发生于耻骨联合附近的骨折,双侧骨折比单侧骨折更易引起膀胱损伤,部分是因游离骨片刺破膀胱所致。腹膜内型膀胱破裂可发生于穿透伤或膀胱充盈时下腹部受到挤压使膀胱过度膨胀引起破裂。

膀胱损伤可分为:①膀胱挫伤:仅伤及膀胱黏膜或肌层,膀胱壁未穿破,局部出血或形成血肿,无尿外渗,可发生血尿;②膀胱破裂(分为腹膜内型与腹膜外型两类):腹膜内型,其破裂口多在腹膜包裹的膀胱顶部和后壁,尿液可流入腹腔内,引起急性腹膜炎;腹膜外型,其破裂口多位于腹膜反折以下的膀胱颈及前壁部位,尿液渗入膀胱周围组织和耻骨后间隙内,可导致严重的蜂窝织炎(图 18-3)。

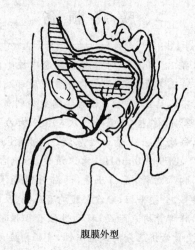

腹膜外型

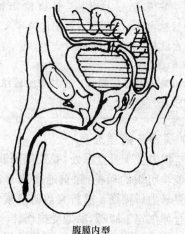

腹膜内型

图 18-3 膀胱损伤尿外渗的范围

（二）临床表现

1. 休克　膀胱破裂致腹部剧烈疼痛、尿外渗或腹膜炎、骨盆骨折大量出血或合并其他器官损伤时，均可发生休克。

2. 排尿障碍和血尿　膀胱破裂后尿外渗至膀胱周围或流入腹腔，血块阻塞尿道，故有时虽有尿意，但无尿排出或仅有少量血尿。膀胱挫伤有多量血尿。

3. 腹痛和腹膜刺激征　由于尿外渗及血肿引起下腹部疼痛及压痛。腹膜内型破裂时，尿液流入腹腔可引起腹膜刺激征，并有移动性浊音。

4. 尿瘘　开放性损伤可有体表伤口漏尿；如与直肠、阴道相通，则经肛门、阴道漏尿。闭合性损伤在尿外渗感染后破溃，可形成尿瘘。

（三）辅助检查

1. 导尿及测漏试验（膀胱注水试验）　导尿管插入顺利，但引流不出尿液或仅少量血性液体流出，再从导尿管注入无菌 0.9% 氯化钠溶液 200ml，片刻后吸出，吸出的液量明显少于或大于 200ml，可诊断膀胱破裂。

2. X 线检查　摄平片可了解骨盆骨折情况；膀胱造影可明确破裂的部位和大小，是确诊膀胱破裂的主要手段。

☞考点：膀胱损伤的主要临床表现及辅助检查

（四）处理原则

尿流完全改道；充分引流外渗到膀胱周围及其他部位的尿液；闭合膀胱壁的破损。

1. 紧急处理　合并有休克者应积极抗休克治疗，补液止痛等，并妥善处理骨盆骨折。

2. 非手术疗法　膀胱挫伤或早期较小的破裂，经膀胱造影仅有少量尿外渗者可留置导尿管引流尿液 7～10 天，并保持引流通畅，积极使用抗生素预防感染，破口会自愈。

3. 手术疗法　膀胱破裂伴有出血或尿外渗，病情严重者，须尽早施行手术，彻底止血和清除外渗尿液及积血，缝合破损腹膜，修补膀胱破裂口，作耻骨上膀胱造瘘，并引流膀胱周围间隙。单纯盆腔血肿，尽量避免切开，以免发生大出血及感染。

（五）护理问题

1. 恐惧、焦虑　与膀胱损伤后疼痛和出现血尿、害怕手术和担心预后不良有关。

2. 组织灌流量改变　与膀胱破裂、骨盆骨折损伤血管出血；尿外渗或腹膜炎有关。

3. 潜在并发症：感染。

4. 排尿异常　与膀胱破裂不能储尿有关。

（六）护理措施

1. 减轻焦虑和恐惧

（1）心理护理：主动关心、帮助患者了解伤情，解释目前采用的治疗方法的可行性，消除患者及家属的顾虑，以取得配合。

（2）加强入院宣教和沟通：通过认真细致的工作态度、娴熟的技术取得患者及家属的信任，与患者及时沟通，尽量满足患者的合理需求，使患者的恐惧心理减轻甚至消失。

2. 维持有效循环血量

（1）密切观察患者生命体征：定时测量呼吸、脉搏、血压，准确记录尿量，了解患者的病情变化。

（2）防止休克：任何原因引起的腹膜内膀胱破裂和开放性膀胱损伤应首先防止休克，根据患者的损伤部位和程度，积极准备手术。

3. 并发症的预防与护理　观察患者体温变化；及时了解血、尿常规检查结果；保持伤口清洁、干燥，注意观察引流物的量、色、性状及气味；保持各引流管引流通畅。若发现患者体温升高、伤口疼痛、引流管内容物及伤口渗出物为脓性、血白细胞计数和中性粒细胞比例上升，常提示有继发感染，应及时通知医师并遵医嘱应用抗生素。

4. 排尿异常的护理 患者因膀胱破裂行手术修补后 1 周内不能自行排尿,需留置导尿或膀胱造瘘,对此类患者应加强导尿管或膀胱造瘘的护理。

(1)留置导尿管:定时观察,保持引流管通畅,防止逆行感染;定时清洁、消毒尿道外口;鼓励患者多饮水;每周行尿常规化验及尿培养一次。遵医嘱 7～10 天后拔除导尿管。

(2)膀胱造瘘管:定时观察,保持引流通畅,术后如出血量多需连续滴入冲洗,滴注速度每分钟 60 滴,每隔 30 分钟开放导管 1 次,待血色变淡时,可改为间断冲洗或每日 2 次。每次冲洗量不宜超过 100ml,膀胱部分切除术者每次冲洗量应少于 50ml;拔管时间一般为 12 天左右,但拔管前需先夹管,观察患者排尿通畅后才拔除膀胱造瘘管,拔管后造瘘口适当堵塞纱布并覆盖;长期留置者应每隔 4～6 周,在无菌条件下更换造瘘管。

☞考点:膀胱损伤患者维持有效循环血量及排尿异常的护理

(七)健康指导

1. 膀胱造瘘或留置导尿管在拔除之前要进行膀胱功能训练,如夹闭导尿管,使膀胱扩张到一定程度,以达到训练的目的。

2. 膀胱破裂合并骨盆骨折的患者,其中部分患者会有勃起障碍,在伤愈后应加强心理性勃起训练,或采取辅助性治疗方法。

案例 18-2 分析

首先考虑膀胱破裂(腹膜内型),需与后尿道损伤鉴别。可通过试插导尿管及作膀胱造影明确。

治疗:须尽早施行手术,彻底止血和清除外渗尿液及积血,缝合破损腹膜,修补膀胱破裂口,作耻骨上膀胱造瘘,并引流膀胱周围间隙。

护理:通过宣教和沟通,减轻或消除患者及家属的焦虑和恐惧;密切观察患者生命体征及补液输血,维持有效循环血量,防止休克加重;术后加强局部伤口及引流管、导尿管或耻骨上膀胱造瘘的护理并遵医嘱使用抗生素,防止感染等并发症的发生。

三、尿道损伤

尿道损伤多发生于男性。男性尿道以尿生殖膈为界,分为前、后两段。前尿道包括球部和阴茎体部,后尿道包括前列腺部和膜部。前尿道损伤多发生在球部,而后尿道损伤多在膜部。

(一)病因、病理与分类

1. 按尿道损伤是否与体表相通分类

(1)开放性损伤:因弹片、锐器伤所致,常伴有阴茎、阴囊、会阴部贯通伤。

(2)闭合性损伤:常因外来暴力所致,多为挫伤或撕裂伤。会阴部骑跨伤时将尿道挤向耻骨联合下方,引起尿道球部损伤。骨盆骨折引起尿生殖膈移位,产生剪力,使膜部尿道撕裂或撕断。经尿道器械操作不当可引起球膜部交界处尿道损伤。

2. 按尿道损伤程度分类

(1)尿道挫伤:尿道黏膜或部分尿道海绵体损伤,但阴茎筋膜完整,仅有水肿和出血,可以自愈,很少发生尿道狭窄。

(2)尿道裂伤:尿道壁部分全层断裂,引起尿道周围血肿和尿外渗,愈合后可引起瘢痕性尿道狭窄。

(3)尿道断裂:尿道完全离断,断端退缩、分离,血肿和尿外渗明显,发生尿潴留。

☞考点:尿道损伤的好发部位及其产生机制

(二)临床表现

尿道损伤最主要的临床表现是尿道出血、排尿困难及尿潴留。

1. 休克 骨盆骨折所致后尿道损伤或合并其他内脏损伤者,常发生创伤性或失血性休克。

2. 疼痛 尿道球部损伤时会阴部肿胀、疼痛,排尿时加重。后尿道损伤表现为下腹部疼痛,局部肌紧张、压痛。伴骨盆骨折者,移动时疼痛加剧。

3. 尿道出血 前尿道破裂时可见尿道外口流血,后尿道破裂时可无尿道口流血或仅少量血液流出。

4. 排尿困难 尿道挫裂伤后因局部水肿或疼痛性括约肌痉挛,发生排尿困难。尿道断裂时则可发生尿潴留。

5. 血肿及尿外渗 球部尿道损伤时,血液及尿液可渗入会阴浅筋膜和腹壁浅筋膜,使会阴、阴茎、阴囊和下腹壁肿胀、淤血;膜部尿道损伤后,血液及尿液沿前列腺尖处外渗至耻骨后间隙和膀胱周围(图 18-4)。如果处理不当或不及时,可发生广泛的组织坏死、感染和脓毒血症。

(三)辅助检查

1. 导尿 导尿可以检查尿道是否连续、完整。在严格无菌操作下轻缓插入导尿管,若能顺利进入膀胱,说明尿道连续而完整。若一次插入困难,不应勉强反复试插,以免加重局部损伤和导致感染。后尿道损伤伴骨盆骨折时一般不易导尿。

2. 直肠指检 若是膜部尿道损伤断裂可触及前列腺尖浮动。

3. X 线检查 骨盆前后位片显示骨盆骨折;必要时从尿道口注入造影剂 10～20ml 可确定损伤部位及

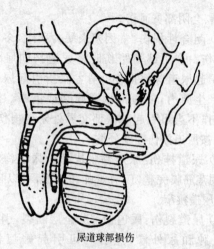

尿道球部损伤

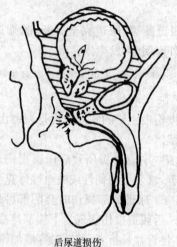

后尿道损伤

图 18-4　尿道损伤尿外渗的范围

造影剂有无外渗。

☞考点:尿道损伤主要的临床表现及辅助检查

（四）处理原则

尿道损伤的治疗是以恢复尿道的连续性、解除尿潴留、引流外渗的尿液、防止感染和尿道狭窄为原则。

1. 紧急处理　损伤严重伴出血休克者,需采取输血、输液等抗休克措施。骨盆骨折患者须平卧,勿随意搬动,以免加重损伤。尿潴留不宜导尿或未能立即手术者,可行耻骨上膀胱穿刺。

2. 非手术治疗　闭合性损伤者应首先在严格无菌操作下试插导尿管,如试插成功,应留置导尿管1~2周作为支架,以利于尿道的愈合。至3~4周时行尿道扩张术。

3. 手术治疗　试插导尿管不成功者考虑手术治疗。

（1）前尿道裂伤导尿失败或尿道断裂:立即行经会阴尿道修补或断端吻合术,并留置导尿管2~3周。若病情严重、会阴或阴囊形成大血肿及尿外渗者,行耻骨上膀胱造瘘术,3个月后再修补尿道。

（2）尿外渗:在尿外渗区作多个皮肤切口,深达浅筋膜下,彻底引流外渗尿液,并作耻骨上膀胱造瘘（图18-5）。

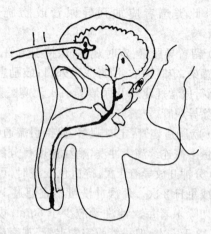

图 18-5　耻骨上膀胱造瘘

（3）骨盆骨折致后尿道损伤:经抗休克治疗病情稳定后,局麻下作耻骨上高位膀胱造瘘（或穿刺造瘘）。尿道不完全撕裂者,一般在3周内愈合,恢复排尿;但须经膀胱尿道造影明确尿道无狭窄及尿外渗后,方可拔除膀胱造瘘管。若不能恢复排尿,则留置造瘘管3个月,二期施行尿道瘢痕狭窄的切除及尿道吻合术。为早期恢复尿道的连续性,避免尿道断端远离形成瘢痕性假道,对部分病情不严重、骨盆环稳定的患者,可施行尿道会师复位术,并留置导尿管3~4周。

（4）并发症处理:为预防尿道狭窄,待拔除导尿管后先每周1次尿道扩张,持续1个月以后仍需定期施行尿道扩张术。对晚期发生的尿道狭窄,可用腔内技术经尿道切开或切除狭窄部的瘢痕组织,或经会阴部切口行尿道瘢痕狭窄的切除及尿道吻合术。后尿道合并直肠损伤时应立即修补,并作暂时性结肠造瘘。若并发尿道直肠瘘,应等待3~6个月后再施行修补手术。

☞考点:尿道损伤的非手术治疗及手术治疗原则

（五）护理问题

1. 焦虑　与担心尿道损伤影响排尿及生育功能有关。

2. 组织灌注量改变　与创伤、骨盆骨折损伤血管出血有关。

3. 有感染的危险　与血肿、组织坏死、尿外渗和引流不畅有关。

4. 排尿异常　与损伤后尿道的修复并发尿道狭窄或感染形成尿瘘有关。

（六）护理措施

1. 缓解患者的焦虑　向患者及家属介绍主管医

生、护士对该病治疗的精湛医术及护理技术,介绍其治疗方案、手术前后的准备及可能发生的并发症的处理,从而取得患者及家属的信任,化解患者的焦虑恐惧心理。

2. 维持体液平衡　密切监测血压、脉搏、呼吸及尿量的变化。遵医嘱给予合理输液,必要时输血,以维持水、电解质及酸碱平衡。

3. 感染的防治及护理　观察患者的体温及伤处的变化情况,如发现伤处肿胀、搏动性疼痛、体温升高,应立即通知医生,协助处理充分引流伤口,并选择有效的抗菌药物。

4. 排尿异常的护理　尿道断裂经修复后并发尿道狭窄,属尿道损伤后常见并发症,应告知患者无需过于担心,须遵医嘱定期进行尿道扩张,并根据排尿困难的程度制订尿道扩张的间隔时间。在行尿道扩张前,为了消除患者紧张心理,除需向患者解释此治疗的必要性外,还应遵医嘱应用镇静、镇痛药,并行尿道表面麻醉,以减轻患者的痛苦。

(七) 健康指导

1. 前、后尿道损伤经手术修复后常会出现尿道狭窄,需要定期进行尿道扩张以避免尿道狭窄导致的排尿困难。

2. 继发性功能障碍者应训练心理性勃起及采取辅助性治疗。

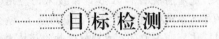

目标检测

选择题

A_1 型题

1. 男性最常见的泌尿系统损伤部位(　　)
   A. 肾　　　　　　　　B. 输尿管
   C. 膀胱　　　　　　　D. 尿道
   E. 阴茎

2. 肾损伤最常见的症状是(　　)
   A. 疼痛　　　　　　　B. 休克
   C. 血尿　　　　　　　D. 尿外渗
   E. 尿中断

3. 可采取非手术治疗的肾损伤类型是(　　)
   A. 肾挫伤　　　　　　B. 肾全层裂伤
   C. 肾蒂血管裂伤　　　D. 严重肾部分裂伤
   E. 肾损伤并有输尿管损伤

4. 应紧急手术的肾损伤是(　　)
   A. 明显血尿　　　　　B. 严重休克不能纠正
   C. 尿外渗　　　　　　D. 合并肋骨骨折
   E. 高热

5. 肾挫伤非手术治疗至少需要卧床(　　)
   A. 1 周　　　　　　　B. 2 周
   C. 3 周　　　　　　　D. 4 周

E. 5 周

6. 球部尿道损伤后出现严重尿外渗,局部处理方法应是(　　)
   A. 局部穿刺抽吸外渗的尿液和血液
   B. 局部热敷
   C. 理疗
   D. 尿外渗部位多处切开引流
   E. 消炎预防感染即可

7. 下列哪种症状、体征和检查可确诊为后尿道完全断裂?(　　)
   A. 会阴部血肿
   B. 下腹及骨盆部皮下瘀斑
   C. 骨盆挤压痛
   D. 插导尿管不能进入膀胱
   E. 尿道造影,见造影剂外溢于后尿道周围未进入膀胱

8. 肾损伤非手术疗法应除外(　　)
   A. 抗休克治疗
   B. 密切观察
   C. 应用止血剂,止痛和镇静剂
   D. 抗感染治疗
   E. 血尿转清后即可下床活动

9. 肾损伤密切观察过程中哪项不应手术治疗?(　　)
   A. 抗休克治疗不好转
   B. 观察过程中发现有合并脏器损伤
   C. 血尿越来越加重
   D. 血尿仍存在,但血压在上升
   E. 腹部包块越来越大

10. 大多数肾损伤采取的治疗方法是(　　)
    A. 肾切除术　　　　　B. 部分肾切除术
    C. 肾周引流术　　　　D. 非手术治疗
    E. 肾修补术

11. 闭合性肾损伤必须绝对卧床休息(　　)
    A. 到休克纠正后　　　B. 到血尿转清后
    C. 腰部肿块不再增大　D. 1 周
    E. 2~4 周

A_2 型题

12. 患者,男,20 岁,从 3 米高处跌下,骑跨于木杆上,经检查阴茎、会阴和下腹壁青紫肿胀,排尿困难,尿道口滴血,应考虑为(　　)
    A. 会阴部挫伤　　　　B. 下腹部挫伤
    C. 前尿道损伤　　　　D. 后尿道损伤
    E. 膀胱损伤

13. 患者,男,28 岁。骑跨伤 8 小时,排尿困难,尿道口流血,排尿时会阴部疼痛加重。体检:阴囊明显肿大、青紫瘀斑,导尿管不能插入,其最佳的处理方法是(　　)
    A. 以金属导尿管导尿　B. 立即施行尿道修补
    C. 行尿道会师　　　　D. 耻骨上膀胱造瘘
    E. 施行尿道修补和引流积血、尿外渗

14. 患者,男,25 岁。因骑跨伤 4 小时排尿困难来院。查体:尿道口滴血,会阴青紫,皮下瘀斑,在严密消毒

下插入双腔导管流出正常尿液,该患者继续治疗的最佳方案( )

A. 继续留置导尿管2周,以后适当尿道扩张

B. 继续留置导尿管1个月,以后适当尿道扩张

C. 手术施行尿道修补术

D. 耻骨上膀胱造瘘

E. 不留置导尿管让其自然排尿

15. 患者,男,42岁。被车撞伤致骨盆骨折,不能排尿一天。查体:抬入病室,BP 70/50mmHg,P 120次/分,该患者入院后紧急治疗最好方法是( )

A. 尿道会师术

B. 膀胱造瘘术

C. 抗休克治疗后膀胱造瘘术

D. 止痛、止血、镇静、抗感染

E. 尿道缝合术

A₃型题

(16、17题共用题干)

患者,男,27岁,右腰部撞伤2小时,局部疼痛,肿胀,有淡红色血尿,诊断为右肾挫伤,采用非手术治疗。

16. 下列哪项能及时反映肾出血情况?( )

A. 面色、意识   B. 腰部疼痛

C. 血压、脉搏   D. 肢体温度

E. 尿量、尿色

17. 该患者的护理,下列哪项错误( )

A. 绝对卧床休息   B. 输液,使用止血药

C. 按时使用抗生素   D. 血尿消失即可下床活动

E. 做好术前准备

(18、19题共用题干)

中年女性,下腹部受到剧烈撞击后出现轻压痛,导尿有少量血尿,6小时后,尿量仅100ml,呈血性,患者腹痛加重,并蔓延至全腹,移动性浊音阳性。

18. 应考虑该患者可能出现( )

A. 肾挫伤   B. 膀胱破裂

C. 前尿道损伤   D. 输尿管损伤

E. 后尿道损伤

19. 为进一步确定患者的损伤类型,可做( )

A. B超   B. X线腹平片

C. 静脉肾盂造影   D. 注水试验

E. CT

第3节　尿石症患者的护理

学习目标

1. 掌握上尿路结石的临床表现和护理措施。

2. 熟悉尿石症的辅助检查、治疗原则、护理问题和健康指导。

3. 了解尿石症的病因及病理。

案例18-3

患者,男,32岁,炼钢工人,平素好肉食,不喜蔬菜,不爱喝水。2小时前在炉台前工作时突发右腰部剧烈疼痛,向右下腹、会阴及同侧大腿内侧放射。尿液检查示镜下血尿。KUB平片及IVP造影片示右肾盏肾盂内有多个直径0.4~0.6cm大小结石伴轻度肾盂积水,双肾功能正常。拟诊为右肾结石。

问题:

1. 该患者肾结石发生的相关因素有哪些?

2. 患者出现疼痛和血尿的原因是什么?

3. 目前的主要治疗原则及护理措施有哪些?

尿路结石又称尿石症,是泌尿外科最常见疾病之一。尿路结石包括肾结石、输尿管结石、膀胱结石和尿道结石。按尿路结石所在的部位基本分为上尿路结石和下尿路结石。上尿路结石指肾和输尿管结石,下尿路结石包括膀胱结石和尿道结石。临床以上尿路结石多见。

链接 »»

古老的尿石症与现代的治疗方法

1901年,考古学家在公元前4800年的古埃及木乃伊体内首次发现膀胱结石和肾结石,证实尿石症是一种古老的疾病。古希腊的名医希波克拉底在他的著名的誓言中就曾经提到过结石手术,我国的《黄帝内经》也有尿石症的表现及治疗方剂的记载。19世纪末,随着膀胱镜和X线诊断技术的应用,尿路结石的手术从此能在明确诊断的基础上实施。1980年2月,体外冲击波碎石术的发明是治疗技术上的一次飞跃,同时随着各种体内腔道碎石技术的快速发展,目前90%左右的患者已不再需要作传统的开放式尿路取石术。但是与此不相称的是结石的发病率和复发率并没有下降,尿石症患病率1%~5%,治疗后10年复发率约50%。

一、病　　因

尿路结石的病因极为复杂,有许多因素影响尿路结石的形成:尿中形成结石晶体的盐类呈超饱和状态、抑制晶体形成物质不足和核基质的存在是形成结石的三大主要因素。上尿路结石和下尿路结石的形成机制、病因、结石成分和流行病学有显著差异。上尿路结石以草酸钙结石多见,膀胱结石及尿道结石以磷酸镁铵结石多见。

(一)流行病学因素

年龄、性别、职业、饮食成分和结构、水摄入量、气候、代谢和遗传性等因素与尿路结石有关。尿石症以25~40岁多见;男性多于女性,约3:1;某些人群中,如高温作业人员、飞行员、海员、外科医生、办公室工

作人员等发病率相对较高;饮食中动物蛋白过多、精制糖多、纤维素少者,上尿路结石发病多。原发性膀胱结石多见于男孩,与营养不良和低蛋白饮食有关。

> **链接 »»**
> **结石与自然和社会环境的关系**
>
> 　　尿石症有明显的地理分布特征,热带和亚热带高发,我国长江以南的地区较北方地区多见。水质硬度和结石并无明显的关系,主要原因是气温高、湿度大,人体出汗和呼吸丢失的水分多,使尿量减少、尿液浓缩,成石物质浓度增加。另外结石形成和日照时间长、人体合成维生素 D_3 增加、促进钙的吸收及相应的尿钙排出增加有关,所以结石在夏季发病率较高。社会经济发展水平与尿石症也有密切关系,在富裕地区上尿路结石多见,而下尿路结石多见于贫穷地区,而且主要是儿童的膀胱结石。我国居民生活水平提高后下尿路结石减少,而上尿路结石增多。

(二)尿液因素

1. 尿液中形成结石的物质增加　如长期卧床、甲状旁腺功能亢进使尿钙增加;痛风患者、使用抗结核药物和抗肿瘤药物使尿中尿酸增加。

2. 尿 pH 改变　在碱性尿中易形成磷酸钙及磷酸镁铵结石;在酸性尿中易形成尿酸结石和胱氨酸结石。

3. 尿量减少　使尿液浓缩时,尿中盐类和有机物质的浓度增高。

4. 尿中抑制晶体形成和聚集的物质减少　如枸橼酸、焦磷酸盐、酸性黏多糖、肾钙素和某些微量元素等含量减少时可促进结石形成。

(三)泌尿系统局部因素

1. 尿液淤滞　如各种原因所致尿路梗阻、尿动力学改变、肾下垂等均可以引起尿液的淤滞,使尿盐晶体沉积。

2. 尿路感染　如大肠埃希菌能分解尿素产生氨,使尿 pH ≥7.2,易形成磷酸镁铵结石。泌尿系感染时,细菌、坏死组织、脓块等均可成为结石的核心,尤其与磷酸镁铵和磷酸钙结石的形成有关。

3. 尿路异物　长期留置尿管、小线头等可成为结石的核心而逐渐形成结石。

二、病理生理

尿路结石通常在肾盂、肾盏和膀胱内形成,在排出过程中可停留在输尿管和尿道。输尿管结石常停留或嵌顿于 3 个生理狭窄处,即肾盂输尿管连接处、输尿管跨越髂血管处及输尿管膀胱连接处。尿路结石所致的病理生理改变与结石部位、大小、数目、是否有继发性炎症和梗阻的程度等因素有关。

如肾盂输尿管交界处和输尿管结石发生梗阻时,可致肾积水,使肾实质受损、肾功能不全,若感染易发展为肾积脓。此外,肾盂和膀胱黏膜可因结石的长期慢性刺激而发生恶变。

结石引起损伤、梗阻、感染,梗阻与感染也可使结石增大,三者互为因果,加重泌尿系统损害(图 18-6)。

> **链接 »»**
> **尿石症患者饮食指导**
>
> 1. 尿酸结石
>
> 限制:鲜肉、鱼、禽类及肝、肾、胰等动物内脏的摄入。
>
> 少吃:白菜、胡桃和栗子、花生、扁豆。
>
> 禁食:红茶、可可饮料、烈性酒、啤酒。
>
> 多食:低嘌呤食物,如玉米粉、芋芳、麦片、藕粉、蛋、水果、甜菜、芹菜、黄瓜、山芋、南瓜、豆豆、鱼肝油、胡萝卜、西瓜、冬瓜、梨子、鲜藕等。
>
> 2. 草酸钙结石
>
> 限制:精制糖。
>
> 少吃:菠菜、西红柿、马铃薯、竹笋、毛豆、甜菜、龙须菜、榨菜、海带、虾皮、香菇、芝麻酱、杨梅、草莓、苹果、橘子、咖啡、可可、巧克力、代乳

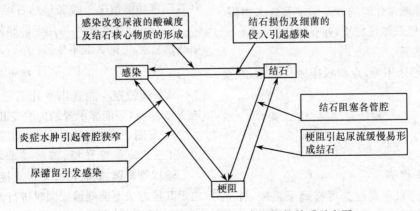

图 18-6　结石、尿路梗阻与感染三者之间的关系示意图

粉、豆类制品等。

禁食：红茶、可可饮料、烈酒、啤酒。

多食：纤维素含量多的食物及鱼肝油、胡萝卜、西瓜、冬瓜、梨子、鲜藕等。

3. 磷酸盐结石

少吃：含高钙高磷的食物，如牛奶。

禁食：红茶、可可饮料、烈酒、啤酒。

多食：酸性食物，如乌梅、梅子、核桃仁、鱼肝油、胡萝卜、西瓜、冬瓜、梨子、鲜藕等。

三、临床表现

（一）肾和输尿管结石

肾和输尿管结石多见于男性青壮年。以单侧多见，双侧占10%。主要表现为与活动有关的肾区疼痛和血尿。

1. 疼痛　其程度与结石的部位、大小、活动与否及有无损伤、感染、梗阻等有关。极少数患者可长期无自觉症状，直至出现泌尿系感染或积水时才发现。若肾盂、肾盏内较大的结石可无明显症状，活动后可出现上腹和腰部钝痛。输尿管结石梗阻时，可出现肾绞痛。典型的肾绞痛位于腰部或上腹部，沿输尿管向下腹、会阴部及大腿内侧放射。疼痛往往突然发生，呈阵发性，剧烈难忍，辗转不安，面色苍白、出冷汗，伴恶心、呕吐，可伴明显肾区叩击痛。结石位于输尿管膀胱壁段和输尿管口，可伴有膀胱刺激征及尿道和阴茎头部放射痛。

2. 血尿　绞痛发作后或活动后出现肉眼或镜下血尿，以后者常见。疼痛与血尿相继出现是本病的特点。

3. 其他症状　结石引起严重肾积水时，可触到增大的肾脏；继发急性肾盂肾炎或肾积脓时，可有发热、畏寒、脓尿、肾区压痛。双侧上尿路完全梗阻时可导致无尿。

（二）膀胱结石

典型症状是排尿过程中尿流突然中断，伴阴茎头部剧烈的放射性疼痛，若为患儿常在排尿时啼哭不止，用手搓拉阴茎。改变体位后可继续排尿，疼痛亦可缓解。因结石刺激常伴有膀胱刺激征及终末血尿。若合并感染时，膀胱刺激征加重，并有脓尿。

（三）尿道结石

典型表现为排尿困难，点滴状排尿伴尿痛，甚至发生急性尿潴留。

📖考点：尿路结石主要临床表现

四、辅助检查

（一）实验室检查

1. 尿液检查　尿常规检查可有镜下血尿，伴感染时有脓尿，有时可见结晶尿。测定24小时尿钙、磷、尿酸、草酸等有助于结石原因的分析。尿细菌培养有助于选择抗菌药物。

2. 血液检查　测定血肾功能、血钙、磷、肌酐、碱性磷酸酶、尿酸和蛋白等。

（二）影像学检查

1. X线检查

（1）尿路平片（KUB）：95%以上的结石可在尿路平片中显影（图18-7，图18-8）。

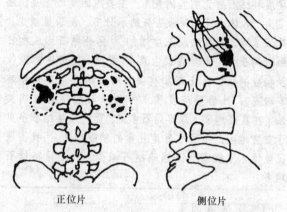

正位片　　　　　侧位片

图18-7　肾结石的X线表现

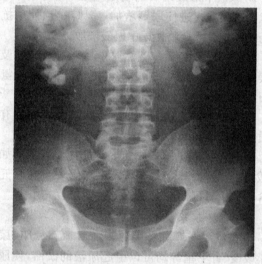

图18-8　肾结石X线片

（2）静脉肾盂造影（IVP）：可显示结石、尿路形态和双侧肾功能情况。透X线结石可显示充盈缺损。

（3）逆行肾盂造影：可用于静脉肾盂造影显影不清晰或禁忌者，可见X线不显影的结石，明确结石位置。

📖考点：尿石症X线检查

2. B超检查　能查出平片不能显影的小结石和透X线结石，还能显示肾结构改变和肾积水等。

3. 肾图　可判断泌尿系统梗阻程度及双侧肾功能。

（三）输尿管肾镜、膀胱镜检查

输尿管肾镜、膀胱镜检查可直接观察到结石。适用于其他方法不能确诊或同时进行治疗时。

（四）直肠指诊

直肠指诊可触及较大膀胱结石或后尿道结石。

五、处 理 原 则

（一）非手术治疗

适用于结石直径小于 0.6cm、表面光滑、无尿路梗阻、无感染、纯尿酸或胱氨酸结石的患者。

1. 大量饮水　配合利尿、解痉药物使用，有利于结石的排出，还可延缓结石的增长和术后结石的复发，也有利于感染的控制。

2. 加强运动　选择跳跃性运动可促进结石的排出。

3. 调整饮食　根据结石成分、生活习惯及条件适当调整饮食，起到延缓结石增长及术后复发的作用。

4. 药物治疗

（1）解痉止痛：首先缓解肾绞痛。常用药物有阿托品、哌替啶。此外，局部热敷、针刺、应用钙离子阻滞剂、吲哚美辛、黄体酮等也可缓解肾绞痛。

（2）调节尿 pH：根据尿石在酸性或碱性尿中的成因可碱化尿液或酸化尿液达到治疗和预防的目的。

（3）调节代谢的药物：别嘌醇可降低血和尿的尿酸含量，α-巯丙酰甘氨酸、乙酰半胱氨酸有溶胱氨酸结石的作用。

（4）抗感染：根据尿细菌培养及药敏试验选用合适的抗菌药物控制感染。

（5）中医中药：如通过中草药解痉、止痛、利水，促使小结石的排出。中药有金钱草、石苇、滑石、车前子、鸡内金、木通、瞿麦等。

5. 体外冲击波碎石（ESWL）　在 X 线、B 超定位下，将高能冲击波聚焦于结石使之碎裂，然后随尿流排出。此法最适于肾及输尿管上段结石直径小于 2.5cm，且结石以下输尿管通畅、肾功能良好、未发生感染的上尿路结石患者。必要时可重复治疗，但重复治疗间隔时间不少于 7 天。伴有结石远端梗阻、严重心脑血管病、急性尿路感染、出血性疾病、妊娠者不宜使用此法。

链 接 »»

ESWL 的原理与应用

　　基本原理是通过特制的机器（即碎石机）将一种机械波传导入体内，并聚焦于结石上，利用强大的波能将结石击碎。碎石机的工作原理是先由一个电极在水中进行高压火花放电，引起水的震动，产生冲击波。这些冲击波经过一个椭圆体的壁反射后会聚集在一点，并在此产生强大的波能。通过碎石机的 X 线或 B 超定位系统将结石定位于这个焦点上，冲击波能就直接作用在结石上并将结石粉碎。ESWL 优点是：效果好、痛苦小、损伤小、住院时间短、治疗费用低、并发症少。ESWL 首先由德国慕尼黑市 Chaussy 等用于临床，治疗肾结石取得良好效果。在我国此项技术也得到迅速推广和发展。

☞ 考点：体外冲击波碎石的适应证及注意事项

（二）手术治疗

1. 非开放手术（微创手术）　随着电视影像系统、腔镜和碎石设备和技术在泌尿外科中应用的发展与完善，泌尿外科越来越趋向于微创手术。适应证：①结石直径大于 1cm；②合并顽固性感染、梗阻、大量出血、肾功能损害者；③经非手术治疗无效者。

（1）输尿管镜取石或碎石术（URL）：适用于因肥胖、结石梗阻、停留时间长而不能用 ESWL 的中、下段输尿管结石者。

（2）经皮肾镜取石或碎石术（PCNL）：适用于直径大于 2.5cm 的肾盂结石及肾下盏结石，此法可与 ESWL 联合应用治疗复杂性肾结石。

（3）腹腔镜输尿管取石（LUL）：适用于直径大于 2cm 的输尿管结石，原采用开放手术或经 ESWL 和输尿管镜手术失败者。

（4）其他：经膀胱镜机械、液电效应、超声或弹道气压碎石、取石。前尿道结石可在麻醉下注入无菌液状石蜡，压迫结石近端尿道并轻轻向远端推挤、钩取和钳出结石；后尿道结石可在麻醉下用尿道探条将结石轻轻推入膀胱，再按膀胱结石处理。

2. 开放手术

（1）肾盂或肾窦内肾盂切开取石：肾外型肾盂较肾内型肾盂更适宜于此手术。

（2）肾实质切开取石：适用于不能通过肾窦切开取出的鹿角状或多发性肾结石。

（3）肾部分切除：适用于集中于一极而难以取干净的结石，且伴有肾盏扩张或引流不畅者。

（4）肾切除术：仅用于结石引起该侧肾功能丧失，而对侧肾功能尚好者。

（5）输尿管切开取石：有上、中、下三段，用于引起梗阻、结石上段输尿管有扩张者。

六、护 理 问 题

1. 疼痛　与结石活动刺激引起的炎症、损伤及平滑肌痉挛有关。

2. 排尿形态异常　与结石或血块引起尿路梗阻有关。

3. 潜在并发症：血尿、感染。

七、护 理 措 施

（一）缓解疼痛

1. 观察　密切观察患者疼痛的部位、性质、程度、伴随症状有无变化及与生命体征关系。

2. 休息　发作期患者应卧床休息。

3. 镇痛　指导患者采用分散注意力、深呼吸等非药物性方法缓解疼痛，不能缓解时，遵医嘱应用镇痛药物。

（二）保持尿路通畅和促进正常排尿

1. 多饮水、多活动 鼓励非手术治疗的患者每日饮水量 3000ml 以上，使每日尿量在 2000ml 以上，在病情允许的情况下，适当做一些跳跃或其他体育运动，以促进结石排出。ESWL 后以及手术治疗后患者均可出现血尿，嘱患者多饮水，以免形成血块堵塞尿路。

2. 体位 根据结石所在位置，碎石后可取半坐位或立位、头低足高位或倒立位、左或右侧卧位，同时叩击肾区，利于碎石的排出。巨大肾结石碎石后可因大量碎石短时间内积聚于输尿管内而发生堵塞，引起"石街"和继发感染，严重者引起肾功能改变。因此，碎石后应采取患侧卧位 48～72 小时，以后间断起立，以利结石随尿液逐渐排出。

3. 观察排石效果 观察尿液内是否有结石排出，每次排尿于玻璃瓶或金属盆内，可看到或听到结石的排出。用纱布过滤尿液，收集结石碎渣作成分分析；定期摄腹部平片观察结石排出情况。

（三）并发症的观察、预防和护理

1. 血尿 观察血尿变化情况，遵医嘱应用止血药物。肾实质切开者，应卧床 2 周，减少出血机会。

2. 感染

（1）加强观察：注意患者生命体征、尿液颜色和性状及尿液检查结果。

（2）饮水：鼓励患者多饮水，可起到内冲刷作用，也有利于感染的控制。

（3）做好伤口及引流管护理：经皮肾镜取石术后常规留置肾盂造瘘管，必要时放置输尿管引流管，开放性手术术后常见引流管有伤口引流管、尿管、肾盂造瘘管、输尿管支架管、膀胱造瘘管等，应保持通畅和做好相应护理。

（4）有感染者：遵医嘱应用抗菌药物控制感染。

八、健康指导

根据结石成分、代谢状态及流行病学因素，坚持长期预防，对减少或延迟结石复发十分重要。

（一）饮水防石

大量饮水以增加尿量，减少尿中晶体沉积。成人保持每日尿量在 2000ml 以上，尤其是睡前及半夜饮水，效果更好。

（二）解除局部因素

尽早解除尿路梗阻、感染、异物等因素，可减少结石形成。

（三）饮食指导

根据结石成分调节饮食。含钙结石者宜食用含纤维丰富的食物，限制含钙和草酸成分多的食物，如牛奶、奶制品、豆制品、巧克力、坚果等含钙高；浓茶、菠菜、番茄、土豆、芦笋等含草酸量高。尿酸结石者不宜食用含嘌呤高的食物，如动物内脏。

（四）药物预防

根据结石成分，血、尿钙磷、尿酸、胱氨酸和尿 pH，应用药物降低有害成分，碱化或酸化尿液，预防结石复发。

口服枸橼酸钾、碳酸氢钠等可使尿 pH 保持在 6.5～7.0 以上，可预防尿酸和胱氨酸结石的形成；口服别嘌醇可降低血和尿中尿酸含量。口服氯化铵使尿液酸化可预防磷酸钙及磷酸镁铵结石的形成；维生素 B_6 可减少尿中草酸含量，氧化镁可增加尿中草酸溶解度。

（五）预防骨脱钙

伴甲状旁腺功能亢进者，必须手术摘除腺瘤或增生组织。鼓励长期卧床者功能锻炼，防止骨脱钙，减少尿钙含量。

（六）复诊

定期行尿液检查、X 线或 B 超检查，观察有无复发及残余结石情况。若出现肾绞痛、血尿等症状，及时就诊。

☞考点：尿石症患者的护理措施及健康指导

案例 18-3 分析

（1）该患者肾结石发生的相关因素有：长期在高温环境下工作，饮水少，尿液浓缩；饮食中蛋白质摄入过多、膳食纤维摄入不足。

（2）该患者的剧痛主要是因结石嵌顿，造成急性梗阻，引起肾盂、输尿管平滑肌强烈蠕动和痉挛而发生的肾绞痛；由于结石不大，在肾或输尿管内移动，损伤肾或输尿管黏膜引起镜下血尿。

（3）目前的主要治疗原则是采用非手术治疗措施。多饮水、多运动，适当应用排石药物，促进结石排出，控制感染和肾绞痛。主要护理措施：向患者解释疼痛与活动的关系，可采用药物和非药物方法控制疼痛；观察和记录治疗效果；告知患者饮水和运动的意义，指导其平衡饮食及药物应用，出现肾绞痛及感染迹象时及时就诊。

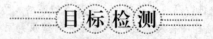

选择题

A₁ 型题

1. 下面哪种血尿应考虑为上尿路结石？（ ）

　　A. 无痛性血尿　　　　　B. 活动后血尿

　　C. 终末血尿　　　　　　D. 初期血尿

　　E. 血尿伴血块

2. 下列哪项是输尿管结石的主要症状（ ）

　　A. 排尿困难　　　　　　B. 尿痛尿频

C. 无痛性全血尿　　　D. 肾绞痛伴血尿

E. 尿潴留

3. 上尿路结石典型的症状是( )

　　A. 血尿+尿痛　　　　B. 腰痛+血尿

　　C. 腰痛+脓尿　　　　D. 尿频+血尿

　　E. 腰痛+尿痛

4. 有关上尿路结石的临床表现,下列哪项是错误的?( )

　　A. 结石可引起钝痛或绞痛

　　B. 结石越大,越易引起疼痛

　　C. 可引起肉眼和镜下血尿

　　D. 伴感染时可有尿频、尿痛等症状

　　E. 双侧或孤立肾上尿路结石完全梗阻可无尿

5. 输尿管结石绞痛发作时,最重要的措施是( )

　　A. 大量饮水　　　　　B. 应用抗生素

　　C. 解痉止痛　　　　　D. 准备手术治疗

　　E. 跳跃运动

6. 左肾下盏多发性结石并明显扩张,最好的治疗方法是( )

　　A. 肾盂切开取石　　　B. 肾切开取石

　　C. 肾切除　　　　　　D. 肾部分切除

　　E. 体外震波碎石术

7. 对侧肾功能良好的肾结石患者,下列哪种情况可作患侧肾切除?( )

　　A. 肾盂结石功能尚好　B. 肾盏结石

　　C. 肾下极多发结石　　D. 鹿角形结石合并肾积水

　　E. 肾多发结石合并积水,肾功能丧失

8. 关于泌尿系统结石对泌尿系统的损害,下列哪项是错误的?( )

　　A. 直接损害　　　　　B. 泌尿系统梗阻

　　C. 泌尿系统感染　　　D. 恶性变

　　E. 诱发憩室

9. 右肾结石直径 0.6cm 大小,光滑,肾轻度积水,应采取哪种治疗方法?( )

　　A. 肾盂切开取石　　　B. 肾实质切开取石

　　C. 套石术　　　　　　D. 非手术治疗

　　E. 肾镜取石

10. 左肾结石直径 1.2cm,肾积水轻度,尿检有红细胞,应采取哪种治疗方法?( )

　　A. 肾盂切开取石　　　B. 肾镜取石

　　C. 药物排石治疗　　　D. 肾盂肾窦切开取石

　　E. 体外震波碎石

11. 膀胱结石的典型症状为( )

　　A. 排尿突然中断　　　B. 血尿

　　C. 疼痛　　　　　　　D. 脓尿

　　E. 膀胱刺激征

12. 膀胱结石直径 2cm,尿检白细胞 3~5 个/HP,最佳治疗方法是( )

　　A. 膀胱镜碎石

　　B. 膀胱切开取石

　　C. 留置导尿消炎后,膀胱切开取石

D. 体外震波碎石

E. 药物排石

13. 关于尿路结石预防机制,以下正确的是( )

　　A. 服氧化镁以增加尿中草酸盐溶解

　　B. 服维生素 B_6 以减少尿中草酸盐排出

　　C. 碱化尿液以利于磷酸盐的溶解

　　D. 别嘌醇可使尿酸形成减少

　　E. 患草酸盐结石应多吃菠菜、西红柿,多吃高蛋白、高糖饮食

14. 哪种结石易在碱性尿中形成?( )

　　A. 尿酸结石　　　　　B. 磷酸盐结石

　　C. 草酸盐结石　　　　D. 胱氨酸结石

　　E. 黄嘌呤结石

15. 哪种细菌尿路感染有利于磷酸盐结石形成?( )

　　A. 大肠埃希菌　　　　B. 变形杆菌

　　C. 产气杆菌　　　　　D. 铜绿假单胞菌

　　E. 金黄色葡萄球菌

A_2 型题

16. 患者,男,70 岁。排尿困难 2 年,腹部平片提示膀胱区有 2.0cm 椭圆形致密影。典型的临床症状是( )

　　A. 膀胱刺激症状　　　B. 进行性排尿困难

　　C. 血尿　　　　　　　D. 腰痛,血尿,脓尿

　　E. 尿流中断,改变体位后好转

17. 患者,男,7 岁,排尿时尿流突然中断,患儿哭闹打滚后又能排尿,考虑是( )

　　A. 肾结石　　　　　　B. 膀胱结石

　　C. 输尿管结石　　　　D. 尿道结石

　　E. 包皮过长

18. 患者,男,30 岁,跑步时突发右腰部剧痛,阵发性,向下腹放射。肾区叩痛,化验尿 RBC(+),首先考虑是( )

　　A. 急性阑尾炎　　　　B. 急性胆囊炎

　　C. 肾结石　　　　　　D. 腰扭伤

　　E. 腰部骨折

19. 患者,女,30 岁,有痛风病史和高尿酸血症。肾结石手术后,为预防结石复发,应指导患者口服( )

　　A. 维生素 B_6　　　　　B. 维生素 C

　　C. 小苏打　　　　　　D. 别嘌醇

　　E. 氧化镁

20. 患者,男,56 岁,甲状旁腺功能亢进并发双肾结石,手术取石后,预防其结石复发的最重要的措施是( )

　　A. 进食低钙食物　　　B. 酸化尿液

　　C. 碱化尿液　　　　　D. 多活动

　　E. 手术摘除甲状腺旁腺腺瘤或增生组织

A_3 型题

(21~23 题共用题干)

　　患者,男,32 岁,运动后突然出现右上腹部剧痛,疼痛放射至右侧中下腹部,伴恶心、呕吐,尿液呈浓茶色。体检:腹软,右下腹部深压痛,右肾区叩击痛。拟诊为右输尿管结石。

21. 患者就诊时,应首先作的检查是( )
    A. 尿常规　　　　　　 B. 血常规
    C. 肝功能　　　　　　 D. 肾功能
    E. 腹部X线
22. 急诊处理应首先( )
    A. 立即检查明确诊断　 B. 禁食
    C. 解痉止痛　　　　　 D. 应用抗生素
    E. 立即准备手术
23. 为预防此结石的发生最主要的方法是( )
    A. 多饮水　　　　　　 B. 多运动
    C. 改变饮食结构　　　 D. 定期检查
    E. 药物预防

第4节　泌尿系统结核患者的护理

学习目标

1. 了解泌尿系统结核的病因和病理。
2. 熟悉泌尿系统结核的临床特点。
3. 掌握泌尿系统结核的护理问题、护理措施和健康指导。

案例18-4

患者,男,32岁,小便次数增多半年,每天排尿可达10次以上,有时伴有尿急、尿痛,腰部有时感觉酸痛。5年前曾患肺结核。实验室检查:尿常规,尿呈酸性,尿蛋白(++),白细胞(+++),红细胞(+++)。静脉肾盂造影示:左肾无功能,右肾正常。逆行肾盂造影示:左肾和输尿管严重破坏,右肾和输尿管正常。

问题:

1. 初步考虑是什么病?
2. 为明确诊断,还需要做哪些检查?
3. 治疗原则是什么?
4. 针对该患者如何实施护理措施及给予健康指导?

一、病因与病理

(一)病因

泌尿系统结核是全身结核病的一部分,绝大多数继发于肺结核,少数继发于骨、关节结核或肠结核。结核杆菌自原发病灶经血液或淋巴液到达肾,引起肾结核。因此,肾结核在泌尿系统结核中最为常见,也是泌尿系统其他部位结核的感染源。约90%的肾结核为单侧病变,10%的为双侧病变。

(二)病理

结核杆菌经血液或淋巴途径播散至肾脏,首先侵犯双侧肾皮质,形成多发性微小结核病灶,如患者免

疫力强,结核病灶可全部愈合而不出现临床表现,影像学检查亦没有异常改变,但尿液中可以查到结核杆菌,此期称为病理型肾结核。如患者免疫力弱,肾皮质的多发性微小结核病灶逐渐扩大,结核杆菌经肾小管到达肾髓质的肾小管袢,因此处血流缓慢且血运较差,易于停留而形成肾髓质结核,肾髓质结核继续发展可穿破肾乳头到达肾盏、肾盂而引起症状,称为临床型肾结核。绝大多数为单侧病变,如不及时治疗,形成的结核结节可相互融合,形成干酪样病变,中心坏死液化后形成空洞,并逐渐蔓延累及全肾。当肾盂、输尿管管壁增厚、狭窄造成梗阻,可形成无功能的结核性脓肾。当输尿管完全闭塞时,患侧肾脏的含菌的尿液不能进入膀胱,膀胱刺激症状可逐渐缓解,称为肾自截。

膀胱结核继发于肾结核,病变最先出现于患侧输尿管开口周围,开始为黏膜充血、水肿、散在结核结节,以后扩散至膀胱三角区和其他部位,形成溃疡、肉芽肿。病变愈合使膀胱壁广泛纤维化,而失去伸缩力,容量缩小,形成挛缩性小膀胱。纤维组织增生可致对侧输尿管口狭窄或闭合不全,引起对侧肾积水。挛缩膀胱和对侧肾积水都是肾结核常见的晚期并发症。

生殖系统结核主要是含结核杆菌的尿液逆行经前列腺、精囊、输精管而感染附睾,少数可经血行(图18-9,图18-10)。

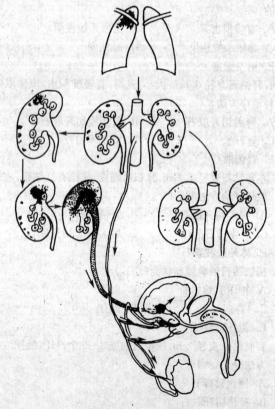

图18-9　泌尿、男性生殖系统结核感染途径

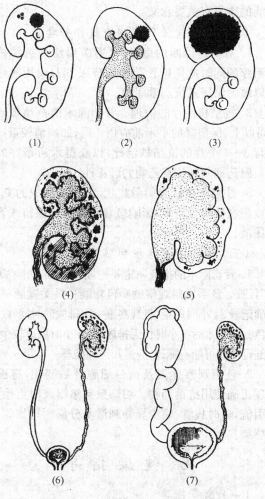

图 18-10　泌尿系统结核的病理变化

二、临床表现

肾结核多见于 20～40 岁的青壮年,男性多于女性。其症状取决于肾病变范围及输尿管、膀胱继发结核病变的严重程度。肾结核早期常无明显症状及影像学改变,只是尿检查呈酸性,有少量红细胞、白细胞及蛋白,尿中可能发现结核杆菌。随着病情的发展,才出现下列表现。

(一)膀胱刺激症状

肾结核的典型症状不表现在肾而在膀胱,尿频多是最初的症状,此系含有结核菌的酸性尿液及脓液刺激膀胱引起,以后则由于结核性膀胱炎所致,引起尿频、尿急和尿痛,病情进一步发展,膀胱刺激症状更加严重,甚至广泛溃疡和膀胱挛缩,表现急迫性尿失禁。

(二)血尿

血尿是泌尿系统结核的另一常见症状,血尿多数来源于膀胱,常在膀胱刺激症状出现之后发生。常为终末血尿,这是由于排尿时膀胱收缩,引起结核性溃疡出血所致。少数患者因肾结核侵及肾血管出现全程血尿,可不伴膀胱刺激症状。部分患者的血尿也可以是最初的症状。

(三)脓尿

脓尿也是常见症状,多数系镜下脓尿,少数严重病例可见洗米水样脓尿;混有血液时呈脓血尿。

(四)肾区疼痛和肿块

少数结核病变波及肾包膜或继发肾周组织感染时,可以出现腰部酸痛不适。肾破坏严重形成巨大脓肾或发生肾积水时可触及腰腹部囊性包块。

(五)全身症状

肾结核患者的全身症状常不明显。只有当全身其他器官有活动性结核病灶或肾结核晚期时,可出现午后潮热、盗汗、消瘦、贫血、乏力等全身结核中毒症状;双肾结核或一侧肾结核对侧肾积水时可以出现贫血、水肿、恶心、呕吐、少尿等慢性肾功能不全症状。

☞考点:肾结核的临床表现

三、辅助检查

(一)尿液检查

1. 尿常规检查　尿呈酸性,尿蛋白阳性,有较多白细胞和红细胞。

2. 连续三天 24 小时尿沉渣涂片作抗酸染色,近 2/3 的患者尿中可找到抗酸杆菌。

3. 尿结核菌培养　阳性率可高达 90%,但费时较长(4～8 周),这对泌尿系统结核的诊断有决定性意义。

(二)影像学检查

1. 腹部 X 线平片　了解有无钙化灶及其部位。

2. 静脉尿路造影　可以了解分侧肾功能、病变程度与范围,对肾结核治疗方案的选择必不可少。早期表现为肾盏边缘不光滑呈虫蚀样改变,随后,肾盏失去杯形、不规则扩大或模糊变形,当有干酪样坏死灶时可见空洞影。肾破坏严重而失去功能时表现为不显影(图 18-11);逆行尿路造影可以显示病肾空洞性破坏,输尿管僵硬,管腔节段性狭窄且边缘不整等表现;膀胱痉挛时容量明显减少,膀胱壁粗糙,形态僵硬。

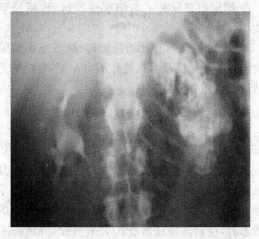

图 18-11　静脉尿路造影示左肾盂不规则变形并肾钙化

3. CT 及 MRI 检查　CT 对中晚期肾结核能清楚地显示扩大的肾盏肾盂、皮质空洞及钙化灶,三维成像还可以显示输尿管全长病变,对诊断肾结核有帮助。MRI 水成像对了解对侧肾积水有特殊意义。

4. B 超检查　简单易行,可作为筛查手段,有助发现肾积水和肾实质的钙化灶及膀胱有无挛缩。

（三）膀胱镜检查

膀胱镜检查可见膀胱黏膜充血、水肿,严重者可见浅黄色结核结节、溃疡、肉芽肿及瘢痕等病变。必要时取活组织检查明确诊断。膀胱挛缩容量小于50ml 或有急性膀胱炎时禁忌作膀胱镜检查。

四、处 理 原 则

肾结核的治疗应根据患者全身情况和病肾情况,在全身治疗的基础上选择药物治疗或/和手术治疗。

（一）全身治疗

肾结核是全身结核病的一部分,治疗时应注意全身治疗,包括补充营养、合理休息、环境舒适、健康心理、适当运动、避免劳累。

（二）药物治疗

适用于早期肾结核,或仅见一、二个肾盏呈不规则虫蛀状者及手术前、后用药。用药必须早期、联合、足量、全程规律用药。一般用药 6～9 个月。

（三）手术治疗

凡药物治疗 6～9 个月无效、肾结核破坏严重者,应在药物治疗的配合下行手术治疗。手术类型应根据结核病变的范围、功能情况和有无并发症来进行选择。有病灶清除术、部分肾切除、肾切除术、输尿管膀胱吻合术、乙状结肠膀胱扩大术、输尿管皮肤造口术等。

五、护 理 问 题

1. 焦虑、恐惧　与病程长、病肾切除、晚期并发症有关。

2. 排尿型态异常　与结核性膀胱炎、膀胱挛缩有关。

3. 潜在并发症:有肾功能障碍、继发细菌感染的危险　与手术时机及术式选择不当有关;与抵抗力降低、肾积水、置管引流有关。

六、护 理 措 施

（一）心理护理

要积极主动接诊,关心患者;向患者讲明全身治疗可增强机体抵抗力,正确的药物治疗及必要的手术治疗可消除病灶、缩短病程。对已形成瘢痕挛缩的小膀胱患者,应劝其接受膀胱扩大术治疗,并做好手术前后护理。消除患者的焦虑情绪,保持愉快心情对结核病的康复有重要意义。

（二）促进排尿功能的恢复和护理

1. 对明确诊断的患者,可遵医嘱给予抗结核药物治疗的同时应用碱性药物调节尿 pH,应用解痉药物以缓解泌尿系统刺激症状。

2. 抗结核治疗的护理　肾切除术前抗结核治疗 2 周以上,保留肾的手术前应用 4 周,如病情较重应先进行 3～4 个月的抗结核治疗,以获得术后最好的效果。服药期间须注意药物的肝毒性。

3. 注意患者膀胱刺激症状、血尿或脓尿的变化,如夜尿次数明显增多,影响患者睡眠时可保留尿管引流尿液。

（三）预防继发性细菌感染

1. 肾切除术的指征一定要把握,一定是切除“无功能”肾脏。肾手术后观察健侧肾功能是最关键的一点。准确记录 24 小时尿量,且观察第一次排尿的时间、尿量、颜色。若手术后 6 小时仍无排尿或 24 小时尿量较少,说明健肾功能可能有障碍,应通知医师处理。

2. 注意观察体温及血白细胞计数变化,遵医嘱合理正确使用抗菌药物。切口敷料渗湿及时更换,充分引流,适时拔管、减少异物刺激及分泌物增加等,预防感染发生。

七、健 康 指 导

（一）康复指导

加强营养,注意休息,适当活动,避免劳累,以增强机体抵抗力,促进康复。有造瘘者注意自身护理和观察,防止继发感染。

（二）用药指导

1. 术后继续抗结核治疗 6 个月以上,以防结核复发。

2. 用药要保持早期、联合、足量、全程、规律,不可随意间断或减量、减药,不规则用药可产生耐药性而影响治疗效果。

3. 用药期间须注意药物的不良反应,定期复查肝、肾功能,测听力、视力等,若出现恶心、呕吐、耳鸣、听力下降等症状,应及时就诊。

4. 勿用和慎用对肾脏有毒性的药物,如氨基糖苷类、磺胺类药物等,尤其是双肾结核、孤立肾结核、肾结核双肾积水的患者。

（三）定期复查

单纯药物治疗者必须重视尿液检查,应每月检查尿常规和尿结核杆菌,必要时行静脉尿路造影,以观察治疗效果。连续半年尿中无结核杆菌称为稳定转阴。5 年不复发者可视为治愈。

☞考点:肾结核患者的护理措施和健康指导

案例 18-4 分析

该患者 32 岁,有 5 年肺结核病史,出现尿频,尿急,尿痛半年。尿常规:尿呈酸性,白细胞(＋＋＋),红细胞(＋＋＋),蛋白(＋＋)。静脉肾盂造影示:左肾无功能,右肾正常。逆行肾盂造影示:左肾和输尿管严重破坏,右肾和输尿管正常。

1. 初步诊断为左肾结核(肾自截)。

2. 为明确诊断还需要做的检查　尿沉渣涂片检查找抗酸菌,尿结核菌培养;双肾、输尿管及膀胱 B 超;必要时行双肾 CT、MRI 检查。

3. 治疗原则　加强营养,应用抗结核药物,左肾及左输尿管切除术。

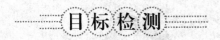

目标检测

选择题

A₁ 型题

1. 肾结核的原发灶多在( )
   A. 骨关节　　　　　　B. 淋巴结
   C. 肠道　　　　　　　D. 肺
   E. 腹腔

2. 泌尿男性生殖器结核原发灶多在( )
   A. 肾　　　　　　　　B. 输尿管
   C. 膀胱　　　　　　　D. 附睾
   E. 前列腺

3. 结核菌感染人体,进入肾皮质形成小病灶,患者免疫力较强,使病灶愈合,未出现症状,此时的病理类型是( )
   A. 肾小球结核　　　　B. 肾小管结核
   C. 病理型肾结核　　　D. 临床型肾结核
   E. 肾盂结核

4. 临床型肾结核最具代表性的临床症状是( )
   A. 顽固性尿频、尿急、尿痛　B. 腰痛
   C. 血尿　　　　　　　D. 脓尿
   E. 患侧腰痛

5. 与肾结核患者出现排尿形态异常的相关因素是( )
   A. 结核性膀胱痉挛　　B. 恐惧
   C. 焦虑　　　　　　　D. 肾积水
   E. 混合感染

6. 与肾结核患者的护理问题:恐惧/焦虑相关的主要因素是( )
   A. 病程长、并发症多　B. 排尿异常
   C. 抵抗力下降　　　　D. 低热
   E. 盗汗

7. 肾结核早期唯一明显的阳性发现是( )
   A. 大量血尿
   B. 肾区包块
   C. 结核中毒症状
   D. 尿常规有少量红细胞和脓细胞
   E. 肾盂造影有破坏病灶

8. 肾结核 X 线检查主要靠( )
   A. 腹部平片　　　　　B. 肾动脉造影
   C. 肾盂造影　　　　　D. 肾断层造影
   E. 后腹膜充气造影

9. 肾结核单纯使用抗结核药物指征是( )
   A. 静脉肾盂造影一侧不显影
   B. 静脉肾盂造影一侧广泛破坏
   C. 肾盂造影显示病变轻
   D. 一侧肾钙化
   E. 肾结核并结核性挛缩膀胱

10. 一侧无功能结核肾脏,对侧轻度肾积水,膀胱容量正常,处理方法是( )
    A. 积水侧肾造瘘
    B. 暂保守治疗
    C. 切除结核性无功能肾,观察积水肾进展情况,再决定是否行输尿管膀胱再植
    D. 切除结核性无功能肾,3～6 个月后行积水侧肾造瘘
    E. 切除结核性无功能肾,3～6 个月后行积水侧输尿管膀胱再植术

11. 一侧肾下盏结核,充分抗结核治疗后最好的治疗方法是( )
    A. 病灶清除术
    B. 肾部分切除术
    C. 肾切除术
    D. 保守治疗抗结核药物应用
    E. 根治性肾切除术

A₂ 型题

12. 患者,男,36 岁,顽固性膀胱刺激症状半年,低热乏力,用抗生素后症状略减轻,尿中有红、白细胞,多次尿培养均为阴性,该患者的诊断可能为( )
    A. 膀胱炎　　　　　　B. 肾盂肾炎
    C. 泌尿系统结石　　　D. 泌尿系统结核
    E. 膀胱异物

13. 患者,男,25 岁。膀胱刺激征 2 年,一般抗炎无效,且逐渐加重,有米汤尿及和终末血尿,现每天排尿 30 余次,考虑为下列哪种疾病?( )
    A. 慢性肾盂肾炎　　　B. 慢性前列腺炎
    C. 膀胱结石　　　　　D. 膀胱肿瘤
    E. 肾结核

14. 患者,女,35 岁,左肾结核,无功能,右肾轻度积水,功能尚可,膀胱容量正常,左上肺有浸润性肺结核。目前最恰当的治疗应是( )
    A. 左肾切除　　　　　B. 左肾部分切除
    C. 左肾造瘘　　　　　D. 右肾造瘘
    E. 抗结核治疗

A₃ 型题

(15～18 题共用题干)

患者,男,35 岁,因反复尿频、尿急、尿痛 8 个月来院就诊。体检:消瘦,BP110/70mmHg,P92 次/分,左肾区可疑叩痛。血常规:Hb10.2g/L,WBC 8×10⁹/L,中性粒细胞

0.70；尿常规：高倍镜下 WBC 满视野；B 超示左肾增大，集合系统分离 3.8cm 伴肾盂强回声光团；IVP：左肾输尿管不显影；双肾 ECT：左肾无功能，右肾功能正常。

15. 此患者应考虑为
    A. 左肾盂肾炎　　　　　　B. 左肾结核
    C. 左肾肿瘤　　　　　　　D. 左肾结石
    E. 左肾积水

16. 此患者的肾结核类型是
    A. 病理型肾结核　　　　　B. 临床型肾结核
    C. 肾小球结核　　　　　　D. 肾小管结核
    E. 肾盏结核

17. 首先采用的治疗措施是
    A. 卧床休息　　　　　　　B. 加强营养
    C. 抗结核药物治疗　　　　D. 实施左肾病灶清除术
    E. 肾盏穿刺引流术

18. 术前抗结核药物治疗的时间应不少于
    A. 5 天　　　　　　　　　B. 8 天
    C. 10 天　　　　　　　　 D. 14 天
    E. 21 天

第 5 节　前列腺增生患者的护理

学习目标

1. 掌握前列腺增生的临床表现和护理措施。
2. 熟悉前列腺增生的治疗原则、护理问题、辅助检查。
3. 了解前列腺增生的病因与病理。

案例 18-5

患者，男，63 岁，半年来无明显原因出现尿频，夜尿明显增多，每晚 3～4 次。近 3 个月来自感排尿费力，尿线变细，尿程变短，排尿时间延长，排尿末淋漓不尽，有尿不尽感。

问题：
1. 初步诊断是什么？
2. 为进一步明确诊断，需进行哪些必要检查？
3. 治疗原则是什么？

良性前列腺增生简称前列腺增生（BPH），俗称前列腺肥大，为老年男性常见病。男性自 35 岁后即可发生不同程度的增生，随着年龄增长其增生也越来越明显，50 岁以后多出现临床症状。

一、病因与病理

病因目前尚不完全清楚，可能与体内性激素水平失衡有关，目前认为高龄和有功能的睾丸是发病的两个重要因素，缺一不可。

病理改变始于围绕尿道精阜部位的移行带腺体，以纤维细胞增多而致局部腺体体积增大，继之其他结构亦增生，突向后尿道内，使前列腺段尿道弯曲、伸长、受压变窄，引起排尿困难（机械性尿道梗阻）。加之前列腺内尤其是围绕膀胱颈的含有丰富 α-肾上腺素能受体的平滑肌收缩（功能性尿道梗阻），致使排尿阻力增加，久之膀胱逼尿肌增厚，膀胱黏膜面出现小梁、小室，严重时形成假性憩室。当逼尿肌失代偿时，残余尿逐渐增多，重者出现充盈性尿失禁。长期排尿困难使膀胱高度扩张或膀胱内高压，可发生膀胱、输尿管反流，致肾积水和肾功能损害（图 18-12）。由于梗阻后膀胱内尿液潴留，容易继发感染和结石。

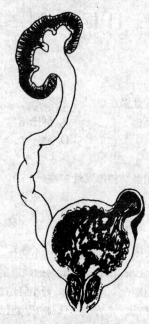

图 18-12　前列腺增生致肾输尿管积水、膀胱肥厚、憩室形成

链接 »»

老年男性为什么会出现前列腺增生

多数学者认为与体内雄性激素平衡失调有关。有的科学家在动物体内注射雄性激素后，发现后尿道腺体增大，引起尿潴留。相反，将双侧睾丸切除，前列腺就缩小。20 世纪 60 年代初，北京医院曾对 26 名在世的清末太监进行调查，当时他们的平均年龄是 70 岁，在 16～17 岁时被摘掉睾丸。调查结果是：21 人的前列腺完全摸不到，另外 3 人的前列腺有 1.5～2cm 大，其余 2 人只有黄豆大小。证明前列腺与睾丸有着密切的关联，睾丸的正常功能是发生前列腺增生的基础。前列腺由腺体和间质组成，间质包括平滑肌和纤维组织，一般认为前列腺增生主要是间质部分的增生。造成排尿困难的原因有三种因素：前列腺增大压迫后尿道、膀胱颈部平滑肌紧张收缩阻力加大、膀胱逼尿肌开始出现肥厚收缩力加强但最终会收缩无力失去代偿。

二、临床表现

临床表现取决于梗阻的程度、病变发展的速度以及是否合并感染和结石,而不在于前列腺本身的增生程度。

(一)尿频

尿频是前列腺增生患者最初出现的症状。早期仅夜尿次数增多,随着梗阻加重,尿频更加明显。其原因早期是前列腺充血刺激引起,随梗阻加重残余尿量增多,膀胱有效容量减少。

(二)排尿困难

进行性排尿困难是前列腺增生的典型症状,但发展缓慢。表现为排尿迟缓、尿线变细、射程缩短、尿后滴沥、排尿费力、终成滴沥状。

(三)尿潴留

随着梗阻加重,膀胱残余尿增多,长期可导致膀胱无力,发生尿潴留和充盈性尿失禁。在前列腺增生的任何阶段,患者可因受凉、劳累、饮酒等使增大的前列腺突然充血、水肿而发生急性尿潴留。

(四)其他

前列腺增生合并感染或结石时,可出现明显尿频、尿急、尿痛症状。因前列腺黏膜血管充血、扩张破裂,可发生无痛性血尿。少数患者在后期可出现肾积水和肾功能不全表现。长期排尿困难者可并发疝、痔或脱肛。

☞考点:前列腺增生的临床表现,尤其是最初症状、典型症状

三、辅助检查

(一)直肠指检

直肠指检是诊断前列腺增生简单而重要的检查方法,指检时可触到增大的前列腺,表面光滑、质韧、有弹性,中间沟变浅或消失。

> **链接**
> ### 如何进行前列腺检查
> 前列腺检查是前列腺疾病诊断中最常用、最重要的一种方法。其方法是患者在排空膀胱后,取膝胸位或站立弓腰位进行直肠指检,正常前列腺外形、大小似栗子,质地韧,表面光滑,富有弹性,中央沟存在。检查时要注意前列腺的大小、质地、有无结节、压痛,中央沟有无变浅甚至消失。

(二)B超检查

可了解前列腺的形态、结构、体积及残余尿量,并可发现早期前列腺癌,常用经腹或经直肠B超检查。

(三)尿流率测定

可初步判断梗阻的程度:检测时要求排尿量必须超过150ml才有意义。若最大尿流率<15ml/s,提示排尿不畅;<10ml/s提示梗阻严重。

(四)血清前列腺特异抗原(PSA)测定

前列腺体积较大、有结节或较硬时,应测定血清PSA,以排除合并前列腺癌的可能。

四、处理原则

(一)随访观察

无明显前列腺增生症状和无残余尿者需门诊随访,定期复查,每年至少一次。如症状加重,再采用其他处理方法。

(二)药物治疗

对症状较轻、残余尿<50ml的患者可用药物治疗。常用药物有 $α_1$-受体阻滞剂(特拉唑嗪)、5α-还原酶抑制剂(非那雄胺)。前者可降低平滑肌的张力,减少尿道阻力,改善排尿功能;后者通过降低前列腺内双氢睾酮的含量使前列腺缩小,改善排尿功能。

(三)手术治疗

梗阻症状严重、残余尿量超过50ml或既往出现过急性尿潴留、药物治疗疗效不佳而全身状况能够耐受手术者,手术治疗仍是最佳选择。手术方式有经尿道前列腺电切术(TURP)(图18-13)、耻骨上经膀胱前列腺切除术和耻骨后前列腺切除术。

> **链接** ≫≫
> ### 什么是TURP
> 经尿道前列腺电切术是一种较安全、有效和患者痛苦较小、恢复较快的手术方法。它的适用范围较开放手术更广。手术时应用器械经尿道将前列腺一小块一小块切除,由于没有腹部切口,手术后恢复快,目前在大型医院中已广泛应用,被称为前列腺手术治疗的金标准。但对技术和设备要求较高,费用也较高。

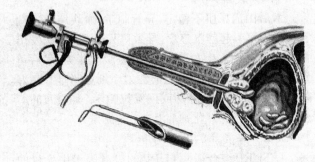

图18-13 经尿道前列腺电切术示意图

(四)其他疗法

适用于尿道梗阻较重而又不能耐受手术者。有激光治疗、经尿道气囊高压扩张术、前列腺尿道支架网、经尿道热疗、体外高强度聚焦超声等。

五、护 理 问 题

1. 睡眠型态紊乱　与夜尿次数增多有关。

2. 排尿型态异常　与膀胱出口梗阻、逼尿肌受损、留置尿管和手术刺激有关。

3. 疼痛　与逼尿肌功能不稳定、导管刺激、血块堵塞冲洗管引起的膀胱痉挛有关。

4. 潜在并发症：TURP 综合征、尿频、尿失禁、出血。

六、护 理 措 施

（一）保持尿液排出通畅

1. 给予镇静安眠药物　严重的尿频，尤其是夜尿次数明显者。为保证患者的睡眠和减轻患者的焦虑心情，可遵医嘱给予镇静安眠药物。

2. 避免急性尿潴留的发生　鼓励患者多饮水，勤排尿；多摄取粗纤维食物，以防便秘。忌饮酒及辛辣食物，以免诱发急性尿潴留。

3. 及时引流尿液　出现严重的排尿困难或有尿潴留者，应及时留置尿管引流尿液，必要时行耻骨上膀胱造瘘术，改善膀胱逼尿肌和肾功能。

4. 减少术后出血、避免膀胱内血块形成　术后用气囊尿管压迫控制出血，将 30～50ml 0.9％氯化钠溶液注入气囊内，此水囊放于前列腺窝将气囊尿管向外稍加牵引固定于大腿内侧，告知患者不可自行移动，直至解除牵引为止。维持膀胱冲洗通畅：术后都有肉眼血尿，需用 0.9％氯化钠溶液持续冲洗膀胱 1～5 天。冲洗速度可根据尿色而定，色深则快，色浅则慢。若尿色深红或逐渐加深，说明有活动性出血，应及时通知医师处理；若引流不畅应及时行高压冲洗，抽吸血块，以免造成膀胱充盈、痉挛而加重出血。准确记录尿量，尿量＝排出量－冲洗量。

（二）缓解疼痛

术后因逼尿肌不稳定、导管刺激、血块堵塞冲洗管等原因可引起膀胱痉挛，导致阵发性剧痛，诱发出血。此时应嘱患者做深呼吸以放松腹肌张力，术后留置硬脊膜外麻醉导管者，定时注射小剂量吗啡有良好效果；也可给解痉镇痛药或用维拉帕米（罂粟碱的衍生物）加入 0.9％氯化钠溶液中冲洗膀胱。

（三）并发症的预防与护理

1. TURP 综合征　TURP 的患者因术中大量的冲洗液被吸收可致血容量急剧增加，出现稀释性低钠血症，患者可在几小时内出现烦躁、恶心、呕吐、抽搐、昏迷，严重者出现肺水肿、脑水肿、心力衰竭等，称为TURP 综合征。应加强观察，一旦出现，应减慢输液速度，遵医嘱给予利尿剂、脱水剂，对症处理。TURP 术后 3～5 天尿液颜色清澈，即可拔除导尿管。

2. 尿频、尿失禁　为拔管后出现的尿失禁或尿频现象，一般在术后第 2～3 天嘱患者练习收缩腹肌、臀肌及肛门括约肌，也可辅以针灸或理疗等治疗。尿失禁或尿频现象一般可在术后 1～2 周内缓解。

3. 出血　加强观察。指导患者术后 1 周逐渐离床活动；避免增加腹内压的因素、禁止灌肠或肛管排气，以免造成前列腺窝出血。

（四）开放性手术的护理

耻骨后引流管术后 3～4 天待引流量很少时拔除；耻骨上经膀胱前列腺切除术后 5～7 天、耻骨后前列腺切除术后 7～9 天可拔出导尿管；术后 10～14 天，若排尿通畅可拔除膀胱造瘘管，然后用凡士林油纱布填塞瘘口，排尿时用手指压迫瘘口敷料以防漏尿，一般 2～3 天愈合。

☞考点：前列腺增生术后的护理措施

案例 18-5 分析

患者，男，63 岁，有尿频，夜尿增多，进行性排尿困难病史达半年。

1. 初步诊断为良性前列腺增生。

2. 为明确诊断还需要进行的检查　直肠指检、前列腺 B 超、尿流率检查、前列腺特异抗体（PSA）测定（排除前列腺癌）。

3. 治疗原则　首先行药物治疗；对膀胱残余尿量超过 50ml 或药物治疗疗效不佳而全身状况能够耐受手术者可行经尿道前列腺电切除术（TURP）。

七、健 康 指 导

（一）生活指导

1. 采用药物或其他非手术治疗的患者，应避免因受凉、劳累、饮酒、便秘而引起的急性尿潴留。

2. 预防出血　术后 1～2 个月内避免剧烈活动，如跑步、骑自行车、性生活等，防止继发性出血。

（二）康复指导

1. 排尿功能训练　若有溢尿现象，患者应有意识地经常锻炼肛提肌，以尽快恢复尿道括约肌功能。方法是吸气时缩肛，呼气时放松。

2. 自我观察　术后前列腺窝的修复需 3～6 个月，因此，术后可能仍会有排尿异常现象，应多饮水、定期化验尿液、复查尿流率及残余尿量；附睾炎常在术后 1～4 周发生，故出院后若出现阴囊肿大、疼痛、发热等症状应及时去医院就诊。

（三）心理和性生活指导

前列腺经尿道切除术后 1 个月、经膀胱切除术 2 个月后，原则上可恢复性生活，而前列腺切除术后常出现的逆行射精，不影响性交。少数患者可出现阳痿，可先采取心理治疗，同时查明原因，再进行针对性治疗。

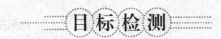

选择题

A_1 型题

1. 前列腺增生最早出现的症状是（　　）
   - A. 尿线变细
   - B. 尿滴沥
   - C. 尿频及夜尿次数增多
   - D. 急性尿潴留
   - E. 尿失禁

2. 老年男性尿潴留最常见的原因是（　　）
   - A. 尿道狭窄
   - B. 膀胱结石
   - C. 膀胱肿瘤
   - D. 膀胱结核
   - E. 前列腺增生症

3. 前列腺增生最主要的症状是（　　）
   - A. 血尿
   - B. 排尿痛
   - C. 尿流中断
   - D. 会阴疼痛和便秘
   - E. 进行性排尿困难

4. 前列腺增生梗阻症状主要决定于（　　）
   - A. 前列腺增生的部位
   - B. 前列腺体积大小
   - C. 患者年龄
   - D. 前列腺硬度
   - E. 有无并发癌

5. 前列腺增生症,残余尿过多,使膀胱失去收缩能力,膀胱过度膨胀,尿不自主从尿道口流出,称为（　　）
   - A. 压力性尿失禁
   - B. 充盈性尿失禁
   - C. 急迫性尿失禁
   - D. 真性尿失禁
   - E. 尿滴沥

6. 前列腺增生伴尿潴留,首先考虑的处理方法是（　　）
   - A. 导尿一次拔除导尿管
   - B. 导尿并保留导尿管
   - C. 耻骨上膀胱穿刺排尿
   - D. 用金属导尿管导尿
   - E. 急诊行膀胱造瘘

7. 测残余尿下列方法中哪项损伤小、最简便并可反复测定?（　　）
   - A. 排尿后导尿
   - B. 排尿后作 B 超
   - C. 膀胱镜检查
   - D. 膀胱造影
   - E. 排泄性尿路造影

8. 前列腺摘除术后 1 周内,以下护理措施不妥的是（　　）
   - A. 术后第二天取半卧位
   - B. 鼓励患者多饮水
   - C. 持续膀胱冲洗
   - D. 患者出现腹胀,采用肛管排气
   - E. 锻炼肛提肌

A_2 型题

9. 患者,男,64 岁,患前列腺增生,有进行性排尿困难 1 年余,此次受凉后突然不能排尿伴下腹胀痛,为解除尿潴留首选的方法是（　　）
   - A. 针刺、诱导排尿
   - B. 插导尿管
   - C. 按摩腹部
   - D. 耻骨上膀胱造瘘
   - E. 肌内注射卡巴胆碱

10. 患者,男,62 岁,进行性排尿困难,夜尿次数增多,直肠指诊发现前列腺明显肿大,目前考虑为（　　）
    - A. 膀胱癌
    - B. 膀胱结石
    - C. 前列腺增生
    - D. 尿道狭窄
    - E. 膀胱结核

A_3 型题

(11~14 题共用题干)

患者,男,68 岁,排尿费力多年,昨日饮酒后一夜未排尿,下腹胀痛。体检:膀胱膨胀至脐下一指,触痛。

11. 符合该患者的最可能的诊断是（　　）
    - A. 膀胱肿瘤
    - B. 膀胱结石
    - C. 尿路结石
    - D. 前列腺增生
    - E. 前列腺癌

12. 目前宜采取的处理是（　　）
    - A. 留置导尿
    - B. 给予止痛药物
    - C. 尽快检查明确诊断
    - D. 使用抗生素预防感染
    - E. 腹部热敷

13. 下列处理措施不正确的是（　　）
    - A. 立即给予导尿
    - B. 导尿过程中注意无菌操作
    - C. 尿管插入后尽快排空膀胱
    - D. 留置尿管
    - E. 若尿管插入困难可行耻骨上膀胱穿刺

14. 对此患者最常用的治疗方法是（　　）
    - A. 药物治疗
    - B. 经尿道前列腺切除术
    - C. 耻骨上经膀胱前列腺切除术
    - D. 膀胱造瘘
    - E. 激光治疗

(15、16 题共用题干)

患者,男,76 岁,因前列腺增生行 TURP 术后第 1 天。一般情况好,无恶心、呕吐,无腹胀。膀胱冲洗通畅。

15. 目前膀胱冲洗的目的是（　　）
    - A. 便于观察病情
    - B. 减少出血
    - C. 减轻疼痛
    - D. 避免导尿管阻塞
    - E. 预防感染

16. 通常拔除膀胱冲洗管的时间为术后（　　）
    - A. 24 小时
    - B. 48 小时
    - C. 3~5 天
    - D. 1 周
    - E. 10 天

A_4 型题

(17~22 题共用题干)

患者,男,62 岁,排尿困难、夜间尿频 6 年,近 6 个月症状明显加重,直肠指诊示前列腺重度增生。右侧腹股沟区有一囊性包块,可以回纳。20 年前曾行阑尾切除术。

17. 患者出现腹股沟区包块的最主要的原因是（　　）
    - A. 老年人腹壁肌肉萎缩
    - B. 腹股沟管内外口扩大
    - C. 肿瘤
    - D. 长期腹压增加

18. 入院后第 2 天,出现不能排尿,下腹胀痛。膀胱膨隆、触痛。处理方法是( )
    A. 导尿排出尿液　　　　B. 给予止痛药物
    C. 给予新斯的明穴位注射　D. 冲洗会阴
    E. 腹部热敷
19. 入院后第 5 天,行 TURP 术,术后护理不正确的是( )
    A. 术后第 1 天开始恢复进食
    B. 麻醉清醒后改半卧位
    C. 0.9%氯化钠溶液膀胱冲洗
    D. 每日用消毒棉球擦拭尿道口
    E. 术后 3～5 天尿液颜色清澈,可以拔除导尿管
20. 术后第二天嘱患者锻炼肛提肌,以免出现( )
    A. 膀胱痉挛　　　　B. 便秘
    C. 尿频、尿失禁　　D. 术后出血
    E. 大便失禁
21. 患者术后 5 天出现便秘,不正确的处理方法是( )
    A. 嘱患者多饮水　　B. 嘱患者喝果汁
    C. 肥皂水灌肠　　　D. 口服缓泻剂
    E. 按摩腹部
22. 患者出院指导不包括( )
    A. 多饮水
    B. 预防便秘
    C. 经常锻炼肛提肌
    D. 术后 1 个月可恢复性生活
    E. 出院后可骑车增加活动量

第 6 节　泌尿系统肿瘤患者的护理

学习目标

1. 掌握膀胱肿瘤的临床表现、治疗原则、护理措施及肾癌的护理措施。
2. 熟悉肾癌的临床表现和治疗原则。
3. 了解肾癌、膀胱肿瘤的病因病理和辅助检查。

案例 18-6

李先生,50 岁,近一个月来尿液经常呈红色,发作时尿液自始至终呈红色,几天后可自行停止。无疼痛、发热。在家按膀胱炎服用抗菌药物无效。查体:一般情况可,心肺正常,腹部无压痛,未触及肿块。
问题:
考虑为什么病? 应作哪些检查?

泌尿系统肿瘤是泌尿外科疾病中最常见的疾病之一,且大多数为恶性肿瘤。其发病率最高的是膀胱癌,其次是肾肿瘤。

一、肾肿瘤

肾肿瘤绝大多数是恶性肿瘤,成人肾肿瘤中大多是肾癌,而肾盂癌少见,婴幼儿中最常见的恶性肿瘤是肾母细胞瘤(又称肾胚胎瘤)。肾癌通常指肾细胞癌,也称肾腺癌。占原发肾肿瘤的 85%,该病的高发年龄在 50～70 岁,男女之比为 2:1。

(一)病因与病理

病因尚不清。目前认为与环境接触、职业暴露(如石棉、皮革等)、染色体畸形、抑癌基因缺失等有密切关系。流行病学调查结果显示吸烟是一种危险因素,即吸烟人群比非吸烟人群患肾癌的危险性高两倍以上。

肾癌发生于肾小管上皮细胞,外有假包膜。肾癌局限在包膜内时恶性度较小,当肿瘤逐渐增大穿透假包膜后,向外侵及肾周筋膜和邻近器官组织,向内侵及肾盂肾盏引起血尿,还可直接扩展至肾静脉、下腔静脉形成癌栓,经血液和淋巴转移至肺、肝、骨、脑等。淋巴转移最先到肾蒂淋巴结。

(二)临床表现

1. 血尿、疼痛、包块　被称为肾癌三联症。间歇无痛性肉眼全程血尿为常见的初发症状,以血尿就诊的病例约占 60%,血尿的出现说明肿瘤已侵及肾盏、肾盂;疼痛常为腰部钝痛或隐痛,多因肿瘤生长牵张肾包膜或侵犯腰肌、邻近器官所致;腹部包块为肿瘤本身或输尿管梗阻引起肾积水、积脓所致。肾母细胞瘤患儿常因迅速增大的腹部肿块而就诊,一般无血尿。由于诊断技术的进步,以此三联症就诊的病例已极少见。出现上述三联症的任何一项多属于晚期肾癌患者。

2. 副瘤综合征(肾外表现)　肾癌患者 10%～40%有肾外表现,如低热、高血压、红细胞增多,此外还有高钙血症、高血糖、非转移性的肝功能异常等。发热可能是肿瘤毒性物质吸收或分泌白介素-6 所引起,高血压主要是肿瘤组织产生肾素所致,非转移性肝功能异常被认为是肿瘤产生的肝毒性物质引起,通常在肿瘤切除后肝功能可以自然恢复。

(三)辅助检查

1. B 超检查　简便易行无创性,能准确判断是实质性或是囊性病变,对于直径<0.5cm 的病灶也能清楚显示。目前已经作为一种普查肾肿瘤的方法。

2. CT、MRI 检查　优于超声波检查。可明确肿瘤部位、肾门情况、肾周围组织与肿瘤的关系、局部淋巴结等,有助于肿瘤的分期和手术方式的确定。MRI 在显示邻近器官有无侵犯,肾静脉或下腔静脉内有无癌栓明显优于 CT 检查。

3. 静脉尿路造影　能显示肾盂、肾盏受压的情

况,出现充盈缺损、不规则变形、移位等,并能了解双侧肾功能。是患者能否接受手术的重要参考指标之一(图18-14)。

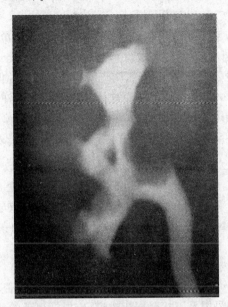

图 18-14 肾肿瘤静脉尿路造影

4. 肾动脉造影 可显示肿瘤新生血管,也可同时进行肾动脉栓塞,能降低手术难度和减少术中出血。但是由于 CT 的普及以及 CT 血管重建(CTA)的应用,肾动脉造影检查的应用率大大降低。

☞考点:肾肿瘤的主要的临床表现及辅助检查

(四)处理原则

根治性肾切除术是肾癌最主要的治疗方法。对位于肾上、下极直径小于 3cm 的肾癌,可考虑作保留肾单位的肾部分切除术。如瘤体较大,可在术前 1 天作肾动脉栓塞治疗,可减少术中出血,提高肿瘤切除率和手术安全性。还可应用生物制剂干扰素-α(INF-α)、白介素-2(IL-2)等免疫治疗,对预防和治疗转移癌有一定疗效。近年开展了腹腔镜肾癌根治术,此方法具有创伤小、术后恢复快等优点。

案例 18-6 分析 1

中年以上患者有间歇性无痛性肉眼全血尿。首先应考虑为泌尿系统肿瘤,首先应作简便易行无创性的 B 超检查。

经双肾 B 超检查均未发现肾脏有肿块,下一步应考虑是膀胱肿瘤,应作相关膀胱肿瘤的检查。

(五)护理问题

1. 营养失调:低于机体需要量 与营养物质摄入不足有关。

2. 焦虑、恐惧 与对癌症恐惧和担心手术有关。

3. 潜在并发症:出血、感染。

(六)护理措施

1. 改善患者的营养状况

(1) 饮食:指导胃肠道功能健全的患者选择营养丰富的食品,改善就餐环境和提供色、香、味较佳的饮食,以促进患者食欲。

(2) 营养支持:对胃肠功能障碍者,应在手术前后通过静脉途径给予营养,贫血者可予少量多次输血以提高血红蛋白水平和患者抵抗力,保证术后顺利康复。

2. 减轻患者焦虑和恐惧 护理人员要主动关心患者,解释病情,告知手术治疗的必要性和可行性,以稳定患者情绪,争取患者的积极配合。可以通过已手术成功的患者"现身说法"告知患者手术治疗的良好效果,消除患者的恐惧心理。对担心术后并发症及手术后影响生活质量的患者,应加强术前各项护理措施的落实,让患者体会到手术前医护人员已经做好了充分的准备。

3. 并发症的预防和护理

(1) 预防术后出血:①密切观察病情:定时测量血压、脉搏、呼吸和体温的变化。肾部分切除的患者应卧床 1~2 周,减少出血机会;②观察引流管引流物状况:若术后引流管引流量较多、色鲜红且很快凝固,同时伴血压下降、脉搏增快,常提示有出血,应立即通知医生处理;③止血和输血:根据医嘱,应用止血药物。对出血量大、血容量不足的患者给予输液和输血。对经处理出血未能停止者,积极做好手术止血的准备。

(2) 预防感染:①观察体温变化情况;②观察伤口及引流管内引流物的量及性状,保持各引流管引流通畅;加强术后护理,保持伤口干燥;③遵医嘱应用抗菌药物,防止感染的发生。

☞考点:肾肿瘤的主要治疗方法及护理措施

(七)健康指导

1. 康复指导 保证充分的休息,适度身体锻炼及娱乐活动,加强营养,增强体质。

2. 用药指导 由于肾癌对放、化疗均不敏感,免疫治疗可能是此类患者康复期的主要治疗方法。在用药期间,患者可能有低热、乏力等不良反应,若出现应及时就医,在医生指导下用药。

3. 定期复查 本病的近、远期复发率均较高,患者须定期复查 B 超、CT 和血、尿常规及胸片,有利于及时发现复发或转移。

二、膀胱肿瘤

膀胱肿瘤是泌尿系统中最常见的肿瘤,绝大多数来自上皮组织,其中 95% 以上为变移上皮肿瘤。

(一)病因

引起膀胱肿瘤的因素很多。吸烟是导致膀胱癌的重要因素之一,吸烟量的大小和吸烟史的长短与膀胱癌的发生有密切的相关性。长期从事染料、橡胶、塑料、油漆等生产加工的职业人员发生膀胱癌的危险性显著增加。长期接触苯胺类化学致癌物也容易诱发膀胱癌。

(二)病理生理

1. 组织类型　95%以上为上皮性肿瘤,其中绝大多数为移行细胞乳头状癌,鳞癌和腺癌各占2%～3%。

2. 分化程度　根据膀胱肿瘤细胞的分化程度将其分为乳头状瘤;尿路上皮癌I级(高分化乳头状癌),低度恶性;尿路上皮癌II级(中分化乳头状癌),中度恶性;尿路上皮癌III级(低分化乳头状癌),高度恶性。

3. 生长方式　分为原位癌、乳头状癌及浸润性癌。原位癌局限在黏膜内,无乳头亦无浸润基膜现象。移行细胞癌多为乳头状,鳞癌和腺癌常为浸润性癌。

4. 浸润深度　是肿瘤临床(T)和病理分期(P)的依据。根据癌浸润膀胱壁的深度(乳头状瘤除外),现多采用国际抗癌联盟TNM分期。

5. 转移途径　①局部浸润:主要向深部浸润,直至膀胱外组织;②淋巴结转移:较常见;③血行转移:多在晚期,主要转移至肺、肝、肾及皮肤等处。

(三)临床表现

1. 血尿　是膀胱肿瘤最早、最常见的症状,多数为无痛性间歇性全程肉眼血尿,终末加重。因可自行停止,常被多数患者误为"好转"或"治愈"的错觉而疏忽,从而影响肿瘤的早期发现与诊断。

2. 膀胱刺激症状　是较晚期的症状,常为肿瘤坏死、溃疡、并发感染所致。有时尿内混有"腐肉"样坏死组织排出;三角区及膀胱颈部肿瘤可梗阻膀胱出口,造成排尿困难,甚至尿潴留。

3. 其他　肿瘤浸润输尿管口时可引起肾积水。晚期可有贫血、下肢水肿、腹部肿块等及远处转移表现。

(四)辅助检查

1. 尿脱落细胞学检查　简便易行,可作为高危人群的初步筛选,也可用于肿瘤治疗的评估。检查的准确率与取材方法、肿瘤大小、肿瘤分期关系密切。

2. 影像学检查

(1) B超检查:在膀胱充盈情况下可以看到肿瘤的位置、大小等特点。

(2) 排泄性尿路造影:可了解肾盂、输尿管有无肿瘤以及膀胱肿瘤对上尿路的影响。膀胱造影可见充盈缺损。

(3) CT、MRI检查:除能观察到肿瘤大小、位置外,还能观察到肿瘤与膀胱壁的关系。

3. 膀胱镜检查　是诊断膀胱癌最直接最重要的检查方法,可以显示肿瘤的数目、大小、形态、位置等,并可取活组织检查。

(五)处理原则

以手术治疗为主的综合性治疗为原则。单发、表浅、较小的肿瘤可采取保留膀胱的手术;较大、多发、反复复发及三角区肿瘤,应行膀胱全切术。凡保留膀胱的手术治疗,术后需要进行膀胱内药物灌注治疗,以预防或推迟肿瘤复发。

☞考点:膀胱肿瘤主要临床表现、重要辅助检查及治疗原则

(六)护理问题

1. 焦虑、恐惧　与担心术后排尿方式改变有关。

2. 自我形象紊乱　与膀胱癌手术后所致尿流改道、造瘘口或引流装置的存在不能主动排尿有关。

3. 潜在并发症:出血、感染。

(七)护理措施

1. 心理护理　患者可表现为对癌症的否认,对预后的恐惧及不接受尿流改道,应根据患者的具体情况,做耐心的心理疏导,以消除其恐惧、焦虑、绝望的心理。解释尿流改道的必要性,让患者对自我形象改变的认识,告知患者尿流改道后,可通过护理和训练,能逐步适应。

2. 输尿管皮肤造口和回肠膀胱腹壁造口的护理　保持造瘘处清洁和敷料干燥;保证内支撑引流管固定牢靠且引流通畅。

3. 原位排尿新膀胱的护理　术后3周内保证各支撑管引流管引流通畅,定期冲洗留置导尿管,防止黏液堵塞;拔除导尿管前训练新膀胱,待容量达300ml以上便可以拔管。告知患者1年内有不同程度的尿失禁存在,锻炼肛门括约肌功能,有利于早日恢复控尿功能。

4. 集尿袋的护理　造口处伤口愈合后选择合适的集尿袋外接造瘘管,引流尿液,指导患者自行定期更换集尿袋。

5. 并发症的观察、预防和护理

(1) 术后出血:膀胱全切手术创伤大,术后可发生出血。需密切观察血压、脉搏、引流物性状,若血压下降、脉搏加快、引流管内引出鲜血,每小时超过100ml以上且易凝固,提示有出血,应及时通知医生处理。

(2) 感染:①观察体温变化情况;②加强基础护理,保持切口清洁和干燥;保持引流管引流通畅及牢靠的固定;③合理应用抗菌类药物;④若体温升高,引流物为脓性并有切口疼痛,多提示有感染,应尽快通知医生处理。

(八)健康指导

1. 康复指导　适当锻炼,加强营养,增强体质。

禁止吸烟,避免接触联苯胺类致癌物质。

2. 术后坚持膀胱灌注化疗药物,膀胱保留术后能憋尿者,即行膀胱灌注化疗药物,可预防或推迟肿瘤复发。每周灌注一次,共6次,然后复查膀胱镜,若有肿瘤复发,立即再次手术治疗,若无复发者可将膀胱灌注间隔时间延长至每月一次,一年后若仍无肿瘤复发,可将膀胱灌注间隔时间延长至2个月,终身灌注,每2~3年复查膀胱镜。膀胱灌注药物后须将药物保留在膀胱内2小时,每半小时变换体位一次,即平、俯、左、右侧卧位各半小时。

3. 定期复查 定期复查肝、肾、肺等脏器功能,及时发现转移病灶。

4. 自我护理 尿流改道术后腹部佩带集尿袋者,应学会自我护理,避免集尿袋的边缘压迫造瘘口,保持清洁,定期更换尿袋。可控膀胱术后,开始每2~3小时导尿一次,逐渐延长间隔时间至每3~4小时一次,导尿时要注意保持清洁,定期用0.9%氯化钠溶液或开水冲洗集尿袋,清除黏液及沉淀物。

☞考点:膀胱癌的护理措施和健康指导

案例18-6分析2

该患者作了膀胱B超检查,检查发现膀胱右侧壁有1cm×1cm肿块,再行膀胱镜检查发现肿块呈菜花样,距离右侧输尿管开口约4cm,取活检结果为膀胱癌,CT检查癌块未浸润膀胱周围。行膀胱部分切除术,术后继续进行膀胱内灌注卡介苗治疗。

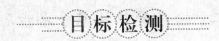 目标检测

选择题

A₁型题

1. 临床上最常见的泌尿、男性生殖系统恶性肿瘤是( )
    A. 肾癌　　　　　　　B. 膀胱癌
    C. 阴茎癌　　　　　　D. 前列腺癌
    E. 精原细胞瘤
2. 肾癌血尿特点是( )
    A. 镜下血尿　　　　　B. 肉眼血尿
    C. 持续性全程血尿　　D. 腰痛伴血尿
    E. 无痛性间歇性肉眼血尿
3. 中晚期肾癌的表现是( )
    A. 乏力　　　　　　　B. 血压升高
    C. 尿频　　　　　　　D. 发热
    E. 血尿
4. 肾癌淋巴结转移最先到何处?( )
    A. 主动旁淋巴结　　　B. 腔静脉旁淋巴结
    C. 肾蒂淋巴结　　　　D. 腰淋巴结
    E. 髂淋巴结

5. 右肾癌对侧正常治疗方法哪项正确?( )
    A. 右肾切除
    B. 右肾部分切除
    C. 抗肿瘤药物治疗
    D. 右肾切除、输尿管切除、膀胱部分切除术
    E. 右肾连同肾被膜、肾蒂淋巴结、肾上腺切除,手术先结扎肾蒂血管
6. 膀胱癌最常见的病理类型为( )
    A. 鳞状细胞癌　　　　B. 变移上皮癌
    C. 腺癌　　　　　　　D. 黏液细胞癌
    E. 小细胞癌
7. 膀胱肿瘤早期血尿特点是( )
    A. 镜下血尿
    B. 终末血尿
    C. 间歇性无痛性肉眼血尿终末加重
    D. 腰痛伴血尿
    E. 血尿伴膀胱刺激症状
8. 膀胱肿瘤最主要的症状是( )
    A. 排尿困难　　　　　B. 膀胱刺激症状
    C. 下腹部肿块　　　　D. 间歇性无痛性血尿
    E. 尿潴留
9. 诊断膀胱癌最可靠的方法是( )
    A. 尿脱落细胞检查　　B. 静脉肾盂造影
    C. B超　　　　　　　D. 膀胱镜检+活检
    E. CT
10. 膀胱左侧壁有带蒂的乳头状肿瘤1.5cm,最佳的治疗方法是( )
    A. 膀胱部分切除术　　B. 膀胱全切除术
    C. 膀胱切开肿瘤单纯切除术　D. 经膀胱镜电切术
    E. 经尿道灌注抗癌药物治疗
11. 膀胱癌行保留膀胱的手术后须行膀胱内药物灌注治疗,其药物保留在膀胱内的时间是( )
    A. 半小时　　　　　　B. 1小时
    C. 2小时　　　　　　D. 3小时
    E. 4小时

A₂型题

12. 患者,男,58岁,一周前发现尿液呈淡红色,应用止血药物后有好转,其他无不适,首先应考虑为下列何种疾病?( )
    A. 尿路结石　　　　　B. 泌尿系统肿瘤
    C. 尿路感染　　　　　D. 前列腺增生
    E. 尿道损伤
13. 患者,男,40岁,B超、CT均提示右肾癌,直径约5cm,以下不合适的治疗方法是( )
    A. 支持疗法　　　　　B. 根治性肾切除
    C. 放疗　　　　　　　D. 生物学治疗
    E. 免疫治疗

A₃型题

(14~18题共用题干)

患者,女,72岁,抽烟50年,30支/天。发生无痛、间

歇、全程,肉眼血尿 1 周,尿中有血凝块,来院就医。体检:
全身情况良好,未发现异常体征。

14. 首先应考虑( )
   A. 膀胱炎　　　　　　　　B. 膀胱结核
   C. 肾盂肾炎　　　　　　　D. 膀胱肿瘤
   E. 膀胱结石

15. 膀胱镜发现肿瘤位于膀胱左侧壁,直径约 2cm,为确
   定上尿路是否存在肿瘤,还需进一步作的检查项目
   是( )
   A. B 超　　　　　　　　　B. CT
   C. MRI　　　　　　　　　D. IVP
   E. 血尿常规化验

16. 该患者健康史中与疾病相关的因素是( )
   A. 性情孤僻　　　　　　　B. 不爱运动
   C. 喜品茶　　　　　　　　D. 吸烟
   E. 饮酒

17. 对该患者选用何种治疗方式最合适( )
   A. 放疗　　　　　　　　　B. 化疗
   C. 经尿道肿瘤电切术　　　D. 膀胱全切
   E. 药物灌注治疗

18. 术后可有效预防复发的辅助治疗方式是( )
   A. 放疗　　　　　　　　　B. 冷冻
   C. 激光　　　　　　　　　D. 消融治疗
   E. 化疗药物灌注膀胱

A₄型题
(19~22 题共用题干)

患者,男,50 岁,间断血尿 3 个月,近 1 个月觉右腰痛而
就医,入院检查:面色苍白,消瘦,生命体征无异常,右肋缘
下可扣及一个包块,大小不确定。血常规:Hb 85g/L,WBC
9.2×10⁹/L,中性粒细胞 0.72。尿常规:RBC 满视野。B
超:右肾中下极占位性病变,大小约 8cm×9cm。CT 示右肾
中下极占位性病变。

19. 该患者的诊断应考虑为( )
   A. 肾癌　　　　　　　　　B. 肾血管瘤
   C. 肾母细胞瘤　　　　　　D. 肾囊肿
   E. 肾脂肪瘤

20. 应立即采取的有效治疗方法是( )
   A. 放疗　　　　　　　　　B. 化疗
   C. 冷冻治疗　　　　　　　D. 消融治疗
   E. 根治性切除术

21. 若该患者已发生营养失调,其可能的相关因素是( )
   A. 发热　　　　　　　　　B. 饮食不足
   C. 巨大肿块压迫胃　　　　D. 心理问题
   E. 癌肿消耗、手术创伤

22. 针对此患者的护理措施不恰当的是( )
   A. 心理沟通消除疑虑
   B. 饮食指导
   C. 观察引流管是否通畅
   D. 尽早拔出尿管,避免尿路刺激
   E. 做好导尿管的护理

第 7 节　男性节育的护理

🔖 学习目标

1. 熟悉输精管节育术的常见并发症、护理措施及健
康指导。
2. 了解输精管节育术的适应证及禁忌证。

计划生育是我国的基本国策。计划生育的目标
不仅是控制人口增长,更重要的是提高人口素质,达
到优生优育的目的。其中男性节育是实施计划生育
的重要方面,目前常用的男性节育措施有:①输精管
结扎术;②输精管注射绝育术;③避孕套;④外用避孕
药膜。本节主要介绍输精管结扎术的护理。

一、输精管结扎术适应证　与相对禁忌证

(一) 适应证

凡已婚的健康男性已有小孩并有生育能力,经夫
妻双方同意者。

(二) 相对禁忌证

有出血性疾病、严重神经官能症、精神病、急性病
和其他严重慢性疾病者、生殖系炎症者、阴囊皮肤感
染者均应暂缓施行手术;对患有严重精索静脉曲张、
腹股沟疝、鞘膜积液等疾病的患者,可在上述疾病手
术同时作输精管结扎术。

二、输精管结扎术手术步骤　及注意事项

(一) 手术步骤

1. 仰卧位,两下肢稍分开,对外阴部和阴囊皮肤
常规消毒铺巾。

2. 用拇、示、中指将输精管推移至阴囊皮肤下固
定,在输精管固定的阴囊皮肤处进行局麻。

3. 用输精管分离钳刺入皮肤作少许撑裂,经裂
口伸进输精管固定钳环夹输精管并提至裂口。

4. 分离输精管外膜后,用输精管钩钩起裸露的
输精管壁于裂口外,再沿钩管分离 1.5cm 长光裸的输
精管。

5. 向远端管内注入杀精子药 0.01% 乙酸苯汞或
1% 普鲁卡因 2~3ml,此时受术者会有尿感。

6. 剪除长约 1cm 输精管,用 0 号丝线分别结扎
断端,将近附睾端包埋于精索筋膜内。

7. 检查无出血和误扎,轻拉睾丸使输精管复位。

8. 手术刺裂口不必缝合。

9. 同法结扎对侧输精管(图 18-15)。

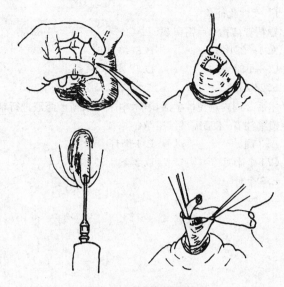

图 18-15 输精管结扎术

（二）注意事项

1. 术中严格无菌操作。

2. 手指要牢靠固定输精管于皮下，勿使其滑脱。

3. 手术仔细，止血彻底，止血中勿损伤精索血管。

4. 游离输精管时要剥尽外膜。

5. 结扎输精管要松紧适宜，以免勒断输精管造成手术失败。

链接 »

输精管注射绝育法

输精管注射绝育法是我国首创的一种比输精管结扎术更为简单和具有相同效果的方法。不用手术，只需用注射针头经阴囊皮肤直接穿刺输精管，然后注入苯酚 504 混合剂；药液能在短时间内凝固，以达到堵塞输精管的目的。本法不做切口、不结扎输精管，大大减少了手术并发症。

三、护理问题

1. 焦虑、恐惧 与知识缺乏、疼痛、担心性功能障碍有关。

2. 潜在并发症：有感染和出血的危险。

3. 性功能障碍 与绝育术后精神压抑有关。

四、护理措施

（一）术前护理

1. 心理护理 宣传国家计划生育政策的重要性，解释男性绝育手术的科学性、有效性及安全性，消除绝育者的焦虑情绪。

2. 详细了解有关病史，仔细检查身体健康状况。注意有无阴囊及阴囊内疾病。询问有关药物过敏史，常规作普鲁卡因过敏试验及出凝血时间检查。

3. 手术前的皮肤准备 术前剃净阴毛，术前晚沐浴一次，用肥皂温水清洗外阴皮肤，并换清洁内裤。对精神高度紧张者于术前给予注射镇静药。

4. 准备好阴囊托带（或用干净口罩代替） 以备手术后将阴囊托起，减少肿胀、疼痛及不适。

（二）术后护理

1. 切口护理 保持切口敷料清洁干燥，用阴囊托带托起阴囊。

2. 术后留观 1～2 小时，若阴囊无出血和血肿可离院。离院时，应嘱受术者若发现伤口出血、阴囊肿大等异常情况，应及时返院处理。

3. 预防和控制感染 应确保局部敷料清洁干燥，嘱受术者注意观察，若术后 2～3 天有切口疼痛且伴体温升高应考虑感染，宜及时返院就诊。若已发生感染则应及时控制感染，保证绝育者术后顺利康复，尽可能不留后遗症。

4. 性功能障碍的护理 输精管结扎术并不影响精子产生和男性激素分泌，因此不会影响性功能。对部分受术者术后出现性功能障碍者，关键是要从心理上给予安抚，讲明输精管结扎术仅仅是阻断精子的输出通道，使受术者了解其解剖生理知识，消除思想顾虑，必要时可配合药物和其他疗法进行治疗。

5. 其他常见并发症的护理

（1）输精管痛性结节：术后结扎处多有小结节，一般无症状，为正常现象。若在手术一个月后结扎处结节仍有疼痛，触之有明显疼痛称为痛性结节，可采用局部封闭、热敷等处理，久治不愈者可在非急性炎症期手术切除。

（2）附睾淤积：个别受术者术后精液在附睾内淤积，使附睾胀大，阴囊肿痛，沿精索放射至腹股沟、下腹及腰部，性生活后加重。可采用局部封闭、热敷、活血化瘀中药内服。对久治不愈者，可考虑作附睾切除术或经计划生育机关审批后慎行输精管吻合术。

（3）输精管再通：如受术者在术后发生输精管再通，精液中可查到精子，使女方再孕。查明原因后，可施行第二次输精管结扎术。

五、健康指导

1. 向受术者及家属讲解术后各项护理措施的重要性，取得配合。

2. 嘱受术者术后 1 周内注意休息，不骑自行车，避免重体力劳动、剧烈运动和洗澡。2 周内避免性生活。

3. 若术中未用杀精子药液进行精囊灌注者，术后需继续避孕 2 个月或排精 10 次以上，经精液化验证实无精子后再停止避孕措施。

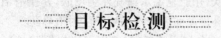

选择题

A₁型题

1. 输精管结扎术中常用的精囊灌注液是（   ）
   A. 苯扎溴铵　　　　B. 乙醇
   C. 聚维酮碘　　　　D. 氯己定
   E. 醋酸苯汞

2. 下列哪个不是输精管结扎术的并发症?（   ）
   A. 输精管痛性结节　　B. 附睾淤积
   C. 血肿或感染　　　　D. 性功能障碍
   E. 女性化征象

3. 输精管结扎术后需留观（   ）
   A. 1～2 小时　　　　B. 3～4 小时
   C. 8 小时　　　　　　D. 12 小时
   E. 24 小时

4. 术后 2 周内避免性生活,若术中未用杀精子药液进行精囊灌注者,术后需继续避孕（   ）
   A. 3 周　　　　　　　B. 1 个月
   C. 1 个半月　　　　　D. 2 个月
   E. 3 个月

（钟　琪）

第19章 运动系统疾病患者的护理

学习目标

1. 简述骨折的病因及临床分类。
2. 认识骨折的各种形态。
3. 叙述骨折的临床表现、治疗原则和护理。
4. 说出关节脱位的诊断、治疗原则和护理措施。
5. 叙述急性血源性化脓性骨髓炎、化脓性关节炎的临床表现、治疗原则和护理措施。
6. 说出腰椎间盘突出症、颈椎病的临床表现、治疗原则、护理措施及健康指导。

运动系统包括脊柱和四肢的骨、关节、肌肉、肌腱、筋膜、滑膜、神经、血管、淋巴等组织和结构,上述任何组织或结构的疾病统称为运动系统疾病,传统习称为骨科疾病。

第1节 骨折患者的护理

案例19-1

患者,男,28岁,因右小腿被汽车撞伤3小时在某诊所就诊,当时感右小腿疼痛,不敢活动。查体:一般情况可,右小腿肿胀、缩短、成角畸形,有异常活动,足背动脉可触及搏动。X线片示胫骨中段粉碎性骨折,骨折断端重叠移位。行跟骨牵引治疗。后疼痛逐渐加重,小腿皮肤出现水疱,被动屈伸踝关节时小腿后侧剧痛,足背动脉搏动消失,趾端发紫。给予内服活血化瘀中药治疗。72小时后趾端感觉消失、发黑,小腿皮肤出现青紫斑,转上级医院行截肢术。

问题:

该患者肢体为何发生坏死?能否避免?

一、概 述

骨的完整性和连续性中断时称骨折(fracture)。

(一)骨折的病因

1. 外伤性骨折 因强大的外力超过了正常骨骼的承受能力造成。

(1)直接暴力:骨折发生在暴力直接作用的部位(图19-1)。通常有较严重的软组织损伤,骨折多为横形或粉碎性,可造成开放性骨折。若发生在前臂或小腿双骨折时,两骨折线常在同一平面。例如:车轮撞击小腿,胫腓骨骨干在被直接撞击的部位发生骨折。

(2)间接暴力:骨折发生在暴力作用点以外的部位,暴力通过传导、杠杆或旋转作用,使远处发生骨折(图19-2);软组织损伤较轻,骨折多为斜形或螺旋形。若骨折发生在前臂或小腿双骨折时,两骨折线常不在同一平面。例如,前扑跌倒时手掌触地时所引起的桡骨远端骨折、肱骨髁上骨折等。

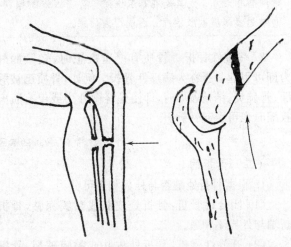

图19-1 直接暴力　　　图19-2 间接暴力

(3)牵拉暴力:骨折发生在肌肉突然猛烈收缩时,因肌肉不协调的急骤强力收缩牵拉肌腱附着处发生骨折,常为撕脱骨折(图19-3)。例如肘关节不协调的猛烈旋转屈伸时引起肱骨内上髁或外上髁骨折、股四头肌猛烈收缩致髌骨骨折等。

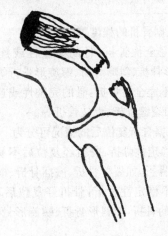

图19-3 牵拉暴力

（4）积累劳损：长期反复轻微的直接或间接伤力集中在骨骼的某一处发生的骨折。例如，远距离行军可造成第二、三跖骨颈或腓骨下段疲劳骨折。

2. 病理性骨折　骨质有严重疾患时，轻微的外力即可引起骨折称为病理性骨折。例如，骨质已被肿瘤、骨髓炎、结核破坏时，即使是轻微外力或仅有肌肉收缩时也可引起骨折。

☞考点：骨折的病因

（二）骨折的分类

1. 根据骨折处是否与外界相通可分为

（1）闭合性骨折：骨折处皮肤或黏膜完整，骨折断端与外界不相通。

（2）开放性骨折：骨折处皮肤或黏膜破裂，骨折断端外露。

2. 根据骨折的程度可分为

（1）完全性骨折：骨的完整性或连续性全部中断，如横形骨折、斜形骨折、螺旋形骨折等。

（2）不完全性骨折：骨的完整性或连续性仅有部分中断，如裂缝骨折、青枝骨折等。

3. 根据骨折复位后的情况可分为

（1）稳定性骨折：骨折经复位后不易再发生移位的为稳定骨折，如裂缝骨折、嵌插骨折、横形骨折等。

（2）不稳定性骨折：骨折经复位后不易固定，容易再移位的骨折，如斜形骨折、螺旋形骨折、粉碎性骨折等。

4. 根据骨折断端的形态可分为（图19-4）

（1）裂纹（缝）骨折：如瓷器上的裂纹，无移位。

（2）横形（断）骨折：骨折线与骨干纵轴接近垂直。

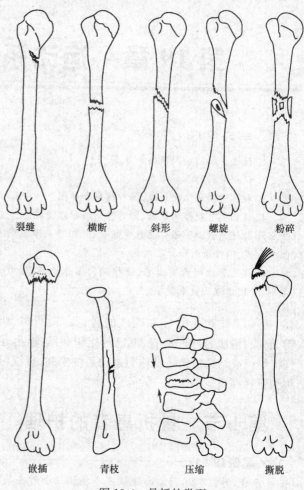

裂缝　　横断　　斜形　　螺旋　　粉碎

嵌插　　青枝　　压缩　　撕脱

图19-4　骨折的类型

（3）斜形骨折：骨折线与骨干纵轴呈一定角度。

（4）螺旋形骨折：骨折线呈螺旋状，多由扭转伤力所致。

（5）粉碎性骨折：骨折块在2块以上，多由直接暴力所致。

（6）嵌插骨折：此种骨折常位于干骺端密质骨与松质骨连接处，多由压缩暴力所致。

（7）青枝骨折：好发于儿童长骨干，儿童骨骼弹性好，如嫩绿青枝一样不易全断。

（8）压缩骨折：骨折多发生在椎体或跟骨等松质骨处，多由垂直压缩暴力所致。

（9）撕脱骨折：骨折常发生在肌腱附着外，由肌腱猛烈收缩所致。

（10）凹陷骨折：骨折多发生在颅骨或颜面骨，多由直接暴力所致。

（11）骨骺分离：骨骺的骨折，多发生在少年儿童。

（三）骨折的诊断

骨折的诊断包括明确有无骨折、骨折类型、骨折移位情况及是否有并发症等。应仔细收集病史、体格检查及X线检查资料，通过综合分析作出正确的诊断。

1. 病史　确切的病史对指导检查,决定诊断和处理十分重要。详细了解受伤经过,包括暴力形式、性质和轻重程度、患者受伤时的体位、环境以及受伤前后的局部和全身表现,从而推断受伤轻重程度、部位、有无复合伤。

2. 体格检查

(1) 全身情况:首先应注意是否有昏迷、休克、呼吸困难等威胁生命的表现和体征。若有昏迷或昏迷病史者需重点检查颅脑;有休克者应考虑到内脏损伤破裂出血;有呼吸困难者要警惕胸部损伤;开放骨折体温升高超过 38℃ 以上者可能合并感染。

(2) 局部情况:一般体征:①肿胀或瘀斑:伤处肿胀瘀斑愈重,骨折的可能性愈大;②压痛:压痛明显且最痛处可能就是骨折部位;③功能障碍:多因伤后疼痛、肌反射性痉挛或断骨失去支架作用而引起,伤后功能障碍明显应考虑骨折的存在。

专有体征:①畸形:指原有的解剖形态发生了改变,由骨折断端移位引起,常见移位有侧方移位、重叠移位、旋转移位、延长移位、成角移位等(图 19-5);②反常活动(假关节活动):指非关节部位出现了关节样活动;③骨擦感或骨擦音:由骨折断端相互摩擦而引起。以上 3 个专有体征,只要发现 1 个即可确诊有骨折,但未见专有体征时并不能排除骨折存在。反常活动、骨擦感或骨擦音,只可在检查时注意,不可故意摇动患肢使之发生,以免增加患者的痛苦,造成骨折端损伤血管和神经等组织。

☞考点:骨折的专有体征

3. X线检查　在骨折诊断中,X线检查必不可少,对于了解骨折的具体情况有重要的参考价值,不仅可以证实有否骨折,而且能显示骨折的类型、程度及移位情况。X线拍片须摄正位、侧位片,并包括邻近关节,必要时可加摄特定位置或摄健侧相应部位进行对比。有些骨折早期 X线片不易看到,待 2～3 周断端部分吸收后才能显露,所以对一些临床检查高度怀疑骨折,而 X线片未显示者,一定要再过 2～3 周后,重新拍片复查。

(四) 并发症

1. 早期并发症

(1) 休克:严重创伤、骨折引起大出血或重要器官损伤所致。

(2) 脂肪栓塞综合征:是由于骨折处髓腔内血肿张力过大,骨髓被破坏,脂肪滴进入破裂的静脉窦内,可引起肺、脑栓塞。临床上出现呼吸功能不全、发绀、动脉低氧血症,以及烦躁不安、嗜睡,甚至昏迷或死亡。

(3) 重要内脏器官损伤:①肝、脾破裂:严重的下

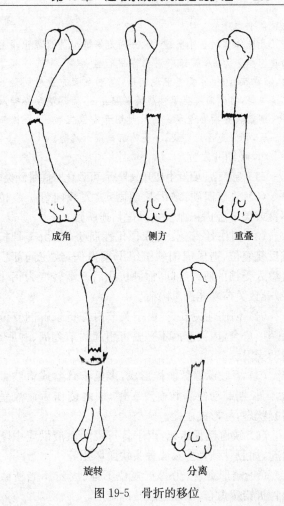

图 19-5　骨折的移位

胸壁损伤除可致肋骨骨折外,还可能引起肝、脾破裂出血;②肺损伤:肋骨骨折时骨折端可使肺组织损伤,而出现气胸、血胸或血气胸;③膀胱、尿道和直肠损伤:骨盆骨折可引起膀胱或尿道损伤,骶尾骨骨折可损伤直肠。

(4) 重要周围组织损伤:①重要血管损伤:常见有肱骨髁上骨折时近断端可伤及肱动脉,股骨下端骨折时远折端可伤及腘动脉;②周围神经损伤:常见于肱骨下 1/3 骨折伤及桡神经出现腕下垂,腓骨颈骨折伤及腓总神经导致足下垂;③脊髓损伤:脊柱骨折和脱位的严重并发症。多见于脊柱的颈段和胸腰段,出现损伤平面以下的截瘫。

(5) 骨筋膜室综合征:是由骨、骨间膜、肌间隔和深筋膜形成的骨筋膜室内肌肉和神经因急性缺血而产生的一系列征候群。最多见于前臂掌侧和小腿,常由创伤骨折的血肿和组织水肿使其室内容物体积增加或外包扎过紧,局部压迫使骨筋膜室容积减小而导致骨筋膜室内压力增高,出现肌肉缺血坏死,严重时肢体缺血坏死导致截肢。

案例 19-1 分析
该患者出现了骨筋膜室综合征,因未及时正确处理导

致肢体缺血坏死。

凡肢体有明显外伤、骨折、外固定等情况的患者出现局部软组织张力高,深部广泛剧烈进行性疼痛,局部压痛严重,感觉减退,拉伸肌肉出现剧痛,毛细血管充盈时间延长或消失等,可判断发生了骨筋膜室综合征,而远端动脉搏动消失则是较晚期的表现。应及时切开筋膜室减压,解除室内高压,切开范围应广泛,坏死的肌肉应予清除。

2. 晚期并发症

(1)感染:主要发生在开放骨折,可致化脓性骨髓炎。

(2)关节僵硬:多因长期固定、关节内骨折复位不良或关节腔内积血发生机化粘连所致。

(3)损伤性骨化:又称骨化性肌炎,是由于骨折或反复复位,造成周围软组织严重损伤,致使局部积血渗入受损的肌纤维间,血肿机化后逐渐转变为钙化骨,导致关节功能严重障碍。

(4)创伤性关节炎:由于关节内骨折未解剖复位而畸形愈合,因关节面不平整可引起关节疼痛、肿胀、活动受限。

(5)下肢深静脉血栓形成:多见于骨盆或下肢骨折,因长期制动使静脉血流缓慢,加之创伤后血液呈高凝状态,易形成血栓。

(6)缺血性骨坏死:由于骨折段的血液供应中断引起,如股骨颈骨折致股骨头缺血坏死等。

(7)畸形愈合:为骨折复位不佳、固定不当所致的骨折错位愈合,往往造成肢体畸形。

(8)骨延迟愈合或不愈合:骨折后超过通常愈合所需要的时间,断端仍有疼痛、X线检查显示骨痂很少,为延迟愈合;断端有异常活动而无疼痛,X线检查显示无连续骨痂生长、骨端硬化、髓腔封闭,则为不愈合。

(9)其他:脊柱、骨盆、股骨等严重骨折的患者,因长期卧床,尚可引起压疮、坠积性肺炎、尿路感染及结石等。

☞考点:骨折的并发症

(五)骨折的愈合

1. 骨折愈合是一连续的过程,可分为3个阶段:

(1)血肿机化期:骨折后局部形成血肿,而后新生的毛细血管、吞噬细胞和成纤维细胞等,从四周侵入逐步进行清除、机化形成肉芽组织,逐步转化为纤维结缔组织,使骨折两断端出现纤维连接,这一过程约2周完成(图19-6)。

(2)骨痂形成期:骨内膜及外膜在骨折端内、外形成新骨,逐渐向骨折端汇合,分别称为内骨痂和外骨痂;断端间的纤维组织先转化为软骨组织,然后软骨组织骨化,即软骨内化骨,形成环状骨痂;骨折近端和远端的骨痂会合后,这些原始骨痂不断钙化而逐渐加强,当其达到足以抵抗外力时称为临床愈合。这一过程需4～8周(图19-7)。

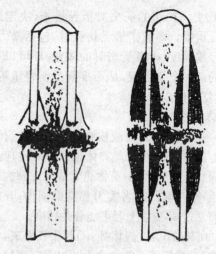

图19-6　骨折愈合的血肿机化期

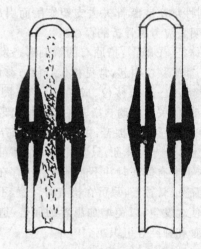

图19-7　骨折愈合的骨痂形成期

(3)骨痂改造期:原始骨痂为排列不规则的骨小梁组成,尚欠牢固,随着肢体的活动和负重,骨痂不断地得到加强和改造,原始骨痂逐渐成为永久骨痂,后者具有正常的骨结构,骨髓腔再通,回复骨质原形,称为骨性愈合。这一过程约需2年(图19-8)。

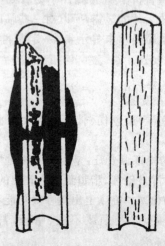

图19-8　骨折愈合的骨痂塑形期

2. 骨折愈合标准

(1) 临床愈合标准:①局部无压痛及纵向叩击痛;②局部无异常活动;③X光片显示骨折处有连续性骨痂,骨折线已模糊;④拆除外固定后,如为上肢能向前平举 1kg 重物持续近 1 分钟,如为下肢不扶拐能在平地连续步行 3 分钟,并不少于 30 步;连续观察 2 周骨折处不变形。

(2) 骨性愈合标准:①具备临床愈合标准;②X光片显示骨小梁通过骨折线,骨折线消失。

3. 影响骨折愈合因素

(1) 全身因素:①年龄:儿童愈合快,老年人愈合慢;②健康状况:健康状况好愈合快,健康状况差愈合慢,特别是有慢性消耗性疾病者,如糖尿病、结核病、营养不良等愈合时间明显延长。

(2) 局部因素:①骨折类型和数量:骨折面接触大,愈合快;②血液供应:骨折端血液供应好,愈合快;③软组织损伤:严重的软组织损伤,愈合慢;④感染:骨折有感染时愈合慢。

(六) 骨折的急救

急救的目的是用最简单而有效的方法抢救生命,保护患肢,迅速转运,以便尽快得到妥善处理。

1. 抢救休克　注意保温,减少搬动,有条件时立即输液、输血,注意保持呼吸道通畅。

2. 包扎伤口止血　可用加压包扎止血或用止血带止血并记录好时间,伤口可用无菌敷料或清洁布类包扎;如有骨端外露时,原则上不复位,如骨端有损伤血管、神经的危险时,宜稍加牵直固定。

3. 固定　固定可用特制夹板或就地取材用木板、木棍、树枝等超关节临时固定;若无任何可利用的材料时,上肢可固定于胸部,下肢可与对侧下肢捆绑固定,以减少对周围组织如神经、血管等的损伤,并可减轻疼痛、便于搬运。

4. 迅速转运　患者经初步处理、妥善固定后尽快地转运至就近的医院进行治疗,应注意疑有脊柱骨折时,必须由 2~3 人平抬至硬板担架上,避免屈曲、后伸或旋转运动,以防增加脊髓损伤。

(七) 骨折的治疗

骨折治疗有三大原则,即复位、固定、康复治疗。

1. 复位

(1) 复位标准:①解剖复位:经复位恢复了正常的解剖关系,对位、对线好;②功能复位:经复位两骨折断端虽未恢复正常的解剖关系,但在骨折愈合后对肢体功能无明显影响。

(2) 复位方法:①手法复位:基本操作是在持续对抗牵引下,再利用手法纠正各种移位,复位时应以骨折远端对近端。祖国医学中的正骨八法可供参考(图 19-9~图 19-11)。②牵引复位:是用持续牵引的方法来进行骨折的治疗,持续牵引的目的为复位和固定。持续牵引有两种形式:皮肤牵引是将宽胶布贴在伤肢皮肤上或用皮牵引带通过对皮肤的牵拉进行牵引(图 19-12),重量不超过 5kg,适用于儿童;骨牵引是用不锈钢针穿过骨体通过对骨的牵拉进行牵引,可用较大重量,时间可维持数月,常用的有胫骨结节牵引(图 19-13)、跟骨牵引、尺骨鹰嘴牵引等。③切开复位:即手术切开,直视下将骨折复位、安装内固定,适用于伴主要神经、血管损伤的骨折、手法复位或持续牵引复位失败的病例、必须

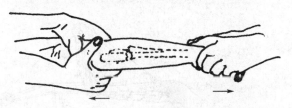

图 19-9　拔伸牵引手法

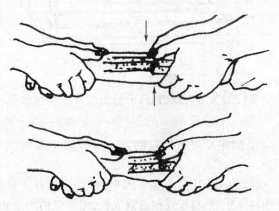

图 19-10　捺正端提手法

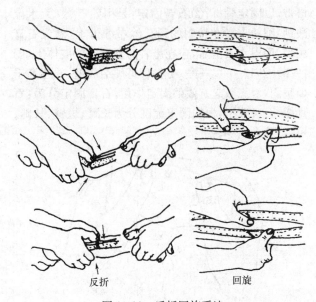

反折　　　　　　　回旋

图 19-11　反折回旋手法

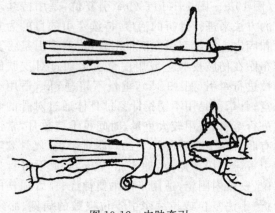

图 19-12 皮肤牵引

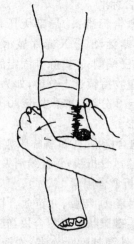

图 19-15 缠石膏绷带的手法

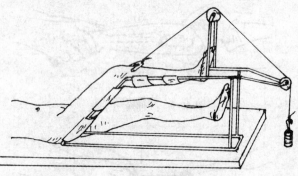

图 19-13 胫骨结节骨牵引

解剖复位的关节内骨折、陈旧骨折或骨折不愈合等。

☞考点：骨折的治疗原则

2. 固定 骨折固定的方法有外固定和内固定两类。

（1）外固定：①小夹板固定：是利用具有一定韧性的柳木板、塑料板或铝板制成长、宽合适的小夹板，在适当部位加固定垫，绑在骨折部肢体的外面，外扎横带，以固定骨折；②石膏固定：是用熟石膏（无水硫酸钙）细粉末撒在特制的稀孔纱布绷带上，做成石膏绷带，用温水浸泡后，包在患者需要固定的肢体上（图19-14、图 19-15），5～10 分钟即可硬结成型，并逐渐干燥坚固，对患肢起有效的固定作用，石膏固定分为：石膏托、石膏管型，根据固定范围分为长臂、短臂、长腿、短腿、髋人字等。

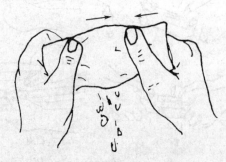

图 19-14 挤去石膏绷带的水分

链 接 »»
小夹板与石膏固定的优缺点
小夹板固定的优点：不固定上下关节，有利于关节活动、早期进行功能锻炼防止关节僵硬，促进骨折愈合；缺点：固定不够牢固，绑得太松或固定垫使用不当易失效，而绑得过紧又可产生压迫性溃疡、骨筋膜室综合征、肌缺血性挛缩，甚至肢体坏死等严重后果，因此，小夹板固定后应密切观察患肢感觉、温度、肤色、肿胀及脉搏等血运情况并及时调整绑扎的松紧度。石膏固定的优点：固定确实，符合体型，伤员较舒适，可维持较长时间，如不过紧，一般不增加肢体远侧肿胀，也便于运送；缺点：固定范围较大，必须超过骨折部的上下关节，妨碍伤肢功能锻炼，导致肌萎缩、关节僵硬等。

（2）内固定：主要用于手术切开复位后，采用金属内固定物如接骨板、螺丝钉、髓内钉和加压钢板等将骨折段于解剖位置下予以固定（图 19-16）。

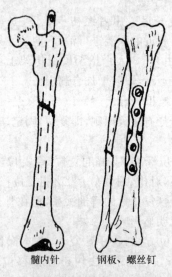

髓内针　　　　钢板、螺丝钉

图 19-16 骨折内固定

3. 康复治疗　是骨折治疗的重要阶段,能使患肢血运畅通,预防关节僵硬和肌萎缩。康复治疗须贯穿整个治疗过程中,遵循循序渐进及主动运动为主、被动运动为辅的原则。骨折早期:1～2周内应以患肢肌肉舒缩活动为主;骨折中期:两周以后开始骨折上下关节活动;骨折晚期:当临床愈合后,加大各关节的活动范围,促进关节活动范围和肌力恢复,早日恢复正常功能。

4. 开放性骨折的处理原则　应力争伤后6～8小时内彻底清创,复位后酌情选用外固定或内固定器材固定,术后常规使用抗生素及 TAT。

（八）护理诊断、问题

1. 疼痛　与骨折有关。

2. 体液不足　与伤后出血有关。

3. 自理能力缺陷　与伤后肢体制动、卧床有关。

4. 焦虑　与担心愈后肢体功能有关。

5. 皮肤完整性受损　与固定或长期卧床有关。

6. 潜在并发症:感染、脂肪栓塞、骨筋膜室综合征、压疮、缺血性肌挛缩、骨化性肌炎、关节僵硬、创伤性关节炎等。

（九）护理措施

1. 一般护理

（1）心理护理:要及时与患者进行沟通,了解患者的心理状态,有目的地进行心理疏导,帮助患者建立战胜疾病的信心和勇气;要关心患者的需求,适时进行康复指导。

（2）生活护理:多给予患者生活上的照顾,满足患者的基本生活需求。

（3）饮食护理:根据病情给予合理饮食,鼓励患者进食清淡、高蛋白、高热量、高维生素、含粗纤维多的食物,例如瘦肉、豆制品、奶类、蛋类、新鲜的淡水鱼、新鲜的蔬菜、新鲜的水果等。

（4）疼痛的护理:①加强观察,明确疼痛的原因。②根据疼痛的原因,采取相应措施。骨折患者在现场急救时给予临时固定,以减轻转运途中的疼痛;若发生骨筋膜室综合征,则应及时解除压迫,必要时手术切开减压。③疼痛轻者,可教会患者缓解疼痛的方法,如转移患者的注意力、放松疗法等。④对诊断明确者,可应用镇痛药物,减轻患者痛苦。

2. 病情观察　安置舒适体位,密切观察患者的意识、生命体征、尿量和患肢情况,认真作好记录,及时发现与处理并发症。

3. 康复治疗　在病情许可的情况下,应尽早进行,是防止并发症和及早恢复功能的重要保证。应在医务人员的指导下进行。具体来说可分3个阶段。

（1）早期:伤后1～2周内,目的是促进患肢血液循环,消除肿胀,防止肌肉萎缩。锻炼的主要形式是在关节不活动的情况下,患肢肌主动收缩舒张活动。

（2）中期:受伤2周后,目的是防止肌肉萎缩和关节僵硬。锻炼的主要形式除继续增强患肢肌肉舒缩活动外,应在医务人员的帮助下进行骨折部位上、下关节的活动。

（3）晚期:骨折已达临床愈合标准,外固定已拆除。目的是增强肌力,克服挛缩与恢复关节功能。此时是康复治疗的关键时期,锻炼的主要形式是加强患肢关节的活动和负重,并辅以物理治疗和外用药物熏蒸。

4. 积极预防并发症　骨折常由严重的创伤所致,有时骨折本身并不重要,重要的是骨折伴有严重的组织或器官损伤,常引起严重的全身反应,甚至危及患者的生命。因此,对骨折治疗过程中可能出现的严重并发症,应特别加以预防并及时予以正确处理。

（1）休克:多见于严重骨折,如大腿骨折、骨盆骨折,或发生于多发性损伤。预防方法:密切观察病情,注意生命体征,尽早发现,及时处理,骨折固定、扩容、镇静止痛等。

（2）血管神经损伤:易发生于颅骨骨折、脊椎骨折、肱骨髁上骨折等。仔细检查,尽早发现,恰当处理。

（3）脂肪栓塞:骨折后骨髓腔血肿张力过大,骨髓破坏后的脂肪滴进入破裂的静脉窦内,引起肺、脑栓塞。及时发现,迅速处理。常用治疗护理措施有保持呼吸通畅、给氧或应用呼吸机、高坐体位、维持体液平衡、使用糖皮质激素及抗凝血制剂等。

（4）骨筋膜室综合征:由外固定过紧或内出血较多,导致骨筋膜室内压力过大。引起室内的神经肌肉等组织急性缺血坏死,多见于前臂骨折和小腿骨折。主要表现为患肢红肿、持续剧烈疼痛,肢体远端动脉搏动减弱或消失、麻木、指或趾屈曲,全身可有中毒表现,如高热、血压下降、休克、肾衰竭等。需要紧急处理,立除过紧的外固定,内部血肿切开减压,禁忌患肢抬高,以免加重缺血。

（5）内脏损伤:颅骨骨折引起脑损伤,肋骨骨折带来肺、肝或脾损伤,骨盆骨折引起尿道、直肠损伤等。应详细询问损伤史,仔细检查,注意意识、呼吸、腹痛、尿血、便血等情况,不应漏诊。一旦发现异常,积极处理。

5. 小夹板固定患者的护理

（1）配合固定:根据骨折的部位选择相应规格的小夹板,准备衬垫物、固定垫和捆绑绷带等;复位后保持患者肢体置于固定位,便于医生固定。

（2）固定后护理

1）抬高患肢:以利于肢体静脉、淋巴回流,减轻肿胀和疼痛。

2) 固定后观察:注意捆绑绷带的松紧,以绷带结能向近、远端方向各移动 1cm 为宜。观察患肢远端的颜色、感觉、运动、肿胀、温度及动脉搏动等,以判断有无神经、血管受压或骨筋膜室综合征。

3) 健康教育:告知患者若出现患肢远端肿胀、发凉、疼痛、麻木、青紫、活动障碍、脉搏减弱或消失,应及时通知医生;小夹板的松紧可随着肢体的肿胀程度而变化,若发现过松或过紧,应请医生调整;遵医嘱定期拍摄 X 线片复查,骨折愈合后拆除小夹板;固定期间及拆除小夹板后,按要求进行功能锻炼。

6. 石膏固定患者的护理

(1) 配合固定:清洗患肢皮肤,如有伤口先更换敷料;准备石膏绷带、温水(40℃左右)、棉织套等衬垫物;用手掌扶托或固定肢体于所需位置。

(2) 固定后护理

1) 加快干涸:石膏从硬固到干涸需要 24～72 小时,可通过提高室温、灯泡烤照、红外线照射等促其干涸。但应注意局部加温,温度不宜过高,以防石膏传热导致灼伤。

2) 安置体位:石膏干燥之前应维持在要求体位,不要过早搬动患者,必须搬动时应用手掌平托石膏固定的肢体,以防石膏变形或折断。石膏干燥后应抬高患肢,以利于肢体静脉、淋巴回流,减轻肿胀和疼痛。

3) 固定后观察:①固定局部有无疼痛或压迫感,肢体远端有无肿胀、发凉、疼痛、麻木、苍白或青紫、活动障碍、脉搏减弱或消失等血运障碍表现,必要时协助拆除石膏固定或行石膏管型"开窗";②石膏型有无污染、松脱、折断等,若有污染可用毛巾蘸少许肥皂液轻轻擦拭,若有松脱或折断,应协助重新固定;有无血液或渗液渗出石膏外,并定时观察渗出范围有无扩大,必要时协助"开窗"检查;③躯体石膏包扎后有无持续恶心、反复呕吐、腹胀及腹痛等石膏综合征表现。

4) 预防并发症:石膏包扎固定患者可发生骨筋膜室综合征、化脓性皮炎、压疮、坠积性肺炎、骨质疏松等并发症。应仔细观察肢体有无血管、神经功能障碍症状,石膏缘处皮肤有无红肿、糜烂或渗出等表现,定时为患者翻身、叩背,鼓励深呼吸、有效咳嗽、咳痰,指导功能锻炼等,防止发生并发症。

5) 健康教育:告知患者妥善保护石膏,防止污染、受潮或折断;若固定局部出现瘙痒、疼痛或固定肢体远端出现肿胀、苍白、青紫、发凉、疼痛、麻木、活动障碍、脉搏减弱或消失等,应及时报告,不可擅自处理;皮肤出现瘙痒时不可用指甲或锐利物搔痒;石膏松脱或局部压迫感时,不可自行填塞物品;按照指导进行功能锻炼;遵照医嘱按期拆除固定物。

6) 拆除石膏:骨折愈合后,准备拆除石膏用物,配合医生拆除石膏。石膏拆除后,用温水清洁皮肤,

涂擦皮肤保护剂,并指导患者继续进行功能锻炼,尽快恢复患肢各关节的功能。

7. 牵引治疗患者的护理

(1) 配合牵引:清洗患肢皮肤,必要时剃除较长的毳毛。准备牵引用物,如牵引架、牵引绳、牵引弓、滑轮装置、牵引砝码等。此外,皮牵引还应准备纱布垫、胶布、绷带、扩展板、苯甲丁酸;骨牵引还应准备消毒用品、不锈钢针、骨钻、骨锤等。摆好并扶持肢体于要求体位,配合牵引。骨牵引装置连接成功后,钢针的两端穿套胶盖小瓶,以防钢针刺伤对侧肢体或划破被服。

(2) 牵引后护理

1) 安置体位:将床头或床尾抬高 15～30cm,利用患者体重形成与牵引力方向相反的对抗牵引。按照牵引复位和固定要求安置体位,并维持该治疗体位。

2) 保持有效牵引:牵引绳应始终在滑轮的滑槽内且中途无阻力(如被服阻挡或压迫等);牵引砝码重量适宜且处于悬空状态,不受阻力或限制(如触地或中途搁置);牵引肢体远端离开床栏且不受枕褥等阻挡;皮牵引者应确保胶布贴敷和固定牢靠。

3) 牵引后观察:①观察牵引肢体远端的感觉、运动和血液循环情况,皮牵引尤应注意有无血管、神经受压、皮肤水疱或皮炎等症状;②定期测量患肢长度并与健侧比较,以防过度牵引;③颅骨骨牵引应每日检查和旋紧牵引弓螺母,防止牵引脱落;④肢体骨牵引,应注意钢针有无左右移位,若有移位应通知医生处理。

4) 预防感染:骨牵引时穿针处皮肤应保持清洁,用无菌敷料覆盖。针孔处滴 70% 乙醇溶液,每日 1～2 次,若有血痂不可随意清除,以防发生感染。

5) 预防并发症:牵引复位和固定患者可发生皮炎、足下垂、压疮、坠积性肺炎、便秘等并发症。胶布牵引时,注意胶布边缘皮肤有无水疱或炎症改变,若有上述情况,根据情况抽吸水疱或换药处理,必要时改用其他牵引。下肢牵引时,应在膝外侧加棉垫,防止腓总神经受压,应用足底托板固定踝关节,防止足下垂。骨突部位应用棉垫、气圈、气垫等加以保护。

6) 康复治疗:指导患者进行非固定部位的功能锻炼,如下肢牵引可利用悬挂拉手或支撑双上肢进行起卧锻炼。

8. 手术切开内固定患者的护理

(1) 手术前护理:开放性骨折者,应按急症手术做好术前准备,并遵医嘱给予抗菌药物和 TAT 预防感染,有休克者,应先抗休克,休克纠正后再行手术。限期或择期手术者,按手术前常规准备,尤应注意严格进行皮肤准备。

（2）手术后护理：卧硬板床，四肢骨折手术后，肢体置于抬高位或根据治疗要求安置合适的体位；脊柱手术后取俯卧位或仰卧位。骨折复位内固定术后，常配合石膏外固定，按石膏包扎后护理。对患者卧床时间较长、生活不能自理者，应做好皮肤护理，提供生活照顾。指导患者进行功能锻炼。

（十）健康教育

康复治疗是骨折治疗和康复的重要措施之一，也是健康教育的重点内容。

1. 康复治疗的目的 康复治疗能促进局部和全身血液循环，防止肌肉萎缩和关节周围软组织粘连，有利于功能恢复。

2. 康复治疗的注意事项 应主动锻炼与被动锻炼结合，不受治疗限制的肌肉和关节均应坚持锻炼；功能锻炼应循序渐进，强度从弱到强，时间从短到长，以不感到疲劳和明显疼痛为宜；锻炼后患肢轻度肿胀，经晚间休息后能够消肿的可以坚持锻炼，若肿胀较重并伴有疼痛，则应减少活动，抬高患肢，待肿胀疼痛消失后再恢复锻炼；若锻炼时突然出现骨折部位疼痛，应暂停锻炼并做进一步检查，以确定有无新发生的损伤。

附1

正骨八法

①手摸心会：结合X线所见，仔细触摸伤肢，了解骨折的部位和移位情况，以便选择适当的复位手法；②拔伸牵引：沿着肢体纵轴方向在骨折远、近两端进行对抗牵引，以克服肌张力，矫正缩短移位，恢复肢体长度；牵引时用力宜由轻到重、持续施力，切不可骤用暴力；用力大小，应根据患者年龄、体质、骨折部位、缩短情况决定；③旋转屈伸：关节附近的骨折，应屈伸或旋转骨折远端以适应骨折近端，矫正旋转或成角移位；④捺正端提：以捺正手法纠正侧方移位，两手掌相对挤压或用手提起下陷断端，按下突起的骨端；⑤摇摆叩击：骨折基本复位后断端可能仍有裂隙，为使骨折端紧密接触，可用两手固定骨折部，由助手在维持牵引下稍稍摇摆骨折远端，或纵向叩击，使骨折端紧密结合；⑥夹挤分骨：两骨并列部位，如尺桡、胫腓、掌骨、跖骨骨折后，复位时应以手指捏挤骨间隙，矫正成角移位及侧方移位使两骨分开；⑦折顶回旋：横断或锯齿状的骨端，有时靠牵引不能完全纠正缩短移位，可用两拇指压住突起的骨断端，其余两手四指环抱陷下的另一骨断端，先加大骨折原有成角，等拇指感觉到两骨断端的骨密质已经相接触时，即作反折使断端对合；回旋手法是按造成骨折径路的相反方向回旋，直至两骨折端的面对面为止；⑧按摩推拿：骨折复位后，对骨折周围软组织轻轻按摩推拿，达到散瘀消肿、舒筋活络的目的。

附2

小夹板固定

1. 适应证与禁忌证 小夹板固定主要适用于四肢骨折，如闭合性管状骨骨折、创口小易愈合的开放性骨折、能手法复位的陈旧性骨折。对肿胀严重、疑有血管或神经损伤、合并感染的开放性骨折及需长途运送者不得应用。

2. 小夹板及固定垫的制备 ①小夹板多用杉树皮、柳木板、竹片或塑料等制成，夹板的厚度大约0.5cm，其长度一般不超过骨折肢体上、下关节，为了适合肢体或关节外形，可用火烤弯进行塑形。小夹板宽度的总和应略窄于伤肢的最大周径，使每两块小夹板之间有一定的空隙。夹板边缘及四角需锉磨圆滑，在接触皮肤的一面垫一薄层毡片或棉花，使之柔软，以免压迫皮肤。②固定垫常用质地柔软的毛头纸或纱布折成不同的形状，分方形垫、塔形垫、高低垫、分骨垫等。

3. 固定方法 ①放置固定垫：用胶布固定。仅有侧方移位时，通常放两垫即可，分别置于骨折端的侧方（两点挤压法）；如为成角畸形，一垫置于凸侧，另两垫置于凹侧（三点挤压法）；②安放小夹板：一般常用前、后、左、右4块，依次放好；③捆绑横带：多用4条，将结打在肢体外侧板上，松紧度以能用手指将横带上下移动1cm为准。

附3

石膏固定

1. 操作注意事项 ①石膏绷带固定前，应清洁皮肤，有伤口则先换药；②将肢体关节固定于功能位或所需的特殊位置；③在骨突起或软组织较少的部位加棉花等厚衬垫，以免引起压迫性溃疡；④当需要加强石膏绷带时，先制作石膏条（夹板），即根据需要的长度，来回重叠石膏绷带约6层厚，然后放入水桶内浸透，再取出迅速摊开，并以手掌压紧抹平成一整体，置于预定部位按抚妥贴，外缠绷带；⑤桶内盛约40℃的温水，从密封处取出石膏绷带卷逐一浸入水内，待气泡排尽，以双手握其两端，挤出多余水分，立即包缠，浸泡或取出过久石膏绷带卷将变硬；⑥石膏绷带卷行滚过式包缠，后一周重叠前一周的1/3～1/2，骨折处多缠几圈以求紧固，关节的伸屈面可用石膏条（石膏夹板）加固，厚度一般9～12层，每缠一层均用手掌抹平，使之整体凝合；⑦当石膏尚未干时，在一定部位施加均匀的平面性压力，按肢体轮廓塑形；⑧石膏稍干后，用小刀修除多余部分,务必露出指(趾)尖,继用手掌磨平石膏表面,并在石膏上写明诊断及固定日期,有创口或需开窗者,宜画出位置;⑨石膏未完全干固前禁止搬动,以免折断;也不可搁置在硬板上,否则将压坏。

二、常见骨折

(一)锁骨骨折

1. 病因和类型 锁骨骨折(fracture of clavicle)多数由间接暴力所致,如跌倒时手掌着地或肩外侧着地,好发于锁骨中1/3处。成人多为短斜形,儿童可为青枝骨折。锁骨骨折后,其近侧端因胸锁乳突肌的牵拉而向上向后移位,远侧端因受上肢重量的牵拉而向下,又因胸大肌等的牵拉向前向内移位,而致断端重叠(图19-17)。

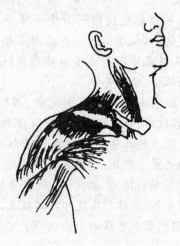

图 19-17 锁骨骨折

2. 临床表现和诊断 骨折后局部肿胀,有压痛和畸形,因锁骨位于皮下,易于触及移位的骨折断端。粉碎性骨折的骨片偶可刺破胸膜,出现皮下气肿或气胸;有时损伤臂丛神经或锁骨下动、静脉。X线检查可了解骨折的具体情况。

3. 治疗 ①儿童的青枝骨折及成人无移位的骨折,仅用三角巾悬吊患肢2~4周即可开始活动;②复位方法:患者挺胸叉腰端坐,局麻后,术者将伤侧肩部向外、上、后方拉动,以一腿屈膝顶于患者的两肩胛骨之间,以骨折远端对接近端;③固定方法:"∞"(横8字)形绷带固定,在术者维持双肩向后、外、上的牵引力下,先于两侧腋窝内各置一个较大的棉垫,用绷带作"∞"形包扎5~7层,外加宽胶布粘贴,固定4周左右;④功能锻炼:经常注意挺胸抬肩、主动进行握拳、旋腕、屈伸肘关节,后伸两肩锻炼,睡觉时仰卧、肩胛区垫薄枕。

4. 护理措施 用"∞"形固定者,需注意既要保持有效固定,又不能压迫太紧,尽量卧床休息;向患者说明保持正确卧位的重要性,以取得患者的合作;康复治疗局部固定后即可开始。

(二)肱骨干骨折

1. 病因和类型 肱骨干骨折(humeral shaft fracture)由直接暴力所致之骨折,常见于肱骨中1/3,多为粉碎性或横断形;由间接暴力所致之骨折,多见于肱骨干下1/3,多为斜形或螺旋形。骨折线在三角肌止点以上时骨折近侧端因受胸大肌、背阔肌及大圆肌的牵拉而向前向内移位,远侧端因肱二头肌、肱三头肌的牵拉而向上移位。肱骨干中下1/3交界处之后有一条桡神经沟,有桡神经紧贴而过,该部骨折时极易损伤桡神经(图19-18)。

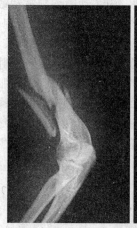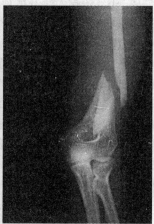

图 19-18 肱骨干中下段粉碎性骨折

2. 临床表现和诊断 局部有肿胀、疼痛和压痛,上臂出现短缩、成角畸形,有异常活动及骨擦音(感)等;合并桡神经损伤时可表现腕下垂,掌指关节不能伸直,拇指不能外展,手背桡侧皮肤感觉减退。X线检查可显示骨折具体情况。

3. 治疗方法 ①闭合骨折:一般用手法复位外固定;②合并桡神经损伤时可先观察3个月,如无恢复现象,再做桡神经探查术。

4. 护理措施 复位固定后用悬吊带悬吊前臂于胸前6~8周。观察有无患侧腕下垂、掌指关节不能伸直、手背桡侧皮肤感觉减退或消失等桡神经损伤表现。早期进行手指、腕关节的运动及上臂肌肉的主动舒缩运动;2~3周后进行肘关节伸屈和肩关节的收展、伸屈活动;4~6周进行肩关节的旋转活动。

(三)肱骨外科颈骨折

1. 病因与类型 肱骨外科颈是指解剖颈下2~3cm处,肱骨外科颈骨折(fracture of surgical neck of humerus)常因跌倒时手部或肘部着地造成,患者以壮年、老年居多。由于伤时的伤肢所处的位置不同,骨折后出现不同的移位,分为无移位型、外展型、内收型(图19-19)。

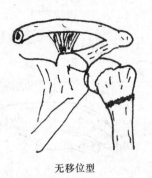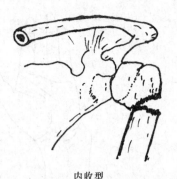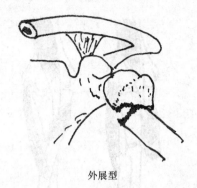

无移位型　　　　　　　内收型　　　　　　　　外展型

图 19-19 肱骨外科颈骨折

2. 临床表现和诊断　患肩疼痛、肿胀、瘀斑、活动受限,骨折处有明显压痛;若断端有嵌插时可缺乏骨折的专有体征。X 线检查可明确骨折类型及移位情况。

3. 治疗　无明显移位者仅在腋窝置以大棉垫,并用三角巾悬吊患肢 1～2 周,即可开始活动。外展型、内收型均可行手法复位,一般采用小夹板固定;早期功能锻炼应注意外展型避免外展活动、内收型不宜内收活动。

4. 护理措施　复位固定后,观察有无患侧动脉搏动减弱或消失,手部皮肤苍白、发凉、麻木,被动伸指疼痛等缺血表现。2 周内进行手指和腕关节的活动,2 周后进行肩关节的活动,解除固定后进行肘关节的伸屈功能锻炼。晚期应观察有无骨化性肌炎、肘内翻畸形或缺血性肌挛缩等并发症。

（四）肱骨髁上骨折

1. 病因和类型　肱骨髁上骨折（supracondylar fracture of humerus）是指肱骨干与肱骨髁交接处发生的骨折,多见于儿童,根据暴力的不同和骨折移位的方向,可分为屈曲型和伸直型（图 19-20）;其中伸直型占 90% 以上,因跌倒时肘关节处于过伸位,掌心着地,骨折远端向后上方移位,易挤压损伤肱动脉、静脉和正中神经;屈曲型发生于肘关节屈曲位跌倒肘后方着地时,因暴力由后下方撞击尺骨鹰嘴,使远折端向前上方移位,合并血管、神经损伤少见。

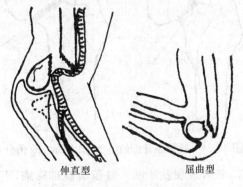

伸直型　　　　　　屈曲型

图 19-20 肱骨髁上骨折的类型

2. 临床表现和诊断　受伤后肘部明显肿胀疼痛,活动障碍。患肢短缩,伸直型肘部向后方突出,呈半屈位畸形,易误诊为肘关节脱位,肘后三角关系正常,可予鉴别。X 线检查可进一步确诊。

3. 治疗方法　①伸直型骨折:应及早手法复位,尽快解除骨端压迫血管神经,用石膏托固定于屈肘位,必须注意桡动脉搏动,若搏动减弱,宜将肘关节稍伸直一些,术后密切观察患肢血运,随时调节关节的屈曲程度;②屈曲型骨折:于伸直位牵引复位,用石膏托固定于伸肘位;③若伤肢过度肿胀,甚至有水疱形成,手法复位很难成功,宜改为尺骨鹰嘴持续牵引,待数天后水肿消退再复位固定;④合并有肱动脉损伤应及时手术探查。

4. 护理措施　复位固定后,保持屈肘 60°～90° 用悬吊带悬吊前臂于胸前 4～5 周。尺骨鹰嘴牵引者,牵引重量应维持为体重的 1/20～1/15,并保证牵引系统的有效性。观察有无患侧桡动脉搏动减弱或消失,手部皮肤苍白、发凉、麻木,被动伸指疼痛等前臂缺血表现。2 周内进行手指和腕关节的活动,2 周后进行肩关节的活动,解除固定后进行肘关节的伸屈功能锻炼。晚期应观察有无骨化性肌炎、肘内翻畸形或缺血性肌挛缩等并发症。

（五）前臂骨折

1. 病因与类型　前臂骨折可为单根,亦可为双根。可由直接暴力、间接暴力、扭转暴力引起,当发生双骨折时极易重叠、旋转、成角和侧方移位,桡骨上 1/2 骨折,近端由于肱二头肌和旋后肌的牵拉呈屈曲、后旋位,远折端因旋前圆肌及旋前方肌的作用而旋前;桡骨下 1/2 骨折时,骨折线若位于旋前圆肌止点以下,近折端受旋后肌、旋前圆肌的牵拉而处于中立位（图 19-21）。

2. 临床表现和诊断　局部肿胀、疼痛,旋转功能障碍,可有肢体畸形、异常活动、骨擦音或骨擦感。X 线检查可明确骨折类型及移位情况,摄片需包括上、下尺桡关节,并注意有无脱位。

3. 治疗方法　关键是恢复前臂的旋转功能,必

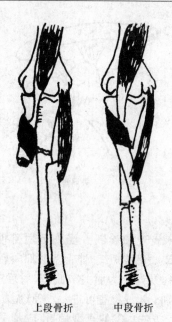

上段骨折　　　中段骨折

图 19-21　尺桡骨骨折的移位

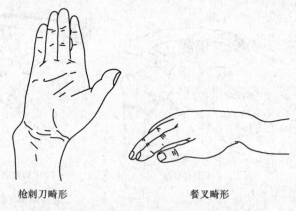

枪刺刀畸形　　　　　　餐叉畸形

图 19-22　伸直型骨折的畸形

须使骨折端正确对位。一般行手法复位、外固定；手法复位失败或不稳定骨折，需及时切开复位内固定。

4. 护理措施　复位固定后，屈肘、前臂置于功能位，用悬吊带悬吊于胸前 5～6 周。观察患肢有无剧烈疼痛，手部皮肤苍白、发凉、麻木，被动伸指疼痛，桡动脉搏动减弱或消失等前臂缺血及骨筋膜室综合征表现。2 周内做用力握拳和伸直动作，以加强前臂肌肉的舒缩运动；2 周后开始肘、腕及肩关节的活动，但禁止前臂旋转运动；4 周后开始前臂旋转运动；解除外固定后，进行上肢各关节全活动范围锻炼。

（六）桡骨下端骨折

1. 病因与类型　桡骨下端骨折是指发生在桡骨下端 3cm 以内的骨折，一般由间接暴力引起，以伸直型骨折（Colles fracture）多见，因跌倒时前臂旋前、腕背伸，手掌着地骨折远端向背侧、桡侧移位；屈曲型少见，由于跌倒时手背着地，腕关节急剧掌屈所致，其远端向掌侧移位。

2. 临床表现和诊断　腕关节明显肿胀疼痛、压痛及功能障碍，伸直型远侧端向背侧及桡侧移位，正面是"枪刺刀"畸形，侧面是"餐叉"畸形（图 19-22）。屈曲型与伸直型相反，远侧端向掌侧移位。X 线检查，可明确诊断及区分骨折类型。

☞考点：Colles fracture 的畸形

3. 治疗方法　手法复位、外固定，一般不需要手术。

4. 护理措施　复位固定后，屈肘、前臂置于功能位，用悬吊带悬吊于胸前 3～4 周。固定期间观察手部血液循环情况。2 周内进行手指伸屈活动，2 周后可进行腕关节的背伸和桡侧偏斜活动及前臂旋转活动，解除固定后加强腕关节全活动范围锻炼。

（七）股骨颈骨折

1. 病因与分类　股骨颈骨折（fracture of femoral neck）常因扭转跌倒时引起，按骨折线的部位，分为头下型、经颈型和基底型（图 19-23），由于股骨头血液供应差、愈合慢，加之常复位不良极易形成股骨头缺血坏死，根据 X 线正位片上显示的骨折线倾斜度（骨折线与两髂嵴连线的夹角），大于 50°者为称内收型，此型常有移位、剪力大、固定困难，不愈合率高；小于 30°者称外展型，此型多有嵌插、剪力小、较稳定，愈合率较高（图 19-24）。

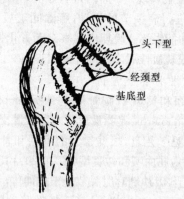

头下型
经颈型
基底型

图 19-23　股骨颈骨折的类型（按部位分）

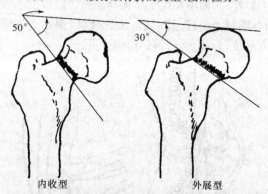

50°　　　　　　30°

内收型　　　　　外展型

图 19-24　股骨颈骨折的类型（按 Pauwells 角分）

2. 临床表现及诊断　跌倒后髋部疼痛，不能站立和走路，活动髋关节诱发疼痛，患肢呈屈曲、短缩、外旋、内收畸形,足跟纵向叩击痛,股骨大转子上移;但某些无移位或外展嵌插骨折的患者,在伤后仍能行走。X线检查可明确诊断和移位情况。

3. 治疗　①无移位的嵌插外展骨折:可持续皮牵引4~8周,约3个月后开始离床扶双拐活动,约半年后方可离拐负重;②内收型或有移位的股骨颈骨折:在手法或牵引复位的基础上行加压螺纹钉内固定(图19-25);③65岁以上的老年人,长期卧床易引起严重并发症,可行人工股骨头或全髋关节置换术(图19-26)。

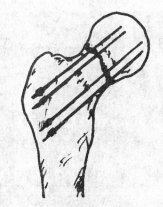

图 19-25　股骨颈骨折多针内固定

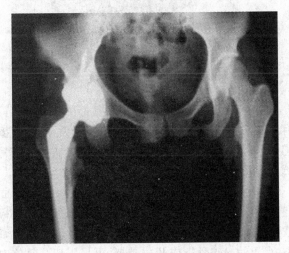

图 19-26　人工髋关节置换术后

4. 护理措施

(1) 维持体位:持续牵引、内固定或人工股骨头置换术后均应穿丁字鞋,保持患肢外展中立位。变动体位时应保持肢体伸直,避免出现内收、外展及髋部屈曲动作,以防骨折移位。卧床期间进行股四头肌等长收缩训练和踝、趾的伸屈活动,并注意观察有无压疮、坠积性肺炎、尿路感染等并发症。

(2) 康复治疗:牵引治疗8周后可在床上坐起,3个月后可扶拐下地不负重行走,6个月后逐渐弃拐行走。手术内固定治疗后3周后可坐起,活动髋、膝关节,6周后扶拐下地不负重行走,骨折愈合后可弃拐行走。人工股骨头置换术后,1周开始进行髋关节活动,2~3周可

扶双拐下地不负重行走,3个月后弃拐行走;恢复期不可盘腿、不可坐矮板凳,以防发生髋关节脱位。

(3) 预防并发症:股骨颈骨折卧床时间较长,可出现压疮、坠积性肺炎、泌尿系统感染等并发症,应做好皮肤护理,帮助患者定时翻身;定时叩背、指导深呼吸和有效咳嗽,促进排痰;鼓励患者多饮水,以增加尿量,冲刷尿路,预防泌尿系统感染。

(八) 股骨干骨折

1. 病因和类型　股骨干骨折(fracture of femoral shaft)均因强大暴力所致。骨折移位常因骨折的部位、暴力大小和方向及受伤的体位不同而异(图19-27)。

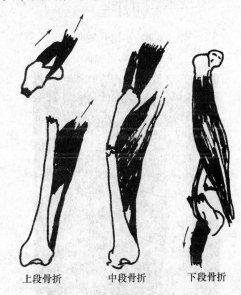

上段骨折　　中段骨折　　下段骨折

图 19-27　股骨干骨折的移位

2. 临床表现和诊断　受伤后局部肿胀、皮下瘀斑,出现成角、短缩、旋转等畸形,检查局部压痛、异常活动、骨擦感(音)。X线检查可明确骨折部位和移位情况。股骨下1/3骨折时应注意患肢远端的血运。出血量大时,可能出现休克。

3. 治疗　3岁以下儿童的股骨干骨折,可采用悬吊皮牵引(图19-28);4~12岁儿童可采用水平皮牵引,加小夹板固定4~6周;成人股骨骨折可采用持续胫骨结节牵引加小夹板固定6~8周,也可采用手术切开复位、内固定术(图19-29,图19-30)。

4. 护理措施　肢体放置并保持固定所要求的位置。观察有无坐骨神经损伤和腘动脉损伤的症状和体征,有无压疮、坠积性肺炎、尿路感染等卧床并发症。2周内进行股四头肌等长收缩训练和踝、趾伸屈活动,2周后开始膝关节伸直活动,5~6周后可扶拐下地不负重行走,去除外固定后进行膝关节和髋关节全活动范围锻炼,并逐渐进行负重行走。小儿行双下肢垂直悬吊皮肤牵引时,应保持臀部悬离床面,并注意观察双侧下肢末梢血运、感觉和运动情况。

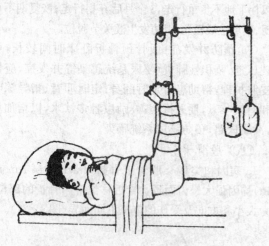

图 19-28 小儿悬吊牵引

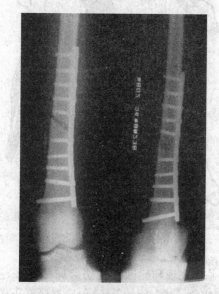

图 19-29 股骨骨折加压钢板内固定术后

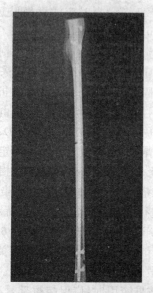

图 19-30 股骨骨折带锁髓内针内固定术后

（九）胫腓骨骨折

1. 病因和类型　胫腓骨骨折常因直接暴力所致，以横形、粉碎性多见；少数因间接暴力、高处跌下、强烈旋转引起长斜形或螺旋形骨折；以胫腓骨双骨折多见（图 19-31），单胫骨次之，单腓骨最少；骨折端易刺破皮肤形成开放骨折，胫骨近端骨折可压迫和损伤腘血管，中段骨折可引起骨筋膜室综合征，下段因血运不良有延迟愈合或不愈合的可能，腓骨颈骨折可伤及腓总神经。

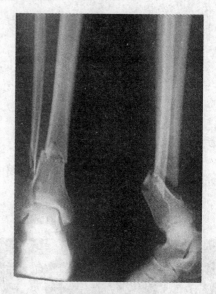

图 19-31 胫腓骨骨折

2. 临床表现和诊断　受伤后局部肿胀、疼痛，可有短缩，成角、旋转畸形，查体有压痛、异常活动、骨擦感（音），要注意有无并发症表现。X 线检查可确定骨折类型及移位情况。

3. 治疗　无移位的骨折采用小夹板或石膏固定，有移位的横形或短斜形骨折采用手法复位小夹板或石膏固定，不稳定的胫腓骨双骨折可采用跟骨牵引，严重的粉碎骨折或开放骨折，可采用切开复位内固定或外固定架固定。

4. 护理措施　保持患肢于固定所需要的位置。观察有无伤肢剧烈疼痛，足趾皮肤苍白、发凉、麻木，被动伸趾疼痛，足背动脉搏动减弱或消失等小腿缺血及骨筋膜室综合征表现；有无足下垂、小腿外侧及足背感觉障碍等坐骨神经或腓总神经损伤症状。2 周内进行足趾伸屈活动，2 周后进行踝关节和膝关节的伸屈活动，禁止在膝关节伸直状态下旋转大腿，以免影响骨折固定；6 周后进行扶拐下地不负重行走，解除外固定后进行患侧下肢全活动范围锻炼，并逐渐进行负重活动。

（十）踝部骨折

1. 病因和类型　踝部骨折（fracture of ankle）多

由间接暴力引起,由于暴力的大小,作用方向,踝部所处的姿势各不相同,将引起不同类型的骨折。可为单踝骨折、双踝骨折、三踝骨折(即内踝、外踝、加胫骨后唇或前唇骨折)。

2. 临床表现和诊断　局部肿胀、瘀斑,出现内翻或外翻畸形,活动障碍;查体可在骨折处扪到局限性压痛。X线检查可明确骨折部位、类型、移位方向。

3. 治疗　踝部骨折属关节内骨折,应力求解剖复位,恢复踝关节的稳定性。无移位的单踝或双踝骨折可用石膏固定;有移位的骨折应切开复位、内固定。

4. 护理措施　踝部骨折后石膏固定6～8周,固定期间要密切观察患肢情况,可进行康复治疗。

（十一）脊柱骨折

1. 病因和类型　脊柱骨折(fracture of spine)包括椎体及附件骨折,可合并脱位,若损伤脊髓常发生截瘫;多由间接暴力引起,如从高处跌落时臀部或足着地,冲击性外力向上传达至脊柱发生骨折,以$T_{11,12}$、$L_{1,2}$最多见(图 19-32)。根据受伤时外力作用的方向分为:①屈曲型:最多见(约占90%),外力使身体猛烈屈曲,椎体前方被压缩、棘上韧带亦易断裂;②伸直型:较少见,如高处面跌倒或坠落的中途被物体阻挡,使脊柱呈过伸位,前纵韧带断裂、椎体可横形裂开、后部附件受挤压致骨折。

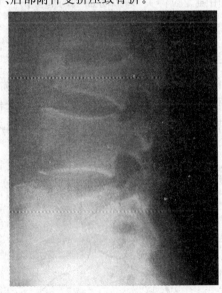

图 19-32　腰椎骨折

2. 临床表现和诊断　伤处疼痛,不能坐立或翻身;局部肿胀、压痛、后凸畸形;若脊髓损伤,则出现截瘫平面以下感觉、运动、反射、大小便障碍。X线检查可显示骨折或脱位的性质及程度,CT、MRI检查可进一步明确骨折移位、脊髓损伤的情况。

3. 治疗　目的是恢复脊髓功能和脊柱的稳定。①现场急救,除抢救生命外,搬运疑有脊柱骨折患者时,须有三人以上平托或将其成一整体滚动至木板

上,切忌一人端抱或一人抬头一人抬脚,避免加重脊髓损伤;搬运疑有颈椎骨折患者时,须一人双手牵引头部,保持与躯干长轴一致,随躯干相应的转动,以防颈椎过伸、过屈和旋转,平卧于硬板上,头颈两侧用沙袋垫好,限制头颈部活动;②无脊髓损伤的骨折,一般仰卧于硬板床,骨折部位垫枕,以后逐步加强腰背肌锻炼,8～10周骨折基本愈合;③合并有脊髓损伤的截瘫患者要尽早手术,解除对脊髓的压迫,恢复脊柱的稳定,为脊髓的功能恢复创造一个良好的环境。

4. 护理措施　安置患者卧硬板床,取仰卧位或俯卧位;每2～3小时进行一次轴式翻身,并保持床单清洁干燥、无皱褶,使用气垫、气圈等使骨突部悬空,对受压部位进行按摩;指导患者进行腰背肌训练和日常生活能力训练。

（十二）骨盆骨折

1. 病因　骨盆骨折(fracture of pelvis)多为直接暴力挤压所致,如车碾压伤、高空跌伤、房屋倒塌砸伤等。

2. 临床表现和诊断　局部疼痛、不能行走和翻身、活动下肢时疼痛加重,骨盆挤压、分离试验阳性;并发膀胱或尿道损伤时有血尿、尿外渗及排尿困难,大出血时可致腹膜后血肿并呈休克表现,肠破裂则出现腹膜炎或直肠周围感染等。

3. 治疗　无移位及并发症的骨折患者,宜平卧硬板床或加用宽大的布带包裹骨盆,4～6周开始扶拐活动;移位明显者,须行患侧股骨髁上牵引或用骨盆兜悬吊牵引6～8周。

4. 护理措施　骨盆骨折或合并其他脏器损伤时,必须密切观察生命体征、意识情况、皮肤黏膜等。向患者讲解皮肤护理的重要性,防止受压部位发生褥疮。骨盆托带悬吊牵引者,吊带要保持平衡,以防压疮。吊带要离床面约5cm,并要保证吊带宽度、长度适宜。下肢牵引者,一般是双下肢同时牵引,要置双下肢外展位,不能仅牵患肢一侧。康复治疗应根据患者的总体情况由被动运动过渡到主动运动,范围可由小到大、由浅到深、由单关节到多关节,由床上到床下,先易后难、循序渐进、逐步适应。

第 2 节　关节损伤患者的护理

/// 案例 19-2

　　张先生,30岁,乘坐客车时,因发生两车相撞事故受伤,于伤后1小时被紧急送入医院。神志清楚,自诉右髋剧烈疼痛、不能活动;查体见右下肢缩短,右髋屈曲内收内旋畸形,大转子上移。

问题:

　　考虑为何种情况? 请分析受伤的机制,应如何处理?

一、关节脱位概述

关节脱位指组成关节的各骨面失去正常的对合关系。

（一）病因及分类

1. 按发病原因分 ①外伤性脱位：正常关节遭受外力而致脱位，是最常见的一种；②先天性脱位：关节发育不良致关节不稳所引起的脱位，如先天性髋关节脱位；③病理性脱位：关节结构被病变破坏而发生的脱位，如关节结核或化脓性关节炎引起的关节脱位；④习惯性脱位：由于外伤性脱位处理不当使关节囊及韧带未能很好地修复而发生松弛，致该关节屡次发生脱位。

2. 按脱位程度分 ①完全性脱位：关节完全失去对合关系；②不完全性脱位：关节部分失去对合关系。

3. 按脱位后的时间分 ①新鲜脱位：3周以内的脱位；②陈旧脱位：3周以上的脱位。

4. 按脱位关节与外界的关系分 ①闭合性脱位：皮肤完整，关节腔与外界不相通；②开放性脱位：皮肤软组织破损，关节腔与外界相通。

（二）诊断

1. 有外伤史，伤处疼痛、肿胀、关节功能障碍。

2. 关节脱位专有体征 ①畸形：外形改变，伤肢缩短或延长；②弹性固定：脱位关节被动固定在畸形位置上，被动运动时可感到有一种向畸形位置回弹的抗力；③关节空虚感或触及异位的骨端。

3. X线检查 除能证实脱位，还可以明确是否合并骨折。

☞考点：脱位专有体征

（三）治疗

关节脱位的治疗原则是复位、固定和功能锻炼。

1. 复位 一般以手法复位为主，若手法复位失败、有关节内骨折、并发血管神经损伤或陈旧性脱位者可手术切开复位。

2. 固定 一般固定3~4周，以使受损的关节囊、韧带等组织得以修复。

3. 功能锻炼 早期进行肌肉的收缩活动，解除固定后逐渐加大关节的活动范围。

二、护 理

（一）护理诊断、护理问题

1. 疼痛 与软组织损伤和关节脱位有关。

2. 躯体移动障碍 与脱位后患肢功能丧失、治疗限制等有关。

（二）护理措施

1. 减轻疼痛 移动患者时，应帮助患者托扶固定患肢，动作轻柔，以免加重疼痛；对疼痛严重者，遵医嘱应用镇痛剂。

2. 生活和心理护理 安慰患者，提供周到的生活照顾，满足患者心理和基本生活需求。对能自我照顾的患者，应将日常生活用物放置于患者可自行取用的地方，以减轻由于活动受限而带来焦虑、烦躁等不良心理反应。在病情允许时，鼓励患者参与家庭及社会活动，以放松心情，减轻心理压力。

3. 协助复位和固定

（1）手法复位与外固定：复位前向患者说明复位的方法，争取患者的合作；安置患者于复位所需体位，较大关节脱位应先协助麻醉，以使肌肉松弛便于复位。复位时应配合固定躯干或牵引肢体，以利于复位操作。复位后协助固定关节于功能位，并做好固定后的有关护理。

（2）手术复位与内固定：手术前按骨科手术做好准备。手术后固定关节于治疗所需位置；用牵引或石膏固定的患者，按牵引或石膏固定后护理。观察术侧肢体末端的温度、颜色、肿胀、感觉、运动、动脉搏动等情况；观察切口敷料有无松脱、渗血，切口有无红肿热痛等感染征象。若发现异常情况，应及时通知医生，并协助处理。

4. 康复治疗 向患者及家属讲解康复治疗的重要性，根据患者具体情况指导功能锻炼的方法，并告知不可用强力拉伸关节，以防加重局部损伤。

三、常见的关节脱位

（一）肩关节脱位

肩关节脱位（dislocation of shoulder joint）占全身关节脱位的第二位，绝大多数为前脱位，当侧身跌倒，上肢极度外展、手掌着地时，肱骨头被间接暴力推向腋窝部，冲破关节囊而脱位。

1. 诊断 有典型的外伤史；呈方肩畸形（图19-33），

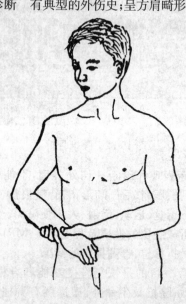

图19-33 肩关节脱位的方肩畸形

伤肢弹性固定于轻度外展位,患者常以健手托伤肢前臂;杜加(Dugas)征阳性,即患者伤肢肘部贴于胸部时手不能放置于对侧肩部或手放置于对侧肩部时肘部不能贴于胸部;关节盂空虚、可触及脱位的肱骨头。X线检查可明确诊断。

2. 治疗　在麻醉下手法复位,一般采用 Hippocrates 法(足蹬法):伤者仰卧,术者立于患侧,双手握住伤肢腕部,足跟置于腋下,沿肱骨纵轴方向牵引,逐渐加大牵引力及足蹬的推挤力,同时旋转上臂并内收、内旋即可复位(图 19-34)。复位后三角巾固定 3 周,以后锻炼肩关节活动。

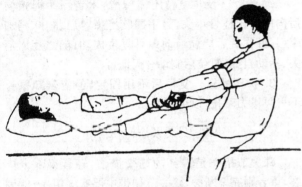

图 19-34　肩关节脱位复位方法(足蹬法)

3. 护理措施　固定期间指导患者进行腕部与手指活动;解除固定后,进行肩关节各方向的锻炼,如作手指爬墙外展、爬墙上举、滑车带臂上举、举手摸顶锻炼等,使肩关节功能完全恢复。

（二）肘关节脱位

肘关节脱位(dislocation of elbow)占全身各关节脱位的第一位,常为间接暴力所致的后脱位,因跌倒时上肢外展、肘关节过伸、手掌着地而发生。

1. 诊断　有典型的外伤史;有肘部增粗、前臂缩短畸形,关节弹性固定在 130°左右的位置,肘前扪及脱位的肱骨远端、肘后扪及尺骨鹰嘴,肘后三角关系发生改变。X线检查可明确诊断(图 19-35)。

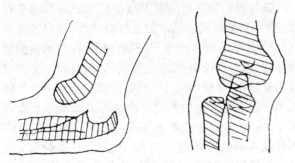

图 19-35　肘关节脱位的 X 线表现

2. 治疗　手法复位,助手持伤侧上臂对抗牵引,术者一手握腕部顺原畸形方向持续牵引,另一手用拇指由前向后推压肱骨远端、其余四指将鹰嘴突向前提拉;复

位后固定肘关节于 90°位 3 周,然后开始关节屈伸活动。

3. 护理措施　固定期间进行固定部位肌肉的等长性收缩锻炼及腕、指和肩关节活动;解除固定后进行全方位的肘关节功能锻炼,如肘部屈伸、前臂旋转、提物、推墙等。

（三）髋关节脱位

髋关节脱位(dislocation of hip)是因髋关节处于屈曲、内收位时,外力在膝部由前向后冲击,股骨头冲破后关节囊而脱出,称为后脱位(图 19-36);若股骨头从关节囊前方内下部分薄弱区穿破脱出,称前脱位(图 19-37);若股骨头冲破髋臼穿入盆腔内,称为中心型脱位,少见。

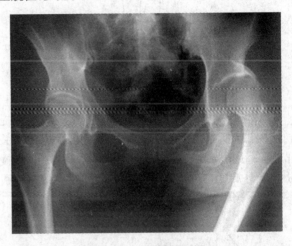

图 19-36　髋关节后脱位

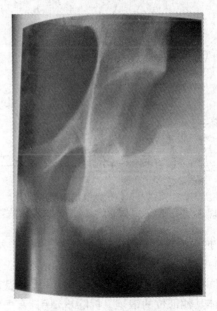

图 19-37　髋关节前脱位

1. 诊断　严重而典型的外伤史;后脱位时患肢屈曲、内收、内旋、短缩畸形(图 19-38)并弹性固定,患侧股骨粗隆上移,臀部膨隆,有时能触及股骨头。X线检查可了解脱位情况及是否合并髋臼骨折。

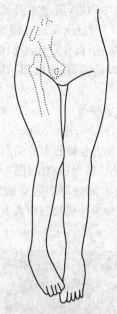

图 19-38 髋关节后脱位的畸形

2. 治疗 麻醉下手法复位,一般采用 Allis 法(提拉法):患者仰卧,助手压住骨盆,术者一手握住踝关节,另一手臂横放于腘窝部后方,屈髋、屈膝 90°缓慢提拉及外旋(图 19-39),即可复位;复位后持续皮牵引固定 3～4 周,再扶拐行走,3 个月后练习负重活动。

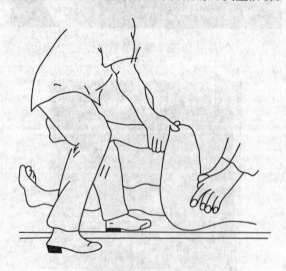

图 19-39 髋关节后脱位复位方法(提拉法)

3. 护理措施 固定期间患肢置于伸直、外展、中立位,避免髋关节屈曲、内收、内旋,禁止坐起。指导患者进行固定部位肌肉的等长收缩锻炼、患侧趾和踝关节及身体其他部位的锻炼。拆除皮牵引后,先卧床活动髋关节数日,再逐渐扶双拐下地活动,但 3 个月内患肢不可负重,以免发生股骨头缺血性坏死;3 个月后经X 线检查证实股骨头血供良好时,可尝试离拐步行。

案例 19-2 分析
考虑为右髋关节后脱位。发生事故时,患者处于屈膝、

髋关节屈曲内收及轻度内旋状态,膝部顶于前座椅背,汽车突然停驶时,膝部受到暴力,导致股骨头自髋关节囊的后下部薄弱区脱出。X 拍片检查证实为右髋关节后脱位,髋臼无骨折。在腰麻下行手法复位成功。

(四)桡骨头半脱位

桡骨头半脱位以 5 岁以下小儿多见,常因行走中跌倒或上阶梯时,被大人握住其手用力向上牵拉所致。

1. 诊断 多有前臂被牵拉史;局部疼痛,一般无肿胀或畸形,小儿不肯用该手取物或活动,桡骨小头处压痛,前臂旋后时疼痛加重。X 线检查无异常。

2. 治疗 及早复位不需麻醉,术者一手拇指向后向内挤压桡骨小头,另手握腕将患肘屈曲 90°稍加牵引,并作旋后旋前活动即可复位成功,随之疼痛消失、活动自如,复位后制动 3 天即可。

3. 护理措施 复位后不用固定,但应告知家长不可再暴力牵拉,以免复发。

四、踝关节扭伤

踝关节扭伤是踝部的韧带损伤,轻者仅部分撕裂,重者则完全断裂,踝关节韧带主要有 3 组:内侧副韧带、外侧副韧带、下胫腓韧带。

(一)病因

踝关节扭伤常发生在下台阶或在高低不平的路上行走时,踝关节于跖屈位遭受内翻或外翻暴力,使踝部韧带过度牵拉导致韧带部分损伤或完全断裂,也可致韧带被拉长、撕脱骨折、踝关节或下胫腓关节半脱位、全脱位;若急性韧带损伤修复不好、韧带松弛,导致复发性损伤,发生踝关节不稳定。

(二)诊断

有典型的关节扭伤史,内踝或外踝处及附近软组织肿胀,压痛,皮下淤血,在内翻或外翻时疼痛加重。X 线摄片可以明确是否伴有骨折或踝关节脱位。

(三)治疗

急性损伤应立即冷敷以减少局部出血及肿胀程度,48 小时后可局部理疗促进组织愈合;韧带部分损伤后松弛者,在踝关节 90°位极度内翻位(内侧副韧带损伤时)或外翻位(外侧副韧带损伤时)靴形石膏固定或用宽胶布、绷带固定 2～3 周;韧带完全断裂合并踝关节不稳者或有小的撕脱骨块也可采用靴形石膏固定 4～6 周;若骨折线进入关节,可切开复位、固定骨折片或直接修复断裂的韧带,术后用石膏靴固定 4周。对反复损伤、副韧带松弛、踝关节不稳者,应长期穿高帮鞋保护踝关节。

(四)护理措施

在扭伤初期,应停止活动,抬高患肢。48 小时后可用热毛巾外敷,以促使局部血液循环加快和组织间

隙渗出液的尽快吸收,从而减轻疼痛。待病情趋于稳定后,可逐步加大足踝部的活动。

第 3 节　骨关节化脓性疾病患者的护理

一、急性血源性化脓性骨髓炎患者的护理

急性血源性化脓性骨髓炎是化脓性骨髓炎最常见的一种,是由化脓菌感染所致,涉及骨膜、骨质与骨髓。

1. 病因病理　最常见的致病菌为金黄色葡萄球菌,先有其他部位的感染病灶如疖、痈、扁桃体炎和中耳炎等,经血液循环传播至骨,常发生在儿童的长管状骨的干骺端,因该处血管网丰富,血流缓慢,细菌易于停留繁殖;先在局部形成小的脓肿,继而扩散:①向外扩散:脓肿穿破骨质或骨小管扩散至骨膜下,形成骨膜下脓肿,再穿破骨膜,形成软组织内脓肿,直至穿破皮肤形成窦道;②向髓腔扩散:脓肿扩散至骨膜下后,又可经远处骨小管侵入髓腔或直接经髓腔蔓延,扩散至全骨髓;③侵入关节:由于骺板保护,小儿骨髓炎极少穿入关节,成人缺少此屏障,脓肿可直接穿入关节,形成化脓性关节炎(图 19-40)。因脓液掀起骨膜破坏骨组织血液循环产生死骨,炎症刺激引起骨膜反应增生形成骨包壳,即转变为慢性骨髓炎。

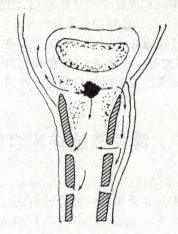

图 19-40　急性化脓性骨髓炎扩散途径

2. 临床表现

(1) 全身症状:起病急骤,先有全身不适,食欲减退、寒战、高热,体温可达 39～40℃,重者可有感染性休克。

(2) 局部症状:早期患部持续性疼痛,附近肌肉痉挛,患肢不愿活动,患部皮温高有深压痛,当脓肿穿入骨膜下开始出现软组织肿胀,穿破骨膜后,由于压力减轻可有短暂的疼痛缓解,但软组织红、肿、热、痛

更为明显;脓肿穿入髓腔后则疼痛与肿胀范围更为严重,可发生病理性骨折。

(3) 辅助检查:白细胞总数明显增高、中性粒细胞增高;血液细菌培养可为阳性;X 线检查早期无异常发现,2 周后可有骨膜反应或骨质破坏;局部分层穿刺对早期诊断有重要价值,在肿胀或压痛最明显处用粗针头先穿入软组织抽吸,如无脓液再穿入骨膜下抽吸,仍无脓则穿入骨髓内抽吸,如在骨膜下或骨髓内抽到脓液可明确诊断。

3. 治疗　早期足量联合应用抗生素;尽早切开引流脓液,减轻扩散和骨质破坏;加强营养,纠正水电解质紊乱;患肢皮牵引或石膏固定,可减轻疼痛、防止关节挛缩畸形及病理性骨折。

4. 护理问题

(1) 体温过高　与化脓性感染、毒素吸收等有关。

(2) 疼痛　与炎性物质刺激、骨髓腔内压力增高、手术创伤等有关。

(3) 躯体移动障碍　与患肢疼痛、制动、畸形等有关。

(4) 焦虑　与对疾病的无知、担心预后等有关。

5. 护理措施

(1) 心理护理:对患者和家属要给予适当的开导和安慰;给患者安排适当的娱乐活动,以分散其注意力,减轻心理压力。若患者因脓液臭味而感到自尊受损时,应向其做好解释工作,必要时使用空气清新剂,以减轻患者的不良心理反应。

(2) 休息与制动:急性期安置患者卧床休息。抬高患肢,并用皮牵引或石膏托固定于功能位,可促进静脉回流,解除肌肉痉挛和缓解疼痛,还可预防畸形和病理性骨折。移动患侧肢体时,应在有效的支撑或扶托下轻稳地进行,避免患处产生应力而导致疼痛或骨折。

(3) 加强营养:鼓励患者摄取高蛋白、高热量、高维生素、易消化饮食,多饮水;必要时遵医嘱行肠内或肠外营养,输注全血、血浆或白蛋白等。

(4) 实施药物治疗:遵医嘱给予有效的抗生素,多种药物联合应用时,应注意配伍禁忌,并安排好用药次序和用药时间,以维持有效的血药浓度。用药后观察症状和体征改善情况,以判断药物的疗效,还应观察药物的不良反应。一般在症状和体征完全消失后 3 周左右停药。此外,还应对严重疼痛者给予镇痛药物,对高热者应用降温药物,对脱水者实施液体疗法等。

(5) 冲洗护理:骨腔冲洗者,应妥善接好冲洗管和引流管,入水管应高出床面 60～70cm,引流袋应低于患肢 50cm,以防引流液反流;保持进水管通畅、出

水管处于负压状态,防止管道受压或折扭;遵医嘱滴注含抗生素溶液,每日1500~2000ml,术后24小时内滴注速度可稍快,以后根据引流液的性质调节滴注速度;若连续冲洗时间达到3周或经冲洗后体温恢复正常、引出液清亮、连续3次细菌培养结果阴性,应做好拔管准备。

(6)观察病情:观察生命体征、意识、局部症状和体征的变化,若出现意识改变、高热、血压下降等,应警惕感染性休克;还应观察血常规、红细胞沉降率、细菌培养、X线、CT等检查的结果,以评估病情有无好转或加重。

(7)皮肤护理:对体弱卧床者,应每2小时协助翻身1次,以防发生压疮;有窦道者,应做好定时换药。

(8)康复治疗:病情允许时,指导患者进行功能锻炼,以预防肌肉萎缩和关节畸形,但负重活动须待X线片显示骨包壳坚固时方可进行,以防过早负重导致病理性骨折。

(9)健康教育:指导患者和家属出院后继续高营养饮食,以增强机体的免疫力;有计划地进行康复治疗,日常活动时注意预防意外伤害,以防发生病理性骨折;继续服用抗生素,没有医嘱不可随意停药,以防骨髓炎转变成慢性,遵医嘱拍摄X线片,以观察治疗效果。

二、化脓性关节炎患者的护理

化脓性关节炎(suppurative arthritis)为关节内化脓感染,全身各关节都可发生化脓性感染,但以儿童多见,好发于髋、膝关节。

(一)病因病理

最常见的致病菌为金黄色葡萄球菌,细菌进入关节内的途径有:①血循环:身体其他部位的化脓灶内细菌通过血液循环传播到关节内;②直接蔓延:关节附近的化脓性病灶直接蔓延至关节内;③开放侵入:关节的开放性损伤,直接侵犯到关节内;④医源性:关节手术后或关节内注射发生感染。以上四种途径,主要以血循环进入关节内为常见,感染后滑膜分泌增多,关节内积液肿胀,初期渗出为浆液性,感染若能控制,关节功能将不受影响,当病变继续发展,渗出变为浆液纤维蛋白性,愈合后由于粘连形成,关节功能有一定程度障碍,后期渗出为脓性,滑膜坏死、软骨面溶解剥脱、骨质破坏,愈合后关节强直功能丧失。

(二)临床表现

1. 全身症状 起病急骤,全身感染中毒症状重,寒战、高热。

2. 局部症状 病变关节迅速出现疼痛和功能障碍,浅表的关节红、肿、热、痛明显,关节处于半屈曲位,严重者伴发脱位。

3. 辅助检查 关节穿刺可抽出脓液;X线片早期见关节囊膨胀,以后显示关节软骨破坏、关节间隙变窄,晚期关节间隙消失。

(三)治疗

早期足量全身使用抗生素;局部制动行石膏固定或皮牵引,可减少感染扩散、减轻疼痛、防止关节畸形和脱位;早期脓液稀薄时可穿刺关节腔抽出关节液、注入抗生素,每日1次;脓液较多、黏稠时切开关节囊置管冲洗引流。

(四)护理措施

1. 卧床休息 急性期患者应适当抬高患肢,限制活动;保持患肢功能位,以减轻疼痛,消除肿胀,并预防关节畸形。急性期过后,鼓励患者做主动活动。

2. 高热护理 给予乙醇擦浴、温水擦浴、头置冰袋等方法进行物理降温,必要时遵医嘱行药物降温。

3. 药物观察 根据细菌培养和药物敏感试验合理选用抗生素。注意用药浓度和药物滴速,观察药物的不良反应。

4. 病情观察 观察患者的生命体征,根据肢体局部的红肿、疼痛程度来判断感染的严重程度。观察脓液的颜色、气味、黏稠度来判断细菌的种类,为合理应用抗生素提供临床依据。

5. 引流管的护理 保持冲洗管和引流管通畅,维持引流管呈负压状态。观察引流液的性状,有无渗漏,及时更换污染的敷料。每日更换负压吸引器,注意无菌操作。妥善固定引流管,避免堵塞、扭曲、脱落。

6. 康复治疗 急性期患者可做等长收缩和舒张运动;待炎症消退后,关节没有明显破坏者,应鼓励患者逐渐锻炼关节功能,并配合理疗和热敷,防止关节内粘连;对正常的关节应该作主动功能训练,防止失用性萎缩。

第4节　骨关节结核患者的护理

骨与关节结核(bone and joint tuberculosis)是继发性病变,95%是由肺部结核灶经血流侵犯骨与关节,好发于儿童,发病部位以脊柱最多,其次是膝、髋、肘等部位。

一、病　　理

结核菌侵入骨关节后,逐渐形成骨结核或关节结核。单纯骨结核、中心型结核病灶位于松质骨中心,有骨质破坏;关节结核好发于膝、髋关节,病初滑膜渗出浅黄、浑浊、无黏性的结核性渗出液,此时治愈关节功能尚可保存,后期滑膜因纤维组织增生变硬,影响关节活动,以后关节软骨下骨质和关节囊等受到破坏,关节功能严重受损。

二、临床表现

(一)脊柱结核

主要累及椎体,发病率由高而低,依次为腰椎、颈椎及骶尾段。早期症状不明显,有时椎体虽已破坏变形,患儿仍戏耍如常;以后出现脊柱屈伸障碍,如颈椎结核,颈椎各方向运动受限,患儿常双手抱头;胸腰椎结核则不能弯腰,须下蹲拾物,称拾物试验阳性;椎体破坏或被压缩出现脊柱后突或侧弯畸形,尤以胸椎结核多见;晚期形成寒性脓肿,颈椎结核寒性脓肿多在咽后壁,胸椎结核寒性脓肿位于椎旁,腰椎结核寒性脓肿则出现在腹股沟和下腹部,穿破后往往形成经久不愈的窦道;部分胸椎结核患者,因破坏重可有脊髓受压而并发截瘫。

(二)髋关节结核

早期稍跛行,局部压痛,常有反射性膝关节痛,可误诊为膝关节病变;小儿可有夜啼现象,因熟睡后肌松弛,偶一活动患髋疼痛,小儿惊哭,随之肌肉出现保护性痉挛使关节稳定,疼痛解除,仍旧可入睡;患髋呈屈曲挛缩畸形;后期患肢股骨头破坏后并发后脱位,出现前屈、内收、内旋畸形,常有冷脓肿,溃破后形成经久不愈的窦道。

(三)膝关节结核

患膝肿胀、积液、活动不便;若骨骺遭受破坏,出现生长障碍,则患肢较健侧缩短;后期患肢肌失用性萎缩,与肿大强直的膝关节构成鹤膝样外观。

三、诊　　断

骨关节结核起病缓慢,又多发生于儿童,早期诊断困难。凡遇小儿夜啼、跛行、关节肿胀,以及不正常的姿势或拾物动作,尤其伴有盗汗、午后潮热、消瘦、贫血、食欲不振等,均应高度怀疑本病,及早行X线检查,以明确诊断。

四、治　　疗

全身治疗包括休息、增强营养、抗结核药物的应用;患肢用石膏或皮牵引制动;在全身支持疗法及抗结核药物的基础上行病灶清除术。

五、护理问题

1. 营养失调:低于机体需要量　与疾病的长期慢性消耗有关。

2. 疼痛　与局部肿胀、炎症反应等有关。

3. 自理缺陷　与疼痛、关节功能障碍、治疗限制等有关。

4. 皮肤完整性受损　与脓肿破溃、窦道排脓等有关。

5. 潜在并发症:截瘫、关节脱位、畸形。

6. 知识缺乏　缺乏治疗与康复的有关知识。

六、护理措施

(一)心理护理

根据患者的心理状态,采取适当的护理措施。给患者和家属讲解骨与关节结核的有关知识,使其对疾病有充分的了解,正确地面对现实,减轻焦虑和恐惧,保持稳定的情绪和平和的心态,积极配合治疗和护理。

(二)非手术治疗患者的护理

1. 休息与制动　保持病房整洁、安静、空气流通、阳光充足,叮嘱患者注意休息,必要时要求患者卧床休息。采取合适的体位,确保制动效果,以减轻疼痛,预防脱位和病理性骨折。对使用牵引、石膏托固定和制动的患者,还应做好相关护理。

2. 加强营养　给予高热量、高蛋白、高维生素饮食,并注意膳食结构和营养搭配,适当增加牛奶、豆制品、鸡蛋、鱼、瘦肉等摄入量,多食新鲜蔬菜及水果等。对食欲差、经口摄入不足者,应遵医嘱提供肠内或肠外营养支持。对严重贫血或低蛋白血症的患者,应遵医嘱补充铁剂、输注新鲜血液或白蛋白等。

3. 实施药物治疗　遵医嘱给予抗结核药物,并指导患者按时、按量、按疗程用药。用药期间,要警惕药物的不良反应,如利福平可导致肝功损害、异烟肼可引起多发性神经炎、链霉素能造成肾和蜗神经损害等,应及早采取相应的防治措施,必要时更换其他药物。告知患者没有医嘱不可随意停药、更换药物或增减剂量,一般需要坚持用药至少2年。对存在化脓菌混合感染者,遵医嘱给予抗生素,并送脓液作细菌培养和药物敏感试验,以指导抗生素的应用。

4. 皮肤护理　对卧床的患者应做好皮肤护理,以防压疮;对窦道应定时换药,并注意保护周围皮肤,防止脓液浸渍造成损害。

5. 生活照顾　对躯体移动障碍、生活不能自理的患者,应提供部分或全部的生活照顾,如个人卫生、饮食、大小便等,满足患者的基本生理需要。

6. 观察病情　观察用药后发热、乏力、食欲不振有无好转;体重有无增加;局部疼痛、肿胀、功能障碍等有无好转;红细胞沉降率是否正常或接近正常。有无眩晕、口周麻木、耳鸣、听力异常、肢端麻木或感觉异常、胃部不适、恶心、肝区疼痛、黄疸、肝酶谱和尿常规改变等不良反应表现,一旦发现,应通知医生并配合处理。还应观察有无截瘫、关节脱位等并发症表现。若药物治疗后,病情无好转甚至加重,应做好手术治疗准备。

(三)手术治疗患者的护理

1. 手术前护理　实施非手术治疗患者的护理措

施。对于未用抗结核药物治疗的患者,术前应抗结核治疗至少2周。此外,还应做好皮肤准备、药物过敏试验、交叉配血等。

2. 手术后护理

(1)体位:手术后安置患者卧硬板床,取平卧位,待麻醉作用消失、血压平稳后,再根据手术的部位和术式调整适当体位。脊柱结核手术后,可改侧卧位或俯卧位,但必须保持脊柱伸直,避免扭曲;髋关节结核手术后,置患肢外展15°、伸直中立位;膝关节结核手术后,置下肢抬高、膝关节屈曲10°～15°位。

(2)观察病情:测量生命体征,必要时进行连续心电监护。胸椎结核术后,若患者出现胸闷、术侧呼吸音减低且叩诊呈鼓音,应考虑气胸,立即报告医师,必要时行胸膜腔闭式引流术。若患者出现意识改变、尿量减少、肢体发凉、皮肤苍白、毛细血管充盈时间延长等,应考虑循环血量不足,及时通知医生并协助处理。

(3)继续药物治疗:术后应遵医嘱继续给予抗结核药物3～6个月,有化脓菌混合感染者,继续使用抗生素治疗。告知患者继续抗结核治疗的重要性,并指导患者坚持用药,注意药物的不良反应,一旦发现异常,及时就诊。

(4)切口护理:观察敷料固定是否牢靠,有无渗血、渗液;切口有无红、肿、热、痛等感染征象。一旦发现异常,报告医生并协助处理。

(5)康复治疗:若病情允许,应根据具体情况,指导患者进行功能锻炼。如腰椎结核手术后第2天可进行直腿抬高练习,活动下肢各关节,以防止肌肉萎缩、关节粘连。功能锻炼的强度应视病情而定,并遵循"循序渐进、持之以恒"的原则。锻炼过程中若患者出现不良反应,应暂停锻炼,并进行相应处理。

(6)其他:如休息与制动、加强营养、皮肤护理、生活照料等,参见手术前护理。

(四)健康教育

1. 康复指导　指导患者出院后继续加强营养,适当锻炼,以提高机体的免疫力。

2. 治疗指导　说明骨关节结核有可能复发,必须坚持长期用药,没有医嘱不可随意停药。说明抗结核药物的不良反应及其表现特点,教会患者及家属自我观察,一旦发现不良反应及时与医院取得联系。告知用药期间应每3个月来医院复查一次,一般用药满2年达到痊愈标准后,方可在医生的指导下停止用药。

第5节　腰椎间盘突出症患者的护理

腰椎间盘突出症(lumbar disc herniation),是因腰椎间盘的纤维环破裂,髓核突出刺激神经根、马尾神经所表现的一种综合征。

一、病因病理

青春期后人体各种组织即出现退行性变,其中椎间盘的变化发生较早,主要变化是髓核脱水,脱水后椎间盘失去其正常的弹性和张力,在此基础上由于较重的外伤或多次反复的不明显损伤,造成纤维环软弱或破裂,髓核即由该处突出。

髓核多从一侧(少数可同时在两侧)的侧后方突入椎管,压迫神经根而产生神经根受损伤征象;也可由中央向后突出,压迫马尾神经,造成大小便障碍。如纤维环完全破裂,破碎的髓核组织进入椎管,可造成广泛的马尾神经损害。由于下腰部负重大,活动多,故突出多发生于$L_{4,5}$,其次为$L_5 \sim S_1$、$L_{3,4}$间隙。腰椎间盘突出症从程度上可分为:①膨出:髓核未突破纤维环,纤维环整体移位后压迫相邻组织,该型最轻,最易于恢复;②突出:髓核突破纤维环,刺激、压迫周围组织,此型最常见,一般保守治疗能够恢复;③脱出:突出的髓核进入椎管内,此型较少见,但保守治疗困难,宜尽早手术治疗。

┌─链接 »»
哪些原因导致腰椎间盘突出

①外伤:腰扭伤不直接引起突出,但在失去腰背部肌肉的保护下,极易造成椎间盘突出;②过度负重:从事重体力劳动和举重运动常因过度负荷造成椎间盘早期退变;③长期震动:汽车和拖拉机驾驶员在工作中,长期处于坐位及颠簸状态,腰椎间盘承受的压力较大;④不良体位的影响:人体需要不断更换各种体位,包括坐、站、卧及难以避免的各种非生理性姿势,这就要求脊椎及椎间盘应随时承受各种不同的外来压力;如超出其承受能力或一时未能适应外力的传导,则可遭受外伤或累积性损伤,例如抬举重物时的姿势十分重要,不良姿势常诱发本病的发生;⑤脊柱的畸形:先天性及继发性脊柱畸形患者,由于椎间盘不仅不等宽,并且常存在扭转,这使得纤维环所承受的压力不一,容易加速椎间盘的退化。
└─

二、诊断

主要依据为病史、典型症状及CT或MRI检查。

(一)病史

约70%有弯腰提重物或身体急剧旋转受伤史,部分患者仅轻劳动致伤,有时受凉后或起床时突然发病。

(二)临床表现

一般先有下腰背痛继而出现坐骨神经痛,沿臀部、大腿后侧、小腿外侧、足跟、足背放射,排便、咳嗽、喷嚏等腹压增高时加剧,病程中有明显的间歇期,稍不注意就会复发;部分患者尚有间歇性跛行、马尾综合征。突出间隙的棘突间或略偏一侧有深部压痛点、沿臀部坐骨神经径路亦有压痛,并常向下肢放射;直腿抬高试验阳性(图 19-41):由于个人体质的差异,该试验阳性无统一的度数标准,应注意两侧对比,如患侧抬腿受限、并感到向小腿或足的放射痛即为阳性,将下肢放低到刚好不痛时,将足背曲又出现疼痛为加强试验阳性。腰椎生理性前凸消失,呈功能性脊柱侧凸,椎间盘突出物位于神经根内侧脊柱凸向健侧、突出物位于神经根外侧脊柱突向患侧;小腿外侧、足外侧感觉减退,相应部位肌肉萎缩、肌力减退。

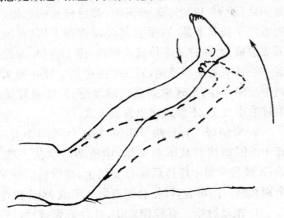

图 19-41　直腿抬高试验和加强试验

(三)辅助检查

X 线片正侧片显示脊柱侧凸或腰椎生理前凸消失,受累椎间隙变窄,上、下椎体边缘骨赘唇状增生等,尚能排除其他骨质病变;CT、MRI 等,亦有助于诊断。

三、治　疗

(一)非手术疗法

1. 绝对卧床休息(包括不坐起进食及大小便)。
2. 骨盆持续牵引。
3. 推拿、按摩。

链接 »»

为什么需要卧床休息

卧床休息是腰椎间盘突出症最基本的治疗方法,方法简单,没有任何创伤及附加痛苦,选用硬板床对初次发病及早期患者可得到满意效果。卧床休息可减少神经炎性物质毒素吸收、促进炎症消退和恢复,也可以防止神经纤维粘连发生。卧床休息就是让患者平卧在硬板床上,只允许在床上翻身,而不允许坐起或站立,进餐及大小便时也不能站起来。但过分的卧床休息有时反而会导致神经根的粘连、体力下降,现主张卧床时间 1 周左右。卧床期间及以后应加强背腹肌力量的锻炼。

(二)经皮髓核切吸术

通过髓核镜在 X 线监视下进入椎间隙,切除椎间盘。

(三)手术治疗

椎板、半椎板切除或开窗、髓核摘除术。

链接 »»

日常生活、工作时怎样保护腰部

弯腰搬物是生活和工作中常见的动作,不正确的姿势可诱发腰椎间盘突出,不正确的姿势如双腿伸直或稍屈曲情况下依靠弯腰搬物,会增加腰椎间盘的压力,造成腰椎间盘突出症。正确的弯腰搬物姿势是先屈曲髋、膝关节,充分下蹲后保持直腰搬物。洗东西时,不要将盆放在地上或其他太低的位置,而应放在不必过度弯腰的高度,以避免腰部过度弯曲。某些劳动应在高度适当的台子上进行,保持脊柱挺直,不要左右歪斜、东倚西靠,尽可能不弯曲腰部。扫地、拖地时,应将扫帚或拖把的把加长,以避免过度弯曲腰部。平时要加强腹、背部肌肉锻炼,达到保护腰椎的目的。

四、护理问题

1. 疼痛　腰腿痛与腰椎间盘突出、腰椎管狭窄使神经受刺激或压迫有关。
2. 自理缺陷　与疼痛所致的功能障碍、治疗限制等有关。
3. 焦虑　与疼痛、活动障碍、对手术治疗的担忧等有关。
4. 潜在并发症:手术后脑脊液漏、尿潴留、感染、神经根粘连等。

五、护理措施

(一)非手术治疗患者的护理

1. 休息与活动　腰椎间盘突出症急性期,应安置患者绝对卧硬板床休息,提供全面的生活照顾,包括翻身、皮肤清洁、洗漱、饮食、大小便等护理。卧床期间指导患者进行非制动部位关节的主动锻炼,以促进全身血液循环,增强肌力,预防肌肉萎缩。告知患者卧床 2~6 周或至症状完全消失后,可带腰围下床活动;但 3 个月内不能做弯腰持重物的动作,应酌情进行腰背肌功能锻炼。腰椎管狭窄腰腿痛严重时,也应卧床休息。

2. 骨盆牵引的护理　对腰椎间盘突出者,协助医生安放骨盆水平牵引带,将床尾抬高 20~30cm 利用身体的重力作反牵引,选择合适的重量(一般 7~15kg),保持牵引装置不受阻力;定时间查牵引带压迫的髂缘部位有无皮肤压疮或破损等。对在家中牵引的患者应教会家属安放牵引的方法,牵引的重量、时间、疗程、注意事项等。

3. 配合药物治疗　遵医嘱给予阿司匹林、布洛芬等止痛药物，给药前了解患者有无不宜服药情况，如胃溃疡、胃出血等，告知药物的不良反应及服药注意事项。配合皮质类固醇硬脊膜外隙或局部注射，注射前应了解有无糖尿病、高血压等不宜注射的情况，安置适当的体位，准备乙酸泼尼松龙、2%利多卡因溶液、注射器和消毒用品等；注射后告知注射部位 3 天内不可沾水，若有不适及时告知医护人员。

（二）手术治疗患者的护理

1. 手术前护理　按照骨科手术做好术前常规准备即可，其他无特殊。

2. 手术后护理

（1）患者的搬移和卧位：手术后患者戴腰围送回病房，搬移时应保持腰椎稳定，避免过大幅度的扭动。安置患者平卧硬板床，下肢可适当垫高，定时进行轴式翻身；卧床时间需根据手术类型决定，一般 1～3 周，以后可根据患者具体情况，戴腰围起床活动。

（2）观察病情：观察生命体征是否稳定；肢体的疼痛、感觉、运动是否好转；有无新出现的感觉、运动障碍。若发现异常情况，及时通知医生，并协助处理。

（3）切口护理：察切口有无渗液、渗液的性质和量，若渗液较多应及时更换敷料。保持引流管通畅，观察引流液的性质和量，若出现淡黄色引流液，同时伴有头痛、恶心、呕吐等症状，提示并发脑脊液漏，应立即停止引流，安置患者平卧位并适当抬高床尾，一般保持平卧位 7～10 天硬脊膜裂口即可愈合。

（4）尿潴留的护理：参见相关章节护理。

（5）功能锻炼：床期间应坚持四肢肌肉和关节活动，以防肌肉萎缩和关节僵硬。术后第 1 天开始进行股四头肌舒缩和直腿抬高练习，每分钟 2 次，抬腿与放腿时间相等，逐渐增加抬腿高度，以预防神经根粘连。根据医嘱指导患者进行腰背肌锻炼，以增强肌力，预防肌萎缩，增强脊柱的稳定性，但腰椎有破坏性改变、感染性疾病、内固定物植入、年老体弱及心肺功能不全者除外。

六、健康教育

教育人们采取正确的坐、立、行、卧及持重的姿势，防止腰椎的急性或慢性损伤，一旦发生损伤，应及时到医院处理。

第 6 节　颈椎病患者的护理

颈椎病（cervical spondylosis）为颈段椎间盘、椎骨、骨连接的退行性变影响到脊神经根、交感神经、椎动脉、脊髓等结构时出现的临床综合征。因下颈段处于动静交界部位，所受应力最大、最集中，故以 $C_{4,5}$、$C_{5,6}$、$C_{6,7}$ 病变最常见。40～60 岁属高发年龄，60 岁后有自愈倾向。男性多于女性，单侧受累多于双侧。为颈肩痛最重要的病因。

一、临床表现

不同类型的颈椎病，常有各自的特点。

1. 神经根型　最常见，占颈椎病的 50%～60%。根性症状如麻木、疼痛典型，其范围与颈脊神经所支配的区域一致，仰头、咳嗽、喷嚏时症状加重；压头试验阳性（图 19-42），即患者正坐，颈后伸偏向患侧，检查者左手托其下颌，右手自其头顶逐渐下压，有颈痛或放射痛；臂丛神经牵拉试验阳性（图 19-43），即检查者一手扶患者头部患侧，另一手握患侧上肢外展 90°，两手反向牵拉，出现放射痛或麻木感；X 线摄片显示颈椎曲度改变、不稳或增生骨赘形成。

2. 脊髓型　有脊髓受压的感觉、运动障碍表现，其中周围型症状从下肢开始，中央型症状从上肢开始；X 线摄片显示椎体后缘骨质增生，椎管前后狭窄；个别诊断有困难者，可作脊髓造影、CT 或 MRI 检查。

3. 椎动脉型　有猝倒发作，并伴有颈椎性眩晕；旋颈试验阳性，即头后旋时昏倒，倒地后立即清醒；X 线摄片显示椎间关节失稳或钩椎关节骨质增生。确诊本型，尤其是手术前定位，应根据颈动脉造影，而椎动脉血流图仅供参考。

4. 交感神经型　出现头晕、眼花、耳鸣、手麻、心动过速、心前区疼痛等一系列椎动脉交感神经丛激惹症状；X 线检查示颈椎失稳或退变。

5. 混合型　兼有上述 2～3 型表现，临床上较多见。

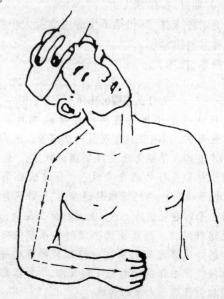

图 19-42　压头试验

动;椎动脉型除制动、消炎、止痛外,尚需针对动脉硬化进行治疗。

2. 手术疗法　适用于保守治疗无效,又无禁忌证,尤其是出现脊髓受压征象者,目的在于椎管减压和植骨增强颈椎的稳定性。

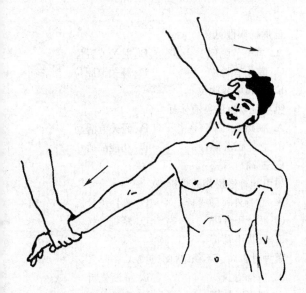

图 19-43　臂从神经牵拉试验

二、诊　　断

临床表现与X线摄片所见符合颈椎病者,可以确诊;具有典型颈椎病临床表现,而X线片尚未显示异常者,在仔细排除其他相似疾患的前提下,可诊断为颈椎病;无颈椎病临床表现,仅X线片发现异常者,不能诊断颈椎病。

> **链接 ≫**
> ### 颈椎疾病假象多
> 　部分颈椎病可长期被误诊为眼部疾病、食管疾病、心血管病、癔症等,以下症状易被误诊:①吞咽困难:约1.6%患者有此表现,易被误为食管癌、癔症等;②高血压:颈椎病可致血压升高或降低,但以前者多见,称颈性高血压,与刺激交感神经有关,易被当作高血压;③乳房疼痛:这种疼痛易被误诊乳房疾病、心绞痛、胸膜炎等;④下肢瘫痪或排便障碍:颈部症状多数轻微,易被掩盖;⑤视力障碍:表现为视力下降、间歇性视物模糊、单眼或双眼胀痛、怕光、流泪、视野缩小,严重者可失明;⑥突然摔倒:易被误诊为脑动脉硬化或小脑疾病。

三、治　　疗

应根据颈椎病分型酌情而定,最多见的神经根型绝大多数能用非手术疗法治愈或减轻症状,手术指征必须从严掌握;脊髓型宜早期手术治疗。

1. 非手术疗法　包括防伤、防寒、针灸、按摩、理疗、适当内服消炎镇痛药;神经根型用布带作头颈牵引有效率80%～90%(图19-44),患者平卧或坐位,牵引重量4～6kg,每天1次,每次约30分钟,10次为一个疗程,可连续3个疗程,休息两周后有必要时再牵引;脊髓型一般不牵引,以免症状加重,可用颈支架制

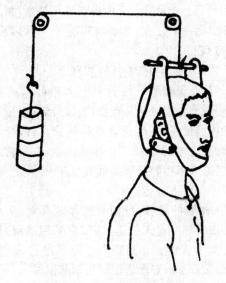

图 19-44　枕颌带牵引术

四、护 理 问 题

1. 疼痛　与神经、血管受刺激或压迫有关。

2. 自理缺陷　与颈肩痛、活动障碍、肌肉无力、眩晕等有关。

3. 有受伤的危险　与椎动脉供血不足所致的眩晕有关。

4. 潜在并发症:术后出血、呼吸困难。

五、护 理 措 施

(一)非手术治疗患者护理

多数患者在门诊或家中治疗。应告知患者非手术治疗的目的和方法,使其能按照医嘱接受规范治疗。此外,尚需指导患者做好自我保健,如选择合适的枕头、纠正不良姿势、进行颈肩部锻炼等。

1. 颌枕带牵引者　应指导患者取坐位或卧位,头微屈,牵引重量为2～6kg,每日1～2次,每次1小时。若无不适,也可行持续牵引,每日6～8小时,2周为一疗程。

2. 颈托和围领固定者　应协助选择规格合适的颈托或围领,目前常用充气式颈托,既有固定作用,也有一定的牵张作用。教给患者围好后,根据需要充气和调节充盈度,以预防局部压伤、保持固定有效。

3. 药物治疗者　应说明药物治疗只是对症处理,不能祛除病因,在症状严重、影响正常生活和工作时可短期使用。还应说明药物的不良反应,一旦表现

出较严重的不良反应,应及时与医生取得联系,以便及早处理。

4. 局部封闭疗法者　应询问有无不宜注射的情况如糖尿病、高血压等。注射前指导患者清洁皮肤;准备乙酸强的松、2%利多卡因及消毒用品,并协助注射。注射后告知患者3天内局部不可沾水,每周注射1次,3次为一个疗程,必要时间隔2～3周后再进行下一个疗程。

(二)手术治疗患者的护理

1. 手术前准备　按骨科手术做好术前常规准备,但应重点注意以下几点:对需植骨者,需做好供骨部位的皮肤准备;训练患者推移气管,以适应术中牵拉气管操作;术前1～2天给予抗生素,以预防术后感染;准备好手术中物品如X线片、CT片等。

2. 手术后护理

(1)患者的搬移:行植骨椎体融合者,从手术室返回病房时要有专人护送,颈部应采用围领固定,运送途中有专人保护。回病房后取平卧位,颈部稍前屈,两侧颈肩部放置沙袋限制头颈部偏斜。

(2)观察病情:密切观察意识、体温、脉搏、呼吸、血压、切口等情况,若发现切口渗血较多、颈部明显肿胀、呼吸困难、烦躁、发绀等异常情况,应考虑出现了并发症,应及时通知医生,并协助处理。

(3)其他护理:如做好皮肤、口腔、呼吸道、会阴部等护理,以预防感染、压疮等并发症。还应做好生活护理和心理护理,满足患者的基本生活需求和心理需求,帮助其树立战胜疾病的信心,能以健康的心态接受治疗和康复。

六、健康教育

1. 保健指导　教育人们学会自我保健,对长时间保持某一姿势的工作人员,如司机、计算机操作者、伏案工作者等,要定时改变姿势,做颈部及上肢活动;睡眠时,宜卧硬板床,一般枕头与肩部同高为宜,避免头颈过伸或过屈。

2. 康复指导　非手术治疗患者的指导见非手术治疗患者的护理。手术治疗患者,应告知术后恢复需要较长时间,一般约几个月甚至更长,卧床和固定期间应进行非固定部位的肌肉和关节运动。

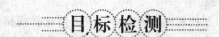

选择题

A₁型题

1. 肱骨髁上骨折与肘关节脱位的不同点是(　　)
   A. 功能障碍　　　　　　B. 肿胀
   C. 上肢短缩　　　　　　D. 肘后三点关系正常

E. 疼痛

2. 杜加征阳性见于(　　)
   A. 肩关节脱位　　　　　B. 肘关节脱位
   C. 髋关节脱位　　　　　D. 膝关节脱位
   E. 颞颌关节脱位

3. 哪项是骨折的特有体征?(　　)
   A. 瘀斑　　　　　　　　B. 假关节活动
   C. 挤压试验阳性　　　　D. 功能障碍
   E. 压痛

4. 易引起神经损伤的骨折是(　　)
   A. 肱骨外科颈骨折　　　B. 股骨颈骨折
   C. 肱骨干骨折　　　　　D. 胫骨骨折
   E. 股骨干骨折

5. 哪种骨折属于不稳定性骨折?(　　)
   A. 嵌插骨折　　　　　　B. 横断骨折
   C. 螺旋形骨折　　　　　D. 青枝骨折
   E. 裂纹骨折

6. 脊柱骨折的急救哪项正确?(　　)
   A. 用担架运送　　　　　B. 3人平抬患者,用硬板运送
   C. 2人抬起患者　　　　D. 1人背起患者
   E. 1人抱起患者

7. 既有复位又有固定作用的是(　　)
   A. 小夹板　　　　　　　B. 石膏
   C. 持续牵引　　　　　　D. 支架
   E. 钢板螺丝钉

8. 早期确定急性骨髓炎的方法是(　　)
   A. 局部分层穿刺　　　　B. 血常规
   C. X线拍片　　　　　　D. B超
   E. CT

9. 易引起血管损伤的骨折是(　　)
   A. 肱骨髁上骨折　　　　B. 股骨颈骨折
   C. 肱骨干骨折　　　　　D. 脊柱骨折
   E. 尺桡骨骨折

10. 骨折的急救哪项不对?(　　)
    A. 包扎伤口　　　　　　B. 临时固定
    C. 外露骨端予以还纳　　D. 可疑骨折也予固定
    E. 脊柱骨折用硬板运送

11. 易发生缺血坏死的是(　　)
    A. 股骨干骨折　　　　　B. 股骨颈骨折
    C. 肱骨骨折　　　　　　D. 脊柱骨折
    E. 尺桡骨骨折

12. 下列哪项是骨折早期并发症?(　　)
    A. 血管神经损伤　　　　B. 关节僵硬
    C. 创伤性关节炎　　　　D. 缺血性肌挛缩
    E. 延迟愈合

13. 小夹板固定患者的护理中不妥的是(　　)
    A. 缚夹板的带结以不能上下移动为宜
    B. 抬高患肢
    C. 注意观察患肢的感觉运动及血运情况
    D. 嘱咐患者定时复诊

E. 可早期进行患肢功能锻炼

14. 骨牵引术,下列哪项护理措施能防止过度牵引?
（　　）

　　A. 抬高床尾 15～30cm　B. 淤血

　　C. 弹性固定　　　　　D. 疼痛

　　E. 活动受限

A₂ 型题

15. 患者,男,25 岁,自约 5m 高处坠落,臀部着地,感腰痛,双下肢活动障碍。搬运患者时,哪项不对?（　　）

　　A. 避免脊柱弯曲　　B. 三人平抬

　　C. 放于硬板上　　　D. 背负搬运

　　E. 翻身时上下身要同时转动

16. 患者,女,30 岁,左上臂外伤后 2 小时,X 线片示肱骨中下段

骨折,左手腕下垂,不能伸直。考虑为（　　）

　　A. 尺神经损伤　　　B. 桡神经损伤

　　C. 正中神经损伤　　D. 肌皮神经损伤

　　E. 合并腕部骨折

B 型题

(17、18 题共用备选答案)

　　A. 压缩骨折　　　　B. 疲劳骨折

　　C. 撕脱骨折　　　　D. 病理性骨折

　　E. 青枝骨折

17. 积累劳损可引起（　　）

18. 骨髓炎可引起（　　）

（张学桐）

实训指导

实训1 心肺复苏术

【实训目的】

1. 能熟练进行单人心肺复苏基础生命支持步骤。

2. 能配合完成双人心肺复苏基础生命支持步骤。

3. 能认识和正确检查除颤仪的性能。

4. 能熟练完成电除颤的操作。

5. 能认识各种简易人工气道。

【实训时间】

4学时。

【实训方法】

在急救室或模拟急救室中进行。以小组为单位，在带教教师指导下进行。采用角色扮演法，扮演急救护士完成对模特的急救护理等。

【实训内容】

认识各种简易人工气道。说出用途并能正确使用。

认识除颤器的各部件及面板按键，正确检查除颤器的性能。

进行单人徒手心肺复苏术。

进行双人配合心肺复苏术。

【实训要求】

树立分秒必争的急救意识，掌握正确的操作方法。

实训2 手术卧位摆放

【实训目的】

会按照手术要求摆放患者体位。

【实训时间】

2学时。

【实训方法】

在模拟手术室中进行。以小组为单位，在带教教师指导下进行。采用角色扮演法，进行手术的卧位摆放。

【实训内容】

摆放手术患者体位：仰卧位、侧卧位、截石位、俯卧位。

【实训要求】

能树立爱伤观念，按要求准确摆放患者的手术体位。

实训3 手术室护理工作

【实训目的】

1. 认识常用外科手术器械、物品并能正确使用和传递。

2. 会对常用外科手术器械、物品进行灭菌、消毒。

3. 能熟练进行洗手、穿手术衣、戴无菌手套等手术人员准备，严格执行各项无菌操作技术。

【实训时间】

3学时。

【实训方法】

在手术室或模拟手术室中进行。以小组为单位，在带教教师指导下进行。采用角色扮演法，分别扮演器械护士、巡回护士、手术者等。

【实训内容】

认识手术刀、手术剪、血管钳、持针钳、组织钳、卵圆钳、手术镊、拉钩、缝针、缝线、吸引器头、手术衣、手术单、敷料类。能说出其用途，并能正确使用和进行传递。

进行手术器械、物品打包、灭菌、消毒。

进行手术人员的术前准备：洗手、穿手术衣、戴无菌手套。

摆放手术患者体位：仰卧位、侧卧位、截石位、俯卧位。

模拟手术、进行手术中的无菌操作。

【实训要求】

树立严格的无菌操作观念，掌握正确的操作方法，树立安全意识。

实训4 外科换药及绷带包扎

【实训目的】

1. 规范地进行换药基本操作。

2. 识别常用的外用药和引流物。

3. 能布置换药车。

4. 说出绷带包扎的目的及其操作注意事项。

5. 初步掌握绷带基本包扎方法，初步掌握腹带、胸带包扎法，结合学习身体各部位包扎法。

【实训时间】

3 学时。

【实训方法】

在换药室或模拟换药室中进行。在带教教师指导下，先集中讲解、示教，然后学生分组练习，教师巡视指导，最后集中回示、小结。

【实训内容】

1. 换药

（1）认识常用的外用药和引流物、常备器械和物品。

（2）布置换药车。

（3）进行换药操作。

1）做好换药前的各项准备。

2）揭除模型人上的敷料，以双手执镊操作法换药。覆盖敷料并粘贴胶布，操作时结合讲解各种创面情况的处理。

3）换药后清理工作。

2. 绷带包扎

（1）操作前准备：包括护士、患者、用物的准备。

（2）绷带包扎操作

1）环形：腕部、单眼、单耳包扎。

2）螺旋形：上臂。

3）螺旋反折形：小腿。

4）8 字形：肘、膝、手、足、腹股沟等。

5）回反形：头部。

6）腹带、胸带：了解构造，练习包扎法。

（3）整理患者和用物。

【实训要求】

掌握正确的操作方法。在操作中表现出对患者的关心和爱护。

实训 5　院外止血法

【实训目的】

1. 说出止血目的及其操作注意事项。

2. 学会上臂橡胶止血带止血方法。

【实训时间】

1 学时。

【实训方法】

在模拟换药室中进行。在带教教师指导下，先集中讲解、示教，然后学生分组练习，教师巡视指导，最后集中回示、小结。

【实训内容】

1. 操作前准备　包括护士、患者、用物的准备。

2. 扎止血带

（1）方法：压力适当，以刚好阻断远端桡动脉搏动为宜。

（2）位置：上臂上 1/3 处。

（3）标记、检查、记录。

（4）观察：上止血带时间不能超过 3 小时，并应每 30 分钟至 1 小时松止血带 1 次。

3. 整理患者和用物。

【实训要求】

掌握正确的操作方法。在操作中表现出对患者的关心和爱护。

实训 6　乳房自我检查

【实训目的】

1. 学会乳房自我检查方法。

2. 指导他人正确进行乳房自我检查。

【实训时间】

1 学时。

【实训方法】

以小组为单位，在教师指导下，进行乳房自我检查。

【实训内容】

认识乳房自我检查的重要意义，学会乳房自我检查的方法、步骤及注意事项，并能指导他人正确完成乳房自我检查。

1. 讲解乳房自我检查的意义。

2. 自我检查的方法及步骤　分为视诊和触诊两个部分。

（1）视诊的操作方法

1）脱去上衣，在明亮的光线下，面对镜子做双侧乳房视诊。

2）双臂下垂，观察两边乳房的弧形轮廓有无改变、是否在同一高度，乳房、乳头、乳晕皮肤有无脱皮或糜烂，乳头是否提高或回缩。

3）双手叉腰，身体做左右旋转状继续观察以上变化。

（2）触诊的操作方法

1）取立位或仰卧位，左手放在头后方，用右手检查左乳房，手指并拢。

2）从乳房外上方顺时针作同心圆逐渐移动检查，按外上、外下、内下、内上、腋下顺序，系统检查有无肿块。

3）对侧用同样方式。

4）最后触诊乳晕和乳头，并用示指和中指轻轻挤压乳头，观察是否有溢液。

注意事项：不要遗漏任何部位，包括腋下。检查中不要用指尖压或是挤捏乳房。每月定期检查，经期妇女以月经结束后的第 7～10 天左右为宜，绝经妇女每月固定时间检查。

☞考点：视诊及触诊的操作方法

【实训要求】

正确完成乳房自我检查,并相互检查。

实训 7 胸腔闭式引流的护理

【实训目的】

1. 明确胸腔闭式引流的目的及适应证。

2. 能选择合适的引流装置并能进行装置的用物准备。

3. 掌握胸腔闭式引流的护理措施及注意事项。

【实训时间】

2 学时。

【实训方法】

在实验室进行,带教老师进行胸腔闭式引流护理的讲解,明确胸腔闭式引流的目的及适应证,认识各种引流装置及如何准备这些装置。然后进行具体的操作示范,操作在实验模型上进行。有条件的可在带教老师的指导下分组进行实验模型操作。

【实训内容】

1. 胸腔闭式引流的目的 ①引流胸腔内渗液、血液和气体;②促进肺膨胀;③重建胸腔内负压,维持纵隔的正常位置。

2. 适应证 适用于外伤性或自发性气胸、血胸、脓胸,心胸手术后的引流。

3. 胸膜腔引流管的安置部位及引流管的选择通常在手术室进行安置,紧急情况下可在急诊室或患者床旁进行。置管位置应根据患者的情况及胸部 X 线、胸部 B 超检查而定。排出积气:常选患侧锁骨中线第 2 肋间;排出积液:可在腋中线和腋后线第 6～8 肋间,一般应可在 B 超定点下完成。用于排气的引流管宜选用质地较软、管径为 1cm 的塑料管;用于排液的引流管宜选用质地较硬、管径为 1.5～2cm 的橡皮管。

4. 胸膜腔引流的装置 传统的引流装置有单瓶引流、双瓶引流和三瓶引流 3 种。目前各种一次性使用的胸膜腔引流装置已普及。

5. 胸膜腔闭式引流的护理措施

(1) 保持管道的密封:①随时检查引流装置是否密封,引流管有无脱落、破损,切口处是否密闭;②保持水封瓶完好,水封瓶内长玻璃管下端插入液面下 3～4cm,并直立;③胸壁伤口引流管周围,用油纱布包盖严密;④更换引流瓶时,必须先双重夹闭引流管,以防空气进入胸膜腔。

(2) 严格无菌操作,防止逆行感染:①所有引流装置应保持无菌,并在无菌条件下安装。②保持胸壁引流口处敷料清洁、干燥,潮湿者应及时更换。③闭式引流主要靠重力引流,水封瓶液面应低于引流管胸腔出口平面 60～100cm 。任何情况下引流瓶不应高于患者胸腔,以免引流液反流入胸膜腔造成感染。④一般每天定时更换水封瓶一次,操作中严格无菌操作规则,如果是一次性引流瓶无须每日更换。

(3) 保持引流管通畅:①胸腔闭式引流术后常置患者于半卧位,以利呼吸和引流。鼓励患者进行有效咳嗽和深呼吸运动,利于积液排出,恢复胸膜腔负压,使肺扩张。②防止引流管阻塞、扭曲、折叠和受压。③定时挤压引流管,以免管腔被血凝块堵塞。挤压方法:用两把止血钳相对夹住排液管下端,两手上下握住胸管,用于指(拇指除外)向大小鱼际肌方向同时挤压引流管,然后打开止血钳,使引流液流出。检查引流管是否通畅最简单的方法是观察引流管是否继续排出气体和液体,以及长玻璃管中的水柱是否随呼吸上下波动,必要时请患者深呼吸或咳嗽时观察。水柱波动的大小反应残腔的大小与胸腔内负压的大小。正常水柱上下波动 4～6cm。如水柱无波动,患者出现胸闷气促、气管向健侧偏移等肺受压的症状,应疑为引流管被堵塞,需设法挤捏或使用负压间断抽吸引流瓶短玻璃管,促其通畅,并通知医生。

(4) 观察并记录 24 小时引流液的颜色、性质及量。

(5) 意外情况处理:若引流管从胸膜腔滑脱,立即用手捏闭伤口处皮肤,消毒后用凡士林纱布封闭伤口,协助医生做进一步处理。如引流管连接处脱落或引流瓶损坏,立即双钳夹闭胸壁导管,按无菌操作更换整个引流装置。

(6) 拔管:①指征:48～72 小时后,引流量明显减少且颜色变淡,24 小时引流液<50ml,脓液<10ml,X 线胸片示肺膨胀良好、无漏气,患者无呼吸困难即可拔管;②方法:嘱患者先深吸一口气后屏气即刻拔管,迅速用凡士林纱布覆盖,宽胶布密封,胸带包扎一天;③拔管后观察患者有无胸憋、呼吸困难、切口漏气、渗液、出血、皮下气肿等症状。

☞考点:胸腔闭式引流的护理措施

【实训要求】

严格按照无菌操作规范,掌握胸腔闭式引流的护理措施。

实训 8 耻骨上膀胱造瘘的护理

【实训目的】

1. 能说出耻骨上膀胱造瘘的适应证。

2. 能配合医生作好术前准备工作。

3. 会对该患者进行术后护理并能说出护理步骤及其注意事项。

【实训时间】

2 学时。

【实训方法】

1. 临床见习,以小组为单位,在带教教师带领下观察耻骨上膀胱造瘘术后患者的一般情况,了解该患者为何行膀胱造瘘。带教教师对该患者实施护理操作的同时讲述耻骨上膀胱造瘘术后不同阶段的护理及其注意事项。

2. 多媒体演示或病例讨论。

【实训内容】

1. 耻骨上膀胱造瘘的适应证　适用于各种机械性或动力性梗阻引起的急性或慢性尿潴留,尿道又不能插入导尿管,以及膀胱前列腺手术后。

2. 术前准备

(1) 改善全身情况,如出血、休克、水电解质平衡失调等。

(2) 协助做好腹部平片和静脉肾盂造影等,了解有无合并膀胱占位病变等。

(3) 遵医嘱应用抗生素控制膀胱内感染。

(4) 下腹部、外阴部剃毛,用肥皂水及温水清洗,用苯扎溴铵消毒。

(5) 如有留置导尿管,应加强冲洗。

(6) 患者送手术室后,备好膀胱冲洗用物一套及消毒引流瓶。

3. 术后护理

(1) 耻骨上膀胱造瘘管接消毒引流瓶(袋)并妥善固定。引流瓶(袋)位置要低于膀胱水平,以防止尿液回流膀胱造成感染。引流瓶(袋)每2天更换一次。

(2) 保持导管清洁通畅;注意引流管是否弯曲受压或阻塞,及时发现及时处理。每日应常规用0.9%氯化钠溶液进行冲洗,每次30～50ml;如膀胱有感染者,可改为每日2次用抗感染溶液冲洗,如1：5000呋喃西林溶液或1%新霉素溶液。

(3) 经常观察尿色及尿量变化,鼓励患者多饮水,以利冲洗尿路。

(4) 保护造瘘口周围皮肤:每天更换伤口敷料,清洗导尿管周围的分泌物,用氧化锌软膏保护皮肤。固定好导尿管,防止滑脱。如果导尿管不慎滑出,应立即消毒后,再插入造瘘口内。

(5) 留置时间:一般造瘘管留置2周左右。拔管前应作夹管试验,观察能否自行排尿,如发现有排尿困难或切口处有渗尿,应延迟拔管。永久性造瘘者,在出院时要教会患者或家属自行冲洗。应每隔4～6周回院在无菌条件下更换造瘘管。

(6) 拔管后造瘘口用凡士林纱布填塞,无菌敷料覆盖即可自愈。如有漏尿,应留置导尿数日,待造瘘口愈合后,再行拔管。

【实训要求】

对患者要有高度的责任心,掌握正确的护理操作方法,树立严格的无菌观念,同时还需树立安全意识。

实训9　小夹板固定患者的护理

【实训目的】

1. 认识常用小夹板、衬垫和绑扎带。
2. 正确使用小夹板。
3. 能对常见骨折部位进行正确的固定。
4. 指导患者进行正确的功能锻炼。
5. 对病情进行观察和对各种情况进行正确的处理。
6. 树立爱伤意识。

【实训时间】

2学时。

【实训方法】

在实训室进行。以小组为单位,在带教教师指导下进行。采用角色扮演法,分别扮演伤者、医生等。

【实训内容】

能利用小夹板对受伤部位进行正确的固定。

【实训要求】

1. 做好固定前的准备工作。
2. 保持小夹板的有效固定。
3. 注意提供舒适护理。

实训10　石膏固定患者的护理

【实训目的】

1. 认识石膏绷带。
2. 能正确制作石膏绷带。
3. 能对骨折部位进行正确的固定。
4. 指导患者进行正确的功能锻炼。
5. 对病情进行观察和对各种情况进行正确的处理。
6. 树立爱伤意识。

【实训时间】

2学时。

【实训方法】

在实训室进行。小组为单位,在带教教师指导下进行。采用角色扮演法,分别扮演伤者、医生等。

【实训内容】

能利用石膏绷带对受伤部位进行正确的固定。

【实训要求】

1. 做好固定前的准备工作。
2. 认真观察病情,防止并发症发生。
3. 保持石膏绷带的有效固定。
4. 做好生活护理和心理护理。

实训 11　牵引患者的护理

【实训目的】

1. 认识常用骨牵引、皮牵引的用物。
2. 能正确使用牵引用物。
3. 能对患处进行正确的牵引。
4. 指导患者进行正确的功能锻炼。
5. 对病情进行观察和对各种情况进行正确的处理。
6. 树立爱伤意识。

【实训时间】

2 学时。

【实训方法】

在实训室进行。以小组为单位，在带教教师指导下进行。采用教、学、做一体法，指导教师先做，学生观摩，然后学生做，教师在旁边指导。

【实训内容】

能利用牵引对受伤部位进行正确的固定。

【实训要求】

1. 重视无菌操作。
2. 维持牵引的有效性。
3. 保持合适的体位。
4. 密切观察病情变化。

主要参考文献

曹伟新 . 2006. 外科护理学 . 第 4 版 . 北京:人民卫生出版社

范保兴,陈四清,张介卿 . 2007. 外科学 . 第 2 版 . 北京:科学出版社

李观华 . 2009. 外科护理学 . 北京:科学出版社

刘华平 . 2006. 内外科护理学 . 北京:人民卫生出版社

施晓群,查庆华 . 2010. 普通外科护理基本知识与技能 620 问 . 北京:科学出版社

唐少兰,阴俊 . 2007. 外科护理 . 北京:科学出版社

王前新 . 2004. 外科护理学 . 北京:高等教育出版社

吴在德,吴肇汉 . 2008. 外科学 . 第 7 版 . 北京:人民卫生出版社

赵群 . 2010. 外科护理学 . 上海:上海科学技术出版社

外科护理学教学大纲（108 学时）

一、课程的性质和任务

外科护理学是高职护理专业的一门专业核心课程，包括外科护理学的基本理论、基本知识和基本技能。通过本课程的教学，使学生掌握外科护理的基本理论、基本知识和基本技能，掌握外科常见病、多发病的护理特点，熟悉外科护理学的新动向、新进展。

二、课程教学目标

（一）知识教学目标

1. 了解外科常见病、多发病的病因及发病机制。

2. 熟悉外科常见病、多发病的临床表现及治疗原则。

3. 掌握外科常见病、多发病的护理评估、护理诊断、护理目标、护理措施和护理评价。

（二）能力培养目标

1. 会按照无菌操作规程进行外科基本操作。

2. 能正确识别外科常见病、多发病的表现。

3. 能对外科急症进行初步处理。

4. 能对常见外科疾病患者进行评估、提出护理诊断。

5. 能对常见外科疾病患者实施护理措施、进行健康教育。

（三）思想教育目标

1. 养成关心、爱护、尊重服务对象的观念与行为意识。

2. 通过学习与实践，养成自觉按照无菌操作规则进行操作的习惯和认真、严谨、热情的工作作风。

3. 建立与其他人员配合工作的团队意识，培养协作精神。

4. 初步具备学习和实践医学新理论、新方法、新技术的创新意识。

三、教学内容和要求

教学内容	教学要求			教学内容	教学要求		
	了解	理解	掌握		了解	理解	掌握
一、绪论				2. 急性呼吸窘迫综合征患者的护理	√		
1. 外科护理学的范畴及其发展			√	3. 应激性溃疡患者的护理	√		
2. 学习外科护理学的方法和要求	√			六、心肺脑复苏患者的护理			
3. 外科护士应具备的职业素质	√			1. 概述			√
二、体液平衡失调患者的护理				2. 心肺脑复苏			√
1. 正常体液平衡		√		3. 心肺脑复苏后的观察与护理			√
2. 水和钠平衡失调患者的护理			√	七、麻醉患者的护理			
3. 电解质平衡失调患者的护理			√	1. 麻醉前准备和麻醉前用药			√
4. 酸碱平衡失调患者的护理			√	2. 局部麻醉患者的护理		√	
三、外科营养支持患者的护理				3. 椎管内麻醉患者的护理	√		
1. 概述		√		4. 全身麻醉患者的护理	√		
2. 肠内营养支持患者的护理	√			5. 疼痛患者的护理	√		
3. 肠外营养支持患者的护理	√			八、围手术期患者的护理			
四、外科休克患者的护理				1. 手术前患者的护理			√
1. 概述		√		2. 手术后患者的护理			√
2. 失血性休克患者的护理			√	3. 手术后并发症的预防和护理		√	
3. 感染性休克患者的护理	√			九、手术室护理工作			
五、多器官功能障碍综合征患者的护理				1. 概述	√		
				2. 常用手术器械和物品		√	
1. 概述		√		3. 手术人员的准备			√

续表

教学内容	教学要求			教学内容	教学要求		
	了解	理解	掌握		了解	理解	掌握
4. 患者的准备			√	3. 腹部损伤患者的护理			√
5. 手术中的无菌原则及手术配合		√		4. 胃、十二指肠溃疡患者的护理			√
十、外科感染患者的护理				5. 胃癌患者的护理		√	
1. 概述		√		6. 急性阑尾炎患者的护理			√
2. 软组织急性化脓性感染			√	7. 肠梗阻患者的护理			√
3. 手部急性化脓性感染		√		8. 直肠肛管疾病患者的护理		√	
4. 全身性感染患者的护理		√		9. 大肠癌患者的护理		√	
5. 特异性感染患者的护理	√			10. 肝脏疾病患者的护理		√	
十一、损伤患者的护理				11. 胆道疾病患者的护理			√
1. 机械性损伤患者的护理		√		12. 胰腺癌患者的护理	√		
2. 烧伤患者的护理			√	13. 急腹症患者的护理		√	
3. 毒蛇咬伤患者的护理	√			十七、周围血管疾病患者的护理			
4. 清创术及换药		√		1. 原发性下肢静脉曲张患者的护理			√
十二、肿瘤患者的护理		√		2. 血栓闭塞性脉管炎患者的护理		√	
十三、颅脑疾病患者的护理				十八、泌尿、男性生殖系统疾病患者的护理			
1. 颅内压增高与脑疝			√	1. 常见症状及检查		√	
2. 颅脑损伤患者的护理		√		2. 泌尿系损伤患者的护理		√	
十四、颈部疾病患者的护理				3. 尿石症患者的护理			√
1. 甲状腺功能亢进症患者的护理		√		4. 泌尿系统结核患者的护理	√		
2. 甲状腺肿瘤患者的护理		√		5. 前列腺增生患者的护理		√	
十五、胸部疾病患者的护理				6. 泌尿系统肿瘤患者的护理	√		
1. 乳腺疾病患者的护理			√	7. 男性节育的护理	√		
2. 胸部损伤患者的护理		√		十九、运动系统疾病患者的护理			
3. 脓胸患者的护理		√		1. 骨折患者的护理			√
4. 肺癌患者的护理		√		2. 关节损伤患者的护理			√
5. 食管癌患者的护理		√		3. 骨关节化脓性疾病患者的护理		√	
6. 心血管疾病外科治疗患者的护理	√			4. 骨关节结核患者的护理	√		
十六、腹部疾病患者的护理				5. 腰椎间盘突出症患者的护理	√		
1. 腹外疝患者的护理			√	6. 颈椎病患者的护理	√		
2. 急性腹膜炎患者的护理			√				

四、教学大纲说明

(一)适用对象与参考学时

本教学大纲可供护理、助产等专业使用,总学时为 108 个,其中理论教学 72 学时,实践教学 36 学时。

(二)教学要求

1. 本课程对理论教学部分要求有掌握、理解、了解三个层次。掌握是指对外科护理学中所学的基本知识、基本理论具有深刻的认识,并能灵活地应用所学知识分析、解释临床护理问题。理解是指能够解释、领会概念的基本含义并会应用所学知识分析、解释简单临床护理问题。了解是指能够简单理解、记忆所学知识。

2. 本课程突出以培养能力为本位的教学理念,在实践技能方面分为熟练掌握和学会两个层次。熟练掌握是指能够独立娴熟地进行正确的实践技能操作。学会是指能够在教师指导下进行实践技能操作。

(三)教学建议

1. 在教学过程中要积极采用现代化教学手段、标本、模型、标准化患者、临床患者等,加强直观教学,充分发挥教师的主导作用和学生的主体作用。注重理论联系实际,并组织学生广泛开展临床案例分析讨论,以培养学生的分析问题和解决问题的能力,使学生加深对教学内容的理解和掌握。

2. 实践教学要充分利用教学资源,结合挂图、标本、多媒体、模型、标准化患者、临床患者等,采用理论讲授、标本模型演示、案例分析讨论、标准化患者、临床见习等教学形式,充分调动学生学习的积极性和主观能动性,强化学生的动手能力和专业实践技能操作。

3. 教学评价应通过课堂提问、布置作业、单元目标测试、案例分析讨论、实践考核、期末考试等多种形式,对学生进行学习能力、实践能力和应用新知识能力的综合考核,以期达到教学目标提出的各项任务。

学时分配建议

序号	内容	学时数			序号	内容	学时数		
		理论	实践	合计			理论	实践	合计
1	绪论	2	0	2	11	损伤患者的护理	3	1	4
2	体液平衡失调患者的护理	4	2	6	12	肿瘤患者的护理	1	1	2
3	外科营养支持患者的护理	3	1	4	13	颅脑疾病患者的护理	3	1	4
4	外科休克患者的护理	3	1	4	14	颈部疾病患者的护理	1	1	2
5	多器官功能障碍综合征患者的护理	2	0	2	15	胸部疾病患者的护理	4	2	6
6	心肺脑复苏患者的护理	1	1	2	16	腹部疾病患者的护理	16	8	24
7	麻醉患者的护理	3	1	4	17	周围血管疾病患者的护理	3	1	4
8	围手术期患者的护理	2	2	4	18	泌尿、男性生殖系统疾病患者的护理	6	2	8
9	手术室护理工作	1	3	4	19	运动系统疾病患者的护理	10	6	16
10	外科感染患者的护理	4	2	6		合计	72	36	108

目标检测参考答案

第2章

1. E 2. A 3. B 4. B 5. C 6. D 7. E 8. A

9. D 10. C 11. E 12. C 13. D 14. C 15. D

16. B 17. C 18. B 19. B 20. C

第3章

1. E 2. C 3. E

第4章

第1节

1. B 2. B 3. D 4. B 5. E 6. C 7. B 8. B 9. C

第2节

1. C 2. B 3. C 4. C 5. D 6. E 7. B 8. C 9. C

第3节

1. C 2. E 3. C 4. C 5. C 6. B 7. C

第5章

第1节

1. E 2. D 3. E

第2节

1. E 2. E 3. D 4. C 5. D 6. B 7. D

第3节

1. B 2. D 3. B 4. D 5. B 6. A

第6章

1. C 2. D 3. D 4. D 5. B 6. A 7. B 8. A 9. C

第7章

第1节

1. B 2. B 3. C 4. B 5. B 6. E

第2节

1. D 2. D 3. D 4. D 5. D 6. E 7. B 8. A

第3节

1. C 2. E 3. E 4. A 5. C

第4节

1. A 2. B 3. B 4. C 5. A 6. E

第5节

1. E 2. A

第8章

1. D 2. E 3. A 4. D 5. E 6. A 7. C 8. B 9. A

第9章

1. D 2. C 3. D 4. C 5. A 6. B 7. E 8. D

9. A 10. A 11. C 12. A 13. E

第10章

1. D 2. C 3. E 4. C 5. A 6. D 7. B 8. B

9. D 10. D 11. C 12. C 13. A 14. C

第11章

1. C 2. D 3. D 4. E 5. A 6. C 7. C 8. A

9. B 10. C 11. B 12. A 13. A

第12章

1. E 2. E 3. B 4. D 5. A 6. A 7. E 8. E

第13章

第1节

1. A 2. D 3. D 4. E 5. E 6. B 7. E 8. A

9. B 10. E 11. C 12. C 13. D 14. B

第2节

1. B 2. D 3. D 4. B 5. B 6. D 7. E 8. E

9. A 10. D 11. C 12. D 13. E

第3节

1. D 2. B 3. A 4. B 5. C

第14章

第1节

1. E 2. E 3. D 4. D

第2节

1. D 2. D 3. C 4. D 5. E

第15章

第1节

1. E 2. A 3. C 4. B 5. E 6. D 7. C 8. B 9. A

第2节

1. A 2. A 3. B 4. D 5. D 6. C 7. C 8. E 9. C

第3节

1. A 2. B 3. B 4. B 5. C 6. B 7. E 8. D 9. C

第4节

1. A 2. E 3. A 4. E 5. A 6. A 7. D 8. A 9. D

第5节

1. A 2. C 3. C 4. D 5. A 6. E 7. A 8. A 9. D

第6节

1. E 2. B 3. A 4. B 5. D 6. E 7. A 8. B 9. D

第16章

第1节

1. A 2. E 3. C 4. E 5. E 6. C 7. A 8. E

9. D 10. B 11. E 12. C 13. A 14. B

第2节

1. A 2. B 3. D 4. D 5. D

第 3 节

1. E　2. B　3. C　4. B　5. B　6. C　7. B　8. D　9. A
10. D

第 4 节

1. B　2. D　3. E　4. A　5. B　6. C　7. A　8. C
9. D　10. A

第 5 节

1. E　2. A　3. E　4. E　5. D　6. B　7. B　8. D
9. A　10. C

第 6 节

1. C　2. B　3. B　4. A　5. E　6. A　7. D　8. B

第 7 节

1. D　2. C　3. D　4. A

第 8 节

1. D　2. C　3. C　4. C　5. D　6. C　7. C　8. E
9. D　10. B　11. B　12. C　13. B

第 9 节

1. A　2. B　3. C　4. B　5. B

第 10 节

1. C　2. E　3. C　4. C　5. B　6. B　7. A　8. C　9. E
10. A　11. B

第 11 节

1. C　2. A　3. A　4. D　5. A　6. E　7. C　8. B
9. E　10. D　11. B　12. C　13. B　14. D　15. D
16. E　17. A　18. B　19. C　20. E

第 12 节

1. A　2. C　3. E　4. A

第 13 节

1. C　2. E　3. A　4. C　5. A　6. C　7. C　8. E
9. B　10. B　11. C

第 17 章

1. C　2. D　3. C　4. E　5. E　6. D　7. E

第 18 章

第 1 节

1. E　2. D　3. C　4. A　5. D　6. A　7. D

第 2 节

1. D　2. C　3. A　4. B　5. B　6. D　7. D　8. E
9. D　10. D　11. E　12. C　13. E　14. A　15. C
16. E　17. D　18. B　19. D

第 3 节

1. B　2. D　3. B　4. B　5. C　6. D　7. E　8. E　9. D
10. E　11. A　12. A　13. E　14. B　15. A　16. E
17. B　18. C　19. D　20. E　21. A　22. C　23. A

第 4 节

1. D　2. A　3. C　4. A　5. A　6. A　7. D　8. C
9. C　10. C　11. B　12. D　13. E　14. E　15. B
16. B　17. C　18. D

第 5 节

1. C　2. E　3. E　4. A　5. B　6. B　7. B　8. D　9. B
10. C　11. D　12. A　13. C　14. B　15. D　16. C
17. D　18. A　19. B　20. C　21. C　22. E

第 6 节

1. B　2. E　3. E　4. C　5. E　6. B　7. C　8. D　9. D
10. D　11. C　12. B　13. C　14. D　15. B　16. D
17. C　18. E　19. A　20. E　21. E　22. D

第 7 节

1. E　2. E　3. A　4. D

第 19 章

1. D　2. A　3. B　4. C　5. C　6. B　7. C　8. A
9. A　10. C　11. B　12. A　13. A　14. C　15. D
16. B　17. B　18. D